REVISÃO EM ANESTESIOLOGIA
Detonando as Bancas

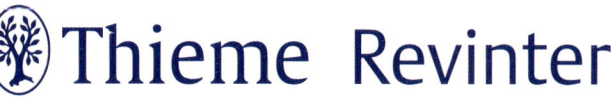

REVISÃO EM ANESTESIOLOGIA
Detonando as Bancas

Sheri M. Berg, MD
Instructor of Anesthesia
Harvard Medical School
Massachusetts General Hospital
Boston, Massachusetts

Edward A. Bittner, MD, PhD
Assistant Professor of Anesthesia
Harvard Medical School
Program Director, Critical Care Fellowship
Associate Director, Surgical Intensive Care Unit
Massachusetts General Hospital
Boston, Massachusetts

Kevin H. Zhao, MD
Anesthesiologist and Intensivist
Anesthesiology Associates of Ann Arbor
Ann Arbor, Michigan

Revisado por

Archit Sharma, MD
Clinical Fellow, Critical Care Medicine
Department of Anesthesia, Critical Care &
Pain Medicine
Massachusetts General Hospital
Boston, Massachusetts

Thieme
Rio de Janeiro • Stuttgart • New York • Delhi

**Dados Internacionais de
Catalogação na Publicação (CIP)**

B493r

Berg, Sheri M.
  Revisão em anestesiologia: detonando as bancas / Sheri M. Berg, Edward A. Bittner & Kevin H. Zhao; tradução de Mônica Regina Brito – 1. Ed. – Rio de Janeiro – RJ: Thieme Revinter Publicações, 2018.

  368 p.: il; 21 x 28 cm.
  Título Original: *Anesthesia Review: Blasting the Boards*
  Inclui Índice Remissivo
  ISBN 978-85-5465-081-0

  1. Anestesia. 2. Anestesiologia. 3. Questões para exame. I. Bittner, Edward A. II. Zhao, Kevin H. III. Título.

CDD: 617.96
CDU: 616-089.5

Nota: O conhecimento médico está em constante evolução. À medida que a pesquisa e a experiência clínica ampliam o nosso saber, pode ser necessário alterar os métodos de tratamento e medicação. Os autores e editores deste material consultaram fontes tidas como confiáveis, a fim de fornecer informações completas e de acordo com os padrões aceitos no momento da publicação. No entanto, em vista da possibilidade de erro humano por parte dos autores, dos editores ou da casa editorial que traz à luz este trabalho, ou ainda de alterações no conhecimento médico, nem os autores, nem os editores, nem a casa editorial, nem qualquer outra parte que se tenha envolvido na elaboração deste material garantem que as informações aqui contidas sejam totalmente precisas ou completas; tampouco se responsabilizam por quaisquer erros ou omissões ou pelos resultados obtidos em consequência do uso de tais informações. É aconselhável que os leitores confirmem em outras fontes as informações aqui contidas. Sugere-se, por exemplo, que verifiquem a bula de cada medicamento que pretendam administrar, a fim de certificar-se de que as informações contidas nesta publicação são precisas e de que não houve mudanças na dose recomendada ou nas contraindicações. Esta recomendação é especialmente importante no caso de medicamentos novos ou pouco utilizados. Alguns dos nomes de produtos, patentes e design a que nos referimos neste livro são, na verdade, marcas registradas ou nomes protegidos pela legislação referente à propriedade intelectual, ainda que nem sempre o texto faça menção específica a esse fato. Portanto, a ocorrência de um nome sem a designação de sua propriedade não deve ser interpretada como uma indicação, por parte da editora, de que ele se encontra em domínio público.

Tradução:
Mônica Regina Brito
Médica Veterinária, Tradutora Especializada na Área da Saúde, SP

Revisão Técnica:
Bruno Papy
*Médico Anestesiologista
Especialização em Anestesiologia pela Sociedade Brasileira de Anestesiologia (SBA)
Preceptor da Residência Médica do Hospital do Trabalhador/ Hospital de Clínicas da UFPR
Formação em Anestesia Regional Guiada por Ultrassom no Instituto de Ortopedia Mapaci, Rosário, Província de Santa Fé, Argentina*

Título original:
Anesthesia Review: Blasting the Boards
Copyright © 2016 by Wolters Kluwer
ISBN 978-14-9631-795-7

© 2018 Thieme Revinter Publicações Ltda.
Rua do Matoso, 170, Tijuca
20270-135, Rio de Janeiro – RJ, Brasil
http://www.ThiemeRevinter.com.br

Thieme Medical Publishers
http://www.thieme.com

Impresso no Brasil por Zit Editora e Gráfica Ltda.
5 4 3 2 1
ISBN 978-85-5465-081-0

Todos os direitos reservados. Nenhuma parte desta publicação poderá ser reproduzida ou transmitida por nenhum meio, impresso, eletrônico ou mecânico, incluindo fotocópia, gravação ou qualquer outro tipo de sistema de armazenamento e transmissão de informação, sem prévia autorização por escrito.

Este livro é dedicado a todos os aprendizes que requerem o melhor ensino, que nos desafiam a ser superiores em nosso campo e que continuam a fornecer excelentes cuidados a todos os pacientes.

Prefácio

À medida que cada um de nós se aproximava dos exames de certificação e recertificação em anestesiologia, percebíamos a necessidade de um recurso com base em evidências, sucinto e composto por assuntos de provas de alto rendimento. Este livro é uma coletânea de centenas de páginas de anotações escritas à mão por nós (os três autores) que fizemos enquanto estávamos estudando (e passamos) para nossas provas de aptidão. O conteúdo reflete tópicos que consideramos importantes, abrangidos inadequadamente em outros recursos ou que apareceram em prévios exames de certificação.

Ao longo de um ano, reunimos, organizamos e verificamos a exatidão de nossas anotações neste livro. Então, acrescentamos as palavras-chave mais encontradas em anestesiologia (que estão em negrito para fácil reconhecimento) para garantir que tivéssemos abrangido os exames para certificação e recertificação em sua total extensão.

Nosso objetivo era o de criar um recurso que fosse abrangente, porém rápido de ler, e, acima de tudo, que permitisse compreender e lembrar das informações, organizadas em tópicos. Além disso, "simulados" são usados para garantir posições competitivas de bolsa de estudos. Embora haja vários livros de questões e revisão no mercado, existem poucos que combinam conteúdo essencial e perguntas em um formato de fácil leitura. As questões foram criadas para reforçar os conceitos-chave e simular questões reais de provas. *Revisão em Anestesiologia – Detonando as Bancas* tem por objetivo preencher aquela necessidade não atendida e ajudá-lo a ser bem-sucedido, "detonando" sua prova de aptidão.

Esperamos que este livro possa melhorar sua base de conhecimento em anestesiologia, prepará-lo para exames e servir como uma referência no futuro.

SMB
EAB
KHZ

Agradecimentos

Gostaríamos de agradecer ao Dr. Archit Sharma por sua brilhante competência editorial.

Sumário

Abreviações		xiii
Capítulo 1	Equipamento	1
Capítulo 2	Monitores e Exames Laboratoriais	17
Capítulo 3	Fármacos de Indução	29
Capítulo 4	Anestésicos Inalatórios	45
Capítulo 5	Manejo Perioperatório	53
Capítulo 6	Sistema Cardiovascular	79
Capítulo 7	Sistema Respiratório	117
Capítulo 8	Sistema Neurológico	129
Capítulo 9	Sistema HEENT	149
Capítulo 10	Sistema Geral/Geniturinário	157
Capítulo 11	Renal	169
Capítulo 12	Sistema Hematológico	181
Capítulo 13	Sistema Endócrino	199
Capítulo 14	Sistemas Neuromuscular e Musculoesquelético	209
Capítulo 15	Anestesia Pediátrica	215
Capítulo 16	Obstetrícia	237
Capítulo 17	Dor	257
Capítulo 18	Regional	271
Capítulo 19	Medicina Intensiva	283
Capítulo 20	Abuso de Toxinas e Drogas	295
Capítulo 21	Estatística e Dados	301
Capítulo 22	Gestão de Prática e Ética	307
Gabarito		313
Índice Remissivo		337

Abreviações

AAA	aneurisma de aorta abdominal	CAD	coronariopatia
ABA	American Board of Anesthesiologists	CAM	concentração alveolar mínima
ABG	gasometria arterial	CAM	cuidados anestésicos monitorizados
Abs	anticorpos	CBC	hemograma completo
ACC	American College of Cardiology	Cdyn	complacência dinâmica
ACD	artéria coronária direita	CEA	endarterectomia carotídea
ACGME	Accreditation Council for Graduate Medical Education	CEC	circulação extracorpórea
		CH	concentrado de hemácias
ACh	acetilcolina	CI	índice cardíaco
ACLS	suporte cardiovascular de vida avançado	CIVD	coagulação intravascular disseminada
ACTH	hormônio adrenocorticotrófico	CKD	doença renal crônica
ADH	hormônio antidiurético	CMR	taxa metabólica cerebral
ADP	adenosina difosfato	CMRO2	taxa metabólica cerebral de oxigênio
ADT	antidepressivos tricíclicos	CMV	citomegalovírus
A-fib	fibrilação atrial	CO	monóxido de carbono
AHA	American Heart Association	CO2	dióxido de carbono
AHI	índice de apneia-hipopneia	COMT	catecol-O-metiltransferase
AIDS	síndrome de imunodeficiência adquirida	COX	ciclo-oxigenase
AIMS	sistema de informação e gerenciamento em anestesiologia	CPAP	pressão positiva contínua nas vias aéreas
		CPD	desproporção cefalopélvica
AINEs	anti-inflamatórios não esteroides	CPDA	1-citrato-fosfato-dextrose-adenina
AKI	lesão renal aguda	CPPD	cefaleia pós-punção dural
ALT	alanina aminotransferase	CPT	capacidade pulmonar total
AMPc	adenosina monofosfato cíclica	CREST	estudo de revascularização carotídea por endarterectomia *versus* colocação de *stent*
ARB	bloqueador do receptor da aldosterona		
ASA	American Society of Anesthesiologists	CRF	capacidade residual funcional
ASD	defeito do septo atrial	CRH	hormônio liberador de corticotrofina
AST	aspartato aminostransferase	CRI	capacidade de reserva inspiratória
ATN	necrose tubular aguda	CRPS	síndrome dolorosa complexa regional
AV	atrioventricular	CSE	raquidiana-peridural combinada
AVE	acidente vascular encefálico	CSHT	meia-vida contexto-dependente
AVR	substituição da válvula aórtica	CTA	angiografia por tomografia computadorizada
BART	azul afastamento, vermelho aproximação	CV	capacidade vital
BBB	barreira hematoencefálica	CVF	capacidade vital forçada
BCF	batimento cardíaco fetal	Cx	circunflexa
BiPAP	pressão positiva de duplo nível nas vias aéreas	D&E	dilatação e evacuação
		DC	débito cardíaco
BUN	nitrogênio ureico no sangue	DC	cardioversão elétrica
CABG	revascularização miocárdica	DC	corrente contínua

xiii

DCI	desfibrilador cardioversor implantável	GALA	anestesia geral *versus* anestesia local
DCT	túbulo contorcido distal	GCS	escala de coma de Glasgow
DDAVP	1-deamino-8-D-arginina vasopressina	GGT	gama glutamil transferase
DDAVP	desmopressina de ação prolongada	GH	hormônio de crescimento
DDAVP	tratar com vasopressina, desmopressina	GHRH	hormônio de liberação do hormônio de crescimento
DEA	desfibrilador externo automático	GI	gastrointestinal
DECRA	craniectomia descompressiva	GRH	hormônio liberador de gonadotrofina
DECREASE	Dutch Echocardiographic Cardiac Risk Evaluation Applying Stress Echocardiographic	Gy	Gray
DG	intervalo delta	HAART	terapia antirretroviral altamente ativa
DI	diabetes *insipidus*	Hb	hemoglobina
DKA	cetoacidose diabética	HbS	hemoglobina S
DLCO	capacidade de difusão do monóxido de carbono	hCG	hormônio gonadotrofina coriônica
		HCl	ácido clorídrico
DLT	sonda de duplo lúmen	Hct	hematócrito
DNA	ácido desoxirribonucleico	HEENT	cabeça, olho, ouvido, nariz e garganta
DNI	não intubar	HHS	síndrome hiperglicêmica hiperosmolar
DNR	não reanimar	HIPPA	Health Insurance Portability and Accountability Act
DP	desvio-padrão		
DPOC	doença pulmonar obstrutiva crônica	HIT	trombocitopenia induzida por heparina
DT	*delirium tremens*	HIV	vírus da imunodeficiência humana
DTR	reflexo tendinoso profundo	HLA	antígeno leucocitário humano
ECA	enzima conversora da angiotensina	HPV	vasoconstrição pulmonar hipóxica
ECG	ecocardiograma	HTLV	vírus linfotrópico de células T humanas
ECMO	oxigenação extracorpórea por membrana	HUS	síndrome hemolítico-urêmica
ECT	terapia eletroconvulsiva	HVE	hipertrofia ventricular esquerda
EEG	eletroencefalografia	IABP	bomba de balonete intra-aórtico
EIA	imunoensaio enzimático	IAo	insuficiência aórtica
ELA	esclerose lateral amiotrófica	IC	insuficiência cardíaca
EM	estenose mitral	ICC	insuficiência cardíaca congestiva
EMG	eletromiografia	IgG	Imunoglobulina G
EMLA	mistura eutética de anestésicos locais	IL-6	Interleucina 6
EP	embolia pulmonar	IM	intramuscular
EPI	epinefrina	IMC	índice de massa corporal
ER	liberação prolongada	IR	liberação imediata
ESLD	doença hepática em estágio terminal	IUFD	morte fetal intrauterina
ESRD	doença renal em estágio terminal	IV	intravenoso
ETCO2	pressão parcial de dióxido de carbono expirado	IVIG	imunoglobulina intravenosa
		K	formação de coágulo
ETT	sonda endotraqueal	KUB	rins, ureteres, bexiga
FAST	avaliação focalizada com ecografia para o trauma	LA	anestésicos locais
		LA	átrio esquerdo
FC	frequência cardíaca	LAD	descendente anterior esquerda
FDA	Food and Drug Administration	LAFB	bloqueio fascicular anterior esquerdo
FEV1	volume expiratório forçado em 1 segundo	LBBB	bloqueio do ramo esquerdo do feixe de His
FGF	fluxo de gás fresco	LCR	líquido cefalorraquidiano
FIO$_2$	fração de oxigênio inspirado	LES	lúpus eritematoso sistêmico
FSC	fluxo sanguíneo cerebral	LH	hormônio luteinizante
FSH	hormônio folículo estimulante	LL	perna esquerda
G6PD	deficiência de glicose-6-fosfato	LLL	lobo inferior esquerdo
GA	anestesia geral	LMA	máscara laríngea

LPFB	bloqueio fascicular posterior esquerdo	PCA	analgesia controlada pelo paciente
LUL	lobo superior esquerdo	PCC	concentrado de complexo protrombínico
LVAD	dispositivo de assistência ventricular esquerda	PChE	pseudocolinesterase
LVEDP	pressão diastólica final do ventrículo esquerdo	PCT	túbulo contorcido proximal
		PDA	artéria descendente posterior
MA	amplitude máxima	PDA	canal arterial persistente
MAVS	malformações arteriovenosas	PEEP	pressão positiva expiratória final
MELD	modelo para a doença hepática em estágio terminal	PEM	potencial evocado motor
		PESS	potenciais evocados somatossensoriais
MET	equivalente metabólico da tarefa	PFC	plasma fresco congelado
MI	infarto do miocárdio	PFO	forame oval patente
MO	monóxido de carbono	PFT	teste de função pulmonar
MOCA	Manutenção da Certificação de Anestesiologista	PIA	pressão intra-abdominal
		PIC	pressão intracraniana
MR	regurgitação mitral	PIO	pressão intraocular
MV	ventilação por minuto	PIP	pico de pressão inspiratória
MVR	substituição da válvula mitral	PLP	dor do membro fantasma
NAPQI	N-acetil-p-benzoquinonaimina	POISE	*Perioperative Ischemic Evaluation*
NASH	Esteato-hepatite não alcoólica	PPC	pressão de perfusão cerebral
NC	nervo craniano	PPI	pressão de perfusão intraocular
NE	Norepinefrina	PRIS	síndrome da infusão do propofol
NEC	enterocolite necrosante	PSI	libras por polegada quadrada
NFPA	National Fire Protection Association	PT	tempo de protrombina
NG	nasogástrica	PTH	paratormônio
NM	neuromuscular	PTI	púrpura trombocitopênica idiopática
NMDA	N-metil-D-aspartato	PTT	tempo de tromboplastina parcial
NMS	síndrome neuroléptica maligna	PVC	pressão venosa central
NO	óxido nítrico	R	tempo de reação
NP	nostalgia parestésica	RA	átrio direito
NPO	nada por via oral	RAA	renina-angiotensina-aldosterona
NPV	valor preditivo negativo	RBBB	bloqueio do ramo direito do feixe de His
NSTEMI	infarto do miocárdio sem supradesnivelamento do segmento ST	RCIV	restrição do crescimento intrauterino
		RCP	reanimação cardiopulmonar
NVPO	náusea e vômito pós-operatório	RCRI	índice de risco cardíaco revisado
NYHA	New York Heart Association	RIBA	ensaio de imonoblot recombinante
OG	orogástrica	RL	perna direita
OM	marginal obtusa	RL	Lactato de Ringer
OMS	Organização Mundial da Saúde	RLL	lobo inferior direito
ORIF	redução aberta e fixação interna	RLN	nervo laríngeo recorrente
OSA	apneia obstrutiva do sono	RM	imagem por ressonância magnética
PA	artéria pulmonar	RML	lobo médio direito
PA	pressão arterial	RNA	ácido ribonucleico
PABA	ácido para-aminobenzoico	RNI	índice de normalização internacional
PAD	pressão arterial diastólica	ROC	reflexo oculocardíaco
PAM	pressão arterial média	ROC	característica de operação do receptor
PAM	pressão de perfusão cerebral	ROP	retinopatia da prematuridade
PAOP	pressão de oclusão da artéria pulmonar	RTUP	ressecção transuretral da próstata
PAP	pressão da artéria pulmonar	RUL	lobo superior esquerdo
PAS	pressão arterial sistólica	RV	volume residual
Paw	pressão nas vias aéreas	RVOT	via de saída do ventrículo direito

RVP	resistência vascular pulmonar	TNF-α	fator de necrose tumoral alfa
RVS	resistência vascular sistêmica	TNS	síndrome neurológica transitória
RX	radiografia torácica	TOF	sequência de quatro estímulos
SA	sinoatrial	TOLAC	prova de trabalho de parto após cesariana
SAAG	gradiente albumina sérica e albumina do líquido ascético	tPA	ativador do plasminogênio tecidual
		TPN	nutrição parenteral total
SAH	hemorragia subaracnóidea	TRALI	lesão pulmonar aguda relacionada com a transfusão
SARA	síndrome da angústia respiratória aguda		
SC	subcutâneo	TRH	hormônio liberador de tireotrofina
SCI	lesão da medula espinal	TRICC	*transfusion requirements in critical care*
SEM	erro padrão da média	TSH	hormônio estimulante da tireoide
SF	soro fisiológico	TTE	ecocardiografia transtorácica
SIADH	síndrome da secreção inapropriada do ADH	TTP	púrpura trombocitopênica trombótica
SID	diferença de íons fortes	TVP	trombose venosa profunda
SIRS	síndrome da resposta inflamatória sistêmica	UBF	fluxo sanguíneo uterino
SLN	nervo laríngeo superior	URPA	unidade de recuperação pós-anestésica
SMA	artéria mesentérica superior	UTI	unidade de terapia intensiva
SNC	sistema nervoso central	UV	ultravioleta
SNP	sistema nervoso parassimpático	V/Q	ventilação/perfusão
SNP	nitroprussiato de sódio	VAT	toracotomia videoassistida
SNS	sistema nervoso simpático	VBAC	parto vaginal pós-cesárea
SO	sala de operação	VC	volume corrente
SSS	raquianestesia com injeção única	VC	pregas vocais
STEMI	infarto do miocárdio com supradesnivelamento do segmento ST	VCI	veia cava inferior
		VCM	volume corpuscular médio
Sv	Sievert	VCS	veia cava superior
SVO2	saturação venosa mista de oxigênio	VD	ventrículo direito
TACO	sobrecarga circulatória associada à transfusão	VE	ventrículo esquerdo
		VM	volume minuto
TB	tuberculose	VMA	ácido vanilmandélico
TBI	lesão cerebral traumática	VO	por via oral
TBW	água corporal total	VPP	valor preditivo positivo
TC	tomografia computadorizada	VRE	volume de reserva expiratória
TCA	tempo de coagulação ativada	VSD	defeito do septo ventricular
TEE	ecocardiograma transesofágico	vWD	doença de von Willebrand
TEG	tromboelastografia	vWF	fator de von Willebrand
TFG	taxa de filtração glomerular		
TIVA	anestesia IV total		

REVISÃO EM ANESTESIOLOGIA

Detonando as Bancas

Thieme Revinter

CAPÍTULO 1 Equipamento

CIRCUITOS RESPIRATÓRIOS ANESTÉSICOS

- Definição: um circuito respiratório anestésico deve fornecer gás e eliminar dióxido de carbono (CO_2)
  - Os circuitos variam em componentes e organização
  - Reinalação pode ser utilizada para avaliar a eficácia do circuito ao afetar a quantidade de gás fresco necessária e a quantidade de resíduo produzido
- Classificação do circuito
  - Com base na reinalação de CO_2, os circuitos podem ser classificados como
    - Aberto: sem reinalação
    - Semiaberto: reinalação parcial
    - Fechado: reinação completa
  - **Reinalação** depende de
    - Desenho do circuito
    - Fluxo de gases frescos
    - Modo de ventilação
    - Mecânica da respiração, incluindo o volume corrente, a frequência respiratória, relação inspiração/expiração e taxa de fluxo inspiratório
- **Circuitos respiratórios de Mapleson** (Fig. 1.1)
  - Circuitos respiratórios semiabertos são compostos por máscara facial, válvula de escape (*pop-off*), tubo reservatório, tubo de entrada de gás fresco e uma bolsa-reservatório
  - Designados pelas letras A até F, com base na construção dos circuitos
    - Mapleson A
      - Fluxo de gás fresco (FGF) fica oposto ao paciente, enquanto que a válvula de escape está adjacente ao paciente
      - O melhor na eliminação de CO_2 → mais eficaz para respiração espontânea
        - FGF igual à ventilação-minuto previne reinalação durante a respiração espontânea
        - FGF pode precisar ser tão alto quanto 20 L/min para evitar a reinalação durante a ventilação controlada
      - A válvula expiratória deve estar reforçada para auxiliar na ventilação → menos eficaz para a ventilação controlada
    - Mapleson B e C
      - Em ambos, o FGF e a válvula de escape estão adjacentes ao paciente
    - Mapleson D, E e F
      - O fluxo de gás fresco está adjacente ao paciente e a válvula de escape oposta ao paciente
      - Mapleson D é o mais eficiente para ventilação controlada, porém o menos eficiente para ventilação espontânea
  - Circuito de Bain
    - Modificação de um Mapleson D, em que o FGF entra por um tubo estreito situado dentro do ramo expiratório corrugado do circuito
- **Sistema respiratório circular** (Fig. 1.2)
  - Um circuito respiratório fechado, composto por uma entrada de FGF, bolsa-reservatório, válvula de escape, duas válvulas unidirecionais, tubulação e um absorvedor de CO_2
    - O FGF deve entrar proximal à válvula unidirecional inspiratória
    - A válvula de escape deve ser distal à válvula unidirecional expiratória

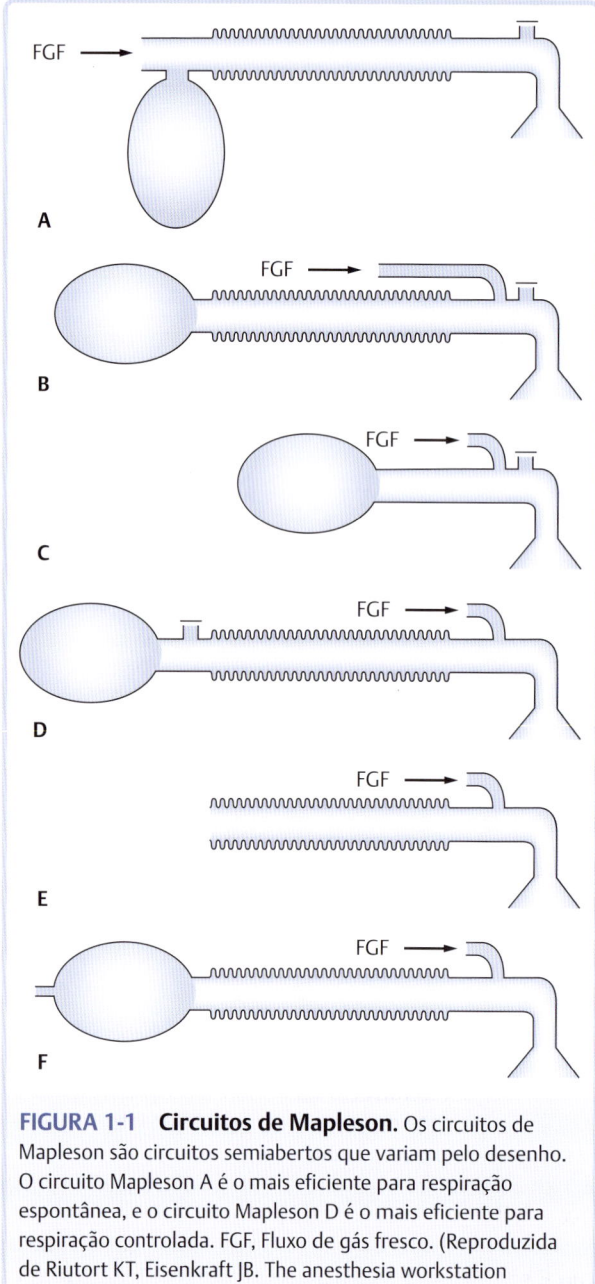

FIGURA 1-1 Circuitos de Mapleson. Os circuitos de Mapleson são circuitos semiabertos que variam pelo desenho. O circuito Mapleson A é o mais eficiente para respiração espontânea, e o circuito Mapleson D é o mais eficiente para respiração controlada. FGF, Fluxo de gás fresco. (Reproduzida de Riutort KT, Eisenkraft JB. The anesthesia workstation and delivery systems for inhaled anesthetics. In: Barash PG, Cullen BF, Stoelting RK, et al., eds. *Clinical Anesthesia*. 7th ed. Philadelphia, PA: Wolters Kluwer Health; 2013:663.)

- Benefícios de um sistema fechado
  - Uso reduzido de FGF
  - Poluição anestésica reduzida
  - Perda reduzida de calor
  - Umidificação dos gases
- **Bolsa-válvula-máscara**
  - Bolsa autoinflável frequentemente usada nos ambientes de emergência para fornecer ventilação com pressão positiva
  - Composta por uma entrada de FGF, bolsa-reservatório, bolsa inflável e máscara facial
  - Função
    - Compressão da bolsa força a passagem do gás por uma válvula unidirecional até o paciente
    - Liberação da bolsa puxa o ar ambiente ou o gás de uma unidade fixa na parede

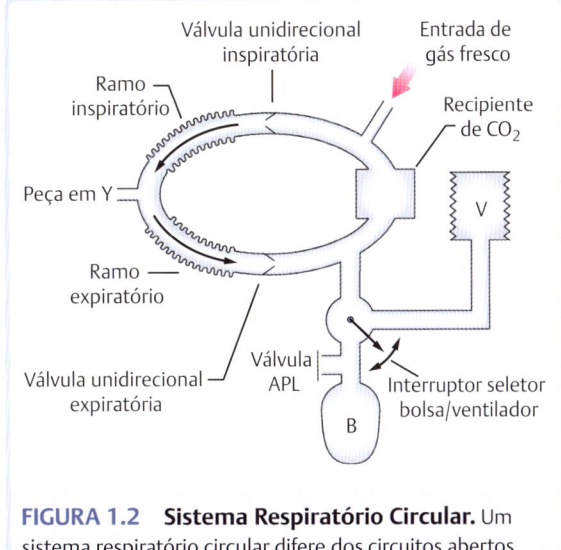

FIGURA 1.2 **Sistema Respiratório Circular.** Um sistema respiratório circular difere dos circuitos abertos pela remoção de dióxido de carbono. (Reproduzido de Riutort KT, Eisenkraft JB. The anesthesia workstation and delivery systems for inhaled anesthetics. In: Barash PG, Cullen BF, Stoelting RK, et al., eds. *Clinical Anesthesia*. 7th ed. Philadelphia, PA: Wolters Kluwer Health; 2013:649.)

- Usada primariamente para ressuscitação
    - Não pode ser conectada a vaporizadores anestésicos
    - A propriedade de insuflação automática diferencia um dispositivo bolsa-válvula-máscara de um circuito de Mapleson

APARELHO DE ANESTESIA

- Componentes básicos para o fornecimento de gás fresco
    - **Ramos inspiratório e expiratório**
        - Cada ramo contém uma válvula unidirecional para controlar o fluxo de gás
        - Cada ramo é conectado a uma peça em Y posicionada adjacente ao paciente
            - **Ventilação do espaço morto** ocorre distal à peça em Y
            - Espaço morto inclui a árvore brônquica, a sonda endotraqueal ou dispositivo de vias aéreas e um tubo distal à peça em Y
    - Acesso ao oxigênio, ar e óxido nitroso por meio de **cilindros de gás** ou uma **fonte de tubulação** (Fig. 1.3)
        - Cilindros de gás tipo E são conectados ao aparelho de anestesia por um Sistema de Segurança Indexado por Pinos
        - A fonte de tubulação é conectada ao aparelho de anestesia por um Sistema de Segurança Indexado por Diâmetro
    - **Reguladores de pressão** e válvulas redutoras de pressão
        - Pressões que excedem 2.200 libras por polegada quadrada (PSI) devem ser reduzidas antes de alcançar o paciente
        - Oxigênio
            - Reguladores de primeiro estágio reduzem a pressão de oxigênio para 45 PSI
            - Reguladores de segundo estágio reduzem a pressão para aproximadamente 14 a 16 PSI
            - A válvula de fluxo de oxigênio desemboca entre o regulador de 1º e 2º estágios
                - Não é necessário ligar o aparelho de anestesia
                - Capaz de taxas de fluxo de até 75 L/min
        - Óxido nitroso
            - Regulador de pressão de óxido nitroso reduz a pressão de até 745 para 45 PSI
    - **Válvulas de alívio de pressão**
        - Válvula de alívio de pressão do ventilador

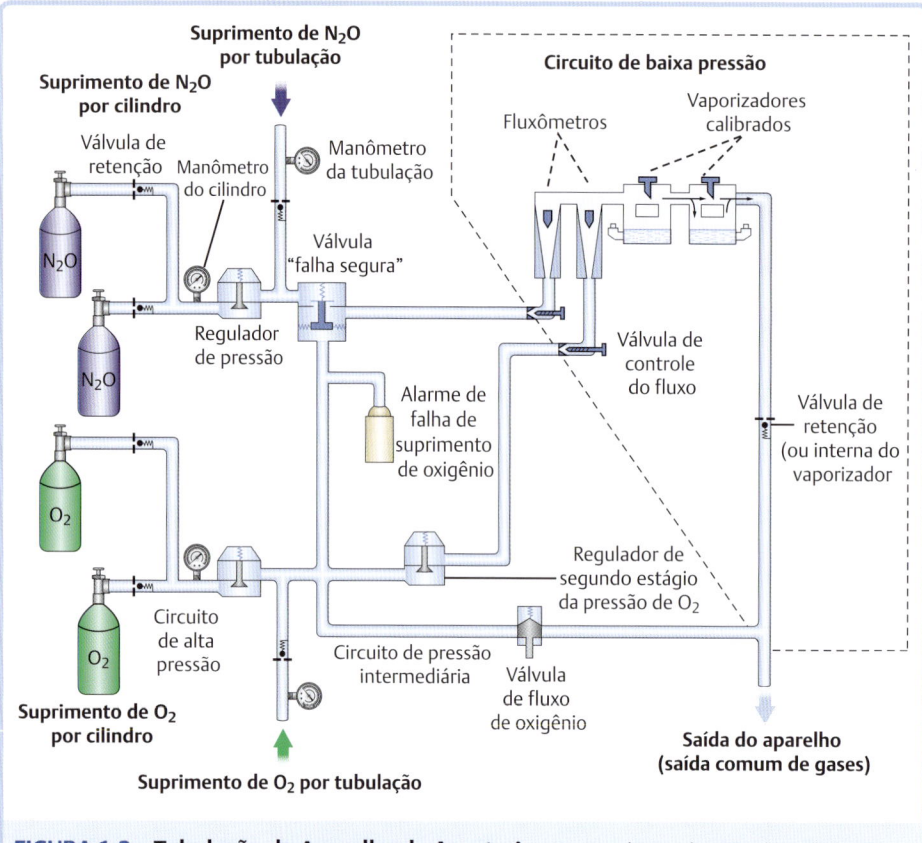

FIGURA 1.3 Tubulação do Aparelho de Anestesia. Circuito da interligação das tubulações de gás embutidos na parede e um aparelho de anestesia. (Reproduzido de Riutort KT, Eisenkraft JB. The anesthesia workstation and delivery systems for inhaled anesthetics. In: Barash PG, Cullen BF, Stoelting RK, et al., eds. *Clinical Anesthesia*. 7th ed. Philadelphia, PA: Wolters Kluwer Health; 2013:647.)

➤ Durante a ventilação com pressão positiva, remove o gás em uma pressão superior àquela configurada na válvula de alívio para o sistema de exaustão
  ◆ **Válvula limitadora de pressão ajustável**
    ➤ Durante a ventilação espontânea, remove o gás em uma pressão superior à pressão definida
- **Analisadores de gás**
  ◆ Dois tipos de analisadores de oxigênio
    ➤ Eletrodo de Clark
      ❖ Tensão de oxigênio elevada gera aumento da corrente por meio de dois eletrodos em um gel
      ❖ Os eletrodos de Clark requerem calibração e eventual reposição, quando os eletrodos estiverem gastos
    ➤ Dispositivo paramagnético
      ❖ Tensão de oxigênio elevada gera aumento da atração magnética
      ❖ Dispositivos paramagnéticos apresentam um tempo de resposta mais rápido, são autocalibráveis e não possuem partes consumíveis
- **Fluxômetros**
  ◆ Mede o fluxo de gás até a saída comum de gases
    ➤ Força ascendente é fornecida pelo fluxo de gás
    ➤ Força descendente é fornecida pela gravidade
  ◆ O fluxômetro de oxigênio fica a jusante dos outros fluxômetros para prevenir que uma mistura hipóxica alcance o paciente
- Fonte de alimentação e foles
  ◆ Ventiladores podem ser alimentados por eletricidade ou gás comprimido
    ➤ Ventiladores a pistão são acionados por um motor elétrico
    ➤ Ventiladores pneumáticos são acionados por gás comprimido

- Foles
  - ➤ Foles descendentes (descendem durante a expiração)
    - ❖ Durante a inspiração, o gás motor pressuriza os foles → foles ascendem e fornecem gás ao paciente
  - ➤ Foles ascendentes (ascendem durante a expiração)
    - ❖ Durante a exalação, a despressurização dos foles permite que o gás exalado preencha os foles
    - ❖ Considerados mais seguros, pois os foles ascendentes não encherão durante uma desconexão
- Medidas do volume corrente
  - ➤ Alguns ventiladores mecânicos mais antigos fornecerão volume corrente adicional com base no FGF
    - ❖ (FGF × porcentagem do tempo inspiratório)/frequência respiratória = volume adicional fornecido por respiração
  - ➤ Volume de compressão
    - ❖ Volume de compressão é o volume absorvido pelo circuito
    - ❖ Volume de compressão = (frequência respiratória × volume corrente estabelecido) − ventilação-minuto
- **Bolsa-reservatório**
  - Usada para coletar gases e comprimida para auxiliar na ventilação
  - O tamanho da bolsa deve ser selecionado de acordo com o volume corrente esperado do paciente
- ■ **Eliminação de CO_2**
  - O absorvedor coleta o CO_2 exalado por cal sodada ou cal baritada (*Baralyme*)
    - Cal sodada: 75% $Ca(OH)_2$, 3% $NaOH$, 1% KOH, 20% H_2O
    - Cal baritada: 80% $Ca(OH)_2$ + $Ba(OH)_2$
  - Cal sodada exaurida muda de cor, de branco para roxo, podendo retornar a branco com o tempo
  - Absorvedores podem criar **monóxido de carbono (CO)**
    - Fatores associados à produção de CO
      - ➤ Grau de ressecamento do absorvedor
        - ❖ Absorvedores não utilizados por vários dias (durante o final de semana) são comumente implicados nos relatos de caso de CO
        - ❖ Baixas taxas de FGF podem ressecar o absorvedor
      - ➤ Altas concentrações de agente volátil
      - ➤ Temperaturas mais elevadas
      - ➤ Agentes voláteis usados (desflurano > enflurano > isoflurano > halotano e sevoflurano)
      - ➤ Uso de cal baritada em vez de cal sodada
  - Absorvedor pode criar **composto A**
    - Sevoflurano + absorvedores de CO_2 → éter vinílico (composto A)
      - ➤ Nefrotóxico para ratos em altas concentrações
      - ➤ Implicações em humanos são menos claras
    - Fluxo de gás a > 2 L/min previne a reinalação de composto A, mas não sua formação
    - Fatores que aumentam o composto A
      - ➤ FGF baixo
      - ➤ Altas temperaturas do absorvedor
      - ➤ Absorvedor fresco
      - ➤ Concentrações mais elevadas de sevoflurano
      - ➤ Uso de cal baritada em vez de cal sodada
        - ❖ Desidratação da cal baritada aumenta composto A
        - ❖ Desidratação da cal sodada diminui composto A
- ■ **Permutadores de calor e umidade**
  - Usados em ventiladores para prevenir o ressecamento do trato respiratório
    - Efeito clínico mínimo, pois apenas 10% da perda de calor é pelo trato respiratório
  - Permutadores de calor e umidade são hidrofóbicos ou higroscópicos
    - Hidrofóbico
      - ➤ Melhor na filtragem de agentes infecciosos
      - ➤ Uso prolongado está associado à oclusão do tubo por causa da umidade inadequada para dissolver secreções
    - Higroscópico
      - ➤ Melhor no fornecimento de umidade
      - ➤ Aumenta a resistência do circuito

VAPORIZADORES DE CILINDROS DE GÁS

- Vaporizadores
  - Anestésicos voláteis existem em um estado líquido
    - A quantidade de líquido vaporizado depende da pressão de vapor saturado do agente volátil e da temperatura
  - Vaporizadores contemporâneos são vaporizadores de desvio variável (**Fig. 1.4**)
    - O gás entra por uma entrada comum
    - O botão de controle da concentração altera a razão do fluxo entre a câmara de desvio e a câmara de vaporização
    - Gás de ambas as câmaras se unem em uma saída comum
  - Fatores que afetam a saída do vaporizador
    - Taxa de fluxo
    - Concentração de gás
    - Temperatura
  - Altitude
    - Altitude mais elevada → maior saída do vaporizador
    - Vapores estão em potência constante e em temperatura constante, independente da altitude
      - Exceto o desflurano, que tem uma potência anestésica reduzida com o aumento na altitude, em razão da sua pressão parcial
  - Problemas que podem ocorrer com vaporizadores
    - Vaporizador inclinado
      - Líquido anestésico na câmara de vaporização pode entrar na câmara de desvio e aumentar a concentração do gás anestésico fornecido
        - O indicador de transporte evita esse desvio
      - Se inclinado, o vaporizador deve ser lavado em fluxos altos, com o vaporizador ajustado para baixas concentrações, por 30 minutos
    - Agente volátil errado é colocado no vaporizador
      - Se um volátil de pressão de vapor saturado mais elevada for usado → maior concentração do gás administrado ao paciente

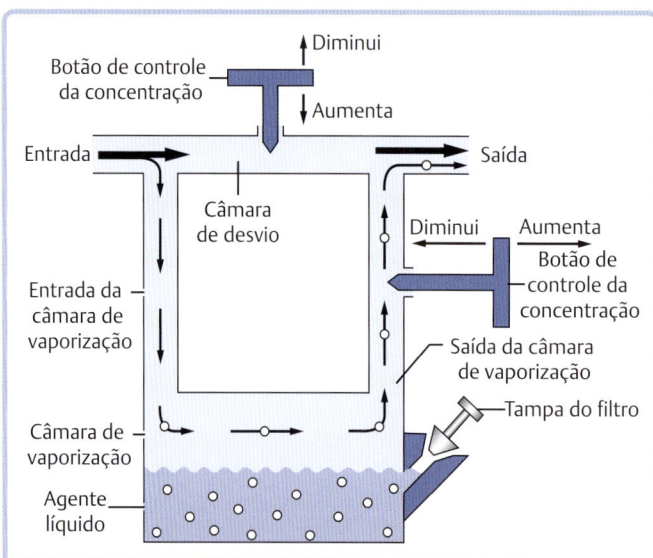

FIGURA 1.4 Vaporizador de Desvio Variável. Um vaporizador de desvio variável separa o fluxo de gás fresco entre a câmara de mistura e a câmara de desvio para fornecer uma concentração de um gás volátil específico. (Reproduzido de Riutort KT, Eisenkraft JB. The anesthesia workstation and delivery systems for inhaled anesthetics. In: Barash PG, Cullen BF, Stoelting RK, et al., eds. *Clinical Anesthesia*. 7th ed. Philadelphia, PA: Wolters Kluwer Health; 2013:663.)

- Se um volátil de pressão de vapor saturado menor for usado → menor concentração do gás administrado ao paciente
- Enchimento excessivo do vaporizador
  - Líquido volátil pode entrar na câmara de desvio → uma concentração elevada de gás é fornecida ao paciente
  - O *design* de enchimento lateral dos vaporizadores modernos minimiza a probabilidade de enchimento excessivo
- Efeito de bombeamento e contrapressão
  - Efeito de bombeamento
    - Contrapressão intermitente do circuito previne o efluxo de gases provenientes da câmara de vaporização e de desvio
    - Mais anestésico é vaporizado
  - Efeito de contrapressão
    - Contrapressão pode diminuir a concentração de gás
    - Comprime o gás carreador, mas o agente anestésico na câmara não é alterado, pois a quantidade de agente vaporizado depende da pressão de vapor saturado da droga e não da droga na câmara

- **Pressões de vapor dos gases anestésicos**
  - Metoxiflurano: 23 mm Hg
  - Sevoflurano: 160 mm Hg
  - Enflurano 172 mm Hg
  - Isoflurano: 240 mm Hg
  - Halotano: 243 mm Hg
  - Desflurano: 669 mm Hg

- **Calculando a saída de gás anestésico**
  - Saída de vapor (mL) = (fluxo do gás carreador × pressão de vapor saturado do gás)/(pressão barométrica – pressão de vapor saturado do gás)
    - Em baixas taxas de fluxo (< 250 mL/min), a pressão é insuficiente para avançar as moléculas do agente volátil para cima
    - Em altas taxas de fluxo (> 15 L/min), mistura insuficiente na câmara de vaporização
  - Captação do agente volátil
    - Quantidade de captação no primeiro minuto é igual à quantidade absorvida entre os quadrados de quaisquer dois minutos consecutivos
    - Exemplo: entre o 16º e 25º minuto, a quantidade absorvida é igual ao 1º minuto

- Cilindros de gás
  - **Oxigênio**
    - Recipiente verde
    - Cilindro de gás comprimido contém 625 L a 2.000 PSI
  - Ar
    - Recipiente amarelo
    - Cilindro de gás comprimido contém 625 L a 2.000 PSI
  - **Óxido nitroso**
    - Recipiente azul
    - Cilindro de gás comprimido contém 1.590 L a 750 PSI
      - Quando a pressão cai abaixo de 750 PSI, apenas 400 L de óxido nitroso permanece
  - Hélio
    - Recipiente marrom
    - Hélio tem uma densidade inferior à do nitrogênio e oxigênio e, portanto, pode reduzir a densidade de uma mistura gasosa em até 3×
      - No fluxo laminar, o fluxo de gás depende da viscosidade
      - Em um fluxo turbulento, o fluxo de gás depende da densidade
      - Número de Reynolds = 2× raios × velocidade × densidade/viscosidade
        - Reynolds < 2.000 = fluxo laminar
        - Reynolds > 4.000 = fluxo turbulento
        - Reynolds entre 2.000 e 4.000 = ambos os fluxos
    - Combinação hélio-oxigênio (*heliox*) pode ser usada para diminuir o trabalho respiratório e aumentar o fluxo de gás por uma lesão estenótica
  - Dióxido de carbono

- Recipiente cinza
- Nitrogênio
  - Recipiente preto

SISTEMAS DE SEGURANÇA DO APARELHO DE ANESTESIA

- **Válvula "falha segura"**
  - Corta o fluxo de óxido nitroso, se houver uma perda da pressão do suprimento de oxigênio
  - Não permite que a concentração de oxigênio caia abaixo de 19%
    - A válvula "falha segura" verifica apenas a pressão e não o fluxo
    - Uma mistura hipóxica ainda pode ser fornecida se fluxos baixos forem usados
- Válvulas de alívio de pressão positiva e pressão negativa
  - Presentes no sistema de exaustão para evitar a transmissão de pressão positiva ou negativa para o circuito respiratório
  - A válvula de pressão positiva abre se a pressão positiva se acumular no sistema de exaustão
  - A válvula de pressão negativa abre e arrasta ar ambiente se um vácuo se desenvolver no sistema de exaustão
- Válvula de retenção na saída comum de gases
  - Previne o retorno de gás expirado aos vaporizadores ou fluxômetros
- Sistema de intertravamento
  - Previne que dois vaporizadores funcionem simultaneamente
  - Uma mistura de dois agentes voláteis sendo administrados juntos é referida como um azeótropo

POLUIÇÃO POR GASES ANESTÉSICOS

- **Poluição anestésica**
  - O limite permitido de agentes voláteis é de 0,5 parte por milhão
  - O limite permitido de óxido nitroso é de 25 partes por milhão
    - O limite em estabelecimentos odontológicos é de até 50 partes por milhão
- Esterilização do aparelho de anestesia
  - Métodos de eliminar bactérias dos aparelhos de anestesia
    - Alterações na umidade
    - Alterações na temperatura
    - Alta concentração de oxigênio
    - Íons metálicos no aparelho
  - Filtro bacteriano no circuito respiratório não é eficaz para prevenir infecção cruzada
- **Risco ambiental**
  - Artigos históricos sugeriram que os anestesiologistas e aqueles trabalhando na sala de operação tinham maiores riscos de doença hepática, déficits de memória e abortos espontâneos
    - Artigos foram escritos antes dos sistemas de exaustão eficazes
    - Estudos eram de baixa qualidade (pesquisas retrospectivas)
  - Investigações recentes sobre os artigos históricos sugerem que os medos eram exagerados e, em grande parte, infundados

ULTRASSONOGRAFIA

- Imagem ultrassonográfica utiliza uma onda sonora em uma frequência maior que o limite superior da audição humana
  - Frequências ultrassonográficas são > 20 kHz
  - Imagem ultrassonográfica é realizada em 2,5 a 10 MHz
- Frequência e qualidade da imagem (Fig. 1.5)
  - Relações
    - O comprimento de onda e a frequência estão inversamente relacionados
      - Maior frequência → comprimento de onda menor
    - Resolução é de 2× o comprimento de onda
      - Menor resolução → melhor qualidade da imagem
    - Penetração é 200× a 400× o comprimento de onda
      - Maior frequência → menor penetração, maior resolução

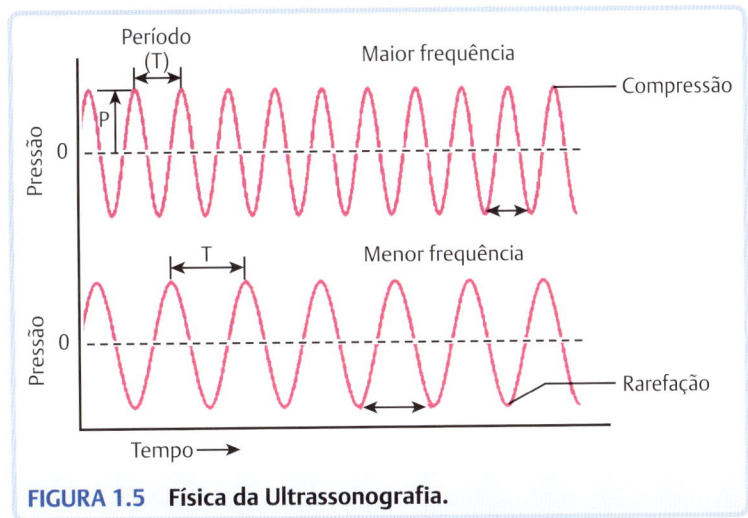

FIGURA 1.5 Física da Ultrassonografia.

- Aquisição de imagem
  - Uma onda sonora é emitida a partir de um transdutor piezoelétrico e recebida após ricochetear um objeto
    - Tempo e potência do retorno da onda sonora determina a formação da imagem
  - Gel hidrossolúvel melhora o acoplamento entre o transdutor e o paciente
    - Interface ar-tecido perde 99% do feixe de ultrassom
    - Gel possui impedância acústica similar entre o transdutor e o paciente
  - Velocidade de propagação
    - Mais rápida no osso, mais lenta no ar (mais densa = mais rápida)
    - Muito rápida
      - 1.540 m/s no tecido mole
- Aplicação
  - Ultrassom é usado para acesso vascular, anestesia regional, ecocardiografia e avaliação focalizada com ecografia para o trauma (FAST)
  - Seleção da sonda
    - Linear
      - Usada na **colocação de cateteres** e anestesia regional
    - *Phased array* (cardíaca)
      - Usada para ecocardiografia transtorácica
    - Curvilínea (abdominal)
      - Usada para exames abdominais e obstétricos
    - Transesofágica (arranjo matricial)
      - Usada para ecocardiografia transesofágica
  - **Doppler**
    - Utiliza o efeito Doppler para avaliar o fluxo sanguíneo
      - Efeito Doppler: a frequência de uma onda muda com base no afastamento ou aproximação da onda de um ponto focal
    - Interpretação por cores durante a ultrassonografia (BART = Azul Afastamento, Vermelho Aproximação)
      - Cor vermelha = fluxo em direção à sonda
      - Cor azul = fluxo em direção contrária à sonda
  - **Ecocardiograma transtorácico**
    - Incidências paraesternais de eixo longo
      - Oferece visão do átrio esquerdo, valva mitral, ventrículo esquerdo, via de saída do ventrículo direito, valva aórtica e aorta descendente
    - Incidências paraesternais de eixo curto
      - Oferece cinco níveis transversais que incluem a artéria pulmonar, valva aórtica, valva mitral, papilar média e ápice
    - Incidências apicais
      - Oferece uma incidência de quatro ou cinco câmaras do coração

- ♦ Incidências subcostais
  - ➤ Fornece uma incidência de quatro câmaras do coração, bem como visões claras do pericárdio e veia cava inferior
- **Ecocardiograma transesofágico**
  - ♦ Incidências esofágicas médias
    - ➤ A incidência esofágica média oferece diversas visões pelo átrio esquerdo, incluindo visão de quatro câmaras, visão de duas câmaras (átrio esquerdo e ventrículo esquerdo), visão bicaval e visões da via de saída do ventrículo esquerdo e valva aórtica
    - ➤ A incidência de quatro câmaras exibe as paredes anterolateral (abastecida pelas artérias descendente anterior e circunflexa esquerda) e inferosseptal (abastecida pelas artérias descendente anterior esquerda e coronária direita)
    - ➤ A incidência de duas câmaras exibe as paredes anterior (abastecida pela artéria descendente anterior esquerda) e inferior (abastecida pela artéria coronária direita)
  - ♦ Incidências transgástricas
    - ➤ As incidências transgástrica e transgástrica profunda são transmitidas pelo estômago para oferecer informação importante sobre a função ventricular esquerda e direita, bem como a função valvular
    - ➤ Oferece visão das três principais artérias coronárias
  - ♦ Incidências esofágicas altas
    - ➤ Oferece visão dos vasos maiores, grandes vasos e aorta
- **Contraindicações ao ecocardiograma transesofágico**
  - ♦ Recusa do paciente
  - ♦ Obstrução esofágica ou fístula traqueoesofágica
  - ♦ Histórico de uma esofagectomia
  - ♦ Víscera perfurada
  - ♦ Sangramento gastrointestinal ativo
  - ♦ Coagulopatia e varizes são contraindicações relativas

ELETRICIDADE

- Marca-passos
  - Tipos
    - ♦ **Transcutâneo**
      - ➤ Dois eletrodos de estimulação e eletrodos cardíacos são colocados no tórax ou nas costas
      - ➤ Usado para estabilização temporária de bradicardias hemodinamicamente instáveis antes que uma modalidade mais permanente seja estabelecida
    - ♦ **Transvenoso**
      - ➤ Eletrodos de estimulação são colocados no átrio ou ventrículo direito por um introdutor em uma veia central
    - ♦ **Epicárdico**
      - ➤ Eletrodos de estimulação são colocados no epicárdio durante a cirurgia cardíaca aberta
    - ♦ **Permanente**
      - ➤ Eletrodos de estimulação são colocados no átrio direito e/ou ventrículo direito, e um marca-passo eletrônico é implantado sob a pele
      - ➤ Eletrodos requerem um tempo de implantação de até 4 semanas para evitar deslocamento
  - **Nomenclatura**
    - ♦ Primeira letra: câmara estimulada
    - ♦ Segunda letra: câmara sentida
    - ♦ Terceira letra: resposta ao evento sentido
    - ♦ Quarta letra: programabilidade
      - ➤ Exemplo: modulação da frequência cardíaca
        - ❖ Um aumento na vibração, movimento ou ventilação-minuto é sentido → taxa de estimulação aumenta
    - ♦ Quinta letra: estimulação multissítio
  - **Interrogatório**
    - ♦ Recomendado 30 dias antes da cirurgia
    - ♦ Acompanhamento de rotina recomendado a cada 3 ou 4 meses

- **Considerações pré-operatórias**
  - Determinar o tipo de marca-passo
  - Determinar a configuração (p. ex., DDD, VOO)
  - Determinar o que acontece quando um magneto é aplicado
  - Descontinuar a modulação de frequência, se aplicável
  - Considerar a programação para um modo assíncrono
- **Considerações intraoperatórias**
  - Desativar o filtro de artefato no monitor
  - Evitar o **fenômeno R sobre T**
    - R sobre T ocorre se um marca-passo pulsar durante o período refratário do coração
- Risco existe, se a frequência cardíaca (FC) nativa exceder a frequência programada em um modo assíncrono → o nodo sinusal nativo e o marca-passo irão contrair
  - Se a frequência nativa for mais rápida do que o marca-passo, considerar a administração de β-bloqueadores para permitir que o marca-passo lidere
  - Encorajar o uso de eletrocautério bipolar, não monopolar
    - O bipolar transmite a corrente apenas na distância entre os dois polos do instrumento
    - Monopolar transmite para o sistema de aterramento e pode percorrer um caminho mais longo
    - Utilizar pulsos curtos do cautério em níveis baixos
  - Considerar se um magneto deve ser utilizado
- **Considerações pós-operatórias**
  - Reinterrogatório do marca-passo
  - Reprogramação, se necessário
- Desfibriladores
  - Função
    - Tratamento para arritmias potencialmente fatais, como fibrilação ventricular e taquicardia
      - Despolariza o músculo cardíaco e permite que um ritmo sinusal normal assuma a função de estimulação
    - Pode ser monofásico ou bifásico
      - Monofásico fornece energia em uma direção
      - Bifásico fornece energia em duas direções e permite uma medição da impedância
        - Superior eficácia para término de fibrilação ventricular
        - Menos disfunção miocárdica pós-ressuscitação
        - Menos queimaduras cutâneas
  - Tipos
    - **Externo**
      - Fornece um choque por pás ou eletrodos colocados no tórax de um paciente
      - **Colocação das pás**
        - Uma abaixo da clavícula direita na linha clavicular média
        - Uma sobre as costelas inferiores esquerdas na linha axilar média/anterior
      - **Energia**
        - Bifásica de 200 J ou monofásica de 360 J deve ser usada
      - Desfibriladores externos automáticos (DEAs) utilizam um computador para ler o ritmo cardíaco do paciente, a fim de determinar se um choque for necessário
        - Demora do DEA em ler o ritmo cardíaco pode retardar as compressões torácicas e a desfibrilação
        - Se profissionais da saúde treinados estiverem disponíveis, o monitor deve ser lido por eles, a fim de acelerar a tomada de decisão
    - **Interno**
      - Um desfibrilador cardíaco interno monitoriza o ritmo cardíaco de um paciente e aplica choques durante arritmias que implicam risco de vida
        - Pode remodelar o ventrículo esquerdo ao longo do tempo e aumentar o débito cardíaco
      - Posicionamento dos eletrodos
        - Um no átrio direito, um no ventrículo direito e um no seio coronário
      - Indicações
        - Fração de ejeção < 35% ou New York Heart Association classe II ou III
      - Nomenclatura
        - Primeira letra: câmara submetida ao choque

- ❖ Segunda letra: câmara estimulada para aumento da frequência cardíaca
- ❖ Terceira letra: câmara onde o ritmo é sentido
- ➤ Magneto inibe o cardioversor-desfibrilador, mas não reprograma o marca-passo para um modo assíncrono
  - **Cardioversão**
    - ◆ Usada para converter uma arritmia com um pulso em um ritmo sinusal
    - ◆ Exemplo: fibrilação atrial ou taquicardia ventricular com um pulso

ELETRICIDADE E INCÊNDIOS NA SALA DE OPERAÇÃO

- Eletricidade na sala de operação
  - Um **transformador** conecta a eletricidade **aterrada** do hospital a uma não aterrada na sala de operação
  - As salas de cirurgia usam um transformador de isolamento para converter rede elétrica aterrada em uma não aterrada ou rede elétrica isolada para evitar macrochoques
- **Monitor de isolamento de linha**
  - Mede a quantidade total de fuga de corrente em uma rede elétrica isolada por meio da monitorização da integridade da rede elétrica isolada
    - ◆ Equipamento com fios terra intactos é fundamental para o funcionamento
    - ◆ Detecta de 2 a 5 mA
      - ➤ Previne macrochoques, não microchoques
      - ➤ Entendendo os choques
        - ❖ 1 mA = percebido
        - ❖ 10 a 2 mA = contrações musculares
        - ❖ 100 mA a 4 A = fibrilação ventricular
    - ◆ Não sugere que existe uma corrente ativamente em fuga, mas sugere o potencial de fuga
  - Se o alarme do monitor de isolamento de linha disparar → desconectar o equipamento ou a última peça do equipamento conectada
- Eletrocautério
  - Uma sonda metálica é aquecida por uma corrente elétrica
    - ◆ Usado para deter sangramentos ou cortes no tecido
  - Monopolar *versus* bipolar
    - ◆ Monopolar: um pequeno eletrodo entra em contato com o tecido → a corrente sai pela placa de aterramento
    - ◆ Bipolar: circuito estabelecido entre as duas pontas da pinça → não requer uma placa de aterramento
  - Placas de aterramento devem ter uma área de superfície grande e podem ser colocadas longe do coração
- *Lasers*
  - Frequentemente usados nas cirurgias otorrinolaringológica, urológica e ginecológica
  - O principal problema de segurança com o uso de *laser* é a lesão de córnea ou da retina
    - ◆ Milissegundos de exposição podem causar dano permanente
  - Tipos de *lasers*
    - ◆ KTP-Nd: YAG (potássio, titânio, fosfato de neodímio: ítrio, alumínio, granada)
      - ➤ Luz atravessa a córnea sem causar danos → absorvida pelo tecido pigmentado → queima a retina
    - ◆ *Lasers* de rubi
      - ➤ Luz de maior frequência penetra nas córneas → risco à retina
    - ◆ *Lasers* de CO_2
      - ➤ Maior comprimento de onda na faixa infravermelha
      - ➤ Energia absorvida na água e tecido → aumenta o risco de lesão da córnea
      - ➤ Qualquer vidro ou plástico transparente é opaco à energia de CO_2, tornando-o protetor
        - ❖ Lentes de contato falham por causa da alta umidade
        - ❖ Pacientes podem colocar gaze embebida em água/solução salina ou protetores de metal nos olhos
- Sala de operação e incêndio nas vias aéreas
  - **National Fire Protection Association (NFPA) governa e regula a segurança contra incêndios na sala de operação**
  - **Tríade do fogo**
    - ◆ Ignição
    - ◆ Combustível
    - ◆ Oxidante

- Soluções antissépticas cutâneas contêm álcool isopropílico inflamável
  - Um tempo de secagem deve ser dado antes da colocação de campos cirúrgicos
- Incêndios nas vias aéreas
  - Incêndios nas vias aéreas tipicamente começam no lado externo da sonda, porém, pode ter um efeito devastador de maçarico, se alcançar o interior da sonda
  - Intervenções imediatas no evento de um incêndio nas vias aéreas
    - Remover a sonda endotraqueal
    - Interromper o fluxo de todos os gases, especialmente do oxigênio
    - Remover do paciente o material incandescente
    - Despejar salina nas vias aéreas
    - Ventilar com máscara, com mínimo oxigênio inspirado
    - Examinar a sonda endotraqueal à procura de fragmentos
    - Realizar uma broncoscopia para verificar a presença de *debris*, fragmentos e avaliar o grau da lesão

RADIAÇÃO

- Exposição à radiação
  - Uso de radiação está aumentando no campo médico e locais anestésicos
    - Os locais e métodos incluem radiologia intervencionista, salas de cirurgia vascular, salas de cateterismo cardíaco, tomografia computadorizada e radiografias
  - Exposição à radiação é permanente e cumulativa
    - Radiação transmite energia que pode desalojar elétrons e resultar em radicais livres → efeitos biológicos adversos
- Doses e segurança radiológica
  - Acúmulo anual máximo recomendado é de 50 mSv
  - Agentes não formadores de sangue, gônadas e cristalinos devem ter um acúmulo anual máximo de 150 mSv
    - Cobrir os olhos para prevenir formação de catarata
  - Dose total recomendada na gravidez deve ser < 5 mSv
- Exemplos de radiação provenientes de equipamento médico típico
  - Radiografia simples
    - Radiografia torácica: 0,1 mSv
    - Radiografia do quadril: 5 a 6 mSv
    - Fluoroscopia: 12 a 40 mSv/min
  - TC = 5 a 10 mSv
  - Radiologia intervencionista ou laboratório de cateterismo = 20 a 80 mSv
- Estratégias para evitar exposição à radiação
  - Minimizar o tempo próximo da fonte de radiação
  - Manter distância da fonte de radiação
    - Relação da radiação e distância é o inverso da distância ao quadrado
      - Dobrando a distância → um quarto da radiação
    - Distância de 1 m = 0,1% da dose do paciente
    - Distância de 5 m = níveis de radiação ambiente
  - Blindagem
    - Aventais de chumbo com espessura de 0,5 mm de chumbo reduzem 75% da dose de radiação
    - Usar barreiras, como óculos de chumbo, quando possível
  - Ficar perpendicular ao feixe

IMAGEM POR RESSONÂNCIA MAGNÉTICA (RM)

- Mecanismo da RM
  - Um campo magnético alinha núcleos em um paciente
  - Pulsos de radiofrequência são emitidos pelo aparelho de RM e absorvidos pelas células do paciente
    - Diferentes tecidos emitem uma resposta diferente à radiofrequência
    - Os vários sinais são reunidos para formar uma imagem
- Seleção do equipamento
  - Nenhum equipamento usado em uma sala de RM deve interferir com o campo magnético
  - Todos os equipamentos devem funcionar apropriadamente no contexto de um magneto forte
- Posicionamento

- Atenção especial deve ser dada para evitar que qualquer objeto de metal esteja sobre, dentro ou perto do paciente
- Prevenir queimaduras evitando-se voltas nos eletrodos e cabos
■ Monitorização
  - Interpretação do segmento ST e onda T pode não ser possível durante o exame de RM
    ◆ Se um paciente apresentar um alto risco de um evento cardíaco, um ECG de 12 derivações antes e após a RM pode ser aconselhável
  - Temperatura
    ◆ Temperatura corporal pode aumentar por causa do calor criado pelos pulsos de radiofrequência
    ◆ Temperatura corporal pode diminuir em decorrência da temperatura fria dentro do aparelho.
■ Quench
  - Término da operação magnética
    ◆ Pode ser realizada intencionalmente para uma emergência com risco de morte
  - O magneto se torna resistivo, e toda a energia armazenada é liberada
    ◆ O líquido de refrigeração evapora → suprimento de oxigênio na sala pode cair rapidamente se não ocorrer ventilação
  - Procedimentos
    ◆ Remover o paciente do aparelho imediatamente
    ◆ Oxigênio deve ser administrado ao paciente
    ◆ Oxigênio deve estar disponível para todos os funcionários na sala

INFORMÁTICA MÉDICA

■ Hardware e software de computador
  - **Unidade central de processamento**
    ◆ Recebe dados de várias fontes, integra informações e responde com os respectivos dados de saída
    ◆ Veículo para transmissão de informações
  - **Sistema operacional**
    ◆ Coordena a atividade entre o hardware e os programas de software
    ◆ Estabelece a estrutura para o funcionamento do software (p. ex., Apple, Windows)
    ◆ Responsável pelo gerenciamento de armazenamento, memória e interface do usuário
■ **Sistema de informação e gerenciamento em anestesiologia (AIMS)**
  - Versão eletrônica do registro anestésico
    ◆ Captura informações de monitores e serviços laboratoriais
    ◆ Integra o registro no sistema hospitalar para documentação e cobrança
    ◆ Substituiu amplamente os prontuários de papel
      ➤ Até 40% do tempo na sala de operação pode ser gasto escrevendo no prontuário
  - Benefícios
    ◆ Maior precisão dos dados provenientes da monitorização
    ◆ Maior legibilidade
    ◆ Possibilita que o anestesiologista foque mais no cuidado do paciente do que na documentação
      ➤ Pacientes que requerem a maior documentação geralmente também são os mais instáveis
    ◆ Capacidade de programar lembretes, como dose do antibiótico e documentação em falta
    ◆ Os dados podem ser coletados para pesquisa e melhoria da qualidade

QUESTÕES

1. Qual das seguintes afirmações relacionadas com a configuração da sensibilidade de um marca-passo temporário é mais correta?
   A. Aumentando a configuração da sensibilidade reduzirá a ocorrência do fenômeno "R sobre T"
   B. Aumentando a configuração da sensibilidade resultar em uma estimulação assíncrona
   C. Diminuindo a configuração da sensibilidade tornará o marca-passo mais sensível aos sinais intracardíacos
   D. Uma vez que o limiar de sensibilidade seja determinado, a configuração de sensibilidade deve ser definida para 1-2 vezes mais elevada

2. Durante uma RM de um paciente, ocorre um desligamento não intencional do magneto (quench). Qual das seguintes afirmações relacionadas com o manejo de emergência é mais correta?
   A. Funcionários de emergência podem entrar no aparelho com segurança
   B. Oxigênio pode ser administrado de forma segura no aparelho
   C. O paciente deve ser tratado na Zona IV, se possível
   D. Materiais ferromagnéticos podem entrar com segurança no aparelho

3. O limite da dose efetiva anual de corpo inteiro para um trabalhador ocupacional é de 50 mSv. A dose efetiva média de radiação de um TC é de:
   A. 0,05-0,25 mSv
   B. 0,5-1 mSv
   C. 2-20 mSv
   D. 5-70 mSv

4. Qual dos seguintes fatores reduz a produção de CO durante a degradação de anestésicos voláteis e absorvedores de CO_2?
   A. Uso de cal baritada, em vez de cal sodada
   B. Aumento do FGF
   C. Uso de sevoflurano, em vez de desflurano
   D. Lavagem do circuito respiratório com gás fresco antes do uso

5. Qual dos seguintes circuitos é mais eficaz para respiração espontânea?

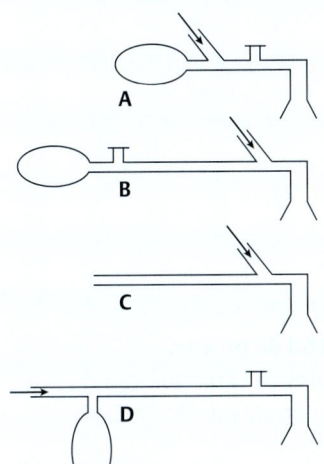

CAPÍTULO 2
Monitores e Exames Laboratoriais

MONITORES PADRÃO DA ASA

- Circulação
  - Monitorização ECG contínua
  - Pressão arterial (PA) pelo menos a cada 5 minutos
- Oxigenação
  - Analisador de oxigênio inspirado com um alarme de baixa concentração de oxigênio
  - Oxigenação sanguínea via oximetria de pulso com tom de pulso e um alarme de baixa saturação
- Ventilação
  - Capnografia com alarme para indicar baixa concentração de CO_2 no final da expiração para ventilação inadequada ou desconexão do circuito
- Temperatura

MONITORES DE ECG (FIG. 2.1)

- Unipolar *versus* bipolar
  - Derivações unipolares medem a atividade elétrica em um local
  - Derivações bipolares medem a diferença na atividade elétrica entre dois locais
    - Exemplo: I, II, III
- Tipos de monitores de ECG
  - 3 derivações
    - Derivações no átrio direito (AD), átrio esquerdo (AE) e perna esquerda (LL)
      - Possibilita o cálculo das derivações I, II e III
    - Adequado para avaliação do ritmo sinusal e detecção de arritmias perigosas
    - Inadequado para monitorização do segmento ST por causa da ausência de derivações precordiais e capacidade de detectar um bloqueio do ramo direito do feixe de His, bloqueio do ramo esquerdo do feixe de His ou arritmias mais complexas
  - 5 derivações
    - AE, AD, LL, RL (perna direita) e V5
    - Permite o cálculo de I, II, III, aVR, aVL e aVF
    - Monitorização superior para pacientes com suspeita de isquemia
  - 12 derivações
    - Eletrocardiograma mais abrangente
    - Usado para avaliação pré-operatória de risco e para adicional análise de arritmias intraoperatórias

ESFIGMOMANÔMETROS

- Não invasivo
  - A braçadeira deve ter uma largura igual a 40% da circunferência do braço
    - Se a largura for muito estreita ou o manguito estiver muito frouxo → maior pressão é necessária para ocluir a artéria → PA falsamente elevada
    - Se a largura for muito ampla → menor pressão é necessária para ocluir a artéria → PA falsamente baixa
  - Dispositivos
    - **Auscultação**
      - Usar um estetoscópio sobre a artéria braquial
      - Insuflar o manguito até 180 mm Hg e lentamente desinsuflar o manguito
      - O primeiro som (**Korotkoff**) é escutado na pressão sistólica
      - O som desaparece na pressão diastólica

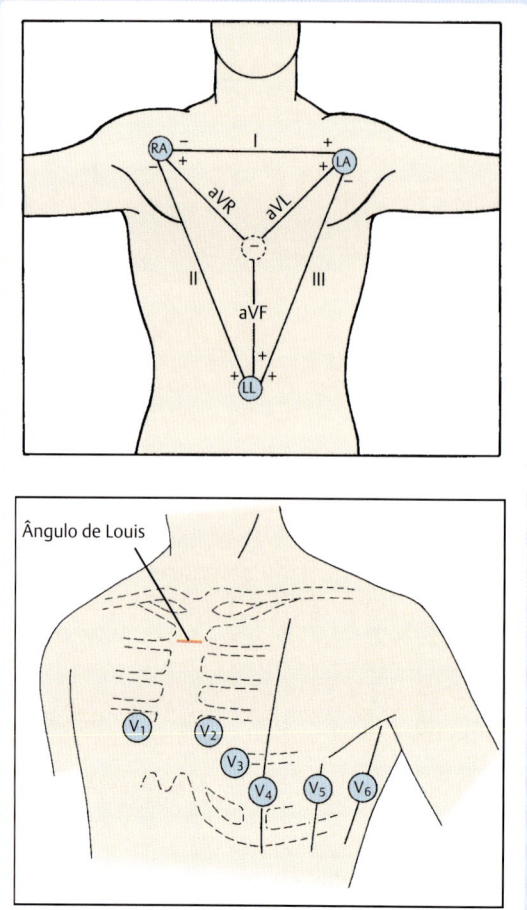

FIGURA 2.1 Colocação das Derivações de ECG. Colocação das derivações ECG precordiais e de membros para monitorização cardíaca. (Reproduzido de Badescu GC, Sherman B, Zaidan JR, et al. Atlas of electrocardiography. In: Barash PG, Cullen BF, Stoelting RK, eds. Clinical Anesthesia. 7th ed. Philadelphia, PA: Wolters Kluwer Health; 2013:1701.)

- **Oscilometria**
  - Um sensor eletrônico de pressão monitoriza as oscilações de pressão no manguito
  - Insuflar o manguito até 180 mm Hg e desinsuflá-lo lentamente
  - Fluxo sanguíneo retorna e causa oscilações por causa da expansão e contração da artéria
    - Um algoritmo determina as pressões sistólica, média e diastólica
- **Doppler**
  - Colocar uma sonda Doppler em uma artéria, distal ao manguito
  - Insuflar o manguito até que o pulso não seja mais audível e desinsuflá-lo lentamente
  - O primeiro som Doppler é a PA sistólica
  - O ponto onde o som Doppler desaparece é a PA diastólica
- Complicações
  - Insuflações frequentes do manguito podem causar edema distal, parestesia de nervos (particularmente o ulnar), síndrome compartimental, falha de gotejamento ou bolhas de atrito
- Invasivo
  - **Cateter arterial**
    - Comumente inserido na artéria radial, mas também pode ser inserido na artéria braquial, ulnar, femoral ou dorsal do pé
    - Conectado a um **transdutor de pressão** que transmite PAs em tempo real

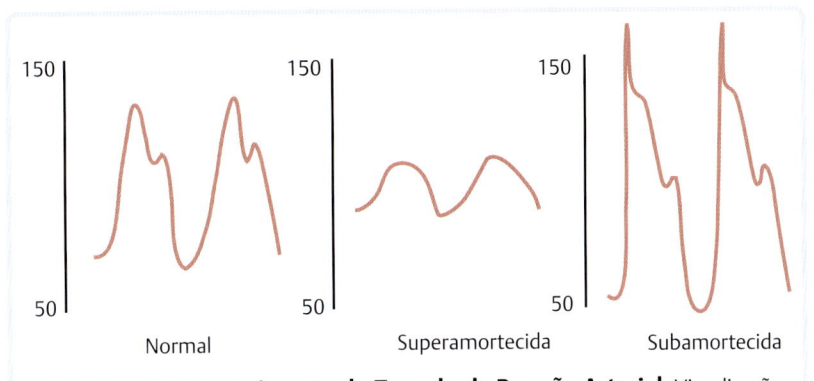

FIGURA 2.2 Amortecimento do Traçado da Pressão Arterial. Visualização do superamortecimento e subamortecimento do traçado da pressão arterial. As pressões sistólica e diastólica variam, mas a pressão arterial média é inalterada.

- O nível do transdutor deve estar alinhado ao eixo flebostático
    - Eixo flebostático está situado no 4º espaço intercostal, ao longo da linha maxilar média
        - Não corresponde ao nível do cateter arterial
    - Se o transdutor não estiver apropriadamente nivelado, as leituras de PA podem ser falsamente altas ou baixas
        - Conversão: 10 cm H_2O = 7,5 mm Hg
        - Exemplo: um transdutor que está 10 cm abaixo do paciente terá uma leitura de PA falsamente elevada em 7,5 mm Hg
    - O transdutor deve ser zerado para eliminar os efeitos da pressão atmosférica
- Amortecimento (Fig. 2.2)
    - Pode ser testado usando o teste qui-quadrado
        - Avaliação do formato de onda imediatamente após uma irrigação do cateter conectado ao transdutor
    - Subamortecimento
        - Oscilações exageradas
            - Superestima a pressão sistólica, subestima a pressão diastólica
            - Pressões de pulso ampliadas
        - Causas
            - Chicoteamento do cateter, tubo não complacente
    - Superamortecimento
        - Oscilações diminuídas
            - Subestima a pressão sistólica, superestima a pressão diastólica
            - Pressões de pulso estreitas
        - Causas
            - Tubo estreito, maior tamanho do tubo, encurvamento, bolhas de ar, conexões frouxas do tubo
    - PA média é geralmente precisa no superamortecimento e no subamortecimento

ANALISADOR DE OXIGÊNIO

- Oxigênio inspirado
    - Os analisadores de oxigênio nos aparelhos de anestesia indicam a concentração do oxigênio inspirado (FIO_2)
        - Tipos
            - Eletrodo de Clark utiliza oxigênio para gerar uma corrente
            - Analisadores paramagnéticos utilizam as propriedades magnéticas do oxigênio para diferenciar o oxigênio de outros gases
    - FIO_2 de fontes suplementares de oxigênio
        - Ar ambiente: 21% de O_2
        - Oxigênio por cânula nasal
            - Aumento de 4% por litro de oxigênio
            - FIO_2 deixa de ser confiável além de 6 L de O_2

- Exemplo: 6L de oxigênio por cânula nasal
  - 4% × 6 L = 24%
  - 24% + 21% = FIO_2 de 45%
- Oxigênio por máscara com reservatório de oxigênio
  - Pode fornecer oxigênio a 100%
  - FIO_2 pode não ser 100%, dependendo da taxa de fluxo, ventilação-minuto e padrão respiratório
    - Exemplo: ventilação-minuto > taxa de fluxo

- **Oximetria de pulso**
  - Propriedades do oxigênio
    - Oxiemoglobina absorve luz de forma ineficaz a 660 nm, mas absorve bem a 940 nm
    - Deoxiemoglobina absorve bem a luz a 660 nm, mas absorve de forma ineficaz a 940 nm
  - A oximetria de pulso mede a quantidade de luz transmitida por um leito vascular pulsátil
    - Mede a diferença entre a absorção de fundo durante a diástole e a absorção máxima com a sístole
    - Divide a corrente alternada a 660 e 940 nm pela corrente contínua a 660 e 940 nm
    - (AC660/DC660)/(AC940/DC940)
  - Causas de leituras inexatas
    - Leitura fixa
      - **Metemoglobina:** 85% independente da saturação
      - **Prilocaína** pode causar metemoglobina
    - Leituras falsamente baixas
      - Esmalte de unha azul absorve a 660 nm
      - Hipotermia
        - Por causa da vasoconstrição periférica
      - Anemia grave (Hb < 5 g/dL)
      - Sulfemoglobina
        - Causada por medicamentos, como dapsona, metoclopramida, fenacetina e sulfonamidas
      - Corantes
        - Índigo carmim, verde de indocianina, azul de metileno
      - Pulsações venosas significativas
        - Causadas por regurgitação tricúspide severa, bomba com balonete intra-aórtico ou altas pressões nas vias aéreas
    - Leituras falsamente altas
      - Carboxiemoglobina absorve na mesma frequência que a oxiemoglobina
        - Requer o uso de um co-oxímetro para distinguir a diferença
      - Luz fluorescente

CAPNOGRAFIA

- Monitoriza a pressão parcial do dióxido de carbono do gás exalado
  - Um feixe de luz infravermelha atravessa a amostra gasosa
    - CO_2 absorve luz infravermelha
  - Uma quantidade reduzida de luz infravermelha alcança o sensor para análise
- Fases da capnografia (**Fig. 2.3**)
  - 0: declínio inspiratório
  - I: fase inspiratória
  - II: ascensão expiratória
  - III: platô alveolar
- Formato e nível da curva podem ser diagnósticos
  - Altura, frequência, formato e valor basal podem fornecer informações sobre o ventilador, as conexões e a doença pulmonar subjacente
  - Causas de aumento da $ETCO_2$
    - Aumento da taxa metabólica ou débito cardíaco (hipertermia maligna)
    - Liberação do torniquete
    - Hipoventilação
    - Reinalação
    - Absorvedor de CO_2 esgotado (infusão de bicarbonato)

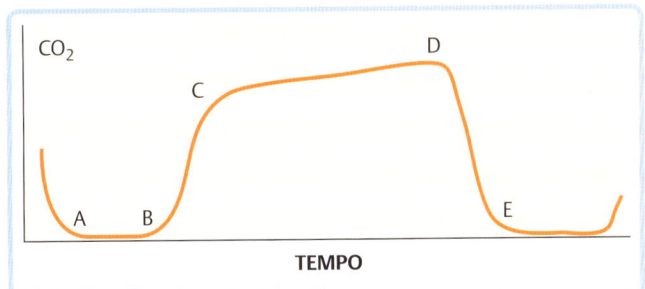

FIGURA 2-3. Formato de Onda na Capnografia. Fases inspiratórias e expiratórias normais da capnografia. Variação deste formato de onda pode sugerir doenças respiratórias específicas ou mau funcionamento do circuito. (Reproduzido de Connor CW. Commonly used monitoring techniques. In: Barash PG, Cullen BF, Stoelting RK, eds. Clinical Anesthesia. 7th ed. Philadelphia, PA: Wolters Kluwer Health; 2013:704.)

- Causas de redução da $ETCO_2$
    - Redução da taxa metabólica ou débito cardíaco
    - Hipotensão ou hipovolemia
    - Embolia
    - Hiperventilação
    - Broncospasmo
- $ETCO_2$ zero
    - Desconexão do circuito/extubação
    - Encurvamento da sonda endotraqueal
- Padrões específicos
    - Curva ascendente prolongada no platô alveolar pode indicar doença pulmonar obstrutiva
    - Sinal de "campânula" pode ser decorrente de um vazamento na tubulação de amostragem
    - Declínio prolongado pode ser proveniente de uma válvula inspiratória incompetente
    - Falha de retornar ao zero durante a fase inspiratória pode ser decorrente da reinalação ou de uma válvula expiratória incompetente
- Detector esofágico
    - Pera usada para detectar intubações esofágicas (insuflar quando na traqueia)
    - Baixa sensibilidade e especificidade para intubações

TEMPERATURA

- A temperatura deve ser monitorizada durante a anestesia geral para evitar hipotermia/hipertermia e para monitorizar o desenvolvimento de hipertermia maligna
- A temperatura corporal não é homogênea, e o sítio de monitorização é importante
    - Sítios de monitorização da temperatura central
        - Membrana timpânica, artéria pulmonar, esôfago distal e nasofaringe
        - Sítios permanecem válidos durante a circulação extracorpórea
    - Sítios próximos aos de temperatura central
        - Axila, boca, bexiga urinária, reto e superfície cutânea

CATETERISMO VENOSO CENTRAL E ARTERIAL PULMONAR

- **Cateterismo venoso central**
    - Sítios
        - Canulação venosa central pode ser realizada na veia jugular interna, subclávia ou femoral
            - Risco de infecção
                - Femoral > jugular interna > subclávia
            - Subclávia esquerda é mais provável de causar lesão no ducto torácico
            - Ápice pleural esquerdo é mais elevado do que o direito e apresenta um maior risco de causar um pneumotórax

- Ultrassonografia é comumente usada para canulação das veias jugular interna e femoral
  - A veia jugular interna está lateral à artéria carótida comum
  - A veia femoral está medial à artéria femoral
- **Pressão venosa central (PVC)** (Fig. 2.4)
  - PVC é medida na junção da veia cava e átrio direito
    - Reflete a pressão de enchimento do átrio direito
    - PVC é usada como um substituto do volume cardíaco
  - Valor normal é de 1 a 7 mm Hg em um paciente respirando espontaneamente
  - Causas de aumento da PVC
    - Ventilação mecânica
    - Pressão positiva expiratória final alta
    - Valsalva
    - Contração da musculatura abdominal
    - Constrição venosa
    - Choque cardiogênico ou insuficiência cardíaca
    - Regurgitação tricúspide
    - Sobrecarga volêmica
  - Traçado da PVC
    - Pico *a*: contração atrial
    - Pico *c*: contração ventricular
    - Declínio *x*: relaxamento atrial
    - Pico *v*: enchimento venoso do átrio
    - Declínio *y*: abertura da valva tricúspide
- **Cateterismo arterial pulmonar (PA)** (Fig. 2.5)
  - Colocação
    - Cateter é colocado por um introdutor em qualquer sítio de canulação venosa central
      - A jugular interna direita fornece o trajeto mais linear até o coração
    - "Flutua" pelo lado direito do coração com o balonete distal insuflado
      - Passagem é monitorizada pelos traçados provenientes da porta distal
      - Na veia cava e átrio direito: traçado da PVC
      - No ventrículo direito: movimento ascendente sistólico rápido ou batidas
      - Na artéria pulmonar: pressão sistólica similar, mas pressão diastólica aumentada
      - No sítio de oclusão da artéria pulmonar: pressão sistólica reduzida e traçado *a, c, v*, refletindo o coração esquerdo

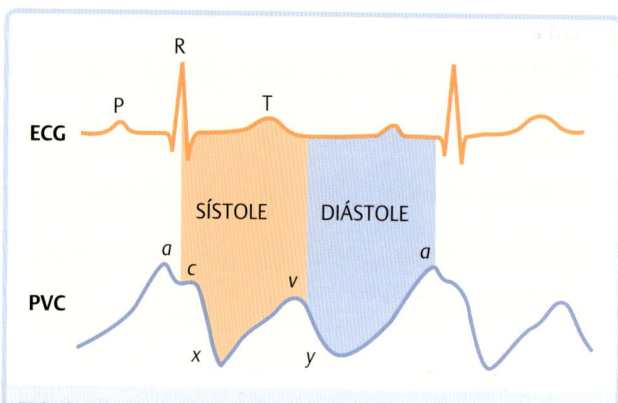

FIGURA 2.4 Formato de Onda da Pressão Venosa Central. Formato de onda da pressão venosa central com a contração atrial (pico a), contração ventricular (pico c), enchimento atrial venoso (pico v), relaxamento atrial (declínio x) e abertura da valva tricúspide (declínio y). (Reproduzido de Connor CW. Commonly used monitoring techniques. In: Barash PG, Cullen BF, Stoelting RK, eds. Clinical Anesthesia. 7th ed. Philadelphia, PA: Wolters Kluwer Health; 2013:711.)

FIGURA 2.5 **Formato de Onda na Inserção de Cateter Arterial Pulmonar.** Progressão dos formatos de onda à medida que o cateter arterial pulmonar é inserido no átrio direito, ventrículo direito, artéria pulmonar e no sítio de oclusão da artéria pulmonar. (Reproduzido de Connor CW. Commonly used monitoring techniques. In: Barash PG, Cullen BF, Stoelting RK, eds. Clinical Anesthesia. 7th ed. Philadelphia, PA: Wolters Kluwer Health; 2013:711.)

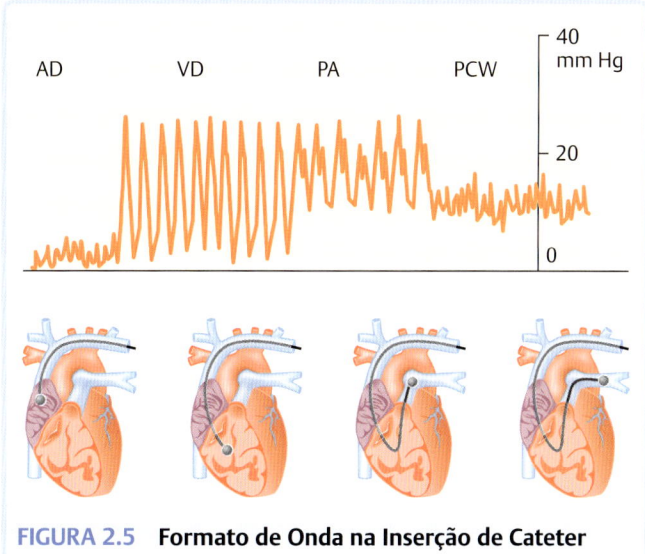

- Distâncias na inserção da PA
  - Distância da entrada na veia jugular interna direita
    - Átrio direito está a 20 cm
    - Ventrículo direito está a 30 a 35 cm
    - PA está a 40 a 45 cm
    - Sítio de oclusão está a 45 a 55 cm
  - Distância da entrada na veia jugular interna esquerda
    - Acrescentar 10 cm a todas as distâncias da jugular interna direita
  - Distância da entrada na veia femoral
    - Acrescentar 15 cm a todas as distâncias da jugular interna direita
  - Distância da entrada na veia antecubital
    - Acrescentar 30 cm a todas as distâncias da jugular interna direita
- Complicações
  - Bloqueios de ramo
    - Se um paciente tiver bloqueio do ramo esquerdo preexistente, um cateter PA pode causar um bloqueio do ramo direito, resultando em um bloqueio cardíaco completo
  - Ruptura da artéria pulmonar
    - Risco aumentado com a idade, hipotermia, hipertensão pulmonar, anticoagulação e migração do cateter
    - Apresenta-se com hemoptise
    - Requer intubação endobrônquica e tratamento cirúrgico de emergência
- Medidas
  - **Pressão da artéria pulmonar:** monitorizada na porta distal com o balonete para baixo
  - **Pressão de oclusão da artéria pulmonar** (pressão em cunha): monitorizada na porta distal com o balonete insuflado
    - A pressão em cunha fornece uma medida indireta da pressão atrial esquerda
    - **Pressão atrial esquerda** é um substituto para a **pressão diastólica final do ventrículo esquerdo**
  - **Saturação venosa mista** pode ser obtida da porta na PA distal
  - **A SVO$_2$ normal é de 65 a 75%**, o que denota uma extração de oxigênio tecidual de 25 a 35%

AVALIAÇÃO E CÁLCULO DO DÉBITO CARDÍACO

- Débito cardíaco é o volume de sangue bombeado pelo coração por minuto
- Métodos de medida
    - **Princípio de Fick**
        - Calculado com o consumo e teor de oxigênio
            - Valores podem ser encontrados ou estimados por meio de um aparelho de anestesia
        - Pressupõe-se que a taxa de consumo de oxigênio esteja correlacionada com a taxa de fluxo sanguíneo e captação de oxigênio
        - Consumo de oxigênio = (débito cardíaco × teor de oxigênio do sangue arterial) – (débito cardíaco × teor de oxigênio do sangue venoso)
    - **Diluição de corante**
        - Calculada por meio da obtenção de uma amostra sanguínea distal a um sítio de injeção
        - Débito cardíaco = corante injetado/concentração no sangue arterial em um sítio de amostragem a jusante
    - **Termodiluição**
        - Calculada medindo-se a mudança de temperatura a partir de um cateter arterial pulmonar
        - Fluido frio ou na temperatura ambiente é injetado na porta proximal, e a temperatura do sangue é avaliada em um sítio distal
            - Alteração na temperatura reflete o débito cardíaco
            - Débito cardíaco alto → rápida mudança de temperatura
            - Débito cardíaco baixo → lenta mudança de temperatura
        - Risco de cálculos imprecisos é elevado em pacientes com regurgitação tricúspide, *shunts* intracardíacos e fibrilação atrial
    - **Ultrassonografia Doppler**
        - Utiliza o fluxo observado na ecocardiografia para calcular um débito cardíaco
            - Tanto a ecocardiografia transtorácica como a transesofágica podem ser usadas
        - Débito cardíaco = frequência cardíaca × (integral da velocidade-tempo sobre a via de saída do ventrículo esquerdo × área de secção transversal da válvula)
    - **Análise da onda de pulso**
        - Utiliza um algoritmo para calcular o débito cardíaco por meio do traçado da PA
    - **Impedância**
        - Utiliza um algoritmo que mede a corrente transmitida pelo tórax para calcular o débito cardíaco
            - Corrente usa o trajeto de menor resistência para atravessar o corpo
            - A aorta oferece a menor resistência
        - Usa a velocidade e mudanças de volume na aorta por batimento cardíaco para calcular o débito cardíaco

MONITORIZAÇÃO DA PROFUNDIDADE ANESTÉSICA

- Análise do gás expirado
    - **Espectrometria de massa**
        - Concentrações de gás são determinadas pela relação entre a massa do agente volátil e sua carga elétrica
        - Procedimento
            - Uma amostra de gás é passada por um ionizador → partículas tornam-se positivamente carregadas → partículas separadas pela massa
            - Um detector converte o número de íons em cada massa em uma concentração
        - Amplamente eliminado do uso clínico decorrente da inconveniência
    - **Absorção no infravermelho**
        - Concentrações de gás são determinadas com base na intensidade de transmissão após terem sido passadas por uma luz infravermelha
    - **Dispersão Raman**
        - Concentrações de gás são determinadas pelos padrões de dispersão da energia
            - Moléculas de gás de colisão leve → energia se dispersa
            - Gases produzem padrões únicos
- **Índice bispectral**
    - Utiliza a eletroencefalografia (EEG) para avaliar a **profundidade da anestesia** e a sedação

- EEG é monitorizada em múltiplos locais ao longo do couro cabeludo
- EEG é convertida em um número com o uso de um algoritmo que indica profundidade anestésica
  - Valor de 0 a 100
  - Valores menores → maior profundidade anestésica
- **Borda espectral** é a frequência da EEG, abaixo da qual 95% da potência se encontra

MONITORIZAÇÃO DO SISTEMA NERVOSO

- Potenciais evocados
  - Utilizados para monitorizar a integridade do sistema nervoso durante a cirurgia
    - Pode ser sensível às drogas anestésicas, pressão de perfusão e insulto cirúrgico
  - Ordem da sensibilidade aos agentes voláteis (do mais sensível ao menos sensível)
    - **Potenciais evocados visuais**, potenciais evocados motores, potenciais evocados somatossensoriais, **potenciais evocados auditivos do tronco encefálico**
  - Potenciais evocados somatossensoriais (PESS)
    - **Via de transmissão para estímulos sensoriais**
      - Nervo periférico → coluna dorsal → tronco encefálico → lemnisco medial → cápsula interna → córtex somatossensorial contralateral
    - **Monitorização**
      - Nervo periférico é estimulado → amplitude e latência são medidas
        - Amplitude: resposta máxima
        - Latência: tempo desde o estímulo até a resposta máxima
      - Redução na amplitude de > 50% ou aumento na latência de 10% é significativo
        - Representa hipoperfusão, isquemia, temperatura, drogas
      - Incidência de déficit sensorial sem alterações no PESS foi de 0,6% na cirurgia de escoliose
    - **Efeitos dos fármacos**
      - Midazolam: reduz amplitude
      - Etomidato: aumenta a latência e a amplitude
      - Opioides: pequenos aumentos na latência, redução na amplitude
      - Cetamina: aumenta a amplitude
      - Voláteis, barbitúricos: reduz a amplitude, aumenta a latência
        - CAM de 0,5 a 0,75 pode ser usada para PESSs
        - Se a obtenção do PESS for difícil, considerar a troca para um anestésico IV
      - Bloqueadores neuromusculares: ausência de efeitos
        - Pode reduzir o artefato de movimento muscular e aumentar a qualidade do PESS
  - Potenciais evocados motores (PEM)
    - **Via de transmissão da resposta motora**
      - Estímulo elétrico ou magnético do córtex motor → potencial evocado enviado para as vias motoras descendentes → registrado no músculo, nervo ou medula espinal
    - **Monitorização**
      - Córtex motor é estimulado → amplitude e latência medidas no músculo periférico
      - Elevação da pressão arterial média pode aumentar a perfusão
    - **Efeitos dos fármacos**
      - Anestésicos voláteis e IV diminuem a amplitude a aumentam a latência
        - Anestesia IV total (TIVA) é recomendada para todos os testes do PEM por causa da maior sensibilidade dos PEMs aos agentes voláteis
        - CAM do volátil igual ou inferior a 0,25 provavelmente não influenciará as leituras
      - Não utilizar bloqueadores neuromusculares
- Eletroencefalografia
  - EEG pode ser usada para monitorizar a profundidade da anestesia e a hipoperfusão cerebral
  - **Padrões das ondas EEG**
    - Ondas delta
      - Ondas lentas com frequência de até 4 Hz
      - Observadas em adultos dormindo
    - Ondas teta
      - Ondas com frequência de 4 a 7 Hz
      - Observadas no estado sonolento

- Ondas alfa
  - Ondas com frequência de 7 a 14 Hz
  - Observadas no estado relaxado
- Ondas beta
  - Ondas com frequência de 15 a 30 Hz
  - Associadas à atividade e concentração
- Ondas gama
  - Ondas com frequência de 30 a 100 Hz
  - Associadas a maiores níveis de atividades cognitiva e motora
- **Mudanças com a anestesia**
  - **Doses subanestésicas**
    - Atividade β frontal aumentada
    - Atividade α reduzida nas derivações occipitais
  - **Efeitos da anestesia geral**
    - Atividade β frontal é convertida para atividade α
    - Perda da atividade nas derivações occipitais
    - Profundidade anestésica aumentada desacelera a EEG e pode induzir supressão de surtos
- Padrões específicos
  - **Convulsões:** picos podem indicar atividade convulsiva
  - **Supressão de surtos:** atividade alternada de alta voltagem com intervalos de silêncio elétrico
    - Voláteis, barbitúricos, etomidato e propofol são capazes de causar supressão de surtos

- **Oxigenação cerebral** e fluxo sanguíneo
  - **Saturação venosa de oxigênio no bulbo da jugular**
    - Um cateter de fibra óptica é inserido de forma retrógada pela veia jugular interna até o bulbo da jugular sob orientação fluoroscópica
      - Cateter de fibra óptica emite luz infravermelha e registra a luz refletida de volta ao cateter
      - Mede o grau de extração de oxigênio
    - Reflete o equilíbrio entre a oferta e consumo de oxigênio
  - **Oximetria cerebral**
    - Técnica não invasiva que utiliza dois sensores aplicados na fronte para determinar a saturação venosa local de oxigênio
    - Pode ser usada para avaliar a saturação arterial e venosa de oxigênio
    - Baixos níveis indicam hipóxia ou consumo de oxigênio elevado
      - Pode ser um marcador de isquemia cerebral
  - **Doppler transcraniano**
    - Técnica ultrassonográfica que mede a velocidade do fluxo sanguíneo nas artérias cerebrais
      - Comumente utiliza a janela temporal para obter imagens da artéria cerebral média
    - Usado para diagnosticar vasospasmo, êmbolos e estenose vascular
- **Pressão intracraniana (PIC)**
  - Frequência monitorizada na lesão cerebral traumática para prevenir lesão secundária
    - PIC pode ser monitorizada por um monitor de pressão ou um dreno ventricular externo
  - Pressão de perfusão cerebral = PAM − PIC ou PVC (o que for mais elevado)
- **Eletromiografia (EMG)**
  - Monitorização intraoperatória das respostas EMG pode ser usada para detectar lesão de nervos cirurgicamente induzida

QUESTÕES

1. Fluxo de alta velocidade em um paciente com estenose aórtica é medido com maior precisão com qual dos seguintes modos de eco-Doppler?

   A. Onda pulsada
   B. Onda contínua
   C. Doppler colorido
   D. Sobreposição espectral

2. Sob condições normais, a pressão parcial venosa mista de oxigênio é:

   A. 30 mm Hg
   B. 40 mm Hg
   C. 50 mm Hg
   D. 60 mm Hg

3. A pressão de oclusão da artéria pulmonar, associada ao início de edema pulmonar é:

   A. 0-5
   B. 6-18
   C. 19-24
   D. 25-30

4. O componente do formato de onda da PVC que corresponde à sístole ventricular e relaxamento atrial é:

   A. Onda *a*
   B. Onda *v*
   C. Declínio *x*
   D. Declínio *y*

5. Comparado ao formato de onda obtido de um cateter de artéria radial, o formato de onda de um cateter inserido na artéria dorsal do pé apresentaria:

   A. Pressão sistólica mais baixa
   B. Incisura dicrótica mais proeminente
   C. Pressão diastólica mais baixa
   D. Pressão arterial média elevada

CAPÍTULO 3 — Fármacos de Indução

FARMACOCINÉTICA E FARMACODINÂMICA

- **Grupo rico em vasos**
  - Grupo de órgãos incluindo o coração, pulmões, cérebro, fígado e rins que recebe uma quantidade de fluxo sanguíneo desproporcional às suas massas
  - Agentes intravenosos alcançam este grupo rico em vasos e são distribuídos rapidamente → rápido início de ação dos agentes de indução
- **Volume de distribuição**
  - Quantidade de volume que dilui um fármaco administrado
  - Volume de distribuição é dependente da solubilidade do fármaco no sangue e tecidos
- **Meia-vida contexto-dependente** (CSHT; Fig. 3.1)
  - Tempo necessário para uma redução de 50% na concentração do fármaco no compartimento central após uma infusão em estado estacionário
  - Reflete mais os efeitos clínicos do que a meia-vida

HIPNÓTICOS

- **Propofol**
  - **Usos**
    - O agente hipnótico mais amplamente usado para indução anestésica na sala de operação e para sedação na unidade de terapia intensiva
  - **Mecanismo**
    - Liga-se à subunidade β do $GABA_A$
    - Antagonista dos receptores NMDA

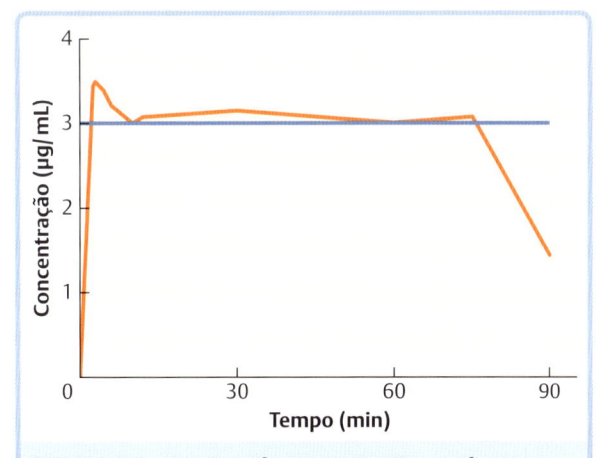

FIGURA 3.1 Meia-Vida Contexto-Dependente. A meia-vida contexto-dependente reflete a concentração do fármaco no compartimento central, com base na duração da infusão do fármaco. (Reproduzido de Gupta DK, Henthorn TK. Basic principles of clinical pharmacology. In: Barash PG, Cullen BF, Stoelting RK, et al., eds. *Clinical Anesthesia*. 7th ed. Philadelphia, PA: Wolters Kluwer; 2013:178.)

- Depressor direto da medula espinal
- Inibe a liberação de acetilcolina (ACh) no hipocampo e córtex pré-frontal
- Aumenta as concentrações de dopamina no núcleo accumbens
- Diminui os níveis de serotonina na área postrema
- **Farmacodinâmica e cinética**
  - Dosagem
    - A dose de indução padrão é de 2 a 2,5 mg/kg, porém, a dose deve ser ajustada com base na idade, efeito desejado, fatores de risco cardiovasculares e outros fármacos sendo administrados
    - O propofol deve ser usado com cautela ou completamente evitado nas seguintes situações
      - Hipovolemia grave ou hemorragia
      - Pacientes hemodinamicamente instáveis
      - Condições que não podem tolerar hipotensão (estenose aórtica crítica)
  - Formulação
    - 2,6-di-isopropilfenol em uma solução altamente lipossolúvel
      - Contém lecitina de ovo, glicerol e óleo de soja
    - Edetato dissódico ou sulfato é adicionado para reduzir o crescimento bacteriano
      - Preparar o propofol em condições estéreis e descartar após 6 a 12 horas (ver rótulo individual)
  - Injeção em bolus único
    - Os níveis de propofol atingem o pico e, então, rapidamente diminuem por causa da redistribuição e eliminação
      - O pico de uma dose em *bolus* ocorre após ~90 segundos
    - A meia-vida da distribuição inicial é de 2 a 8 minutos, mas a eliminação após a redistribuição pode levar horas
  - Infusão prolongada
    - Meia-vida contexto-dependente aumenta substancialmente com a infusão prolongada por causa dos efeitos da redistribuição
- **Metabolismo**
  - Metabolizado por conjugação no fígado, porém, metabolismo extra-hepático também ocorre
  - Eliminado pelos rins
- **Efeitos nos sistemas orgânicos**
  - Cerebral
    - Diminui a pressão intracraniana
    - Diminui a pressão intraocular
    - Diminui a pressão de perfusão cerebral (secundário à hipotensão)
    - Aumenta o limiar convulsivo
    - Menor vasodilatação do que os outros anestésicos
  - Cardiovascular
    - Vasodilatação → diminui a pré-carga e pós-carga → diminui a pressão arterial
      - Reduz o débito cardíaco, o volume sistólico e a resistência vascular sistêmica
    - Leve redução na contratilidade cardíaca
    - A frequência cardíaca geralmente não é afetada, mas há relatos de bradicardia ou de uma resposta taquicárdica fraca à hipotensão
  - Respiratório
    - Depressor respiratório
      - Diminui a resposta ventilatória ao dióxido de carbono (CO_2)
      - Diminui a resposta ventilatória à hipóxia
      - Apneia ocorre após doses de indução
      - Diminui o volume corrente e a frequência respiratória
    - Broncodilatação
  - Outros
    - Diminui a náusea e o vômito pós-operatórios
- **Efeitos colaterais**
  - Hipotensão
  - Apneia
  - Dor na injeção decorrente da formulação
    - Fospropofol é um pró-fármaco do propofol que é hidrossolúvel e não causa sensação de ardor durante a injeção

- Hipertrigliceridemia e pancreatite com infusão prolongada
  - Evitar em pacientes com distúrbios do metabolismo lipídico
- Síndrome da infusão do propofol
  - Condição rara associada a infusões prolongadas de propofol (geralmente > 48 horas) na população pediátrica
    - Teoricamente, ocorre por causa da toxicidade mitocondrial do propofol
  - Associada à presença de bradicardia, acidose metabólica, rabdomiólise e colapso cardiovascular

■ Cetamina
- **Usos**
  - Pode ser usada para indução e manutenção da anestesia
  - Usada para controles perioperatório e intraoperatório da dor
    - Propriedades analgésicas potentes
    - Muito melhor para dor somática do que para dor visceral
- **Mecanismo**
  - Antagonista dos receptores NMDA no receptor de glutamato
  - Analgésico com propriedades dissociativas
  - Agonista de receptores opioides
    - Diminui a tolerância a opioides
  - Inibe a hipersensibilização central nociceptiva
  - Inibidor da recaptação de norepinefrina, serotonina e dopamina
- **Farmacodinâmica e cinética**
  - Dosagem
    - Dose de indução é de 2 mg/kg
  - Formulação
    - Cetamina consiste em dois estereoisômeros, S e R
    - O isômero S é mais potente com menos efeitos colaterais
  - Injeção em bolus único
    - Os níveis rapidamente alcançam o pico, e a cetamina é rapidamente redistribuída em razão da alta lipossolubilidade
      - Início ocorre dentro de 30 a 60 segundos após a administração intravenosa
      - Início ocorre dentro de 5 a 15 minutos após a administração intramuscular
    - Após a dose de indução, os pacientes ficam anestesiados e irresponsivos, porém, podem parecer que estão despertos
      - Olhos abertos, continua respirando
  - Infusão
    - A cetamina pode ser infundida para anestesia geral, como um adjuvante à anestesia geral ou para sedação/dor em doses subanestésicas
- **Metabolismo**
  - Degradada pelo fígado por desmetilação para formar norcetamina, que é então conjugada com produtos hidrossolúveis
    - Norcetamina tem um terço da potência da cetamina
  - Metabólitos são excretados na urina
- **Efeitos nos sistemas orgânicos**
  - Cerebral
    - Cria anestesia dissociativa
      - Deprime o córtex e o tálamo
      - Estimula o sistema límbico
    - Reflexos corneanos, da tosse e da deglutição estão todos presentes
      - Mantêm os reflexos laríngeos e faríngeos
    - Aumenta o metabolismo cerebral, o fluxo sanguíneo cerebral e a pressão intracraniana
  - Cardiovascular
    - Cetamina estimula o sistema nervoso simpático, mas é um depressor miocárdico direto
    - Aumenta o débito cardíaco, a frequência cardíaca e a pressão arterial
      - Aumenta o consumo de oxigênio pelo miocárdio
    - Pode aumentar a pressão arterial pulmonar
    - Em estados de estresse, em que os pacientes são dependentes do tônus simpático (hemorragia, choque séptico) e têm depleção de catecolaminas endógenas, a cetamina pode diminuir a pressão arterial

- Respiratório
  - Mínimos efeitos respiratórios
    - Diminuição transitória na ventilação-minuto, e apneia pode ocorrer brevemente após uma dose em *bolus*
    - Resposta à hipercapnia permanece intacta
  - Broncodilatador
- Outros
  - Aumenta o tônus muscular esquelético
- **Efeitos colaterais**
  - Reações pós-anestésicas
    - Alucinações, ilusões, euforia e medo
    - Menos comum em crianças
    - Diminui quando a cetamina é administrada com um benzodiazepínico ou outro hipnótico
  - Aumento da pressão intracraniana
  - Aumento da pressão intraocular (dose-dependente)
  - Aumento da pressão arterial pulmonar
  - Nistagmo
  - Sialorreia
    - Pode causar obstrução das vias aéreas superiores e laringospasmo
  - Lacrimejamento

- Etomidato
  - **Usos**
    - Primariamente usado para induzir anestesia geral em pacientes com risco de instabilidade cardiovascular e naqueles pacientes que outros hipnóticos podem não ser bem tolerados
    - Usado para indução ou manutenção da anestesia
  - **Mecanismo**
    - Derivado do imidazol
    - Mecanismo anestésico está provavelmente associado ao $GABA_A$, porém, a compreensão do mecanismo permanece obscura
  - **Farmacodinâmica e cinética**
    - Dosagem
      - Administrado em *bolus* a 0,2-0,6 mg/kg para dose de indução
    - Formulação
      - Hidrossolúvel e, portanto, diluído em propilenoglicol
      - Solução hiperosmolar
    - Bolus
      - Início de ação e recuperação são rápidos
      - A redistribuição é rápida com a dose em *bolus*, mas o fármaco uniformemente redistribuído é metabolizado rapidamente pelo fígado e esterases
    - Infusão
      - Raramente usada por causa do risco de aumento na mortalidade secundário à insuficiência suprarrenal
  - **Metabolismo/excreção**
    - Metabolizado por hidrólise da ligação éster (esterase plasmática) ou desalquilação no fígado
    - Excretado pelo rim e na bile
  - **Efeitos nos sistemas orgânicos**
    - Cerebral
      - Diminui o fluxo sanguíneo cerebral sem alterar a pressão arterial média
      - Diminui a pressão intracraniana
      - Aumenta o suprimento de oxigênio cerebral por causa do aumento da pressão de perfusão cerebral
      - Ativa focos epilépticos
        - Usar com cautela em pacientes com epilepsia focal
    - Cardiovascular
      - Doses de indução resultam em quase nenhuma alteração na pressão arterial média, na frequência cardíaca, no débito cardíaco ou na pressão arterial pulmonar
      - Redução leve (~1,5%) na pressão arterial média
      - Efeitos mínimos sobre o sistema nervoso simpático e sobre a função barorreceptora

- Respiratório
  - Diminui o *drive* respiratório, mas não tanto quanto o propofol e os barbitúricos
  - Doses de indução causam breve hiperventilação, seguido por um breve período de apneia
- Outros
  - Supressão da suprarrenal
    - Inibição dose-dependente da 11β-hidroxilase, que é necessária para a produção de cortisol
    - Mínima inibição da 17α-hidroxilase
    - Efeitos de supressão da suprarrenal podem ser mínimos em indivíduos saudáveis, mas podem contribuir com a taxa de mortalidade em pacientes sépticos ou na UTI
- **Efeitos colaterais**
  - Atividade mioclônica em até 70% dos pacientes
  - Náusea e vômito em até 40% dos pacientes
  - Tromboflebite superficial na injeção em 20% dos pacientes
  - Sensação de ardor durante a injeção em razão do propilenoglicol

- Barbitúricos
  - **Usos**
    - Usado para indução e manutenção da anestesia
  - **Mecanismo**
    - Ativar ou prolongar os efeitos do $GABA_A$
    - Também pode diminuir a atividade do NMDA
  - **Farmacodinâmica e cinética**
    - Dosagem
      - Dose de indução para o metoexital é de 1 a 1,5 mg/kg
      - Dose de indução para o tiopental é de 3 a 4 mg/kg
    - Formulação
      - Combinado com sais de sódio
      - Soluções altamente alcalinas → podem precipitar em soluções ácidas (p. ex., succinilcolina)
    - Bolus
      - Dose de indução resulta em um rápido início de ação (30 a 45 segundos) e redistribuição para o término de ação
    - Infusão
      - Infusões podem resultar em efeitos prolongados decorrentes da lipossolubilidade e baixa taxa de depuração hepática
  - **Metabolismo/excreção**
    - Metabolismo hepático via oxidação, desalquilação e dessulfuração
    - Eliminação renal
  - **Efeitos nos sistemas orgânicos**
    - Cerebral
      - Diminui o consumo de oxigênio metabólico cerebral, fluxo sanguíneo cerebral e pressão intracraniana
      - Mantém a pressão de perfusão cerebral
    - Cardiovascular
      - Contratilidade miocárdica reduzida
      - Vasodilatação → redução da pressão arterial e débito cardíaco
      - Inibição do sistema nervoso simpático
    - Respiratório
      - Depressão respiratória com apneia transitória após a administração em *bolus*
      - Ameniza a resposta ao dióxido de carbono
  - **Efeitos colaterais**
    - Induz a síntese de porfirina → piora a porfiria e precipita crises
    - Hipotensão
    - Depressão respiratória
    - Soluços e atividade mioclônica

- Benzodiazepínicos
  - **Usos**
    - Usados para ansiólise, sedação, anestesia geral e como agente antiepiléptico
  - **Mecanismo**
    - Interage com o receptor $GABA_A$ para mediar amnésia, ansiólise e propriedades anticonvulsivas

- Os fármacos geralmente são mais amnésicos do que sedativos
  - Fornece amnésia anterógrada, e não retrógrada
- **Farmacodinâmica e cinética**
  - Dose de indução
    - Midazolam: 0,05 a 0,15 mg/kg
    - Lorazepam: 0,1 mg/kg
    - Diazepam: 0,3 a 0,5 mg/kg
  - Propriedades
    - Midazolam é hidrossolúvel → convertido para um composto lipossolúvel no sangue → rapidamente atravessa a barreira hematoencefálica
    - Os níveis de midazolam são reduzidos após o metabolismo de primeira passagem por causa do metabolismo hepático
- **Metabolismo/excreção**
  - Oxidação hepática ou glicuronidação
  - Metabólitos dos benzodiazepínicos
    - Midazolam forma hidroximidazolam
    - Lorazepam forma glicuronídeo de lorazepam
    - Diazepam forma oxazepam e desmetildiazepam
  - A meia-vida de eliminação varia
    - Midazolam: 2 horas
    - Lorazepam: 11 horas
    - Diazepam: 20 horas
  - Meia-vida contexto-dependente
    - Similar entre midazolam, lorazepam e diazepam com dose em *bolus* único em razão dos efeitos de redistribuição
- **Efeitos nos sistemas orgânicos**
  - Cerebral
    - Reduz a taxa metabólica cerebral e o fluxo sanguíneo cerebral
    - Aumenta o limiar convulsivo
    - Não induzirá supressão de surtos
  - Cardiovascular
    - Efeitos hemodinâmicos mínimos
    - Leve redução na resistência vascular sistêmica e pressão arterial
  - Respiratório
    - Depressor respiratório leve
    - Resposta diminuída ao CO_2 é mais profunda quando combinado a outros agentes anestésicos
- **Efeitos colaterais**
  - Tromboflebite
  - Depressor respiratório leve
  - Sedação prolongada quando usado como anestésico de manutenção
- Reversão: flumazenil
  - Inibe a atividade dos benzodiazepínicos no receptor $GABA_A$
    - Flumazenil é um antagonista repetitivo que se liga aos receptores benzodiazepínicos com alta afinidade
  - Dose a 0,2 mg e titulação gradualmente ascendente na suspeita de overdose
    - Início aos 6-10 minutos, com meia-vida de ~30 minutos
    - Administração repetida pode ser necessária por causa da meia-vida curta
    - Pode induzir convulsões, abstinência em usuários crônicos de benzodiazepínicos
  - Não reverte de modo eficiente os efeitos depressores respiratórios dos benzodiazepínicos
  - Efeitos colaterais incluem náusea e vômito
- **Dexmedetomidina**
  - Usos
    - Adjuvante de anestesia geral ou sedação na sala de operação ou unidade de tratamento intensivo
    - Fornece sedação, hipnose e analgesia
      - Diminui a CAM em até 90%
    - Também pode ser usada no tratamento de abstinência de álcool, opioides e cocaína
    - Pode reduzir o risco cardiovascular perioperatório

- **Mecanismo**
  - Agonista α-adrenérgico que age no cerúleo
    - 1.600× mais seletiva para α_2 dos que α_1
    - 8× mais seletiva do que a clonidina para α_2
  - Ativa as vias do sono
  - Efeitos analgésicos são prováveis na medula espinal
- **Farmacodinâmica e cinética**
  - Geralmente administrada em bolus na dose de 0,5 a 1 µg/kg durante 10 minutos e, então, infundida a uma taxa de 0,1 a 1,0 µg/kg/h
    - Início de ação em 5 minutos, alcança o pico em 15 minutos
    - *Bolus* não é necessário, se um início rápido não for desejado
      - Também pode ser iniciada na forma de uma infusão contínua sem uma dose em *bolus*
  - Elevado grau de ligação proteica (94%)
    - CSHT varia de 4 minutos após uma infusão de 10 minutos a 3 horas após uma infusão de 8 horas
- **Metabolismo/excreção**
  - Metabolizada no fígado por conjugação, metilação ou hidroxilação
  - Excretada nos rins e trato GI
- **Efeitos nos sistemas orgânicos**
  - Cerebral
    - Efeitos sedativos pelo cerúleo
    - Redução dose-dependente no fluxo sanguíneo cerebral e taxa metabólica cerebral
  - Cardiovascular
    - Uma injeção em *bolus* causa um aumento inicial na pressão arterial e diminuição na frequência cardíaca por causa dos efeitos vasoconstritores nos receptores α_2 periféricos
    - Infusão prolongada causa bradicardia e hipotensão pelos receptores α_2 centrais
    - Diminui a resistência vascular sistêmica e a contratilidade miocárdica
    - Reduz a isquemia miocárdica perioperatória
  - Respiratório
    - Reduz a ventilação-minuto, porém, alterações respiratórias são similares ao sono normal
    - Leve aumento na $PaCO_2$
- Efeitos colaterais
  - Bradicardia
  - Hipotensão
  - Sedação prolongada

OPIÁCEOS/OPIOIDES (TABELA 3.1)

- **Receptores opioides e suas funções**
  - µ: analgesia, rigidez muscular, constipação, depressão respiratória e liberação de prolactina
  - κ: constipação e tremor
  - σ: alucinações e disforia
- **Modo de fornecimento**
  - Opioides podem ser fornecidos por vias intravenosa, intramuscular, no espaço epidural ou no espaço intratecal
  - Potência
    - **Intratecal > epidural > intravenosa > intramuscular**
- Efeitos não analgésicos
  - Depressão respiratória
    - Efeitos aumentam com a idade, depuração reduzida e sinergia com outros anestésicos
  - Bradicardia
    - Inibição direta das células marca-passo
  - Hipotensão
    - Secundária à bradicardia e/ou liberação de histamina
  - Prurido
    - Liberação de histamina e ativação de mastócitos podem ser causadas por determinados opioides
  - Rigidez muscular
    - Aumento do tônus muscular, fechamento das pregas vocais
  - Efeitos GI

TABELA 3.1 Equivalentes de opioides

Fármaco	IV/IM/SC	Oral (mg)
Morfina (MS Contin)	10 mg	30
Hidromorfona (Dilaudid)	1,5-2 mg	6-8
Hidrocodona (Vicodin)	NA	30-45
Oximorfona (Opana IR e ER)	1 mg	10
Oxicodona (Percocet, Oxycontin)	10-15 mg	20
Levorfanol (Levo-Dromaran)	2 mg	4
Fentanil	100 µg	NA
Meperidina (Demerol)	100 mg	300
Codeína	100 mg	200
Metadona	A taxa de conversão para metadona é variável	

IV, Intravenoso; IM, intramuscular; SC, subcutâneo; IR, liberação imediata; ER, liberação prolongada.
(Reproduzido de Macres SM, Moore PG, Fishman SM. Acute pain management. In: Barash PG, Cullen BF, Stoelting RK, et al., eds. *Clinical Anesthesia*. 7th ed. Philadelphia, PA: Wolters Kluwer; 2013:1621.)

- Constipação por redução da motilidade GI
  - Constipação persiste apesar da tolerância à atividade analgésica
- Náusea e vômito por estimulação da zona de gatilho quimiorreceptora na área postrema da medula
- Aumento do tônus do esfíncter de Oddi

- **Propriedades dos opiáceos/opioides específicos**
  - Fentanil
    - Opioide sintético comumente usado para indução anestésica
      - Altamente lipossolúvel, rápido início de ação e sofre redistribuição difusa após a dosagem
      - Curta duração, porém, efeito prolongado com infusões e doses mais elevadas em razão da CSHT
    - Metabolizado no fígado e excretado na urina
    - Aproximadamente 100× mais potente do que a morfina
    - Adesivos de fentanil são frequentemente usados para dor crônica
      - Adesivos requerem quantidades significativas de tempo para se tornarem terapêuticos, início de ação é lento
      - Remoção do adesivo → concentrações séricas requerem até 17 horas para serem reduzidas pela metade
      - Adesivos térmicos podem aumentar a liberação de fentanil
  - Hidromorfona
    - Opioide sintético comumente usado para alívio da dor no intraoperatório e pós-operatório
    - Metabolizado por glicuronidação no fígado
      - Hidromorfona-3-glicuronídeo pode causar disfunção cognitiva e mioclonia
    - A conversão de hidromorfona para morfina é ~1 a 8
      - Menor liberação de histamina do que a morfina
  - Morfina
    - Opioide comumente usado para alívio da dor no intraoperatório e pós-operatório
    - Metabolizado por glicuronidação no fígado
      - Morfina-3-glicuronídeo com atividade analgésica
      - Morfina-6-glicuronídeo tem atividade analgésica e requer eliminação renal
        - Pode causar depressão respiratória na insuficiência renal
      - Liberação de histamina pode causar hipotensão pela redução do tônus simpático
    - Conversão VO para IV é de 3 para 1
  - Sufentanil
    - Opioide sintético comumente usado para alívio intraoperatório da dor

- 5× a 10× a potência da fentanil
- Comparado à fentanil, a CSHT é mais curta e não se acumula tão rapidamente com o tempo
- Alfentanil
  - Opioide sintético comumente usado para alívio intraoperatório da dor
  - Um quinto a um décimo a potência da fentanil
  - Início de ação rápido em 1 a 1,5 minuto
  - Comparado à fentanil, possui uma duração de ação e uma CSHT mais curta
  - Também pode ser usado para induzir atividade convulsiva para mapeamento na neurocirurgia
- Meperidina
  - Opioide sintético usado para dor pós-operatória ou para reduzir o tremor pós-operatório
  - Características únicas incluem a capacidade de causar taquicardia decorrente de uma estrutura similar à da atropina e sua depressão da contratilidade miocárdica
  - O metabólito normeperidina pode causar convulsões e alucinações → não revertido com naloxona
- Remifentanil
  - Opioide sintético de ação ultracurta, usado no intraoperatório nos casos em que altas doses de opioides são benéficas, porém, outros opioides podem ter uma ação muito prolongada
  - Estrutura de ésteres que o torna suscetível à hidrólise de ésteres
    - Metabolizado por colinesterases plasmáticas inespecíficas
  - Não se acumula com a infusão prolongada
- Tramadol
  - Mecanismo
    - Analgésico de ação central que é um μ-agonista fraco
      - Um décimo da potência da morfina
    - Inibe a recaptação de serotonina e norepinefrina, aumenta a liberação de serotonina
  - Ondansetrona pode interferir com parte da ação analgésica do tramadol
  - Efeitos colaterais
    - Diminui o limiar convulsivo
    - Alta incidência de náusea e vômito
- Codeína
  - Afinidade 300× menor para os receptores opioides μ
  - 2 a 3% são metabolizados em morfina por desmetilação via citocromo P450 2D6
    - Deve ser metabolizado para controlar a dor
    - Alguns indivíduos são metabolizadores rápidos, e alguns são metabolizadores lentos → efeitos imprevisíveis
      - Metabolismo rápido → efeitos potentes
      - Metabolizadores lentos/não metabolizadores → mínimos efeitos
    - Possui propriedades de supressão da tosse
- Buprenorfina
  - Agonista parcial – opioide antagonista com forte afinidade por receptores μ
    - Afinidade 50× maior do que a morfina com efeitos prolongados
    - Por causa dos efeitos agonistas parciais, improvável de causar grave depressão respiratória com a *overdose*
  - Usada para tratar dependência de opioides
  - Implicações anestésicas
    - Deve ser descontinuada pelo menos 3 dias antes da cirurgia
    - Se não for descontinuada, os opioides administrados durante o período perioperatório competirão com a buprenorfina e ter menores efeitos terapêuticos
    - Buprenorfina é resistente à reversão com naloxona
- Metadona
  - Mecanismo
    - Agonista de receptores μ
    - Antagonista de receptores NMDA
    - Inibidor da recaptação de norepinefrina e serotonina
  - Riscos
    - Prolongamento QT
    - Grande variabilidade farmacológica, de acordo com o indivíduo
  - Eliminação
    - Citocromo P4503A4 e 2D6

- Meia-vida varia de 5 a 130 horas, de acordo com a pessoa
- Metadona pode induzir seu próprio metabolismo (meia-vida diminui com o estado estacionário)
- Reversão de opioides
  - Naloxona
    - Antagonista competitivo de receptores opioides
      - Usada primariamente para reverter depressão respiratória
    - Doses iniciais devem ser de ~40 µg e tituladas lentamente de forma ascendente, se não for uma situação de emergência
      - Início de ação é de 1 a 2 minutos, e a meia-vida de ~30 minutos
      - Opioide pode sobreviver à naloxona, necessitando de doses repetidas
      - Pode causar taquicardia, hipertensão e até edema pulmonar, se a reversão do opioide for muito rápida
    - Naloxona pode ser usada para reverter efeitos eufóricos do álcool
  - Naltrexona
    - Antagonista oral ou intramuscular dos receptores opioides que tem uma meia-vida mais longa (8 a 12 horas) do que a naloxona
    - Dose IM mensal de naltrexona
      - A meia-vida é de 5 a 10 dias
      - Recomenda-se a descontinuação 6 a 8 semanas antes da cirurgia
    - Usos
      - Bloqueio da euforia em dependentes de heroína
      - Bloqueio da euforia causada pelo álcool

RELAXANTES MUSCULARES

- **Junção neuromuscular** (Fig. 3.2)
  - Estrutura
    - Receptor nicotínico da acetilcolina (ACh), composto por duas subunidades α e uma subunidade β, δ e ε
    - As duas subunidades α têm sítios de ligação com a ACh
  - **Mecanismo de ação**
    - Ligação de duas moléculas de ACh às subunidades α pareadas → fluxo de sódio e cálcio para dentro da célula e fluxo de potássio para fora da célula → induz uma alteração conformacional no canal → canal abre e despolariza → músculo é ativado → músculo relaxa quando a ACh é hidrolisada pela acetilcolinesterase na junção neuromuscular
  - Interferência dos relaxantes musculares
    - Relaxantes musculares despolarizantes
      - Produz despolarização prolongada do receptor
      - Não consegue gerar potenciais de ação
    - Relaxantes musculares não despolarizantes
      - Liga-se competitivamente ao receptor do ACh e inibe a abertura do canal

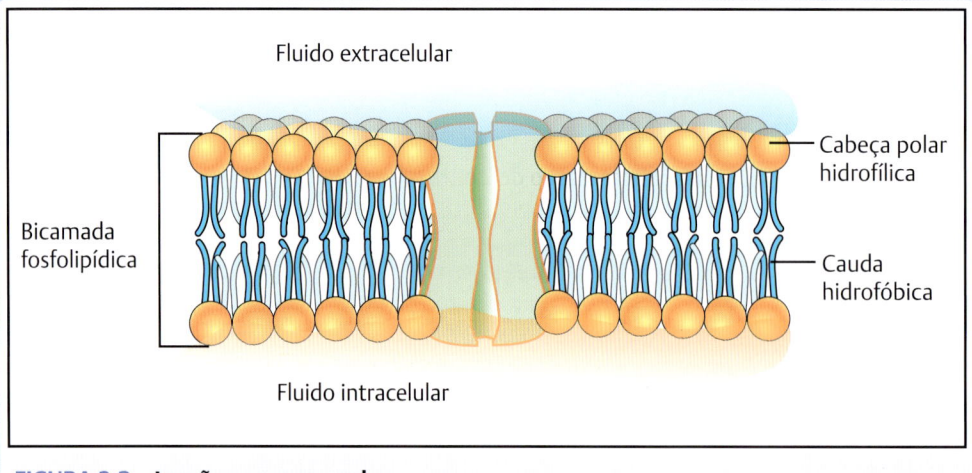

FIGURA 3.2 Junção neuromuscular.

- Relaxante muscular despolarizante
  - Succinilcolina é o único relaxante muscular despolarizante usado clinicamente
  - Farmacocinética e farmacodinâmica
    - Qualidades
      - Início de ação rápido
      - Curta duração de ação
      - Excelentes condições relaxantes musculares
      - Fármaco de escolha para sequência rápida de intubação (a menos que haja uma contraindicação)
    - Dosagem
      - Succinilcolina a uma dose de 1 mg/kg resulta em boas condições de intubação em ~60 segundos
      - Uma infusão pode ser usada para um período breve de paralisia
        - Infusões prolongadas podem resultar em um bloqueio de fase II de duração imprevisível
          - Normalmente requer uma dose total > 4 mg/kg
          - Estímulo repetido do receptor de ACh → dessensitização na terminação nervosa → nervo é menos responsivo ao ACh
        - Bloqueios de fase II assumem as propriedades de um relaxante muscular não despolarizante
  - Metabolismo
    - Rapidamente hidrolisada pela butirilcolinesterase em succinilmonocolina e colina
    - Butirilcolinesterase vai para a circulação e não para a junção neuromuscular
      - A succinilcolina deve-se difundir da junção neuromuscular de volta para a circulação para ser metabolizada
    - Deficiências no metabolismo da succinilcolina
      - **Deficiência de pseudocolinesterase (butirilcolinesterase)**
        - Butirilcolinesterase é produzida no fígado e, portanto, os níveis podem ser baixos na doença hepática, subnutrição e em pacientes tratados com fármacos que afetam o metabolismo hepático
        - É preciso uma redução superior a 75% na função da butirilcolinesterase para que haja um prolongamento significativo do bloqueio neuromuscular
          - Raramente de significância clínica
      - Variações da pseudocolinesterase
        - Em uma pequena porcentagem da população, existe uma butirilcolinesterase geneticamente anormal que não consegue metabolizar a succinilcolina
        - Teste para variação é realizado com o teste de dibucaína
          - Ao contrário da butirilcolinesterase normal, a variante genética é apenas minimamente inibida pela dibucaína
          - A butirilcolinesterase do paciente é combinada com a dibucaína
            - Se a dibucaína inibir a colinesterase plasmática em 80% → número da dibucaína é 80 (normal)
            - Se a dibucaína inibir a colinesterase plasmática em 20% → número da dibucaína é 20 (por causa da colinesterase plasmática atípica)
          - O número da dibucaína representa a qualidade, não a quantidade, da colinesterase
        - Duração do *bolus* de succinilcolina em pacientes com variantes da butirilcolinesterase
          - No paciente normal, até 10 minutos
          - Na deficiência heterozigótica de butirilcolinesterase, paralisia de até 30 minutos
          - Na deficiência homozigótica de butirilcolinesterase, paralisia de até 3 horas
    - Butirilcolinesterase elevada
      - Obesidade aumenta a concentração de butirilcolinesterase
        - Succinilcolina deve ser dosada pelo peso total, e não pelo peso ideal
      - Variante isoenzima C5
        - Aumento na atividade da colinesterase plasmática → rápida degradação da succinilcolina → duração da ação mais curta
      - Pacientes com glaucoma tratados com ecotiofato
        - Ecotiofato é um organofosfato que irreversivelmente inibe a acetilcolinesterase
        - Ecotiofato forma um complexo com a acetilcolinesterase → prolonga a succinilcolina (até 25 minutos)
  - Efeitos colaterais
    - Arritmias

- A succinilcolina pode provocar causas de arritmias por meio dos seguintes mecanismos
  - Liberação de histamina dos mastócitos
  - Estimulação dos gânglios autonômicos nos sistemas nervosos simpático e parassimpático
  - Estimulação dos receptores autonômicos colinérgicos no nodo sinusal
- Os ritmos comuns são bradicardia sinusal, ritmos nodais e arritmias ventriculares
  - Crianças são mais propensas a bradicardias
  - Adultos são mais propensos a taquicardias
- Hipercalemia
  - Succinilcolina aumenta o efluxo de K⁺ das células
    - Aumento de 0,5 mEq/dL na concentração plasmática de pacientes saudáveis
  - Resposta exagerada ao potássio
    - Aumento no potássio pode ser profundo na proliferação de receptores colinérgicos extrajuncionais
      - Causa de parada cardíaca hipercalêmica
    - Lesão da medula espinal (causando atrofia), queimaduras, AVEs, trauma muscular, infecções abdominais podem resultar em proliferação dos receptores extrajuncionais
      - Regulação positiva do receptor leva alguns dias para se desenvolver
        - Raro no primeiro dia da lesão
      - Alcança o pico em 10 a 50 dias após a lesão inicial
    - Succinilcolina deve ser evitada de 24 horas a 2 anos após lesões graves por queimadura
- Mialgia
  - Succinilcolina causa fasciculações sistêmicas → mialgia significativa
  - Aproximadamente 50% dos pacientes são afetados
    - AINEs e pré-tratamento com um não despolarizador antes da succinilcolina diminuem as mialgias
    - Opioides e propofol não diminuem mialgias
- Aumento da pressão intracraniana e pressão intraocular
  - Mecanismo não é bem conhecido, e a succinilcolina tem sido usada para casos neurocirúrgicos e oftalmológicos de emergência, dado sua breve duração e necessidade de proteger a via aérea rapidamente
  - Succinilcolina deve ser evitada, se a câmara anterior do olho estiver aberta
- Relaxantes musculares não despolarizantes
  - Nomenclatura
    - Classes
      - Aminoesteroides: termina com –ônio
        - Exemplo: rocurônio, vecurônio
      - Benzilisoquinolina: termina com –úrio
        - Exemplo: cisatracúrio, atracúrio
    - Farmacodinâmica e cinética
      - Dose em *bolus* pode ser usada para criar condições excelentes de intubação
      - Infusões ou doses intermitentes podem ser usadas para manter o relaxamento muscular durante um anestésico geral
    - Dosagem (para intubação, com base no peso corporal ideal)
      - Rocurônio: 0,6 a 1,0 mg/kg
      - Vecurônio: 0,1 mg/kg
      - Atracúrio: 0,5 mg/kg
      - Cisatracúrio: 0,2 mg/kg
    - Qualidades específicas dos relaxantes musculares
      - Rocurônio tem a duração mais curta para condições adequadas de intubação (~60 segundos após uma dose de 1,0 mg/kg)
      - Atracúrio está associado à liberação de histamina
  - **Metabolismo**
    - Relaxantes musculares não despolarizantes variam com base no tempo de início e depuração
    - Rocurônio
      - Metabolizado e eliminado pelo fígado, sistema biliar e rins
      - Sugammadex anula a ação dos relaxantes musculares esteroidais em 3 minutos sem a necessidade de esperar pelo retorno das contrações
    - Vecurônio

- Desacetilado no fígado
- O metabólito (3-deacetilvecurônio) tem 80% da potência do vecurônio e uma duração de ação mais prolongada
- Depurado na bile e rins
- Atracúrio
  - Metabolizado pela eliminação de Hofmann e hidrólise de ésteres
  - Laudanosina é uma amina terciária formada a partir do atracúrio que requer o metabolismo hepático e a eliminação renal
    - Pode causar propriedades estimulantes do sistema nervoso central por causa da capacidade de atravessar a barreira hematoencefálica
    - Ocorre acúmulo após uma infusão prolongada
- Cisatracúrio
  - Metabolizado pela eliminação de Hofmann, embora uma pequena fração requeira eliminação renal
  - Não cria laudanosina decorrente da maior potência, quando comparado ao atracúrio

■ **Condições e fármacos que alteram a duração do relaxante muscular**
- Potencializadores de relaxantes musculares
  - Fármacos
    - Anestésicos
      - Anestésicos locais, voláteis (quinidina e procainamida)
    - Antibióticos
      - Aminoglicosídeos: gentamicina, tobramicina, estreptomicina, neomicina
      - Lincosamidas: clindamicina, lincomicina
    - Outros
      - Magnésio, furosemida, dantroleno, bloqueadores dos canais de cálcio, lítio
  - Condições
    - Acidose
    - Hipotermia
- Antagonistas dos efeitos dos relaxantes musculares
  - Carbamazepina ou fenitoína

■ Monitorização do bloqueio neuromuscular
- Sequência do bloqueio neuromuscular
  - Início de ação mais rápido, duração mais curta
    - Músculos das vias aéreas (laringe, mandíbula, diafragma), orbicular do olho
  - Início de ação mais lento, duração mais prolongada
    - Músculos periféricos
- Monitorização da sequência de quatro estímulos (TOF)
  - Estimulação elétrica nos nervos periféricos é usada para avaliar a recuperação neuromuscular
    - Fornece quatro estímulos sequenciais e monitoriza a resposta contrátil no músculo inervado
  - **Bloqueio residual**
    - TOF inferior a 0,9 é definido como bloqueio neuromuscular residual
    - Riscos do bloqueio residual
      - Disfunção faríngea ocorre em 25% dos pacientes com TOF < 0,8 → maior risco de aspiração
      - Obstrução da via aérea superior ocorre em 33% dos pacientes com TOF < 0,8
      - Maior risco de atelectasia e pneumonia pós-operatória ocorre com TOF < 0,7
    - Retorno da função
      - Deglutição retorna na TOF de 0,8
      - Fala clara na TOF de 0,9
      - Proteção contra aspiração na TOF de 0,9
  - Momento de extubação
    - TOF de 0,7 é considerada o menor valor absoluto de TOF para uma extubação segura
      - Na TOF de 0,7, os pacientes podem elevar suas cabeças por 5 segundos, elevar suas pernas por 5 segundos, ter volumes correntes normais com uma capacidade vital de 15 a 20 mL/kg e podem gerar uma pressão inspiratória negativa de 20 cm H_2O
    - Avaliação visual da fadiga é insuficiente
      - 50% dos pacientes são extubados antes de uma TOF de 0,7 com base na avaliação visual da fadiga

- Reversão (Fig. 3.3)
  - Fármacos específicos
    - Edrofônio age em 1 a 2 minutos
      - Aumenta a liberação de ACh
      - Usar com atropina, pois o início de ação é muito rápido
    - Neostigmina em 7 a 11 minutos
      - Inibição da acetilcolinesterase
      - Usar com glicopirrolato
      - Efeito inibido por acidose, alcalose e hipocalemia
    - Piridostigmina em 16 minutos
      - Inibição da acetilcolinesterase
      - Usar com glicopirrolato
  - Tempo
    - Pacientes devem ter uma TOF de pelo menos 1 contração antes da reversão do bloqueio neuromuscular
  - Condições específicas
    - Bloqueio não despolarizante e um bloqueio de fase II podem ambos ser revertidos com anticolinesterases
    - Se um paciente for revertido e, então, fornecido succinilcolina
      - Agentes anticolinesterásicos inibem a butirilcolinesterase → efeito da succinilcolina prolongado
  - Reversão muscular em parturientes
    - Neostigmina atravessa a placenta, mas o glicopirrolato não → bradicardia fetal
    - Neostigmina deve ser pareada com atropina
  - Inativação direta do bloqueador neuromuscular
    - Sugammadex
      - Gama-ciclodextrina modificada
        - Agente de ligação seletiva de bloqueadores neuromusculares aminoesteroides
        - Liga-se e encapsula os aminoesteroides no núcleo lipofílico → previne a ligação entre o aminoesteroide e os receptores neuromusculares da acetilcolina
      - Aprovação
        - Usado em outros países, mas não recebeu aprovação da FDA até 2015
          - Risco de anafilaxia e arritmias atrasou a aprovação

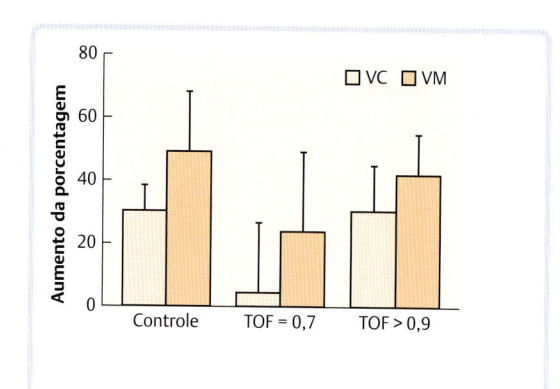

FIGURA 3.3 Reversão da Sequência de Quatro Estímulos. Sequência de quatro estímulos como uma ferramenta de avaliação para reversão neuromuscular adequada. VC, Volume corrente; VM, volume minuto; TOF, sequência de quatro estímulos. (Reproduzido de Donati F. Neuromuscular blocking agents. In: Barash PG, Cullen BF, Stoelting RK, et al., eds. *Clinical Anesthesia*. 7th ed. Philadelphia, PA: Wolters Kluwer; 2013:548.)

- ➤ Uso
  - ❖ Reverte rapidamente o bloqueio neuromuscular profundo provocado pelo rocurônio ou vecurônio, com baixa incidência de bloqueio residual
    - › Age em 1 a 3 minutos, de acordo com o nível do bloqueio
  - ❖ Possibilita que o rocurônio seja usado como uma alternativa à succinilcolina nos casos em que a succinilcolina pode ser prejudicial em razão da rápida reversão
- ■ Condições específicas que afetam o uso de relaxantes musculares
  - ● Miastenia
    - ◆ Quantidade menor de receptores de ACh por causa da destruição autoimune
    - ◆ Mais resistente à succinilcolina
    - ◆ Maior sensibilidade aos não despolarizantes
  - ● Síndrome miastênica (Eaton-Lambert)
    - ◆ Liberação de ACh reduzida
    - ◆ Maior sensibilidade à succinilcolina e não despolarizantes
  - ● Coreia de Huntington
    - ◆ Doença degenerativa do sistema nervoso central associada a uma redução da colinesterase plasmática
    - ◆ Resposta prolongada à succinilcolina
  - ● Distrofia muscular de Duchenne
    - ◆ Traço recessivo ligado ao sexo que afeta 1/3.500
      - ➤ Manifesta-se com fraqueza muscular proximal, quedas frequentes, dificuldade em subir escadas, marcha anormal
        - ❖ Capacidade de deambulação é perdida antes dos 12 anos de idade
      - ➤ Outros efeitos
        - ❖ Perda dos reflexos tendinosos profundos, até 70% com defeitos cardíacos, incluindo cardiomiopatia dilatada, tecido cicatricial do ventrículo esquerdo e regurgitação mitral com disfunção do músculo papilar
        - ❖ Função muscular respiratória reduzida na terceira década de vida, com aumento de pneumonias
    - ◆ Succinilcolina pode causar rabdomiólise e parada cardíaca hipercalêmica
    - ◆ Não despolarizantes não são afetados
  - ● Distrofia miotônica
    - ◆ Contração muscular normal, seguida pela incapacidade de conquistar relaxamento muscular em um prazo normal
      - ➤ Episódios de contratura muscular esquelética prolongada
      - ➤ Atrofia dos músculos distais é uma apresentação comum
    - ◆ Succinilcolina e agentes de reversão podem precipitar uma crise miotônica
  - ● Esclerose múltipla (EM)
    - ◆ Doença desmielinizante do SNC
      - ➤ Manifesta-se com fraqueza motora, distúrbio sensorial, disfunção autonômica
      - ➤ Envolvimento dos nervos cranianos resulta em fraqueza dos músculos faríngeos e laríngeos
      - ➤ Estresse da cirurgia e hipertermia → aumenta a exacerbação da EM
    - ◆ Succinilcolina pode precipitar uma crise hipercalêmica

QUESTÕES

1. A administração de etomidato é mais provável de resultar em qual dos seguintes efeitos farmacológicos?
   A. Redução de aldosterona
   B. Redução de progesterona
   C. Aumento de histamina
   D. Aumento de ACTH

2. O "contexto" na meia-vida contexto-dependente refere-se a qual dos seguintes:
   A. Duração da administração
   B. Método de administração
   C. Depuração do fármaco
   D. Meia-vida de eliminação

3. Uma mulher de 55 anos de idade com câncer de cólon metastático e uma obstrução intestinal recebe succinilcolina para sequência rápida de intubação e permanece paralisada por 2 horas. Seu sangue é enviado ao laboratório para exame de pseudocolinesterase (PChE) e o número da dibucaína é 80. Qual dos seguintes é a anormalidade mais provável nesta paciente?
   A. Deficiência heterozigótica de PChE
   B. Deficiência homozigótica de PChE
   C. Alergia à PChE
   D. Quantidade reduzida de PChE

4. Sugammadex é mais eficaz na reversão de bloqueio neuromuscular para qual dos seguintes agentes de bloqueio neuromuscular?
   A. Cisatracúrio
   B. Succinilcolina
   C. Vecurônio
   D. Pancurônio

5. Ondansetrona é mais provável de antagonizar os efeitos analgésicos de qual dos seguintes analgésicos?
   A. Morfina
   B. Meperidina
   C. Tramadol
   D. Cetorolaco

CAPÍTULO 4 — Anestésicos Inalatórios

LEIS E PROPRIEDADES DOS GASES

- **Leis dos gases**
  - Lei de Boyle: a uma temperatura constante, a pressão e o volume são inversamente proporcionais
  - Lei de Charles: a uma pressão constante, o volume e a temperatura são diretamente proporcionais
  - Lei de Gay-Lussac: a um volume constante, a pressão e a temperatura são diretamente proporcionais
- **Umidade**
  - Umidade absoluta é a quantidade de vapor d'água em um gás
  - Umidade relativa é a quantidade de vapor d'água em um gás, expressa como a porcentagem da quantidade que seria mantida se o gás estivesse totalmente saturado
- **Temperatura e pressão crítica**
  - Temperatura crítica é a temperatura em que o vapor de uma substância não pode ser mais liquefeito
  - Pressão crítica é a pressão em que o vapor de uma substância não pode ser mais liquefeito

PROPRIEDADES DOS AGENTES INALATÓRIOS

- **Mecanismo**
  - O mecanismo dos anestésicos voláteis ao nível molecular é uma área bem estudada, mas uma compreensão integrada de como os agentes voláteis afetam a consciência ainda é uma área sob investigação
    - Anestésicos voláteis deprimem as sinapses excitatórias e intensificam as sinapses inibitórias
    - Prolongam os potenciais inibitórios de $GABA_A$ e atuam nos receptores de glutamato e nicotínicos de acetilcolina
  - Fornecem amnésia e imobilidade em níveis terapêuticos
- Qualidades de um agente ideal
  - Início/recuperação anestésica rápida
  - Relaxamento muscular
  - Hemodinamicamente estável
  - Broncodilatação
  - Não inflamável
  - Ausência de biotransformação
  - Capacidade de estimar a concentração no sítio de ação
- Concentração alveolar mínima (CAM)
  - Definição
    - Concentração do anestésico volátil que previne uma resposta motora a um estímulo cirúrgico em 50% da população
    - Medida da potência de um anestésico volátil
      - CAM baixa = potência aumentada
  - Fatores que afetam a CAM
    - CAM aumentada
      - Hipernatremia
      - Hipertermia
      - Uso crônico de opioides e álcool
      - Drogas que aumentam as catecolaminas centrais
        - Abuso agudo de cocaína/anfetamina
        - Inibidores da monoamina oxidase
      - Cabelo ruivo
      - Bebês (CAM mais elevada ~6 meses)

- ◆ CAM reduzida
  - ➤ Maior idade
  - ➤ Hipotensão
  - ➤ Hipotermia
  - ➤ Lítio
  - ➤ Gravidez
  - ➤ Anemia grave (Hb < 5 g/dL)
  - ➤ Idoso
  - ➤ Hipercapnia
  - ➤ Condições hiperbáricas
  - ➤ Inibidores da colinesterase
  - ➤ Drogas que diminuem as catecolaminas centrais
    - ❖ Uso crônico de cocaína/anfetamina
    - ❖ Inibidores da colinesterase
    - ❖ Clonidina
    - ❖ α-metildopa
    - ❖ Reserpina
- Valores da CAM para os anestésicos comuns
  - ◆ Halotano: 0,8
  - ◆ Isoflurano: 1,2
  - ◆ Sevoflurano: 1,8
  - ◆ Desflurano: 6,6
  - ◆ Óxido nitroso: 104
- Aplicação da CAM
  - ◆ Embora a CAM seja derivada de estudos populacionais, tem sido usada na pesquisa para estudar a profundidade da anestesia
  - ◆ Inconsciência é geralmente obtida a uma CAM de 0,3 a 0,4
- Memória
  - ◆ O ensaio BAG-RECALL (BIS ou Gás Anestésico para Reduzir a Memória Explícita) demonstrou que a anestesia guiada pelo BIS (40 a 60) não era superior ao uso da anestesia guiada pelo final da expiração (CAM: 0,7 a 1,3) para prevenir a memória em pacientes com alto risco de consciência intraoperatória

CAPTAÇÃO DE ANESTÉSICOS VOLÁTEIS

- Captação alveolar
  - F_A/F_I é a concentração alveolar dividida pela concentração inspirada (Fig. 4.1)
  - Maior taxa de elevação da F_A/F_I → indução inalatória e equilíbrio mais rápidos
- Fatores associados ao aumento da captação de anestésicos voláteis
  - Maior concentração do gás inspirado
  - Altas taxas de fluxo
  - Aumento da ventilação-minuto
    - ◆ Neonatos apresentam uma maior relação entre a ventilação-minuto e a capacidade residual funcional, e sofrem uma indução inalatória mais rápida
  - Solubilidade volátil reduzida
    - ◆ Coeficiente de partição sangue/gás reflete solubilidade
      - ➤ Aumento do valor → aumento da solubilidade
    - ◆ Coeficiente de solubilidade sangue/gás para anestésicos inalatórios
      - ➤ Halotano: 2,54
      - ➤ Enflurano: 1,9
      - ➤ Isoflurano: 1,46
      - ➤ Sevoflurano: 0,69
      - ➤ Desflurano: 0,42
      - ➤ Óxido nitroso: 0,46
    - ◆ Coeficiente de partição óleo/gás
      - ➤ Coeficiente de partição óleo/gás = 150/CAM
      - ➤ Quanto maior o coeficiente de partição óleo/gás → menor a CAM
      - ➤ Coeficiente de partição mais elevado indica maior captação e menor F_A/F_I
  - Débito cardíaco reduzido

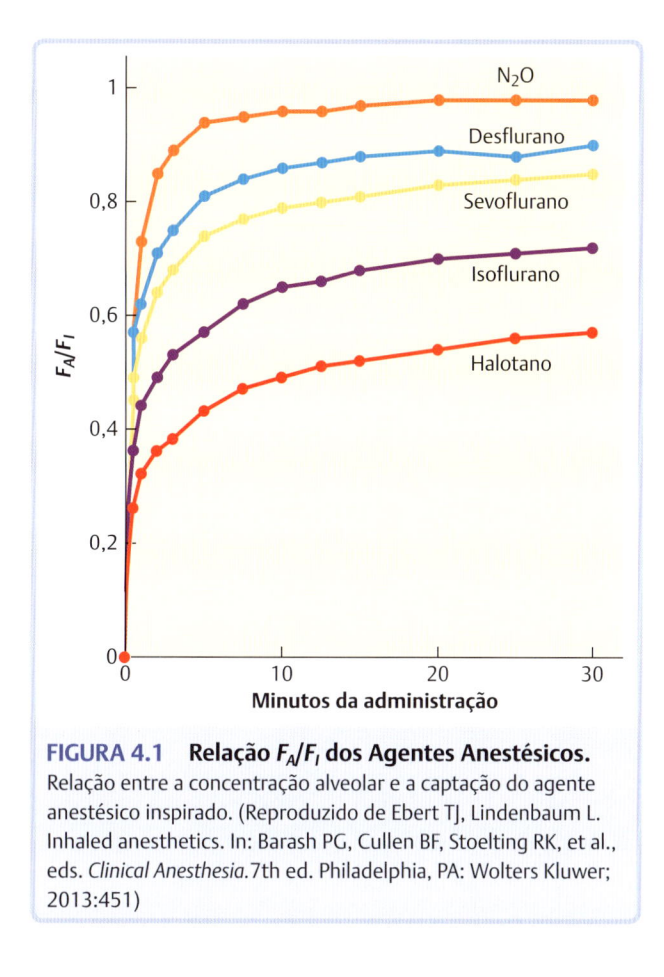

FIGURA 4.1 Relação F_A/F_I dos Agentes Anestésicos.
Relação entre a concentração alveolar e a captação do agente anestésico inspirado. (Reproduzido de Ebert TJ, Lindenbaum L. Inhaled anesthetics. In: Barash PG, Cullen BF, Stoelting RK, et al., eds. *Clinical Anesthesia.* 7th ed. Philadelphia, PA: Wolters Kluwer; 2013:451)

- ◆ Maior quantidade de sangue passando pelos pulmões diminui a relação F_A/F_I
- Débito cardíaco aumentado
  - ◆ Equilíbrio mais rápido do anestésico, mas não a velocidade de indução
- Diferença reduzida entre as pressões parcial alveolar e venosa
  - ◆ Gradiente da relação entre as pressões parcial alveolar e venosa reflete a captação tecidual
- *Shunt* cardíaco esquerda-direita
  - ◆ Associado a um aumento mais rápido na relação F_A/F_I decorrente do sangue proveniente do lado esquerdo do coração, sendo desviado de volta para o lado direito e circulação pulmonar
- *Shunt* cardíaco direita-esquerda
  - ◆ Associado a uma indução mais lenta
- **Efeito da concentração (Fig. 4.2)**
  - Aumento na taxa de captação alveolar à medida que a concentração de um gás é aumentada
  - Refere-se a dois mecanismos
    - ◆ Concentração aumentada do gás inspirado
    - ◆ Aumento da ventilação inspirada após captação do gás anestésico
  - Aplica-se primariamente ao óxido nitroso, visto que gases voláteis não são inspirados em uma concentração alta o suficiente para tornar o efeito da concentração clinicamente significativo
- Efeito do segundo gás
  - Aplica-se ao óxido nitroso administrado a uma alta concentração
  - Quando o óxido nitroso é absorvido na circulação pulmonar, a concentração dos gases que permanecem nos alvéolos é aumentada
- Constante de tempo
  - Constante de tempo é o volume dividido pelo fluxo
    - ◆ Volume dos pulmões na capacidade residual funcional/ventilação-minuto
  - Para anestésicos voláteis, a constante de tempo é determinada pela capacidade de um tecido em manter o anestésico em relação ao fluxo sanguíneo tecidual
    - ◆ Constante de tempo cerebral ~2× coeficiente de partição do cérebro/sangue

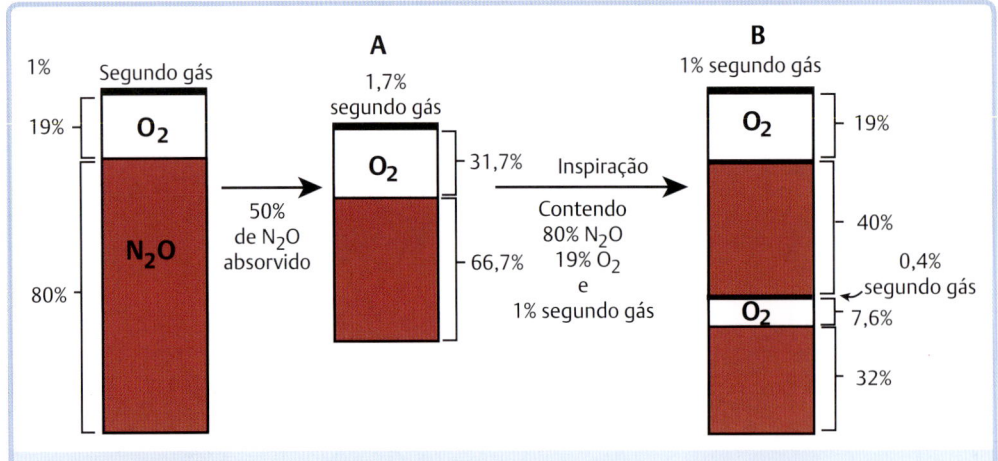

FIGURA 4.2 Efeito da Concentração dos Agentes Anestésicos. Efeito da concentração demonstrando aumento da captação de anestésicos voláteis com o uso de óxido nitroso.

- Constante de tempo do sevoflurano e desflurano é de 2 minutos
  - Equilíbrio cerebral em 6 minutos
- Constante de tempo do isoflurano é de 4 minutos
  - Equilíbrio cerebral em 12 minutos
- Órgãos ricos em tecidos
  - Grupo rico em vasos inclui o coração, cérebro, baço, fígado, rins e glândulas endócrinas
    - Representa 10% da massa corporal, mas 75% do débito cardíaco
  - O equilíbrio do grupo rico em vasos ocorre primeiramente durante a indução
    - Para o sevoflurano, ~12 minutos
  - Gordura leva um período de tempo prolongado para alcançar o equilíbrio
    - Para sevoflurano, ~30 horas

ELIMINAÇÃO DOS ANESTÉSICOS VOLÁTEIS

- Eliminação
  - Coeficiente de partição sangue/gás está correlacionado com a eliminação e recuperação anestésica
    - Maior coeficiente = maior quantidade dissolvida → menor recuperação anestésica
    - Decremento de 50% da pressão parcial alveolar é similar à maioria dos anestésicos
    - Decremento de 80 a 90% é muito diferente para a maioria dos anestésicos voláteis
      - Exemplo: desflurano tem uma recuperação anestésica mais rápida do que o isoflurano
  - Maior duração do anestésico → recuperação anestésica mais lenta
- Metabolismo
  - Halotano: 20% são metabolizados no fígado e pulmões
  - Sevoflurano: 5% são metabolizados
  - Enflurano: 3% são metabolizados
  - Isoflurano: 0,2% é metabolizado
  - Desflurano: 0,02% é metabolizado

EFEITOS ÓRGÃO-ESPECÍFICOS

- **Cardiovascular**
  - Resistência vascular sistêmica
    - Diminuição da pós-carga do VE e da RVS → diminuição da PAM
      - CAM de 1 do isoflurano diminui a PAM em ~25%
    - Diminuição do volume sistólico → diminuição do débito cardíaco

- Arritmias
  - Anestésicos voláteis deprimem o nodo sinoatrial mais do que o nodo atrioventricular aumenta os ritmos juncionais
  - Aumento do intervalo QT
- **Pulmonar**
  - Aumento do tônus vagal
  - Broncodilatação
  - Ativação dos centros respiratórios no sistema nervoso central
    - Aumento da frequência respiratória
    - Diminuição do volume corrente
- **Sistema nervoso central**
  - Fluxo sanguíneo
    - Anestésicos voláteis possuem atividade vasodilatadora cerebral por causa dos efeitos sobre o músculo liso vascular
    - Anestésicos voláteis (exceto o óxido nitroso) produzem uma redução dose-dependente no metabolismo cerebral; no entanto, eles frequentemente aumentam o fluxo sanguíneo cerebral
      - Predomina quando a CAM > 1
      - Relação de "desacoplamento" do fluxo sanguíneo cerebral e taxa metabólica
    - Autorregulação cerebral é alterada de forma dose-dependente
    - Pressão intracraniana (PIC) aumenta na CAM > 1
- **Sistema neuromuscular**
  - Redução do tônus muscular em razão do efeito sobre a medula espinal
  - Redução nos potenciais evocados
- **Renal**
  - Anestésicos voláteis tendem a diminuir a taxa de filtração glomerular
  - Anestésicos voláteis tendem a diminuir o fluxo sanguíneo renal pela hipotensão
  - Sevoflurano está associado a níveis séricos mais elevados de fluoreto, mas não há associação à insuficiência renal
- **Hepático**
  - Hepatoxicidade é possível com anestésicos inalatórios fluorados
  - Halotano é o agente responsável mais provável, dado o seu grau de metabolismo oxidativo

ANESTÉSICOS VOLÁTEIS E PROPRIEDADES ÚNICAS (FIG. 4.3)

- Sevoflurano
  - Único entre os anestésicos, em que a CAM do sevoflurano em neonatos é a mais elevada (0 a 30 dias)
    - Os anestésicos mais voláteis apresentam uma maior CAM em infantes do que neonatos
  - Irritação mínima das vias aéreas e ausência de cheiro desagradável → sevoflurano é o anestésico volátil de escolha para a indução inalatória
- Isoflurano
  - Vasodilatador coronário
    - Mais provável de causar a síndrome do roubo coronário (em que os vasos ateroscleróticos não conseguem dilatar, mas a vasculatura normal consegue)
  - Preserva o débito cardíaco por causa da preservação do reflexo barorreceptor carotídeo que detecta uma redução na PAM e aumento na FC
  - Dissolve em borracha e plástico
- Desflurano
  - Causa maior irritação das vias aéreas
    - Não deve ser usado para indução inalatória
  - Resposta simpática aumentada
    - Pode aumentar a FC e a PA
      - Taquicardia é rara a uma CAM < 1
      - Aumento dose-dependente na FC com CAM > 1
    - Pode ser amenizado por opiáceos
  - Por causa da pressão de vapor de 660 mm Hg (que é próxima da pressão atmosférica), ferverá na temperatura ambiente
    - Aquecimento de desflurano a 39°C aumenta a pressão parcial dentro do vaporizador para 1.500 mm Hg

FIGURA 4.3 Concentração de Fluoreto dos Anestésicos Voláteis. As concentrações de fluoreto com vários anestésicos voláteis. Sevoflurano está associado a níveis séricos mais elevados de fluoreto, mas o enflurano está associado a um risco mais elevado de nefrotoxicidade induzida por fluoreto. (Reproduzido de Ebert TJ, Lindenbaum L. Inhaled anesthetics. In: Barash PG, Cullen BF, Stoelting RK, et al., eds. *Clinical Anesthesia*. 7th ed. Philadelphia, PA: Wolters Kluwer; 2013:473.)

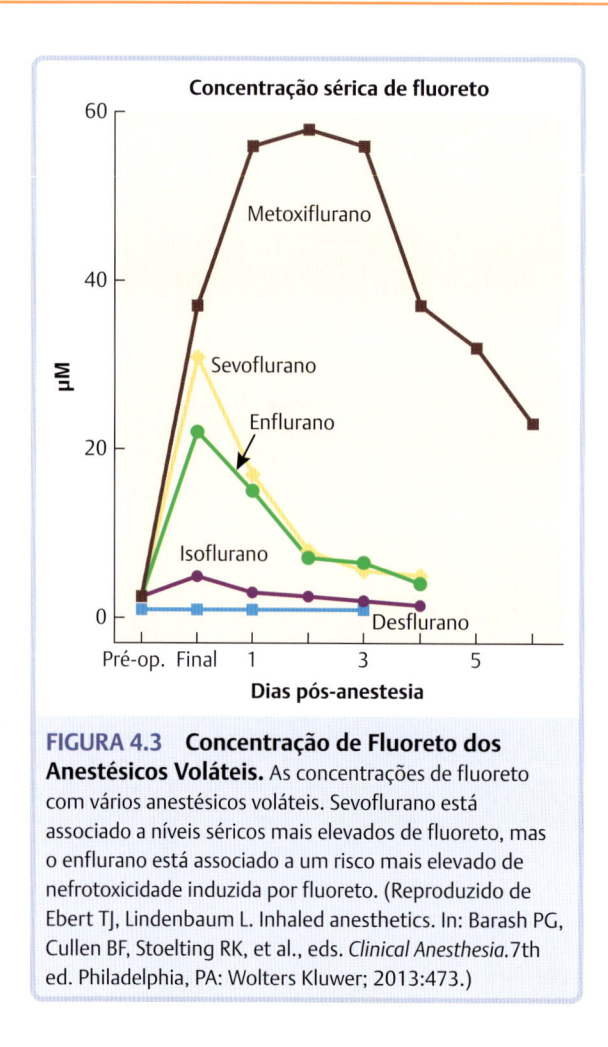

- Maior elevação → pressão parcial do agente inalado diminui → aumento na concentração fornecida é necessário para alcançar o mesmo efeito anestésico
    - Pressão parcial do gás anestésico determina o efeito no paciente, não a concentração do vapor
- Enflurano
    - Causa nefrotoxicidade induzida por fluoreto
        - Fluoreto inibe a atividade do adenilato ciclase → inibe ADH → incapacidade dos rins em concentrar urina → DI nefrogênica
        - Apresenta-se com poliúria, desidratação, hipernatremia, osmolalidade sérica aumentada
- Halotano
    - Único por não ser derivado do éter
    - Hepatite por halotano está tipicamente associada a mulheres obesas de meia-idade expostas a múltiplas anestesias com halotano ao longo de um curto período de tempo
    - Efeitos cardiovasculares
        - Halotano inibe os reflexos barorreceptores → ausência de taquicardia reflexa para diminuir a PA
        - Mais provável de causar um ritmo juncional
            - Desacelera a condução pelo nodo sinoatrial → bradicardia
        - Depressor cardíaco direto
        - Sensibiliza o miocárdio à epinefrina → evitar doses excessivas
    - Metabolismo
        - Metabolismo oxidativo → ácido trifluoroacético
        - Metabolismo redutivo → íons fluoreto
    - Armazenado com preservativo (ao contrário dos outros) – timol
        - Portanto, é armazenado em frascos na cor âmbar

ÓXIDO NITROSO (N$_2$O)

- Usado para anestesia geral ou sedação
  - Antagonistas do receptor NMDA
  - Alta CAM (104%) requer suplementação com outros anestésicos para anestesia geral
- Efeitos órgão-específicos
  - Cardiovascular
    - Aumenta a frequência cardíaca, aumenta o débito cardíaco
    - Depressor miocárdico dose-dependente, mas os efeitos são superados pela ativação simpática
  - Pulmonar
    - Resposta ao CO$_2$ é, em grande parte, inalterada
      - Leve redução no volume corrente e ventilação-minuto
    - Redução dose-dependente da resposta à hipercapnia e hipóxia
    - Potencial de expandir e romper bolhas em pacientes com enfisema
    - Pode aumentar as pressões arteriais pulmonares na presença de hipertensão pulmonar grave
  - Cerebral
    - Aumenta o fluxo sanguíneo cerebral
    - Aumenta a taxa metabólica cerebral
    - Aumenta a pressão intracraniana
- Efeitos colaterais
  - **Espaços aéreos fechados**
    - 34× mais solúvel do que o nitrogênio no sangue
      - Pode acumular em espaços aéreos fechados
      - Pode acumular nos manguitos das sondas endotraqueais e aumentar a pressão no manguito
    - Contraindicado na cirurgia de orelha média, lesão aberta do globo ocular, obstrução intestinal e enfisema grave (risco elevado de pneumotórax)
  - Anemia megaloblástica
    - Óxido nitroso inibe a B$_{12}$ → inibe a metionina sintase e o metabolismo do folato
      - Síntese de DNA prejudicada e pancitopenia
      - Aumento da teratogenicidade e imunodeficiência
    - Esfregaço de sangue periférico com anisocitose, macrocitose e neutrófilos maiores
    - Associado à perda da gravidez no primeiro trimestre, mas não à teratogenicidade
      - Estudos são escassos e foram realizados antes do uso de unidades de exaustão na sala de operação
  - Hipóxia por difusão
    - Ocorre durante a recuperação anestésica por causa de uma alta concentração de óxido nitroso
      - Desvio de NO$_2$ para os pulmões → redução de O$_2$ e redução no CO$_2$ → respiração espontânea reduzida → hipóxia
    - Para evitar hipóxia por difusão, O$_2$ a 100% deve ser administrado por pelo menos 10 minutos
      - É mais provável que ocorra uma queda na saturação em pacientes com algum grau de comprometimento das vias aéreas
      - A maioria dos eventos na sala de operação a caminho da URPA (unidade de recuperação pós-anestésica)

QUESTÕES

1. Administração de óxido nitroso está associada a uma concentração elevada de qual dos seguintes metabólitos?
   A. Metionina
   B. Homocisteína
   C. Folato
   D. Metemoglobina

2. Um homem de 50 anos de idade desenvolve transaminite (elevação de AST, ALT) 2 dias após receber anestesia geral para um reparo no ombro. É menos provável que ele tenha recebido qual dos seguintes agentes anestésicos voláteis?
   A. Desflurano
   B. Isoflurano
   C. Halotano
   D. Sevoflurano

3. Um paciente recebe anestesia geral com óxido nitroso e desflurano. Na recuperação anestésica, sua ventilação-minuto é de 5 L/min e, após a extubação, sua saturação de oxigênio é de 99% com o fornecimento de 6 L/min de oxigênio por máscara facial. O paciente é transportado para a URPA com ar ambiente, e sua saturação de oxigênio na chegada é de 85%. Se sua ventilação-minuto permanecesse constante durante o transporte, qual a explicação mais provável para a saturação de oxigênio reduzida?
   A. Efeito do segundo gás
   B. Efeito da concentração
   C. Hipóxia por difusão
   D. Hipoventilação

4. A CAM do desflurano é de 6 vol% em 1 atm. A concentração do desflurano (em vol%) que previne uma resposta motora à incisão cirúrgica em 99% dos pacientes é aproximadamente de:
   A. 8
   B. 10
   C. 12
   D. 14

5. A constante de tempo do sevoflurano é de ~2 minutos, e sua CAM é 2. A quantidade de tempo necessária para equilíbrio completo com o cérebro é aproximadamente de:
   A. 2,5 minutos
   B. 4 minutos
   C. 6 minutos
   D. 10 minutos

CAPÍTULO 5 Manejo Perioperatório

RISCO PRÉ-OPERATÓRIO

- Avaliação de riscos
  - Classificações e escores
    - Classificação de riscos da American Society of Anesthesiologist (ASA)
      - Escores mais elevados → maior mortalidade perioperatória
      - Estratificação
        - ASA 1: saudável sem comorbidades médicas
        - ASA 2: doença sistêmica leve que não afeta as atividades diárias
        - ASA 3: doença sistêmica significativa que limita a atividade normal
        - ASA 4: doença sistêmica grave que é uma ameaça constante à vida
        - ASA 5: paciente moribundo com probabilidade de morrer em um período de 24 horas com ou sem cirurgia
        - ASA 6: doador de órgãos com morte cerebral
    - Índice de risco cardíaco revisado (RCRI)
      - Prediz o risco perioperatório em pacientes sendo submetidos a uma cirurgia não cardíaca
        - Criado em 1977 com nove fatores de risco, mas revisado em 1999 para seis fatores de risco
      - Prognosticadores
        - Cirurgia de alto risco
          - Cirurgias intraperitoneal, intratorácica, vascular suprainguinal
        - Cardiopatia isquêmica
        - Insuficiência cardíaca congestiva
        - Doença cerebrovascular
        - Diabetes melito tratada com insulina
        - Creatinina > 2
      - Risco de evento cardíaco (morte, parada cardíaca ou infarto do miocárdio)
        - Um prognosticador → 0,9%
        - Dois prognosticadores → 6,6%
        - Três ou mais prognosticadores → 11%
- Risco cirúrgico
  - Cirurgia de alto risco
    - Cirurgia de emergência
    - Cirurgia vascular (exceto a endarterectomia carotídea)
    - Cirurgias com grandes deslocamentos de fluidos
  - Risco intermediário
    - Endarterectomia carotídea
    - Procedimentos radicais do pescoço
    - Procedimentos torácicos de curta duração
    - Cirurgia abdominal
    - Procedimentos ortopédicos
  - Cirurgia de baixo risco
    - Superficial (pele, mama)
    - Endoscópica
    - Catarata
    - Procedimentos ambulatoriais
- Estado funcional
  - Estado funcional é usado como um marcador da saúde cardiovascular e da capacidade em tolerar o estresse cirúrgico

- Equivalente metabólico da tarefa (MET) é frequentemente utilizado para caracterizar o estado funcional
  - 1 MET = em repouso
  - 3 METs = caminhando
  - 4 METs = subindo um lance de escadas
  - 8 METs = correndo
  - \> 10 METs = atividade aeróbica intensa
- Pacientes capazes de quatro ou mais METs de atividade sem desconforto são geralmente capazes de tolerar o estresse da maioria das cirurgias

DIRETRIZES PRÉ-OPERATÓRIAS

- Definições
  - **Definições de sedação/anestesia**
    - Sedação leve: estímulo verbal → resposta intencional
    - Sedação moderada: estímulos verbal/tátil → resposta intencional
      - Vias aéreas patentes sem assistência
    - Sedação profunda: estímulo doloroso → resposta intencional
      - Pode necessitar de assistência das vias aéreas
    - Anestesia geral: paciente não pode ser estimulado, mesmo com dor
  - Diretrizes *versus* práticas recomendadas
    - Diretrizes
      - Recomendações desenvolvidas sistematicamente que fornecem recomendações com base em uma análise abrangente da literatura
        - Geralmente compara duas intervenções em estudos bem controlados
      - Envolve estatísticas e vários especialistas no campo
    - Práticas recomendadas
      - Relatórios desenvolvidos sistematicamente que auxiliam na tomada de decisão com base em uma revisão abrangente da literatura
      - Ausência de estudos de alta qualidade na área → práticas recomendadas não são tão bem corroboradas quanto as diretrizes
      - Não destinadas para definir padrões clínicos
- Exames pré-operatórios
  - **Recomendações da ASA de exames pré-operatórios**
    - Anamnese e exame clínico
      - Mandatório para todos os pacientes
    - Eletrocardiograma (ECG)
      - Somente a idade não é uma indicação para a realização de ECG
      - Indicado para pacientes com fatores de risco cardiovasculares
    - Radiografia torácica (RX)
      - Recomendada para pacientes > 50 anos sendo submetidos a uma cirurgia de alto risco, com fatores de risco cardiovasculares ou pulmonares
      - Idade, tabagismo, doença pulmonar obstrutiva crônica (DPOC), doença cardíaca e recente infecção do trato respiratório superior podem aumentar a probabilidade de um RX anormal, mas não exigem uma radiografia torácica pré-cirúrgica
    - Indicações laboratoriais pré-operatórias
      - Tipo sanguíneo e fator Rh
        - Potencial de perda sanguínea intraoperatória significativa
      - Hemoglobina
        - Histórico pré-operatório de anemia
        - Potencial de perda sanguínea intraoperatória significativa
      - Exames de coagulação
        - Histórico de distúrbios sanguíneos, disfunção renal ou disfunção hepática
        - Uso de anticoagulantes (como Cumarínicos) que podem ser monitorizados por exames de coagulação
        - Potencial de perda sanguínea intraoperatória significativa
        - Dados insuficientes que sugerem a necessidade de exames de coagulação de rotina antes da anestesia regional ou neuroaxial

- ➤ Eletrólitos
  - ❖ Histórico de distúrbios endócrinos, renais ou hepáticos
  - ❖ Uso de medicamentos crônicos que podem causar irregularidades eletrolíticas (p. ex., diuréticos)
- ➤ Urinálise
  - ❖ Indicada apenas para procedimentos urológicos ou quando uma infecção é suspeita
- ➤ Teste de gravidez
  - ❖ Pode ser oferecido a mulheres em idade reprodutiva, mas não é mandatório antes da cirurgia
- ❖ A ASA não possui recomendações específicas para ecocardiografia, prova de esforço cardíaco, cateterismo ou teste da função pulmonar
- • **Recomendações do American College of Cardiology/American Heart Association (ACC/AHA) de exames cardiovasculares para cirurgia não cardíaca** (Fig. 5.1)
  - ❖ Condições cardíacas ativas
    - ➤ Síndromes coronárias instáveis, como recente infarto do miocárdio, angina
    - ➤ Insuficiência cardíaca descompensada
    - ➤ Arritmias significativas, como Mobitz II, bloqueio cardíaco de 3º grau, fibrilação atrial com taxa ventricular rápida e arritmias ventriculares
    - ➤ Doença valvular grave
  - ❖ Condições cardíacas ativas → justifica investigação adicional ou adiamento da cirurgia
    - ➤ Apenas solicitar exames ou adiar a cirurgia se o exame for mudar o manejo perioperatório
  - ❖ Risco cirúrgico e decisão em proceder
    - ➤ Cirurgia de emergência deve proceder sem exames adicionais

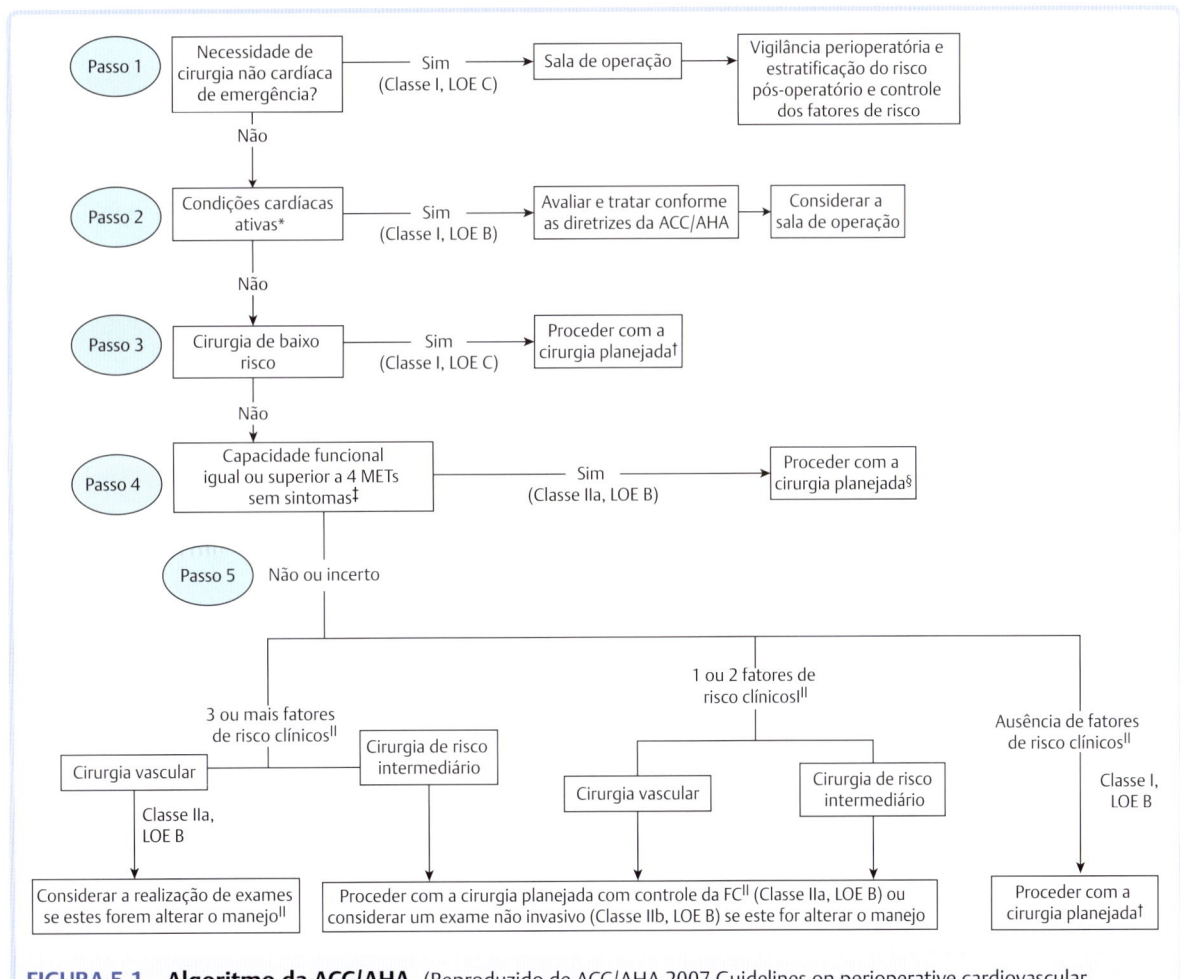

FIGURA 5.1 Algoritmo da ACC/AHA. (Reproduzido de ACC/AHA 2007 Guidelines on perioperative cardiovascular evaluation and care for noncardiac surgery. Circulation 2007;116:e418-e500; com permissão.)*

---

* Nota: *, †, ‡, §, II, disponíveis em: http://circ.ahajournals.org/content/116/17/e418.figures-only

- Cirurgia de alto risco ou de risco intermediário deve ser considerada com base em cada caso e cada paciente
  - Cardiopatia isquêmica, insuficiência cardíaca compensada, doença cerebrovascular, diabetes e insuficiência renal podem justificar a realização de exames adicionais, dependendo do procedimento cirúrgico e se o exame irá alterar o manejo
- Cirurgia de baixo risco em um paciente com boa capacidade funcional (> 4 METs) pode ser realizada sem exames

- **Recomendações de jejum e NPO**
  - Período mínimo de jejum
    - Líquidos claros: 2 horas
    - Leite materno: 4 horas
    - Fórmula infantil: 6 horas
    - Leite não humano: 6 horas
    - Refeição leve: 6 horas
    - Refeição pesada: 8 horas
  - **Antieméticos pré-operatórios**
    - Antieméticos e anticolinérgicos pré-operatórios e não devem ser rotineiramente administrados em pacientes com risco elevado de aspiração

MEDICAMENTOS PRÉ-OPERATÓRIOS

- **Manejo de medicamentos crônicos**
  - A maioria dos medicamentos crônicos pode ser continuada no dia da cirurgia, porém, para alguns medicamentos, deve-se levar em conta se a descontinuação pode ser benéfica
  - Antiplaquetários/anticoagulantes
    - Aspirina
      - Uma metanálise de grande porte da interrupção periprocedimento de aspirina → aumento na taxa de uma síndrome coronária aguda no perioperatório, quando a aspirina é suspensa antes da cirurgia
      - Ensaio POISE-2 (*Perioperative Ischemic Evaluation*) → ausência de aumento na taxa de infarto do miocárdio ou mortalidade nos pacientes que suspendem a aspirina antes da cirurgia
      - O uso de aspirina no perioperatório deve ser considerado caso a caso
    - Clopidogrel
      - Comumente prescrito para coronariopatia ou após a inserção de um *stent* coronário
      - A suspensão de clopidogrel para coronariopatia deve ser avaliada caso a caso
      - Clopidogrel não deve ser suspenso na inserção recente de *stents* metálicos não farmacológicos (até pelo menos 6 semanas da inserção) e de *stents* farmacológicos (de modo ideal, até 1 ano da inserção), por causa do risco de trombose do *stent*
    - Cumarínicos
      - Na presença de um histórico de trombo ou fibrilação atrial, o uso de cumarínicos deve ser avaliado caso a caso, com base na cirurgia e nos fatores de risco do paciente
      - Pacientes de alto risco podem ser migrados para heparina de baixo peso molecular ou uma infusão intravenosa de heparina no pré-operatório para minimizar o tempo fora da anticoagulação antes da cirurgia
  - Anti-hipertensivos
    - β-Bloqueadores
      - O ensaio DECREASE (*Dutch Echocardiographic Cardiac Risk Evaluation Applying Stress Echocardiography*) corroborou o uso de β-bloqueadores no período perioperatório por causa da taxa reduzida de mortalidade e infartos do miocárdio → ensaio recentemente desconsiderado
      - O ensaio POISE-I (*Perioperative Ischemia Evaluation*) demonstrou redução de eventos miocárdicos, mas um maior risco de AVE e mortalidade com a continuação do β-bloqueio
    - Inibidores da enzima conversora da angiotensina (ECA)
      - Inibidores da ECA devem ser interrompidos no dia da cirurgia, se possível, por causa do elevado risco de hipotensão refratária durante a anestesia geral
    - Clonidina
      - Clonidina deve ser continuada no dia da cirurgia, se possível, por causa da hipertensão rebote após sua retirada
  - Medicamento para refluxo gástrico

- Inibidores da bomba de prótons e bloqueadores H2 devem ser continuados no dia da cirurgia para minimizar lesão pulmonar em caso de aspiração
- **Manejo de fitoterápicos**
  - Fitoterápicos devem ser interrompidos ~1 semana antes da cirurgia por causa dos efeitos antiplaquetários imprevisíveis, alterações no metabolismo hepático e possíveis interações com os anestésicos
  - Efeitos dos fitoterápicos
    - Gengibre: aumento do sangramento
    - Ginseng: aumento do sangramento, hipertensão, hipoglicemia, interferência com cumarínicos
    - Alho: aumento do sangramento
    - Ginkgo: aumento do sangramento
    - Kava: potencializa a sedação
    - Valeriana: potencializa a sedação
    - Erva-de-São-João: inibe a recaptação de serotonina, norepinefrina e dopamina; induz as enzimas hepáticas
    - Sabal: aumento do sangramento decorrente da inibição da ciclo-oxigenase
    - Echinacea: inibe as enzimas hepáticas e altera o metabolismo dos medicamentos

MEDICAÇÃO PRÉ-ANESTÉSICA

- **Ansiólise e analgesia**
  - Adultos
    - Ansiólise pré-operatória frequentemente utiliza midazolam e fentanil por suas previsibilidades farmacológicas, início de ação rápido, depuração rápida e mínimos efeitos hemodinâmicos
    - **Idade do paciente, comorbidades e uso de substâncias devem guiar a dosagem**
  - Pacientes pediátricos
    - Acesso intravenoso pode não estar disponível
    - **Midazolam oral, cetamina intramuscular e metoexital intramuscular ou retal são as opções não IV**
- Refluxo gástrico
  - **Bloqueadores H2**
    - Exemplos: cimetidina, ranitidina, famotidina, nizatidina
    - Aumenta o pH gástrico → diminui a lesão pulmonar na ocorrência de aspiração
    - Efeitos colaterais: bradicardia (receptores H2 cardíacos), testes de função hepática elevados, comprometimento do metabolismo hepático, alteração no estado de consciência ou despertar tardio
  - **Metoclopramida**
    - Aumenta o tônus do esfíncter esofágico inferior
    - Estimula as motilidades gástrica e gastrointestinal superior
    - Efeitos colaterais
      - Sintomas extrapiramidais
      - Sedação leve, disforia, agitação, boca seca
  - **Citrato de sódio**
    - Antiácido oral
      - 30 mL neutralizam 250 mL de HCl a um pH de 1,0
    - Início de ação em 5 minutos
    - Eficaz por 1 hora
- Profilaxia de trombose venosa profunda (TVP)
  - Heparina subcutânea
    - Administrada 2 horas antes da cirurgia e a cada 8 ou 12 horas no pós-operatório, diminui o risco de TVP de 30% para 10%
  - Deambulação precoce é a melhor profilaxia para TVP

TIPOS DE ANESTÉSICOS

- **Cuidados anestésicos monitorizados (CAM)**
  - Cuidados anestésicos em que o anestesiologista fornece sedação, analgesia e suporte às funções vitais
    - Utiliza os mesmos medicamentos que os anestésicos gerais, porém, geralmente em doses menores
  - Diferenciado da sedação
    - Deve ter a capacidade de converter para um anestésico geral ou neuroaxial, se necessário
    - Nível dos sedativos pode necessitar de suporte ventilatório

- Anestesiologista também suporta as funções vitais pelo controle hemodinâmico
- Anestesia geral
  - Anestesia para produzir um estado de inconsciência
    - Utiliza fármacos com qualidades hipnóticas e analgésicas
    - Concentrações e potência dos anestésicos geralmente resultam em enfraquecimento dos reflexos das vias aéreas e depressão respiratória → manejo das vias aéreas é frequentemente necessário
  - **Avaliação das vias aéreas**
    - Analisar o histórico e a presença de sinais associados à dificuldade de ventilação com máscara ou intubação
      - Achados no exame
        - Abertura de boca limitada
        - Protrusão mandibular limitada
        - Extensão cervical limitada
        - Mobilidade cervical limitada
        - Distância tireomentoniana curta
        - Circunferência do pescoço aumentada
        - A dentição aumenta a dificuldade de intubação, mas facilita a ventilação com máscara
        - Classe de Mallampati alta
          - Técnica: visualizar a orofaringe com a boca do paciente amplamente aberta, e a língua protrusa, enquanto o paciente está sentado em uma posição ereta
          - A classe é determinada pelas estruturas observadas (**Fig. 5.2**)
            - Mallampati I: palato duro, palato mole, pilares fauciais, úvula
            - Mallampati II: palato duro, palato mole, pilares fauciais
            - Mallampati III: palato duro, palato mole
            - Mallampati IV: apenas o palato duro é visível

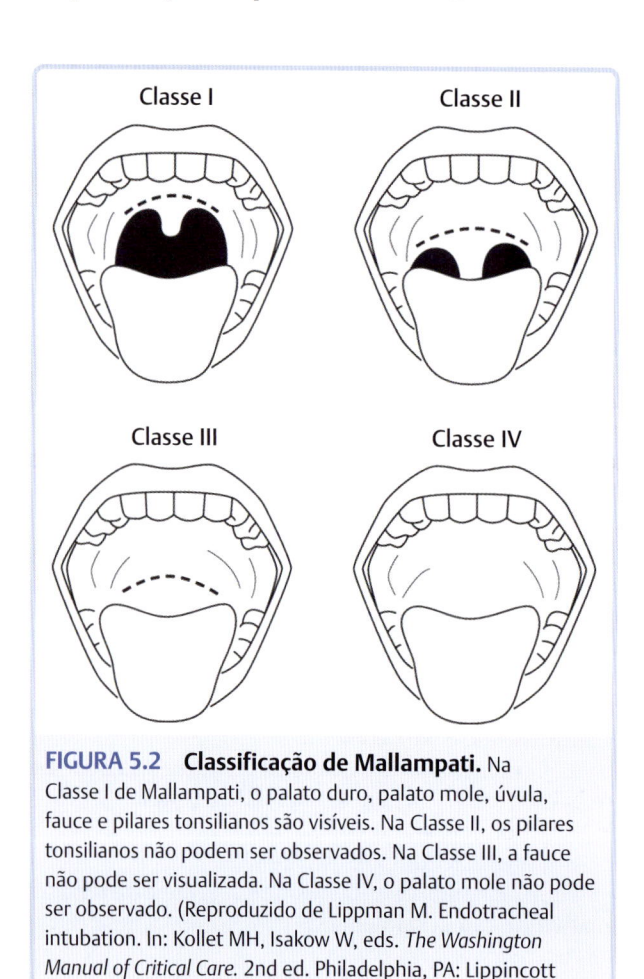

FIGURA 5.2 Classificação de Mallampati. Na Classe I de Mallampati, o palato duro, palato mole, úvula, fauce e pilares tonsilianos são visíveis. Na Classe II, os pilares tonsilianos não podem ser observados. Na Classe III, a fauce não pode ser visualizada. Na Classe IV, o palato mole não pode ser observado. (Reproduzido de Lippman M. Endotracheal intubation. In: Kollet MH, Isakow W, eds. *The Washington Manual of Critical Care.* 2nd ed. Philadelphia, PA: Lippincott Williams & Wilkins; 2012, com permissão.)

- Histórico médico sugerindo vias aéreas difíceis
  - Histórico documentado de intubação ou ventilação com máscara difícil
  - Tumor na cabeça e pescoço
  - Histórico de radiação na cabeça e pescoço
  - Apneia obstrutiva do sono
  - Obesidade
  - Alterações na voz ou rouquidão
- Definições da ASA e vias aéreas difíceis
  - Laringoscopia difícil: incapaz de visualizar qualquer porção das pregas vocais após múltiplas tentativas
  - Intubação traqueal difícil: incapaz de intubar após múltiplas tentativas, apesar de nenhuma evidência de patologia traqueal
- Achados da ASA de ações judiciais encerradas relacionadas com as vias aéreas
  - 76% das ações judiciais envolviam cuidados de qualidade inferior
    - Morte ou dano cerebral em metade dos casos
  - 38% das ações judiciais eram por ventilação inadequada
  - 185 das ações judiciais foram por intubação difícil
  - 17% das ações judiciais envolviam uma intubação esofágica
- **Pré-oxigenação**
  - Pré-oxigenação **elimina nitrogênio** → reduz a probabilidade e duração de hipóxia durante a proteção das vias aéreas
  - Respiração profunda por 1,5 minuto ou respiração de volume corrente por 3 minutos é suficiente para a pré-oxigenação
    - Concentração de oxigênio expirado > 80% é frequentemente aceita como suficiente
- Indução
  - Intravenosa ou inalatória (ver Capítulos 3 e 4)
  - **Relaxantes musculares podem ser usados para facilitar a ventilação com máscara e a intubação**
    - Seleção do relaxante muscular pode depender da capacidade de ventilação com máscara/intubação
    - Um relaxante muscular de curta duração (succinilcolina) pode ser usado para vias aéreas difíceis a fim de minimizar a duração de um cenário "não intuba, não ventila" se a via aérea não puder ser protegida
- Manejo das vias aéreas: vias aéreas supraglóticas
  - **Máscara laríngea (LMA)**
    - Máscara laríngea pode ser usada para anestesia geral ou como uma técnica de resgate
    - Visto que as pregas vocais não são manipuladas, paralisia não é necessária para a colocação
    - Não é uma via aérea definitiva
      - Laringospasmo e fechamento das pregas vocais ainda podem ocorrer
      - Posição sentada inadequada pode limitar a capacidade de ventilar adequadamente
      - Não previne aspiração, visto que o esôfago se encontra na abertura da LMA
  - **Dispositivo obturador do esôfago**
    - Um tubo com uma extremidade distal fechada, desenvolvido para passagem no esôfago
    - Orifícios proximais no tubo permitem o fornecimento de gás às vias aéreas
- Manejo das vias aéreas: sondas endotraqueais
  - Uma via aérea protegida pela traqueia
  - Tipos de sondas endotraqueais
    - **Com balonete *versus* sem balonete**
      - Sondas com balonete são quase sempre usadas
        - Balões de alto volume e baixa pressão
          - Tamanho grande, maior expansibilidade, parede do balonete mais delgada
          - Exerce baixa pressão na parede lateral da traqueia
        - Balões de baixo volume, alta pressão
          - Tamanho menor, menor expansibilidade
          - Associado a um maior risco de dor de garganta e distorção traqueal
      - Sondas sem balonete são geralmente reservadas para neonatos por causa das diferenças na anatomia da via aérea
    - **Orotraqueal *versus* nasotraqueal**
    - **Lúmen único *versus* duplo lúmen**

- Plástico *versus* metálico
- Revestimento *versus* sem revestimento antibacteriano
- **Manejo das vias aéreas: colocação de sonda endotraqueal**
    - **Laringoscopia direta**
        - Lâmina de Miller (reta) eleva a epiglote para revelar as pregas
        - Lâmina de Macintosh (curva) é colocada na valécula para revelar as pregas
        - Um *bougie* pode ser curvado anteriormente e inserido nas pregas, quando a passagem de uma sonda for difícil
    - **Laringoscopia assistida por vídeo**
        - Utiliza uma câmara acoplada na extremidade de uma lâmina de laringoscópio para visualizar as pregas
        - Não requer uma linha direta do sítio para visualizar as pregas
    - **Intubação com fibra óptica**
        - Pode ser realizada com o paciente **desperto ou adormecido**
        - Um broncoscópio com uma sonda endotraqueal acoplada ao endoscópio é passado pelas pregas, e a sonda avançada para fora do endoscópio
    - **Intubação retrógrada**
        - Um fio percutâneo é inserido na traqueia pela membrana cricotireóidea e avançada em sentido cranial
        - O fio é avançado para a orofaringe e conectado a uma sonda endotraqueal
        - A sonda endotraqueal é avançada na traqueia, e o fio-guia, removido
    - **Estilete luminoso**
        - Uma sonda endotraqueal é acoplada a um estilete luminoso
        - O estilete transmite luz pela pele do pescoço
            - Um brilho localizado na linha média indica a localização da traqueia
        - A sonda passada pelo estilete luminoso
- Estratégias na intubação difícil
    - Em um cenário em que uma intubação difícil é esperada, a manutenção de respirações espontâneas pode ser benéfica para prevenir um cenário de "não intuba, não ventila"
    - Estratégias para manter as respirações espontâneas
        - Intubação com o paciente desperto
            - Requer anestesia tópica adequada da via aérea com/sem sedação
        - Indução inalatória com óxido nitroso e/ou sevoflurano
    - **Dispositivos de troca de sonda**
        - Podem ser usados quando uma extubação difícil é prevista
            - Diâmetros menores permitem respirações espontâneas ao redor da sonda
        - Podem ser usados para trocar uma sonda endotraqueal (p. ex., sonda de duplo lúmen para uma sonda de lúmen único) que estava sendo difícil de colocar
    - **Ventilação a jato** translaríngea ou transtraqueal
        - Métodos de fornecer oxigênio aos pulmões
        - Não garante uma ventilação adequada
- Algoritmo de uma via aérea difícil
    - Decisão a ser tomada
        - Intubação com paciente desperto *versus* adormecido
        - Ventilação não invasiva ou invasiva durante a tentativa inicial
        - Preservação da respiração espontânea *versus* relaxamento muscular
    - Princípios gerais
        - Se a ventilação com máscara for adequada → não mais uma emergência
        - Considerar uma LMA se a intubação for malsucedida
        - Considerar a interrupção da tentativa de ventilação e, se possível, permitir que o paciente acorde
        - Pedir ajuda o quanto antes
- **Vias aéreas cirúrgicas**
    - **Traqueostomia**
        - Pode ser realizada de forma percutânea ou aberta
        - Indicada para obter acesso à via aérea durante uma emergência ou para ventilação mecânica prolongada

- **Cricotireoidostomia**
  - Realizada durante a necessidade de uma via aérea urgente por meio de uma incisão na membrana cricotireóidea
- Ventilação protetora pulmonar
  - Ventilação de baixo volume corrente, com 6 a 8 mL/kg, pode reduzir a taxa de lesão pulmonar associada à ventilação mecânica
- **Critérios para extubação**
  - Capacidade vital > 15 mL/kg
  - $PaO_2 > 60$
  - $PaCO_2 < 50$
  - Gradiente A-a menor que 350 a 100%
  - pH > 7,3
  - Relação espaço morto/volume corrente < 0,6
  - Pressão inspiratória máxima de -20 cm de água
  - Índice de Respiração Rápida e Superficial = RR/VC inferior a 105

■ Neuroaxial
  - Uso de anestesia neuroaxial
    - **Indicações**
      - Bloqueio neuroaxial (espinal, epidural ou caudal) pode criar um bloqueio sensorial suficiente para o procedimento cirúrgico
      - Escolha do procedimento neuroaxial (espinal *versus* epidural) depende dos fatores de risco cardiovasculares do paciente, duração cirúrgica esperada, urgência da cirurgia, áreas desejadas de cobertura sensorial e estratégia para controle da dor pós-operatória
      - Bloqueio neuroaxial pode ser usado como o anestésico primário ou como um adjuvante à anestesia geral
    - **Contraindicações**
      - Estado de anticoagulação ou uso de determinados agentes antiplaquetários
      - Doença neurológica que pode ser agravada pelo uso de um anestésico neuroaxial ou o uso de um anestésico local
      - Infecções de tecidos moles no sítio da anestesia é uma contraindicação relativa
    - **Considerações e riscos anestésicos de todos os procedimentos neuroaxiais**
      - Instabilidade cardiovascular
        - Um bloqueio neuroaxial que alcança o sistema nervoso simpático pode causar uma simpatectomia → hipotensão
        - Um bloqueio neuroaxial alcançando T1-T4 pode bloquear as fibras cardioaceleradoras → bradicardia
      - Infecção
        - Meningite bacteriana manifesta-se com febre, alteração do nível de consciência, dor cervical, cefaleia
          - A maioria dos casos se desenvolve 6 a 36 horas após a punção dural
        - O microrganismo mais comum é o *Streptococcus viridians* da flora oral do pessoal médico (49%)
      - Prurido
        - Comum após a administração de opioides no espaço intratecal ou epidural
        - Opções terapêuticas
          - Nalbufina como agonista-antagonista
          - Difenidramina e hidroxizina como anti-histamínicos
          - Baixa dose de propofol
  - Raquianestesia
    - Procedimento
      - Uma agulha espinal é inserida no espaço intratecal no nível lombar inferior
      - Quando o líquido cefalorraquidiano (LCR) retorna da agulha, o anestésico local é injetado no espaço intratecal
    - Anatomia
      - Medula espinal se estende até L1-2 em adultos (L2-L3 em crianças), saco dural se estende até S3
    - **Duração e fármacos**
      - Fármacos
        - Anestésico local

- Opioides
  - Opioides com potência 100× superior aos opioides IV
- Clonidina
- Duração depende de
  - Anestésico local selecionado
  - Concentração do anestésico local
  - Volume do anestésico local
  - Uso de um vasoconstritor
  - Características do paciente
- Cobertura
  - A altura do bloqueio e a cobertura sensorial são determinadas pela baricidade da solução, volume da injeção e posicionamento do paciente
- **Efeitos colaterais e problemas intraoperatórios**
  - Espinal alta
    - Um nível espinal que alcança a coluna cervical pode bloquear o nervo frênico e causar desconforto respiratório
    - Um nível espinal que alcança o cérebro pode causar inconsciência e instabilidade hemodinâmica
  - **Síndrome neurológica transitória (TNS)**
    - Dor ou anormalidades sensoriais na coluna, nádegas ou membros inferiores após uma raquianestesia
    - Fatores de risco
      - Uso de lidocaína
      - Maior dose de anestésico local
      - Posição de litotomia
    - Tratamento
      - AINEs
      - Quase todos os casos de TNS se resolvem com o tempo
  - **Cauda equina**
    - Sintomas incluem dor lombar, distúrbios sensoriais, fraqueza nas pernas e disfunção intestinal/vesical após um anestésico raquidiano
    - Atribuído ao uso de microcateteres de calibres 28 a 32 G para fornecimento de uma concentração contínua (lidocaína a 5%) de anestésico raquidiano
      - Mecanismo sugerido: microcateter → concentração de anestésico local no espaço intratecal → neurotoxicidade → bloqueio de condução irreversível
    - Estudos adicionais sugeriram que quase todos os casos de cauda equina relatada não foram atribuíveis ao anestésico raquidiano
  - Cefaleia pós-punção dural (CPPD)
    - Fatores de risco
      - Maior tamanho da agulha
      - Agulhas cortantes
      - Idade jovem
      - Sexo feminino
      - Gravidez
      - Maior número de tentativas e punções durais
    - Menos comum com as agulhas ponta de lápis modernas de 25 G
- Anestesia epidural
  - Procedimento
    - Uma agulha epidural é inserida no espaço epidural, no nível lombar ou torácico
    - O anestésico local é diretamente injetado no espaço epidural ou um cateter é rosqueado no local epidural para infusão/uso prolongado
  - Anatomia
    - O espaço epidural encontra-se entre o ligamento amarelo posteriormente, o ligamento longitudinal posterior anteriormente e os forames intervertebrais e pedículos lateralmente
  - Fármacos/duração
    - Fármacos
      - Anestésicos locais
      - Opioides
        - Opioides com 10× a potência de opioides IV

- Clonidina
- Cateteres contínuos possibilitam infusões prolongadas do fármaco e uso para analgesia pós-operatória
  - Duração depende de
    - Anestésico local selecionado
    - Concentração do anestésico local
    - Volume do anestésico local
    - Uso de um vasoconstritor
    - Características do paciente
  - Início é mais lento do que a raquianestesia
    - Permite titulação gradual dos medicamentos para evitar comprometimentos hemodinâmicos e minimizar os efeitos colaterais
- Cobertura
  - Depende do nível da epidural, volume do fármaco usado e idade do paciente
  - Nível da epidural
    - Dois terços dos segmentos acima da epidural são bloqueados
    - Um terço dos segmentos abaixo da epidural é bloqueado
  - Maior volume → maior difusão
  - Maior idade → menor necessidade anestésica
- Epidurais torácicas
  - Benefícios únicos após cirurgias abdominal superior e torácica
    - Dor reduzida → movimento respiratório reduzido → maior capacidade de oxigenar, ventilar e participar na recuperação
  - Efeitos pulmonares
    - Diminui a taxa de infecção pulmonar, atelectasia, hipoxemia e duração da ventilação mecânica
    - Mortalidade reduzida após fraturas de costelas
  - Efeitos gastrointestinais
    - Obstrução intestinal pós-operatória reduzida
- Efeitos colaterais
  - CPPD
    - Possível se o espaço intratecal for penetrado
    - CPPD é geralmente agravada após a inserção epidural por causa do maior calibre da agulha
  - Instabilidade cardiovascular
    - Tal como um anestésico raquidiano, um bloqueio epidural que alcança o sistema nervoso simpático ou as fibras cardioaceleradoras pode causar bradicardia e hipotensão
  - Hematoma epidural
    - Complicação altamente rara que tipicamente ocorre em pacientes tratados com anticoagulantes
      - 69% com déficit de coagulação no momento da colocação
    - Apresentação
      - Dorsalgia
      - Fraqueza motora é o primeiro sinal em 46%
      - Déficit sensorial é o primeiro sinal em 14%
    - Justifica uma rápida RM e intervenção neurocirúrgica
- Anestesia regional
  - Usada como um anestésico primário ou para suplementar um anestésico geral
  - Ver Capítulo 18 para mais informações
- **Sedação para não anestesiologistas**
  - Habilidades necessárias
    - Compreender a farmacologia dos sedativos e agentes analgésicos
    - Compreender a farmacologia dos agentes para reverter sedativos e analgésicos
    - Reconhecer as complicações relacionadas com a sedação e responder de forma apropriada
    - Ser capaz de fornecer ventilação com pressão positiva
  - Preparação
    - Clínicos devem estar cientes do histórico, medicamentos, alergias, horário da última ingestão oral e histórico de uso de substâncias do paciente
    - Pacientes devem ser submetidos a um exame físico básico e avaliação da via aérea
    - Exames pré-operatórios devem ser solicitados, se indicados

- Recomendações intraprocedimento
    - O clínico administrando a sedação deve monitorizar o paciente
        - Durante a sedação profunda, este clínico não deve ter outras tarefas
        - Durante a sedação moderada, este clínico pode ter uma pequena função no procedimento
    - Oxigênio deve estar prontamente disponível e/ou administrado ao paciente
    - Monitores
        - Oxímetro de pulso deve ser usado para monitorizar a oxigenação
        - Ventilação deve ser monitorizada pela observação ou auscultação
        - Pressão arterial deve ser verificada pelo menos a cada 5 minutos
    - Resposta do paciente
        - Resposta verbal deve ser buscada durante a sedação moderada
        - Resposta intencional ao aumento de um estímulo deve ser buscada durante a sedação profunda
- Fármacos e dosagem
    - Sedativos e analgésicos devem ser titulados em pequenas doses incrementais
    - Fármacos devem ser administrados individualmente para avaliar o efeito
    - Uso de propofol ou metoexital deve ser acompanhado de monitorização consistente na sedação profunda, mesmo se o paciente estiver sedado apenas moderadamente

SELEÇÃO DO FLUIDO INTRAVENOSO

- Usos
    - Fluidos de manutenção
    - Ressuscitação decorrente de perdas ativas de fluidos e sangue
    - Substituição de perdas de fluidos para o terceiro espaço por causa do inchaço cirúrgico
- Manutenção em adultos: 2 mL/kg/h
- Cálculo do déficit relacionado com o terceiro espaço
    - Menor: 6 mL/kg/h
    - Moderado: 8 mL/kg/h
    - Maior: 10 mL/kg/h
- Soluções cristaloides
    - **Ringer lactato (RL)**
        - Propriedades
            - Na 130, Cl 109, K 4, Ca 3, lactato 28
            - pH 6,5, osm 273
        - Uso
            - RL é o fluido de ressuscitação primário usado na sala de operação
                - Pode ser administrado em grandes volumes sem causar uma acidose
            - O propósito original do RL era o de atuar como um tampão para a acidose
                - Bicarbonato é instável em soluções eletrolíticas
                - Lactato → metabolizado pelo fígado em CO_2 e água
        - Contraindicações
            - Evitar em uma crise diabética por causa da conversão de lactato para glicose
            - Alguns clínicos evitam o RL na insuficiência renal em razão dos riscos de hipercalemia
                - No entanto, a acidose sem hiato aniônico, criada pelo soro fisiológico, provavelmente contribui mais para a hipercalemia do que o teor mínimo de potássio no RL
    - **Soro fisiológico (SF)**
        - Propriedades
            - Na 154, Cl 154
            - pH 5, osm 308
        - Uso
            - Comumente usada como um fluido de ressuscitação
            - Usada preferencialmente na neurocirurgia por causa das propriedades hipertônicas
        - Contraindicações
            - Pode causar uma acidose sem hiato aniônico com ressuscitação significativa em razão do alto teor de cloreto
- **Coloide**
    - Albumina (5%)
        - Propriedades

- 50 g/L de albumina na solução de SF
- Uso
  - Usada como um fluido de ressuscitação nos casos em que a manutenção volêmica no espaço intravascular é vital
  - Usada para aumentar a pressão oncótica em pacientes com baixos níveis de albumina na linha basal
- Contraindicações
  - Pode aumentar a mortalidade no traumatismo craniano, com base nos resultados do ensaio SAFE (Saline *vs.* Albumin Fluid Evaluation)
- Albumina (25%)
  - Propriedades
    - 250 g/L de albumina em uma solução pobre em sal
  - Uso
    - Albumina a 25% aumenta a pressão oncótica para remover fluido extravascular intravascularmente
  - Contraindicações
    - Evitar albumina no traumatismo craniano
- Hetamido
  - Propriedades
    - Solução de 6% de amido hidroxietílico em uma solução de cloreto de sódio
  - Uso/contraindicações
    - Usado como um expansor de volume, porém perdeu a popularidade por causa da insuficiência renal e efeitos sobre a coagulação (níveis reduzidos do fator VIII e fator de von-Willebrand (vWF))
- Dextrano
  - Propriedades
    - Moléculas de polissacarídeos altamente ramificados
  - Uso
    - Usado como um expansor de volume, porém perdeu a popularidade por causa dos efeitos colaterais
  - Contraindicações
    - Aumento na taxa de anafilaxia
    - Aumento de sangramento e coagulopatia pela atividade antiplaquetária e efeitos antifibrinolíticos
    - Aumento nas taxas de insuficiência renal
- **Necessidade de glicose**
  - Em algumas populações de pacientes, glicose ou uma fonte calórica pode ser necessária
    - Exemplo: diabéticos tratados com insulina
  - D5 pode ser adicionado à SF ou ao RL
- **Água livre**
  - Água livre não deve ser infundida por via intravenosa
  - Se água livre for desejada (p. ex., hipernatremia), D5W pode ser administrado a uma baixa taxa para prevenir rápidas correções nos níveis eletrolíticos

REGULAÇÃO DA TEMPERATURA

- **Mecanismos intraoperatórios de perda de calor**
  - Radiação
    - Forma mais significativa de perda de calor no perioperatório
    - Magnitude da perda de calor é proporcional ao diferencial da temperatura à quarta potência
  - Condução
    - Por causa do contato com superfícies mais frias
  - Convecção
    - Por causa do movimento do ar na sala
  - Evaporação
    - Por causa do suor ou procedimentos abertos
- **Consequências da hipotermia**
  - Aumento de infecções da ferida
  - Aumento da coagulopatia
  - Atraso na recuperação anestésica

- Aumento de tremores e demandas metabólicas
- Mecanismos para compensar a perda de calor
  - Aumentar a temperatura da sala de operação
  - **Mantas de ar forçado aquecido**
  - **Dispositivos de isolamento**
  - **Lâmpadas de aquecimento**
  - **Mantas** para minimizar a pele descoberta
- **Hipertermia maligna**
  - Condição potencialmente fatal de ativação descontrolada do músculo esquelético, desencadeada pela succinilcolina ou por anestésicos voláteis
    - Pacientes podem receber um anestésico com uma reação não desencadeadora e, então, apresentaram uma reação desencadeadora no segundo anestésico
  - Mecanismo
    - Especulado ser proveniente do controle reduzido das reservas intracelulares de cálcio
    - Condição herdada como um distúrbio autossômico dominante atribuído ao receptor de rianodina
    - Maior risco com a doença da parte central e a síndrome de King-Denborough
  - Sintomas e detecção
    - Achado mais sensível: hipercapnia
      - Distúrbio metabólico com aumento de CO_2 → elevação significativa da $ETCO_2$
        - $PaCO_2$ pode estar na faixa de 100 a 200 mm Hg
    - Achado mais específico: rigidez muscular
      - Rigidez do músculo masseter
        - Espasmo do músculo masseter após a administração de succinilcolina representa hipertermia maligna em 30% dos casos
          - Se a cirurgia não for emergente ou urgente, deve ser adiada
        - Espasmo do músculo masseter pode ocorrer com ou sem agentes desencadeadores
          - Não melhorado com bloqueadores neuromusculares
      - Apesar da rigidez muscular, o estimulador de nervos periféricos exibe paralisia flácida
    - Achados associados
      - Hipertensão
      - Taquicardia
      - Arritmias
      - Acidose respiratória
      - Acidose metabólica
      - Rabdomiólise
      - Febre
      - Coagulação intravascular disseminada (CIVD)
        - CIVD decorrente do choque e temperatura central > 41° C
    - Diferente da síndrome neuroléptica maligna (NMS)
      - NMS responde ao relaxamento muscular provocado por bloqueadores neuromusculares e pela succinilcolina
  - Exames
    - Excluir hipotermia maligna com biópsia muscular e o teste de contratura halotano-cafeína
      - Existem quatro centros de exame nos Estados Unidos
      - Biópsia é adequada apenas durante 5 horas, portanto, deve ser obtida próximo a um centro
    - Sensibilidade é de ~100%, mas a especificidade é de apenas 80%
      - Muitos falso-positivos
  - Tratamento e monitorização
    - Evitar agentes desencadeadores
    - Na presença de histórico de hipertermia maligna, mas ausência de sintomas durante a anestesia
      - Manter na URPA por 6 horas antes da alta
    - Dantrolene
      - Usado para tratar hipertermia maligna
      - Mecanismo
        - Liga-se ao receptor RYR1 → bloqueia a liberação de cálcio no retículo sarcoplasmático do músculo liso → reduz a contratilidade muscular
      - Formação
        - 20 mg de dantrolene com 3 g de manitol em ampolas

- Misturar com água estéril
- Dose inicial deve ser de pelo menos 1 mg/kg, sendo aumentada até uma dose total de 10 mg/kg
- Meta de um débito urinário adequado
  - Alcalinização da urina pode ser necessária
- Infusão pós-operatória ou conversão oral (4 mg/kg) pode ser necessária por vários dias
  - Sintomas da hipertermia maligna podem recorrer após o tratamento inicial
- Efeitos colaterais
  - Fraqueza, náusea, diarreia, visão embaçada
  - Hepatite em 0,5% recebendo dantrolene por > 60 dias
  - Maior taxa de aspiração e fraqueza respiratória
  - Efusão pleural, fibrose, pericardite e perda auditiva

LESÕES DECORRENTES DO POSICIONAMENTO

- Lesões visuais
  - **Abrasões da córnea**
    - Causas
      - Químicos (antissépticos), trauma, pressão exercida pelos instrumentos, lesão autoinfligida na recuperação anestésica
    - Fatores de risco
      - Córneas secas
      - Anestesia geral associada a um menor lacrimejamento
    - Apresentação
      - Dor ocular com sensação de corpo estranho no olho
      - Fotofobia, lacrimejamento, visão embaçada
      - 16% dos casos com lesão permanente
    - Diagnóstico requer exame com lâmpada de fenda com fluoresceína
    - Tratamento
      - Cetorolaco tópico
      - Antibiótico tópico pode ser útil para reduzir a taxa de ulceração
      - Oclusor oftálmico não é útil
      - Agentes midriáticos não são úteis
      - Anestésicos locais tópicos inibem a cicatrização
  - Neuropatia óptica isquêmica
    - Mecanismo
      - Ausência de perfusão para o nervo óptico secundário à isquemia → inchaço axonal → perda da visão
    - Apresentação
      - Perda indolor da acuidade visual
      - Tipicamente manifesta-se após a cirurgia, mas a apresentação pode ser atrasada em até 24 horas do pós-operatório
      - 43% dos pacientes exibem melhora visual nos sintomas
    - Tipos
      - Neuropatia óptica isquêmica anterior
        - Associada à cirurgia cardíaca
        - Por causa do infarto em zonas limítrofes nas artérias ciliares posteriores curtas
      - Neuropatia óptica isquêmica posterior
        - Associada à cirurgia de coluna e posição de Trendelenburg íngreme
          - Perda visual geralmente bilateral
        - Fatores de risco cirúrgicos
          - Maior duração da cirurgia
          - Maior perda sanguínea
        - Fatores de risco do paciente
          - Diabetes
          - Coronariopatia
          - Histórico de tabagismo
          - Hipotensão
          - Anemia

- ❖ Fundoscopia não é capaz de diagnosticar imediatamente a neuropatia óptica isquêmica posterior, porém, pode diagnosticar a neuropatia óptica isquêmica anterior
- Oclusão de vasos retinianos
    - ◆ Oclusão da artéria retiniana central geralmente ocorre com as cirurgias da carótida, da coluna e cardíaca
    - ◆ Oclusão da veia retiniana central: ocorre após cirurgias longas da coluna com edema facial
- **Lesões de membros superiores**
    - Neuropatia ulnar (Fig. 5.3)
        - ◆ Causa
            - ➤ Pressão direta no nervo ulnar, no epicôndilo medial do úmero
                - ❖ Associada ao gênero masculino, extremidades do índice de massa corporal (alto e baixo) e tempo prolongado de internação
            - ➤ Não associada à duração do caso
        - ◆ Prevenção
            - ➤ Limitar uma abdução do braço inferior a 90° no ombro
            - ➤ Mão e antebraço devem estar na posição neutra ou em supina
            - ➤ Acolchoar adequadamente o cotovelo
    - Neuropatias do plexo braquial
        - ◆ Causa
            - ➤ Compressão do plexo braquial, comumente ocorrendo na posição lateral
        - ◆ Prevenção
            - ➤ Evitar rolos axilares altos quando o paciente é colocado na posição lateral
            - ➤ Minimizar a rotação da cabeça
    - Lesão do nervo supraescapular e nervo torácico longo
        - ◆ Causa
            - ➤ Nervo supraescapular é lesionado quando o paciente é movido ventralmente na posição lateral
            - ➤ O nervo torácico longo é lesionado durante o alongamento ou trauma direto na posição lateral
        - ◆ Prevenção
            - ➤ Mover o corpo inteiro cuidadosamente quando for movimentar um paciente na posição lateral
- **Lesões nervosas nos membros inferiores**
    - Lesão do nervo fibular comum (Fig. 5.4)
        - ◆ Causa
            - ➤ Trauma direto ou compressão do nervo na cabeça lateral da fíbula, comumente durante o posicionamento em **litotomia**

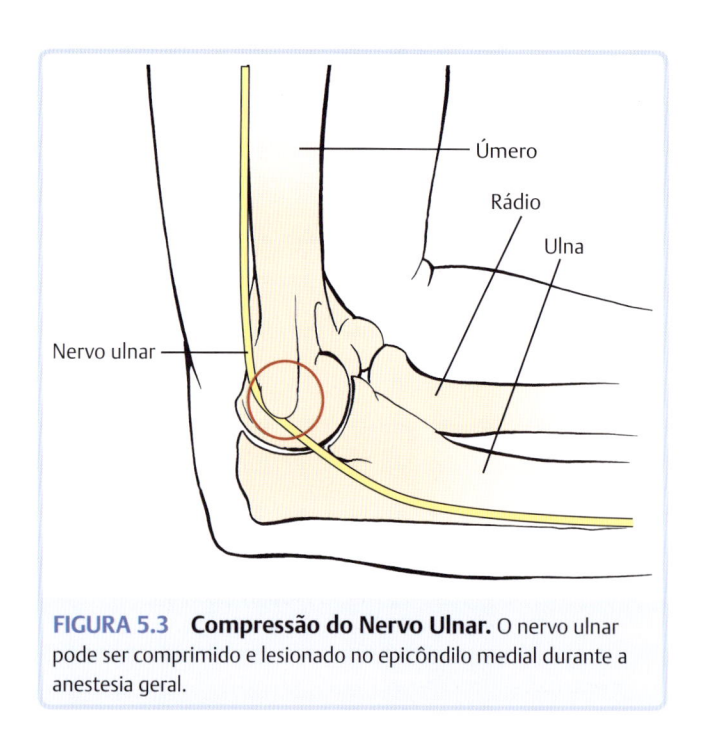

FIGURA 5.3 Compressão do Nervo Ulnar. O nervo ulnar pode ser comprimido e lesionado no epicôndilo medial durante a anestesia geral.

- ◆ Prevenção
  - ➤ Evitar compressão lateral do joelho ou fíbula na posição de litotomia
- Lesão do nervo ciático
  - ◆ Causa
    - ➤ Hiperflexão dos quadris e extensão dos joelhos na posição de **litotomia**
  - ◆ Prevenção
    - ➤ Evitar a hiperflexão dos quadris na posição de litotomia
- Lesão dos nervos femoral e obturador
  - ◆ Causas
    - ➤ Tração sobre os nervos provocada por **afastadores** usados na cirurgia abdominal
    - ➤ Lesão femoral manifesta-se com extensão reduzida no joelho, perda sensorial na coxa anterior
    - ➤ Lesão do obturador manifesta-se com incapacidade de aduzir a perna e dormência sobre a coxa medial
  - ◆ Prevenção
    - ➤ Cuidado cirúrgico ao colocar os afastadores próximos aos nervos dos membros inferiores
- Nervo cutâneo femoral lateral
  - ◆ Causa
    - ➤ Flexão excessiva do quadril
    - ➤ Manifesta-se com dormência da coxa lateral
  - ◆ Prevenção
    - ➤ Evitar flexão excessiva do quadril, especialmente na posição de **litotomia**
- Casos especiais
  - **Torniquetes**
    - ◆ Frequentemente usados na cirurgia ortopédica, vascular e geral para criar um campo incruento

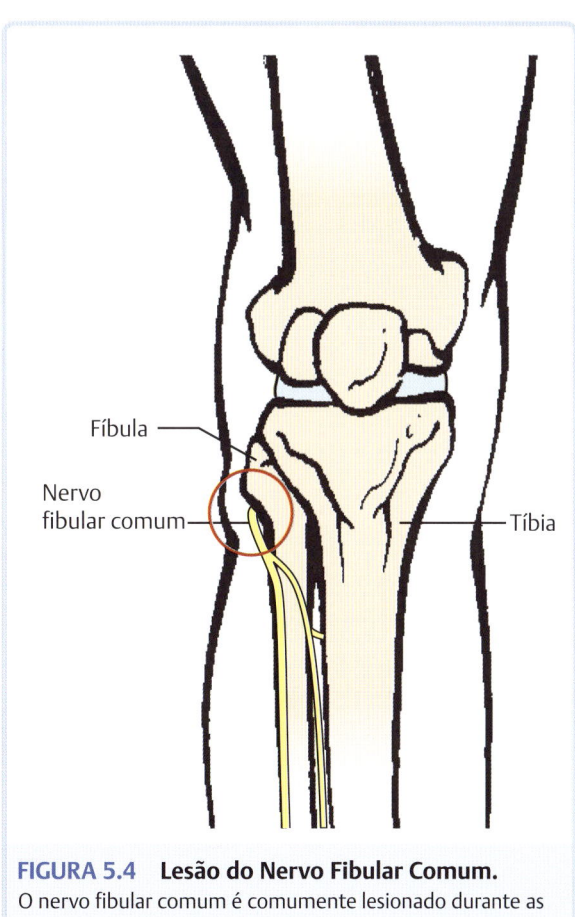

FIGURA 5.4 **Lesão do Nervo Fibular Comum.**
O nervo fibular comum é comumente lesionado durante as cirurgias na posição de litotomia por causa da compressão mecânica da perna lateral.

- Mecanismo de lesão das estruturas
  - Manguito pode causar pressão direta nas estruturas subjacentes
  - Manguito restringe o fluxo sanguíneo às estruturas distais → isquemia e anóxia
- Uso prolongado e frequente pode causar lesões cutânea, nervosa e muscular
- Acesso intravenoso
  - O **nervo mediano** pode ser lesionado na fossa antecubital pelo acesso intravenoso
  - Mecanismo
    - Trauma direto
    - Extravasamento do fármaco
  - Manifesta-se com fraqueza motora na abdução e flexão do polegar, flexão do punho e pronação do antebraço decorrente da inervação dos músculos abdutor curto do polegar, flexor curto do polegar, oponente do polegar e flexor do antebraço
  - Manifesta-se com déficit sensorial na superfície palmar e na parte lateral de três dedos e meio
- **Infiltração IV**
  - Um tratamento de suporte pode ser realizado na maioria dos casos por meio da descontinuação da infiltração IV, elevação da extremidade e compressas aquecidas
  - Fármacos perigosos
    - $CaCl_2$, $NaHCO_3$ ou outro vesicante → erupções bolhosas
      - Tratar com injeção de hialuronidase para promover a absorção
    - Fenilefrina → vasoconstrição
      - Tratar a infiltração de fenilefrina com uma injeção de fentolamina

REAÇÕES ALÉRGICAS

- **Anafilaxia**
  - Mecanismo
    - Reação alérgica potencialmente fatal causada por uma reação mediada por anticorpos IgE
    - O alérgeno se liga aos anticorpos IgE na superfície dos mastócitos e basófilos → histamina e fatores quimiotáticos eosinofílicos são liberados (leucotrienos, quininas, triptase, quinase e prostaglandinas)
    - Efeitos dos fatores liberados
      - Urticária
      - Broncospasmo e edema da laringe/via aérea
      - Vasodilatação sistêmica
      - Vasoconstrição pulmonar
      - Instabilidade cardiovascular
  - Predição da gravidade
    - Reação rápida → mais grave
    - Erupção cutânea não é necessária para uma reação anafilática
    - Bradicardia é preditiva de reação grave
  - Graus
    - I: sinais cutâneos-mucosos
    - II: sinais em múltiplas vísceras (desarranjo GI, dispneia, erupção cutânea)
    - III: risco de vida
    - IV: colapso CV
  - Triptase
    - Protease neutra armazenada nos mastócitos → liberada durante as reações anafiláticas (mas não anafilactoides)
    - Medir em 1 a 2 horas do início suspeito
  - Tratamento
    - Anti-histamínicos
      - Não interrompem a liberação de histamina, mas competem com a histamina nos sítios receptores
      - Ajuda na atenuação da resposta e pode diminuir a gravidade da reação cardiovascular (ou seja, hipotensão secundária à vasodilatação)
    - Esteroides
    - Epinefrina
      - Vasopressor (aumenta a contratilidade e vasoconstrição)
      - Broncodilatador
      - Diminui a liberação dos mediadores vasomotores nos mastócitos

- **Anafilactoide**
  - Apresentação similar às reações anafiláticas, mas não mediada por anticorpos IgE
    - Pré-testes não são úteis, pois os testes são para reações mediadas por anticorpos IgE
  - Pode ser similarmente severa e potencialmente fatal por causa da liberação pelos mastócitos de histamina, proteoglicanos e mediadores inflamatórios
    - Pré-tratamento com esteroides e bloqueadores histamínicos pode ser benéfico na prevenção de reações
    - Contraste intravenoso é o agente mais provável de reações anafilactoides
- Fármacos
  - Relaxantes musculares
    - > 60% das reações alérgicas no período perioperatório
    - 70% de reatividade cruzada entre os diferentes relaxantes musculares
  - Látex
    - 15% das reações alérgicas
      - Amido de milho adicionado às luvas está associado à penetração de proteínas alergênicas provenientes das luvas e aumento da aerossolização → aumento de reações ao látex
      - Populações em risco incluem aquelas com infecções congênitas do trato urinário inferior, espinha bífida, lesão de medula espinal, múltiplas cirurgias na infância e alergias alimentares (banana, maracujá, abacaxi, manga, kiwi)
      - Profissionais da área de saúde têm um risco duas vezes maior do que a população em geral
    - Reações levam 30 minutos para se desenvolverem
    - Tipos de reações
      - Dermatite de contato irritante
        - Erupção cutânea local
      - Dermatite alérgica de contato
        - Resposta tipo IV imunomediada por células
        - Reações de hipersensibilidade tipo I mediadas por anticorpos IgE
  - Antibióticos
    - 14% das reações alérgicas
    - 2 a 10% de reatividade cruzada entre as cefalosporinas e a penicilina
      - Cefalosporinas antigas (primeira geração) são mais prováveis de apresentar reação cruzada
    - Teste cutâneo para uma alergia à penicilina é específico, mas não sensível
  - Anestésicos locais
    - Anestésicos locais do tipo éster são mais prováveis de causar alergia do que as aminas
      - Ésteres causam alergias por metabólitos do ácido para-aminobenzoico (PABA)
    - Metilparabeno é um conservante usado em ésteres e amidas que pode causar reações alérgicas
  - Sulfitos
    - 5 a 10% dos pacientes com asma podem ter uma alergia a sulfitos
    - Exemplos de fármacos que podem ser feitos com sulfito
      - Propofol (genérico), dexametasona, epinefrina, hidrocortisona, meperidina, norepinefrina e tobramicina
  - Propofol
    - Frequentemente evitado em alergias ao ovo
      - Propofol é produzido com fosfatídeos presentes em ovos
      - A maioria das alergias ao ovo é decorrente da albumina presente nas claras do ovo, que não é um componente no propofol
    - Propofol genérico é produzido com metabissulfito de sódio → reação alérgica naqueles com alergia a sulfito
    - Diprivan é produzido com EDTA, e não sulfito

COMPLICAÇÕES DAS VIAS AÉREAS

- Lesões das vias aéreas
  - **Ulcerações faciais**
    - Pressão prolongada causada por uma máscara para criar um selamento hermético pode causar ulceração facial

- Fonte mais comum é a pressão positiva contínua nas vias aéreas (CPAP) ou a pressão positiva de duplo nível nas vias aéreas (BiPAP) em uma unidade de tratamento intensivo, mas também pode ocorrer com a ventilação com máscara prolongada na sala de operação
  - **Lesão traqueal**
    - Causas: trauma direto (durante a intubação), **pressões do balonete** endotraqueal elevadas por tempo prolongado
    - Trauma à traqueia pode causar traqueomalácia ou estenose traqueal
  - Prevenção
    - Pressões do balonete do tubo endotraqueal devem ser entre 15 e 25 cm H_2O
    - Pressões do balonete da LMA não devem exceder 60 cm H_2O
    - Minimizar o uso de óxido nitroso ou verificar frequentemente as pressões do balonete ao usar óxido nitroso
- Complicações intraoperatórias
  - **Laringospasmo**
    - Fechamento descontrolado das pregas vocais que persiste após remoção do estímulo → obstrui a ventilação
    - Causas
      - Manipulação da via aérea, secreções, regurgitação, movimento do paciente e estimulação do nervo laríngeo superior
      - Comumente ocorre durante os planos anestésicos leves (indução e recuperação anestésica)
    - Prevenção
      - Minimizar a irritação das vias aéreas
      - Lidocaína intravenosa
      - Considerar extubação profunda
    - Tratamento
      - Remover o estímulo (aspirar fluidos e *debris* na via aérea)
      - Fornecer ventilação com pressão positiva
      - Considerar a administração de relaxantes musculares
  - **Edema pulmonar por pressão negativa**
    - Complicação do laringospasmo quando um paciente gera uma pressão inspiratória negativa alta contra as pregas vocais fechadas
      - Ocorre em 4 a 6% daqueles que sofrem laringospasmo
      - Exsudação hidrostática de plasma por membrana capilar e membrana basal alveolar → edema pulmonar, forças de cisalhamento danificam as membranas basais pulmonares
    - Mortalidade entre 10 e 40%
    - Tratamento
      - Suporte
      - Considerar diuréticos
      - A maioria dos casos se resolve em menos de 24 horas
  - **Broncospasmo**
    - Espasmo e constrição dos músculos da parede bronquiolar
      - Causas: doença reativa das vias aéreas, irritação das vias aéreas, reações alérgicas
    - Apresentação
      - Sibilância, fluxo expiratório reduzido, falta de ar, ventilação difícil
      - Pode-se tornar uma emergência se a ventilação for impossível
    - Tratamento
      - β-agonistas, anticolinérgicos e esteroides
      - Aprofundar o nível anestésico
        - Voláteis são broncodilatadores
  - **Aspiração**
    - Pacientes anestesiados correm um maior risco de aspiração por causa da redução dos reflexos das vias aéreas
      - Volumes de aspiração superiores a 0,4 mL/kg com pH < 2,5 → potencial para pneumonite com alta morbidade
    - Efeitos da aspiração: broncospasmo, hipoxemia, atelectasia, hipotensão e lesão pulmonar
    - Tratamento
      - Minimizar o fluxo gástrico aos pulmões
        - Posição de Trendelenburg

- Cabeça para o lado
- Aspiração de conteúdos gástricos
- Proteger as vias aéreas (se ainda não estiverem protegidas)

CONSIDERAÇÕES ANESTÉSICAS ÚNICAS

- **Hipotensão controlada**
  - Hipotensão controlada deve ser realizada com cautela e levando em consideração os riscos
  - Riscos
    - Perfusão reduzida pode aumentar o risco de AVE, lesão renal e hipoperfusão esplênica
  - Cenários benéficos
    - Cirurgias, em que o sangramento não pode ser controlado por controle da pressão ou vascular (p. ex., cirurgia ortopédica, cirurgia maxilofacial)
    - Cirurgia de aneurisma para prevenir ruptura
    - Trauma para minimizar sangramento, enquanto a hemostasia é obtida
- **Hipotermia controlada**
  - Benefícios sugeridos
    - Hipotermia diminui a taxa metabólica → diminui o consumo de oxigênio → protege contra isquemia
    - Reduz a inflamação e a liberação de citocinas
    - Hipotermia terapêutica após parada cardíaca por fibrilação ventricular melhora a taxa de mortalidade
  - Implicações anestésicas
    - Hipotermia pode ser intencionalmente induzida quando uma parada circulatória for necessária, ou for usada durante a cirurgia cardíaca por seus efeitos protetores
    - Paralisia é frequentemente necessária para prevenir tremores e minimizar o consumo de oxigênio
- **Oxigênio hiperbárico**
  - Um ambiente com pressão atmosférica > 1
    - Proporciona aumento da pressão e aumento da concentração de oxigênio
  - Indicações
    - Embolia aérea
    - Doença da descompressão
    - Hipoperfusão profunda
    - Intoxicação severa por monóxido de carbono
    - Cicatrização inadequada da ferida
  - Efeitos anestésicos
    - Diminui a CAM por causa do aumento da pressão parcial de voláteis a uma pressão barométrica mais elevada
    - Anestésicos intravenosos não são afetados

PROBLEMAS PÓS-OPERATÓRIOS

- Respiratório
  - Edema de vias aéreas
    - Fatores anestésicos e cirúrgicos
      - Grandes deslocamentos de fluidos
      - Ressuscitação maciça
      - Procedimentos longos na posição prona
      - Cirurgia da cabeça, pescoço ou vias aéreas
    - Intervenção
      - Edema das vias aéreas justifica uma intubação prolongada, ou então repetir a visualização das vias aéreas para avaliar se a extubação seria tolerada
      - Colocar os pacientes em uma posição ereta
      - Considerar esteroides e/ou diurese com base em cada caso
  - Hipoxemia
    - Fatores anestésicos e cirúrgicos
      - Agentes anestésicos estão associados à inibição do estímulo hipóxico
      - Anestesia geral está associada à atelectasia
      - Hipóxia por difusão é possível com o uso de altas concentrações de óxido nitroso
      - Pneumotórax e embolia pulmonar devem ser considerados no diagnóstico diferencial

- Comorbidades preexistentes
  - Doença reativa das vias aéreas → broncospasmo e hipoxemia
  - Insuficiência cardíaca → edema pulmonar
- Intervenção
  - Tratar todas as causas reversíveis
  - Oxigênio suplementar pode tratar hipoxemia, mas também pode mascarar a hipoventilação
  - Em casos de hipoxemia severa, considerar ventilação não invasiva ou reintubação
- **Hipoventilação**
  - Fatores anestésicos e cirúrgicos
    - Agentes anestésicos inibem o estímulo hipercápnico ventilatório
    - Opioides e benzodiazepínicos diminuem o *drive* respiratório e aumentam o limiar apneico
    - Bloqueio neuromuscular residual
    - Movimento respiratório limitado proveniente da dor
  - Comorbidades preexistentes
    - Pacientes com DPOC ou doença pulmonar obstrutiva severa podem apresentar uma $PaCO_2$ mais elevada em repouso
    - Apneia do sono pode predispor os pacientes a um colapso das vias aéreas e hipoventilação
  - Intervenções
    - Tratar todas as causas reversíveis
      - Considerar naloxona ou flumazenil se os fármacos forem os prováveis agentes ofensores
    - Considerar ventilação não invasiva, como a BiPAP, ou repetir a intubação

■ Cardiovascular
- **Hipertensão**
  - Fatores anestésicos e cirúrgicos
    - Dor
    - Sobrecarga volêmica
    - Hipotermia e tremor
    - Aumento da pressão intracraniana
  - Comorbidades preexistentes
    - Pacientes com hipertensão preexistente são propensos à hipertensão pós-operatória, especialmente se medicamentos forem interrompidos no pré-operatório
  - Intervenções
    - Tratar a causa subjacente
    - Considerar o uso de agentes anti-hipertensivos
- **Hipotensão**
  - Fatores anestésicos e cirúrgicos
    - Hipovolemia após ressuscitação inadequada ou retenção contínua de fluidos
    - Hipovolemia secundária a uma hemorragia ativa
    - Vasodilatação decorrente de uma resposta inflamatória
    - Efeitos anestésicos residuais
  - Comorbidades preexistentes
    - Causa cardiogênica deve ser considerada em pacientes com um histórico de coronariopatia ou arritmias
    - Tônus vascular pode ser afetado por medicamentos crônicos
  - Intervenções
    - Dependente da provável causa
    - Considerar a administração de fluidos em *bolus* ou suporte inotrópico

■ **Disfunção renal**
- Fatores anestésicos e cirúrgicos
  - Hipovolemia (pré-renal) e hipotensão são as causas mais prováveis de lesão renal no período perioperatório
  - Causas cirúrgicas de perfusão renal reduzida incluem pinçamento renal, estenose da artéria renal, síndrome compartimental abdominal ou obstrução ureteral
- Intervenções
  - Determinar se a causa provável é pré-renal, intrarrenal ou pós-renal, e tratar de modo apropriado
  - Tratar quaisquer distúrbios eletrolíticos
  - Considerar hemodiálise se o tratamento clínico for insuficiente

- Neurológico
  - Delírio
    - Apresenta-se como desorientação e comportamento inapropriado na recuperação anestésica
    - Risco elevado no idoso e naqueles com demência
    - Quase todas as drogas anestésicas podem precipitar delírio
    - Intervenções
      - Tratar a causa subjacente
        - Infecção, hipoglicemia ou distúrbios eletrolíticos
      - Analgesia adequada
      - Antipsicóticos
      - Minimizar a polifarmácia
      - Oxigênio suplementar
  - Disfunção cognitiva pós-operatória
    - Declínio na função cognitiva após a cirurgia
      - Causa não é clara
        - Pode ser secundária a uma resposta inflamatória após a cirurgia
        - Não relacionada com a hipotensão
      - Risco similar nas anestesias regional e geral
    - Fatores de risco
      - Idade
      - Cirurgia cardíaca
      - Cirurgia de alto risco ou de grande porte
      - Consumo significativo de álcool
      - Níveis educacionais mais baixos
      - Histórico de AVE
      - Histórico de comprometimento cognitivo (como doença de Alzheimer)
      - Hospitalização prolongada
  - Síndrome anticolinérgica central
    - No pós-operatório, os pacientes apresentam sintomas similares aos da intoxicação por atropina
      - Tontura, visão embaçada, náusea, pupilas dilatadas, fotofobia, alucinações dissociativas, convulsão e desorientação
      - Diagnóstico é difícil, e outras causas de desorientação devem ser consideradas
      - Se os sintomas se resolveram com fisostigmina, a síndrome anticolinérgica central é provavelmente a causa
      - Fisostigmina
        - Anticolinérgico
        - A estrutura terciária lipossolúvel permite que a fisostigmina atravesse a barreira hematoencefálica (neostigmina é quaternária)
        - Efeitos colaterais: bradicardia, salivação, vômito
        - Metabolizada pelas colinesterases plasmáticas
          - Age apenas por 20 minutos, então a repetição de dose pode ser necessária
- Hipotermia
  - Comum após os anestésicos decorrente da temperatura fria da sala de operação, exposição da pele e vísceras e temperatura ambiente dos fluidos IV
  - Efeitos
    - **Tremor pós-operatório**
      - Tremor aumenta a taxa metabólica → aumenta o consumo de oxigênio
      - Benigno em indivíduos saudáveis, porém pode ser prejudicial naqueles que não toleram um aumento na frequência cardíaca
      - Tremor também pode ocorrer sem hipotermia após os anestésicos
    - Prejudica a função plaquetária
    - Redução do metabolismo dos fármacos
    - Imunossupressão
  - Tratamento
    - Aumentar a temperatura ambiente
    - Usar aquecedor de líquidos
    - Mantas de ar forçado

- Medicamentos para reduzir o tremor incluem opioides, clonidina, dexmedetomidina, propofol, meperidina e fisostigmina
- **Náusea e vômito pós-operatório (NVPO)**
  - Comum após anestésicos gerais
  - Prognóstico do risco
    - Escore de Apfel prognostica a NVPO
      - Quatro fatores
        - Não fumante
        - Sexo feminino
        - Histórico de NVPO/enjoo de movimento
        - Opioides intraoperatórios
      - Risco de NVPO depende do número de fatores positivos
        - 0 fator = 10%
        - 1 fator = 20%
        - 2 fatores = 40%
        - 3 fatores = 60%
        - 4 fatores = 80%
  - Fatores de risco
    - Fatores de risco anestésicos
      - Uso de agentes voláteis, óxido nitroso, opioides, neostigmina
    - Fatores de risco cirúrgicos
      - Cirurgia de estrabismo, tonsilectomia, cirurgia da mama, cirurgia ginecológica, orquiopexia, cirurgia otorrinolaringológica
    - Fatores de risco do paciente
      - Sexo feminino, não fumante, histórico de NVPO e enjoo de movimento
      - Risco não está relacionado com o gênero até a puberdade
  - Técnicas preventivas
    - Administrar antieméticos profiláticos, fornecer hidratação adequada e modificar o plano anestésico para minimizar os fatores de risco anestésicos
      - Evacuação gástrica não ajuda
    - Fármacos
      - Antieméticos
        - **Ondansetrona:** antagonista da serotonina
        - **Droperidol/haloperidol:** antagonista da dopamina
        - **Metoclopramida:** antagonista da dopamina e serotonina
        - **Dexametasona:** inibição central da síntese de prostaglandina
        - **Escopolamina:** bloqueio de receptores muscarínicos-colinérgicos do centro do vômito na ponte e córtex
        - **Fenotiazinas:** antagonista da dopamina
      - **Antiácidos**
        - **Inibidores da bomba de prótons**
        - **Bloqueadores H2**
        - Citrato de sódio
    - Acupuntura
      - Age no sítio P6 para reduzir a NVPO, porém apenas se realizada antes da anestesia

ALTA DA URPA

- Fase
  - I: alta da SO para a URPA
  - II: alta da URPA para casa
  - III: alta domiciliar para a retomada de atividades diárias
- Critérios de alta da URPA
  - Os critérios de alta continuam a se desenvolver e são frequentemente dependentes da instituição, com base nos recursos e capacidades de monitorização
  - Escala de Aldrete
    - Fatores (0, 1 ou 2 pontos cada)
      - Atividade (sem movimento, movimenta dois membros, movimenta quatro membros)

- ➤ Respiração (apneia, respiração superficial, respiração profunda e tosse)
- ➤ Circulação (PAS superior a 50 mm Hg do nível pré-anestésico, PAS em 50 mm Hg do nível pré-anestésico, PAS < 20 mm Hg do nível pré-anestésico)
- ➤ Consciência (não responde, sonolento, alerta)
- ➤ Saturação de oxigênio (cianótico, pálido, normal)
- ◆ Escore de 9/10 é considerado adequado para alta

DOAÇÃO DE ÓRGÃOS

- Doação após morte cerebral
  - Critérios da morte neurológica
    - ◆ Ausência de resposta
    - ◆ Ausência de atividade motora espontânea
    - ◆ Reflexos papilar, corneano, oculocefálico/oculovestibular ausentes
    - ◆ Tosse ausente com a aspiração
    - ◆ Ausência de aumento na FC com 2 mg de atropina
    - ◆ Nenhum esforço respiratório no teste de apneia ($PaCO_2 > 60$ mm Hg)
    - ◆ Silêncio elétrico no EEG
  - **Alterações fisiopatológicas**
    - ◆ RVS reduzida → hipotensão
    - ◆ *Diabetes insipidus* central
      - ➤ Por causa da lesão na neuro-hipófise e redução de vasopressina
      - ➤ Manifesta-se com poliúria, hipernatremia, hipocalemia, hipocalcemia
        - ❖ Tratar com DDAVP e vasopressina
    - ◆ Disfunção do miocárdio
    - ◆ Redução do hormônio antidiurético
    - ◆ Hipotireoidismo
    - ◆ Insuficiência suprarrenal
  - **Considerações intraoperatórias**
    - ◆ Objetivos hemodinâmicos
      - ➤ PA sistólica > 100 mm Hg
      - ➤ $PaO_2 > 100$ mm Hg
      - ➤ Débito urinário > 100 mL/h
    - ◆ Ressuscitação
      - ➤ Fluidos IV e vasopressores podem ser necessários para manter uma pressão arterial e um débito urinário adequados
      - ➤ Ressuscitação volêmica excessiva pode causar inchaço do órgão e reduzir a qualidade do transplante
    - ◆ Aquisição de órgãos
      - ➤ Realizada em ordem de suscetibilidade à isquemia
      - ➤ Coração é removido primeiro, rins são removidos por último
    - ◆ $FIO_2 < 40\%$ para remoção de pulmão
    - ◆ Glicose-alvo < 200 mg/dL
- Doação após morte cardíaca
  - Em razão da remoção de órgãos após a parada cardíaca, os órgãos têm um tempo mais prolongado de isquemia do que pode afetar a qualidade do órgão
    - ◆ Doação controlada: equipe de transplante espera a parada cardíaca na sala de operação
    - ◆ Doação não controlada: parada cardíaca não planejada com ressuscitação malsucedida ou não tentativa de ressuscitação

QUESTÕES

1. Um homem de 42 anos de idade com obesidade mórbida está agendado para ser submetido a uma colectomia direita. Ele tem um histórico de IAM silencioso, hipertensão, colesterol elevado, insuficiência renal crônica (Cr, 1,7) e diabetes melito não dependente de insulina. Seus medicamentos incluem metoprolol, amlodipina, metformina e sinvastatina. O escore de seus fatores de risco cardíaco revisados é:

    A. 1
    B. 2
    C. 3
    D. 4

2. Um homem de 72 anos de idade está sendo submetido a uma avaliação pré-operatória para cirurgia não cardíaca. Ele é capaz de subir um lance de escadas sem dificuldade. Esta atividade é equivalente a qual dos seguintes em termos de consumo de oxigênio?

    A. Consumo de O_2 de 3,5 mL/kg por minuto
    B. Consumo de O_2 de 7 mL/kg por minuto
    C. Consumo de O_2 de 14 mL/kg por minuto
    D. Consumo de O_2 de 21 mL/kg por minuto

3. Qual das seguintes terapias é contraindicada para o paciente com morte cerebral sendo submetido à doação de pulmão?

    A. Solumedrol
    B. Manobras de recrutamento
    C. Volumes correntes de 10 mL/kg
    D. Restrição de líquidos

4. Qual dos seguintes fatores está associado ao desenvolvimento de disfunção cognitiva pós-operatória?

    A. Hipotensão intraoperatória
    B. Anestesia geral *versus* anestesia regional
    C. Idade > 60 anos
    D. Níveis educacionais mais elevados

5. Qual das seguintes afirmações relacionadas com o uso de aprepitanto comparado à ondansetrona para NVPO é mais correta?

    A. É mais eficaz para prevenção de NVPO
    B. Seu uso está associado a um maior prolongamento de QT
    C. É mais sedante do que o ondansetrona
    D. É mais eficaz quando administrado no final da cirurgia

CAPÍTULO 6 Sistema Cardiovascular

ESTRUTURA E MECANISMOS

- **Anatomia**
  - Posição do coração (**Fig. 6.1**)
    - Posicionado no mediastino em ~T5-8
    - Ancorado no pericárdio
    - Ligeiramente virado
      - O ventrículo direito é a estrutura mais anterior e situa-se na área paraesternal esquerda, mais próximo da parede torácica → mais provável de ser lesionado no trauma
      - O átrio esquerdo está em contato com o esôfago → essencial para compreender as incidências no ecocardiograma transesofágico (TEE) da porção média do esôfago
  - Câmaras
    - Átrio direito (AD)
      - Recebe sangue desoxigenado da veia cava inferior (VCI) e veia cava superior (VCS)
      - Fossa oval é o remanescente fetal do forame oval
        - Forame oval patente (PFO) existe em ~25% da população
    - Ventrículo direito (VD)
      - Recebe sangue desoxigenado do AD
      - Contém os músculos papilares anterior, posterior e septal conectados à valva tricúspide
      - Esvazia-se na via de saída do ventrículo direito para a artéria pulmonar
    - Átrio esquerdo (LA)
      - Recebe sangue oxigenado de quatro veias pulmonares
      - Apêndice atrial esquerdo é uma bolsa muscular
        - Local de formação de trombo, especificamente em estados de baixo fluxo como fibrilação atrial (A-fib) e insuficiência cardíaca (IC) relacionadas com a cardiomiopatia dilatada

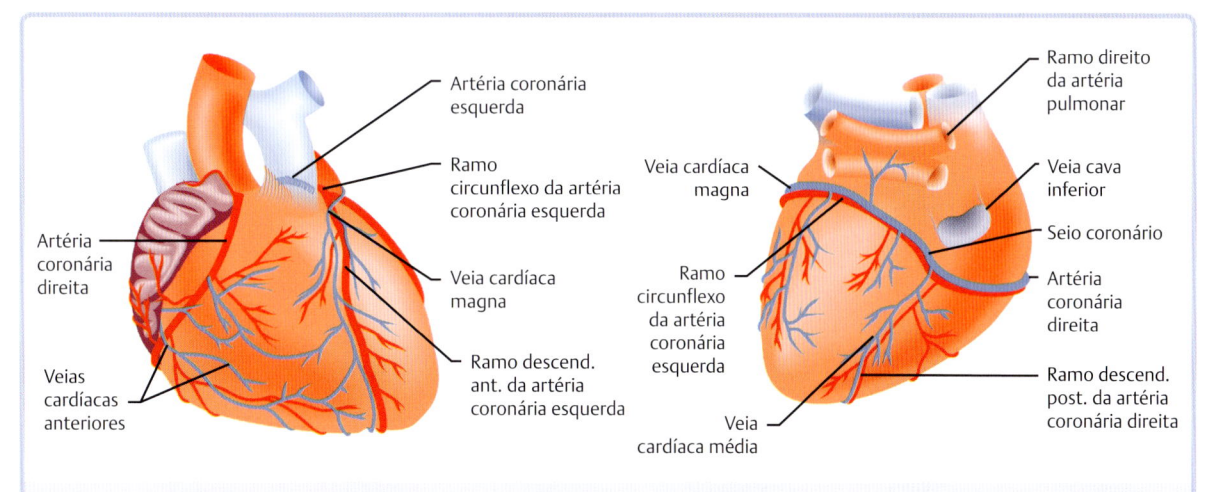

FIGURA 6.1 **Posição e Incidência do Coração.** Anatomia cardíaca básica mostrando as câmaras e valvas do coração. Ant., anterior; descend., descendente; Post., posterior. (Reproduzido de Pagel PS, Kampine JP, Stowe DF. Cardiac anatomy and physiology. In: Barash PG, Cullen BF, Stoelting RK, et al., eds. *Clinical Anesthesia*. 7th ed. Philadelphia, PA: Wolters Kluwer; 2013:242.)

- Ventrículo esquerdo (VE)
  - Recebe sangue oxigenado do átrio esquerdo
  - Contém os músculos papilares anterior e posterior conectados à valva mitral
  - Mais muscular e capaz de pressões mais elevadas do que o VD
- **Valvas**
  - Tricúspide
    - Composta por três folhetos valvares → conecta o AD ao VD
    - Valva comumente infectada na endocardite
  - Pulmonar
    - Valva semilunar composta por três folhetos valvares → conecta o VD à AP (artéria pulmonar)
  - Mitral
    - Composta por dois folhetos valvares → conecta o AE ao VE
  - Aórtica
    - Valva semilunar composta por três folhetos valvares → conecta o VE à aorta
    - Dois por cento da população tem uma valva aórtica bicúspide
- **Vasos coronários** (Fig. 6.2)
  - Seios aórticos, localizados imediatamente abaixo da valva aórtica, emitem a artéria coronária direita (ACD) a partir do seio aórtico direito e artéria coronária esquerda a partir do seio aórtico esquerdo
    - Seio aórtico posterior → nenhum vaso e, portanto, chamado de seio não coronário

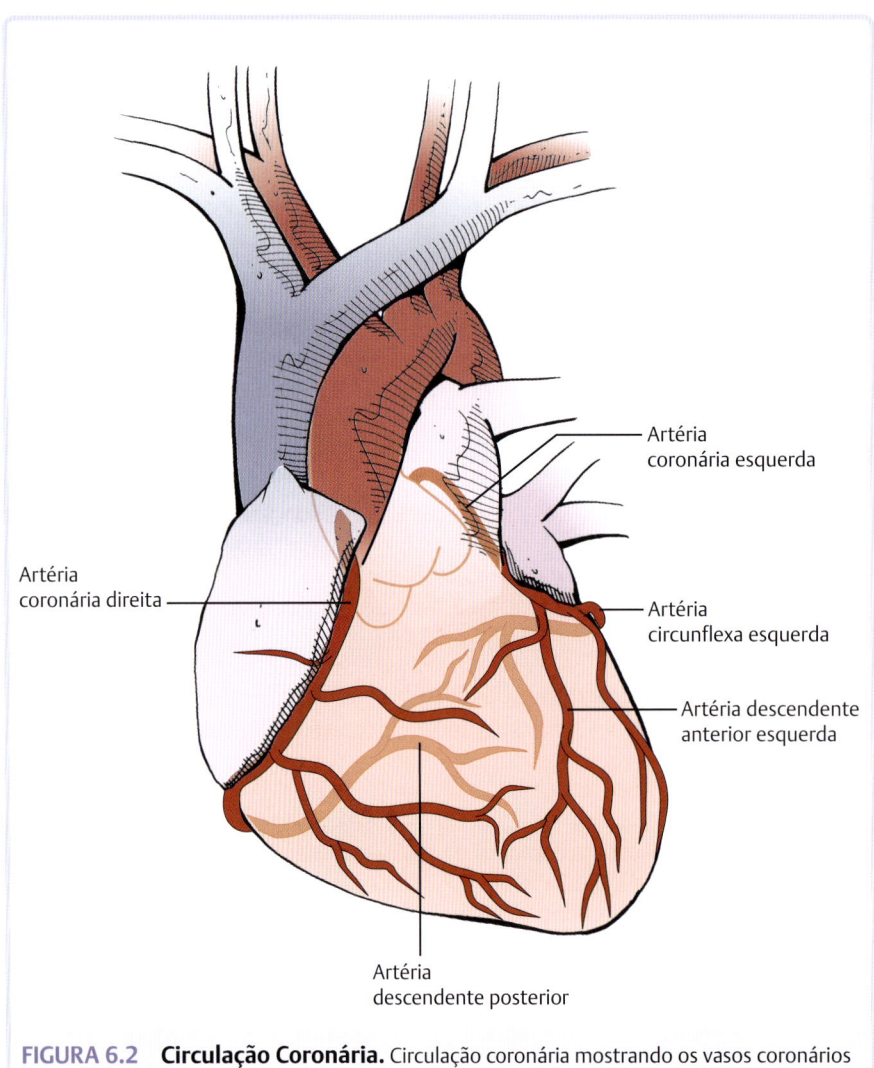

FIGURA 6.2 Circulação Coronária. Circulação coronária mostrando os vasos coronários dos lados direito e esquerdo e seus ramos associados.

- Artérias coronárias se originam na raiz da aorta
  - ACD → fornece sangue ao AD, VD, bem como para uma minoria do VE
    - Ramifica-se em artéria descendente posterior (PDA) no sistema direito dominante e na artéria marginal direita
    - PDA percorre ao longo do sulco interventricular posterior até o ápice
      - Abastece o terço posterior do septo interventricular
      - Abastece o nodo sinusal e está implicado nas arritmias
    - Artéria marginal direita
      - Fornece sangue ao VD
  - Artéria coronária esquerda (esquerda principal) divide-se em artéria descendente anterior esquerda (LAD) e circunflexa (Cx) → fornece sangue para grande parte do coração esquerdo e septo
    - LAD fornece sangue para o VE anterior, lateral e apical
      - LAD ramifica-se nas artérias diagonais e perfuradores septais
        - As artérias diagonais percorrem do sulco interventricular anterior em direção ao coração anterolateral
        - Perfuradores septais percorrem no interior do septo
    - Cx fornece sangue ao AE e VE posterior
      - Cx ramifica-se nas artérias marginais obtusas (OM)
      - Artérias marginais obtusas percorrem do sulco interventricular até o ápice
  - Veias coronárias retornam sangue desoxigenado para o seio coronário no átrio direito
- Dominância da artéria coronária
  - O vaso que abastece a PDA determina a dominância
    - ACD abastece a PDA → direita dominante
      - Maioria da população
    - Artéria Cx abastece a PDA → esquerda dominante
    - ACD e Cx abastecem a PDA → codominante

- **Ciclo cardíaco**
  - Nodo **sinoatrial (SA)** no átrio direito é o marca-passo do coração
    - Nodo SA transmite sinal para ambos os átrios → sístole atrial (onda P no ECG [eletrocardiograma])
    - Vago direito e a cadeia simpática abastecem o nodo SA
      - Massagem do seio carotídeo direito é mais eficaz do que a massagem do seio carotídeo esquerdo
  - Nodo **atrioventricular (AV)** recebe sinal na junção dos átrios e ventrículos (onda R no ECG)
    - Nodo AV transmite sinal para o feixe de His e fibras de Purkinje
    - Vago esquerdo e a cadeia simpática abastecem o nodo atrioventricular
  - **Sistema de Purkinje** envia sinal aos miócitos ventriculares → sístole ventricular (complexo QRS no ECG)

- **Fluxo sanguíneo**
  - Fluxo nos átrios é passivo pelo retorno venoso
    - Retorno venoso equivale ao débito cardíaco
    - Pressão intratorácica negativa durante a fase inspiratória espontânea ajuda no retorno venoso
  - Fluxo para o ventrículo é passivo e ativo
    - Oitenta e cinco por cento do fluxo para o ventrículo é passivo
    - Quinze por cento do fluxo para o ventrículo é ativo pela sístole atrial
  - Fluxo para a artéria pulmonar e valva aórtica é ativo
    - Ventrículos sofrem contração isovolêmica → pressão aumentada abre o PV ou AV → ejeção ventricular
  - Fluxo para os vasos coronários ocorre durante a diástole
    - Ventrículos sofrem relaxamento isovolêmica após a contração → valvas pulmonar e aórtica fecham

- **Potencial de ação cardíaco**
  - Cardiomiócitos são as células musculares do coração
    - Despolarização da membrana plasmática → entrada de cálcio na membrana plasmática por receptores nos túbulos T → ativação dos receptores da rianodina no retículo sarcoplasmático para abrir → cálcio liberado dentro da célula → cálcio se liga à troponina C → contração actina-miosina→ relaxamento dependente da ATPase e absorção de cálcio de volta ao retículo sarcoplasmático
  - Anestésicos voláteis diminuem a liberação de cálcio do retículo sarcoplasmático

FISIOLOGIA CARDÍACA

- Definições da função cardíaca
  - Inotropismo: força da contração muscular

- Cronotropismo: frequência cardíaca
- Dromotropismo: velocidade de condução dos impulsos
- Batmotropismo: limiar de excitação
- Lusitropismo: relaxamento do miocárdio
■ Pré-carga, pós-carga e contratilidade
  - **Pré-carga**
    ◆ Carga ventricular no final da diástole
      ➤ Determinada pelo **estiramento dos cardiomiócitos** antes da contração
      ➤ Relação linear entre o comprimento do sarcômero e a força do miocárdio
    ◆ Determinantes
      ➤ Aumento do retorno venoso (pressão e volume venoso) → pré-carga aumentada
      ➤ Aumento da pressão intratorácica (ventilação mecânica, efeito de massa) → pré-carga reduzida
  - **Pós-carga**
    ◆ Carga sistólica no ventrículo esquerdo após o início da contração
      ➤ Determinada pela resistência à contração
    ◆ Determinantes
      ➤ Hipertensão aumentada → aumento da pós-carga
      ➤ Estenose aórtica aumentada → aumento da pós-carga
      ➤ Complacência aórtica aumentada → pós-carga reduzida
  - **Contratilidade**
    ◆ Força contrátil do coração
    ◆ Determinantes
      ➤ Aumento do estímulo adrenérgico → contratilidade aumentada
      ➤ Aberração no pH → contratilidade reduzida
■ **Relação de Frank-Starling** (Fig. 6.3)
  - Relação entre o trabalho do miocárdio e a pré-carga
  - Carga aumentada no coração → maior expansão do miocárdio → maior contração do miocárdio
    ◆ Força da fibra muscular cardíaca é proporcional ao comprimento do sarcômero
  - Curva de Frank-Starling
    ◆ Gráfico
      ➤ Eixo X: volume diastólico final ventricular
      ➤ Eixo Y: desempenho ventricular

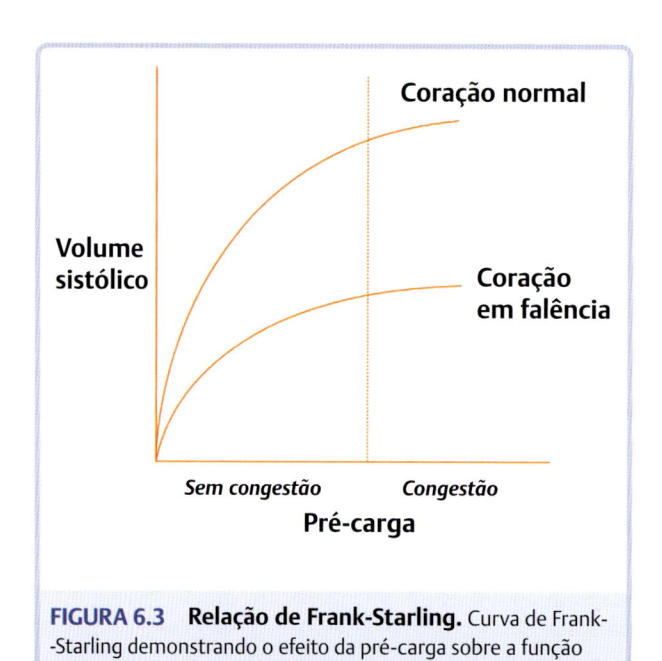

FIGURA 6.3 Relação de Frank-Starling. Curva de Frank-Starling demonstrando o efeito da pré-carga sobre a função cardíaca em um coração normal e um coração em falência. (Reproduzido de Urman RD, Ehrenfeld JM. *Pocket Anesthesia*. Philadelphia, PA: Wolters Kluwer; 2012.)

- ◆ Desempenho normal: volume diastólico final ventricular aumentado → maior desempenho ventricular
- ◆ Insuficiência cardíaca: volume diastólico final ventricular aumentado → aumento limitado no desempenho ventricular
- Trabalho cardíaco
  - Consumo cardíaco de oxigênio é determinado pelo trabalho sistólico e pela energia necessários para mudar o formato no enchimento e relaxamento
  - O trabalho cardíaco é determinado pela frequência cardíaca, volume sistólico e tensão da parede do miocárdio
    - ◆ Frequência cardíaca tem o impacto mais significativo sobre o consumo de oxigênio (e, então, a pós-carga e, depois, a pré-carga)
    - ◆ Tensão da parede é determinada pela pressão diastólica final ventricular, pré-carga e resistência vascular sistêmica
      - ➤ Tensão = pressão × raio/(2× espessura da parede)
  - Insuficiência cardíaca aumenta a tensão da parede → aumenta o consumo de oxigênio
- **Consumo de oxigênio**
  - Coração normal: 8 a 10 mL/100 g/min
  - Coração fibrilando após infusão de solução cardioplégica: 2 mL/100 g/min
  - Coração quiescente após infusão de solução cardioplégica: 0,3 mL/100 g/min
- **Equivalente metabólico da tarefa (MET)**
  - Usado para avaliar o consumo de energia
  - Razão entre a taxa metabólica durante a atividade e a taxa metabólica basal
  - Aplicação
    - ◆ 1 MET = quantidade de energia gasta durante 1 minuto em repouso
      - ➤ Valor médio de 1 MET = 3,5 mL O_2/kg/min
    - ◆ Exemplo: se um paciente consumir 250 mL O_2/min na linha de base, então um consumo de 2.500 mL O_2/min representa 10 METs

PRESSÃO E FLUXO SANGUÍNEO

- **Modulação da pressão arterial (PA)**
  - **Sistema nervoso simpático**
    - ◆ Conjunto complexo de nervos que libera norepinefrina e epinefrina da medula suprarrenal para produzir vasoconstrição e desviar o sangue para o coração, pulmões e cérebro
    - ◆ Atua em resposta ao estresse, hipotensão e hipovolemia
  - **Sistema renina-angiotensina-aldosterona**
    - ◆ Via de sinalização que aumenta a aldosterona e a retenção de sódio para aumentar o volume de fluidos e sangue
    - ◆ Atua em resposta à hipotensão, hiponatremia e estimulação do sistema nervoso simpático
  - **Vasopressina**
    - ◆ Hormônio peptídico produzido no hipotálamo que regula a retenção de líquidos nos rins e a vasoconstrição nos receptores V_1 no músculo liso vascular
    - ◆ Atua em resposta à hipovolemia, hipotensão, osmolalidade sérica aumentada e angiotensina II aumentada
    - ◆ Não contrai a vasculatura pulmonar, portanto, pode ser usada na hipertensão pulmonar
- **Barorreceptores**
  - Neurônios sensoriais que monitorizam a distensão de vasos sanguíneos e a pressão arterial
    - ◆ Localizados no seio carotídeo, arco aórtico e átrio direito
    - ◆ Barorreceptores carotídeos enviam sinais pelo nervo craniano IX
    - ◆ Barorreceptores aórticos enviam sinais pelo nervo craniano X
  - A descarga de barorreceptores desacelera com a redução na PA → inicia o reflexo barorreceptor para restaurar a PA
  - Barorreceptores se adaptam ao tempo → pacientes com hipertensão essencial podem ter um ponto de ajuste mais elevado para a PA
- **Resistência vascular**
  - **Resistência vascular sistêmica (RVS)** provém da circulação periférica
    - ◆ RVS = 80 × (PAM − CVP)/débito cardíaco
    - ◆ Valores de referência: 700 a 1.600 dina · s/cm^5

- **Resistência vascular pulmonar (RVP)** provém da circulação pulmonar
    - RVP = 80× (pressão média da PA – pressão de oclusão da artéria pulmonar)/débito cardíaco
    - Valores de referência: 20 a 130 dina · s/cm^5
- Autorregulação do fluxo sanguíneo
    - Autorregulação é a manutenção do fluxo sanguíneo normal, apesar das variações na PA e volume
    - Cérebro, coração e rins mantêm uma autorregulação excelente
    - Órgãos esqueléticos e esplênicos têm uma autorregulação moderada
    - Útero e pele têm pouco autorregulação

FÁRMACOS HEMODINÂMICOS

- Estimulantes
    - Agonistas α primários
        - **Fenilefrina**
            - Agonista $α_1$ direto que aumenta a RVS
            - Ausência de efeito direto sobre a frequência cardíaca
                - Pode-se observar bradicardia reflexa → redução no débito cardíaco
        - **Norepinefrina**
            - Agonista $α_1$, $α_2$ e $β_1$ direto que aumenta a RVS, mas os efeitos α predominam
            - Retorno venoso aumenta
            - Débito cardíaco é geralmente inalterado
            - Consumo de oxigênio aumenta
            - Aumenta a RVP
            - Diminui o fluxo sanguíneo para a vasculatura renal, leitos vasculares mesentéricos e circulação periférica
    - Agonistas β primários
        - **Dobutamina**
            - Efeitos primariamente $β_1$, embora alguns efeitos agonistas $α_1$ e $β_2$ também podem ser observados
                - Mais inotropismo do que cronotropismo (ao contrário do isoproterenol)
                - Aumenta o débito cardíaco sem grandes alterações na frequência cardíaca ou pressão arterial
            - Eficaz nos estados de baixo débito cardíaco
            - Improvável de aumentar o tamanho do infarto ou causar arritmias
            - Útil no choque cardiogênico
        - **Isoproterenol**
            - Estimulação β-adrenérgica não seletiva
                - $β_1 > β_2$
            - Primariamente usado como agente cronotrópico após transplante cardíaco
            - Pode ser usado para tratar bradicardia hemodinamicamente instável ou bloqueio cardíaco de 3º grau quando um marca-passo temporário não estiver disponível
        - **Dopexamina**
            - Análogo sintético da dopamina com atividade $β_1$ e $β_2$
                - $β_2 > β_1$
            - $β_2$ → vasodilatação → redução da pós-carga
            - Vasodilatação dos vasos renais e esplênicos
            - Aumento do inotropismo
            - Aumento da diurese
    - Agonistas mistos α e β
        - **Efedrina**
            - Agonistas α e β indiretos que aumentam a RVS e o inotropismo
                - Libera NE nas terminações nervosas simpáticas
            - Depleção das reservas de norepinefrina pode resultar em taquifilaxia
            - Não usar em pacientes tomando inibidores da monoamina oxidase
        - **Epinefrina**
            - Agonistas $α_1$, $α_2$, $β_1$ e $β_2$ diretos
            - Aumenta a RVS
            - Aumenta o inotropismo
            - Aumento o cronotropismo

- ➤ Comparada à norepinefrina, a epinefrina dilata o leito pulmonar por receptores β_2 e pode ser usada no choque anafilático
- ➤ Geralmente diluída
  - ❖ 1:100.000 é interpretado como 1 g por 100.000 mL, ou 10 μg/mL
- ➤ Eliminada pela recaptação nos terminais nervosos simpáticos (90%) e difusão para o fígado para metabolismo (20%)
- ❖ **Dopamina**
  - ➤ Agonistas α, β e dopaminérgico
    - ❖ Em baixas doses (0,5 a 3 μg/kg/min) → age nos receptores renais para promover vasodilatação renal
      - ▹ Não há evidência de melhora na função renal
      - ▹ Pode promover diurese que pode piorar a hipovolemia em determinados estados de choque
    - ❖ Em doses moderadas (3 a 10 μg/kg/min), agonista β e aumento do cronotropismo
    - ❖ Em doses altas (10 a 20 μg/kg/min), estimulações α e β mistas
    - ❖ Em doses muito altas (> 20 μg/kg/min), estimulação primariamente α
  - ➤ Maior tendência de causar arritmias
  - ➤ Não é mais o agente de eleição no choque séptico
- ● Outros
  - ❖ **Vasopressina**
    - ➤ Age nos receptores V_1 da vasopressina para aumentar a RVS sem aumentar a RVP
    - ➤ Níveis de vasopressina são baixos no choque vasodilator/séptico
    - ➤ Eficaz na acidemia
    - ➤ Outros receptores incluem V_2 (retenção de água) e V_3 (secreção de corticotrofina)
  - ❖ **Milrinona**
    - ➤ Inibidor da fosfodiesterase II que causa inotropismo positivo e vasodilatação arterial
    - ➤ Usada na IC para reduzir a pré-carga e pós-carga
    - ➤ Excretada renalmente; portanto, não há necessidade de reduzir a dose na insuficiência renal
    - ➤ Efeitos adversos
      - ❖ Arritmias, especialmente fibrilação atrial
      - ❖ Hipotensão se administrada muito rapidamente
- ■ Sedativos
  - ● **β-bloqueadores**
    - ❖ Podem ser direcionados para β_1, β_1 e β_2, ou β e α
      - ➤ Receptores β são encontrados nas células do coração (β_1), bem como nas células do músculo liso, vias aéreas e artérias (β_2)
      - ➤ Bloqueio dos receptores β inibe a estimulação dos agonistas β, como epinefrina e outros hormônios do estresse
    - ❖ Útil para reduzir o consumo de oxigênio pelo miocárdio, controlar arritmias e na hipertensão
    - ❖ **Tipos**
      - ➤ **β_1 seletivo**: atenolol, bisoprolol, esmolol, metoprolol
      - ➤ **Não seletivo (β_1 e β_2):** nadolol, pindolol, propranolol, timolol
      - ➤ β e α: carvedilol, labetalol
    - ❖ Contraindicações
      - ➤ Pode agravar a asma e o broncospasmo pelo bloqueio β_2
      - ➤ Pode induzir agonismo α absoluto profundo no uso de cocaína e no feocromocitoma
      - ➤ Pode reduzir a resposta à hipoglicemia
    - ❖ Glucagon pode ser usado em uma *overdose*
  - ● **Bloqueadores dos canais de cálcio**
    - ❖ Almeja e bloqueia o movimento do cálcio pelos canais de cálcio
      - ➤ Eficaz na redução da frequência cardíaca, PA e vasospasmo cerebral
      - ➤ Evitar em pacientes com insuficiência cardíaca congestiva (ICC), choque cardiogênico, estados de baixo débito cardíaco e bloqueio AV
    - ❖ Classes
      - ➤ **Fenilalquilamina**
        - ❖ Seletiva para o miocárdio e reduz o consumo de oxigênio pelo miocárdio
          - ▹ Efeitos vasodilatadores são menores do que em outras classes → menos taquicardia reflexa
        - ❖ Exemplo: verapamil
          - ▹ Eficaz para taquicardia supraventricular

- Depressor do nodo AV, inotropismo negativo
- Vasodilatador moderado nas artérias coronárias e sistêmicas
- **Di-hidropiridinas**
  - Mais seletiva para vasodilatação
    - Hipotensão pode induzir taquicardia reflexa
  - Exemplos: nifedipina, nicardipina, nimodipina, amlodipina
    - **Nicardipina**
      - Vasodilatador arterial sem inotropismo negativo, cronotropismo
        - Venodilatador mínimo
        - Aumenta o volume sistólico e o fluxo sanguíneo coronariano
      - Diminui as isquemias cerebral e cardíaca
      - Perfil mais seguro do que o nitroprussiato e a nitroglicerina
        - Efeitos adversos: cefaleia (21%), náusea e vômito (7%), edema periférico
    - Nifedipina
      - Trata a angina, visto que possui efeitos poderosos sobre o músculo liso da artéria coronária
      - Alivia o vasospasmo coronário
    - Nimodipina
      - Atravessa a barreira hematoencefálica → trata o vasospasmo induzido por hemorragia subaracnóidea
- **Benzodiazepínicos**
  - Seletivo para depressão cardíaca e efeitos vasodilatadores
    - Vasodilata, mas com menos taquicardia reflexa
  - Exemplo: diltiazem
    - Fármaco eficaz no nodo AV, com efeitos depressivos leves a moderados sobre o miocárdio
- Liberadores de óxido nítrico (NO)
  - **Nitroprussiato de sódio (SNP)**
    - Estrutura
      - $Na_2[Fe(CN)_5NO]$
        - Cinco íons de cianeto para cada fração NO
      - **Libera NO** como ingrediente ativo
    - Função
      - Venodilatador e vasodilatador
        - Diminui a pré-carga e pós-carga, porém mais a pré-carga do que a pós-carga, visto que é um venodilatador
      - Início de ação rápido, eficaz na crise hipertensiva
      - Hipertensão rebote quando descontinuado, por causa do aumento na secreção de catecolaminas durante a infusão de SNP
    - Efeitos adversos
      - **Metabolismo** do SNP requer conversão de Fe^{2+} em Fe^{3+} (oxidação) → metemoglobinemia
      - Pode aumentar a pressão intracraniana (PIC)
      - Pode causar roubo coronário em pacientes com CAD (doença cardiovascular)
        - Foi demonstrado aumentar a mortalidade quando administrado em pacientes que sofreram um infarto do miocárdio (IM)
      - Atenua a vasoconstrição hipóxica pulmonar → redução na PaO_2
      - **Toxicidade por cianeto**
        - Metabolizado para cianeto → metabolizado para tiocianato → excretado pelos rins
          - Toxicidade por tiocianato pode ocorrer na insuficiência renal
          - Manifesta-se com náusea, vômito, confusão mental, fraqueza e disfunção tireoidiana
        - A toxicidade por cianeto geralmente requer doses superiores a 2 μg/kg/min
          - Primeiro sinal é a resistência aos efeitos hipotensivos do fármaco
          - Cianeto se liga ao ferro → inibe a respiração celular → acidose láctica e hipóxia citotóxica
            - PaO_2 venosa mista elevada na presença de toxicidade por cianeto
            - Sangue venoso é bem oxigenado, e os pacientes não são cianóticos
        - **Opções terapêuticas:** nitrato de sódio, nitrito de amila, tiossulfato de sódio, hidroxicobalamina
          - Tiossulfato de sódio (fármaco de eleição) converte cianeto em tiocianato
        - Proteção à luz
          - Exposição à luz → liberação de cianeto

- ➢ Estudos mostram que exposição de 8 horas à luz não faz muita diferença na liberação de cianeto
- **Nitroglicerina**
  - ◆ Convertida para óxido nítrico
  - ◆ Relaxante de músculo liso e venodilator
  - ◆ Diminui a angina
    - ➢ Diminui a pré-carga no miocárdio → diminui a tensão na parede e o consumo de oxigênio
    - ➢ Dilata artérias coronárias e melhora o fluxo sanguíneo
  - ◆ Vasodilatador em doses mais elevadas
- **Outros sedativos**
  - **Fenoldopam**
    - ◆ Agonista dos receptores da dopamina 1, com propriedades vasodilatadoras significativas
      - ➢ Intensifica o fluxo sanguíneo renal pela vasodilatação renal
        - ❖ Ausência de vasodilatação sistêmica significativa
        - ❖ Aumenta a eliminação de creatinina e promove diurese
      - ➢ Metabolizado no fígado
    - ◆ Usado para tratamento de hipertensão severa para minimizar o insulto renal
      - ➢ Reduz a lesão renal aguda, a necessidade de hemodiálise, morte e o período de permanência na UTI após uma infusão prolongada
    - ◆ Alternativa ao SNP e tem a vantagem de menor toxicidade, efeito rebote ou roubo coronário
  - **Hidralazina**
    - ◆ Vasodilatador pelo relaxamento do músculo liso
      - ➢ Atua nos canais de potássio
    - ◆ Metabolizada no fígado
    - ◆ Pode causar uma síndrome tipo lúpus eritematoso sistêmico
  - **Nesiritida**
    - ◆ Forma recombinante do peptídeo natriurético cerebral humano, que possui efeitos vasodilatadores, natriuréticos e diuréticos
    - ◆ Eficaz na ICC
  - **Inibidores da enzima conversora da angiotensina (ECA)/bloqueador do receptor da aldosterona (ARB)**
    - ◆ Inibe o sistema renina-angiotensina-aldosterona para prevenir hipertensão
    - ◆ Pode causar hipotensão refratária durante a anestesia geral

HIPERTENSÃO

- Tipos de hipertensão
  - Hipertensão essencial
    - ◆ Forma de hipertensão sem uma causa evidente
      - ➢ Afeta > 95% dos pacientes hipertensivos
    - ◆ Definida como pressão arterial sistólica (PAS) > 140 e pressão arterial diastólica (PAD) > 90
  - Hipertensão secundária
    - ◆ Etiologia evidente da hipertensão
      - ➢ Frequentemente causa formas mais graves de hipertensão que são mais refratárias ao tratamento
    - ◆ Causas
      - ➢ Estenose da artéria renal
      - ➢ Feocromocitoma
      - ➢ Hiperaldosteronismo
      - ➢ Síndrome de Cushing
      - ➢ Hipertireoidismo
      - ➢ Apneia obstrutiva do sono
      - ➢ Hiper-reatividade autonômica
- Morbidade da hipertensão
  - Hipertensões sistólica e diastólica são indicadores independentes de risco de IM, AVE e lesão renal
  - Pressão de pulso > 65 está associada a um maior risco de AVE, ICC e mortalidade
- Avaliação pré-operatória
  - Procurar por causas de hipertensão, fatores de risco cardiovasculares, sinais de lesão de órgãos-alvo e terapia médica atual

- Hipertensão de longa duração justifica a realização de um ECG e de exames renais pré-operatórios
- Hipertensão de longa duração com anormalidades no ECG pode ser considerada para um ecocardiograma
  - Geralmente recomendado adiar a cirurgia para PA > 200/115
    - O objetivo é de normalizar a PA o máximo possível antes da cirurgia
    - Não há evidências que corroborem o cancelamento para PA < 180/110
  - Cirurgia de urgência/emergência deve ser realizada
- Considerações anestésicas
  - Evitar grandes flutuações na pressão arterial
    - Considerar o uso de cânula arterial
    - Se uma cânula arterial não for utilizada, usar um esfigmomanômetro de tamanho apropriado
  - Hipotensão intraoperatória relativa pode causar lesão de órgãos-alvo

CORONARIOPATIA E INSUFICIÊNCIA CARDÍACA

- **Coronariopatia**
  - Estreitamento das artérias coronárias que abastecem o coração
    - Acúmulo de placas ao longo das paredes internas das artérias cardíacas → diminui o fluxo sanguíneo coronário
  - Angina estável: dor torácica em níveis estáveis de esforço
  - Síndrome coronária aguda: dor torácica indicativa de um IAM
    - Inclui angina instável, infarto do miocárdio sem supradesnivelamento do segmento ST (NSTEMI) e infarto do miocárdio com supradesnivelamento do segmento ST (STEMI)
- **Perfusões coronarianas**
  - Diferença entre a pressão diastólica aórtica e as pressões diastólicas finais dos ventrículos direito e esquerdo
    - VE é perfundido durante a diástole
      - Durante a sístole, a pressão do VE aumenta e oclui as porções intramiocárdicas das artérias coronárias
    - VD é perfundido durante a sístole e a diástole
      - Durante a sístole, a pressão do VD é menor, e a pressão de perfusão é suficiente para abastecer as artérias coronárias
  - Alterações coronarianas com a idade
    - Redução de miócitos cardíacos, células do nodo sinusal e fibras de condução
    - Rupturas de fibras elásticas e de colágeno
      - Em grandes artérias → aumento do diâmetro aórtico
      - No sistema venoso → complacência reduzida
    - Diminuição da resposta do sistema nervoso simpático
      - Redução da frequência cardíaca de repouso e máxima
      - Diminuição da resposta a receptores β
- **Infarto do miocárdio**
  - Ocorre quando o sangue para de fluir para parte do coração e causa isquemia do miocárdio
  - Diagnóstico do IM
    - Sintomas
      - Dor torácica, com possível radiação para o braço esquerdo ou pescoço, falta de ar, diaforese e exacerbação dos sintomas com o esforço
      - Mulheres e diabéticos podem manifestar sintomas atípicos
    - **Exames**
      - **Alterações no ECG**
        - Elevação do segmento ST, depressões do segmento ST podem significar síndrome coronária aguda
          - IM transmural ocorre por causa de um IM grave que se estende por toda a espessura do músculo cardíaco → elevações do segmento ST
          - IM subendocárdico ocorre em razão de uma isquemia na parede subendocárdica → depressões do segmento ST
        - Inversões da onda T podem ser um sinal de isquemia
        - Ondas Q podem ser um sinal de um prévio evento isquêmico
        - Derivações do ECG e sua distribuição cardíaca

- Lateral: I, avL, V5, V6
- Inferior: II, III, aVF
- Septal: V1, V2
- Anterior: V3, V4
- **Enzimas**
  - Troponina cardíaca I é um marcador proteico para isquemia cardíaca
    - Pode não aumentar até 3 horas após o evento coronariano
  - CK-MB também é um marcador para isquemia, mas a troponina é mais comumente usada
- Artéria coronária e localização do IM
  - LAD: IM anterior ou septal
  - Circunflexa: IM lateral
  - ACD: IM inferior
    - Geralmente causa bloqueio cardíaco decorrente de um dano no nodo AV
- **Tratamento antianginal**
  - Oxigênio
  - Terapia antiplaquetária
    - Aspirina
    - Clopidogrel
    - Outros agentes antiplaquetários
  - Nitroglicerina e/ou opioides para diminuir o estímulo simpático
  - β-Bloqueadores
  - Estatinas
  - Revascularização
    - Angioplastia
    - Colocação de *stent*
    - Cirurgia de revascularização miocárdica
- Complicações
  - Ruptura septal
    - Ocorre com a frequência mais elevada na primeira semana pós-IM
    - Mais comum após um infarto transmural e em um IM da parede anterior *versus* IM da parede inferior
    - O defeito septal ventricular resultante criado geralmente possui forma irregular
    - Manifesta-se com deterioração súbita e choque cardiogênico
      - Sem cirurgia corretiva, a mortalidade é de 100%
      - Com cirurgia corretiva, a mortalidade ainda é de 50 a 75%
    - Muitos pacientes são colocados em uma bomba de balonete intra-aórtica (IABP) para ajudar a reduzir a pós-carga
- **Insuficiência cardíaca**
  - Definida pela incapacidade do coração em bombear uma quantidade suficiente de sangue
    - Pode ser causada por coronariopatia, hipertensão, cardiomiopatia, doença valvular ou arritmias
  - Pode ser causada por disfunções sistólica e diastólica
    - **Disfunção sistólica:** fração de ejeção (FE) reduzida
    - **Disfunção diastólica:** relaxamento cardíaco anormal
  - Sintomas incluem dispneia de esforço, ortopneia, edemas periférico e pulmonar (elevação do pico das pressões das vias aéreas + fluidos rosado e espumoso)
  - RX (radiografia torácica) exibirá cardiomegalia
  - Ecocardiograma demonstrará hipocinesia
  - Cateterismo cardíaco
    - Pressão diastólica final do ventrículo esquerdo (LVEDP) > 15
    - Fração de ejeção (FE) < 35%
    - Índice cardíaco (CI) < 2,5
  - Objetivos
    - Diminuir a pré-carga e o fluxo sanguíneo pulmonar com TNG e morfina
    - Aumentar a função do VE com dobutamina
    - Otimizar a pressão arterial, frequência cardíaca, pré-carga e pós-carga
  - Classificação da New York Heart Association (NYHA)
    - Classe I: nenhuma limitação na atividade física
    - Classe II: leve limitação na atividade física

- ◆ Classe III: limitação acentuada da atividade física
- ◆ Classe IV: incapacidade de realizar qualquer atividade física sem desconforto
  - A causa mais comum de insuficiência cardíaca direita é a insuficiência cardíaca esquerda
- Cardiomiopatia de Takotsubo (síndrome do coração partido)
  - Caso único de cardiomiopatia causada por disfunção ventricular esquerda reversível
  - Comum em mulheres na pós-menopausa sob estresses fisiológicos grave e súbito
  - Tratamento
    - ◆ Se estável: diuréticos, inibidores da ECA, β-bloqueadores e anticoagulação
    - ◆ Se instável: considerar bomba de balonete ou suporte mecânico
      - ➤ Epinefrina pode aumentar a taxa de coração atordoado, visto que esta condição pode ser mediada pelo aumento de catecolaminas
    - ◆ Recuperação total é comum após alguns meses
- Avaliação pré-operatória
  - Identificar risco de cardiopatia, sintomas físicos, necessidade de intervenções e tratamento médico
  - Fatores e risco e estratificação
    - ◆ **Fatores de risco para coronariopatia**
      - ➤ Hipertensão
      - ➤ Hiperlipidemia
        - ❖ LDL alta, HDL baixa
      - ➤ Diabetes
      - ➤ Tabagismo
      - ➤ Obesidade
      - ➤ Histórico familiar
    - ◆ Índice de risco cardíaco revisado
      - ➤ Sistema de pontuação para prognosticar o risco perioperatório em pacientes sendo submetidos a uma cirurgia não cardíaca
      - ➤ Indicadores
        - ❖ Cirurgia de alto risco
        - ❖ Cardiopatia isquêmica
        - ❖ ICC
        - ❖ Doença cerebrovascular
        - ❖ Diabetes melito tratada com insulina
        - ❖ Creatinina > 2,0
      - ➤ Risco de evento cardíaco (morte, parada cardíaca ou infarto do miocárdio)
        - ❖ 1 indicador → 0,9%
        - ❖ 2 indicadores → 6,6%
        - ❖ 3 ou mais indicadores → 11%
    - ◆ Sintomas físicos
      - ➤ Dor torácica e suas qualidades
      - ➤ Dispneia e suas qualidades
      - ➤ Tolerância a exercícios
        - ❖ 4 METs ou capacidade de subir um lance de escadas é geralmente um bom marcador de capacidade funcional
  - Intervenções
    - ◆ **ECG de 12 derivações**
      - ➤ Desnecessário em pacientes sem fatores de risco ou sintomas, independente da idade
      - ➤ Deve ser considerado em pacientes com um ou mais fatores de risco sendo submetidos a uma cirurgia não vascular
      - ➤ Recomendado em pacientes com um ou mais fatores de risco sendo submetidos a uma cirurgia vascular
      - ➤ Pulso alternante: ondas pequenas e mais largas observadas na disfunção do VE grave
    - ◆ **Teste de esforço**
      - ➤ Teste de esforço pode ser combinado com o ECG e/ou ecocardiografia para avaliar o movimento da parede e os vasos coronários
      - ➤ Tipos
        - ❖ **Teste ergométrico** em uma esteira ou bicicleta ergométrica
          - › Pacientes devem ser capazes de alcançar 85% de sua frequência cardíaca máxima (220 − idade) para que o teste tenha valor

- Teste de estresse químico para aqueles que não conseguem realizar exercícios
  - **Teste de estresse com dobutamina**
    - Dobutamina aumenta a frequência cardíaca
    - O teste usa uma frequência cardíaca rápida para avaliar a presença de isquemia
    - Não pode ser usado em pacientes sendo tratados com altas doses de β-bloqueadores ou naqueles que utilizam marca-passo para bradicardia
  - **Imagem cintilográfica com adenosina**
    - Adenosina vasodilata os vasos
    - Captação de isótopo é normal em vasos patentes, mas a vasodilatação e a captação de isótopo são limitadas em vasos estenosados
    - Não dependente da frequência cardíaca
- Anormalidades
  - Anormalidades do movimento da parede podem indicar isquemia ativa secundária a um aumento no cronotropismo/inotropismo ou um sítio de prévio infarto
  - Captação de radionuclídeo reduzida durante o teste de estresse com adenosina indica lesão estenótica
- **Cateterismo coronário**
  - Procedimento invasivo para avaliar os vasos coronários com agente de contraste
  - Pode ser usado para intervenção → angioplastia ou colocação de *stent*
    - Por causa da necessidade de terapia antiplaquetária, a colocação de *stent* pode atrasar a intervenção cirúrgica
- **Tratamento médico**
  - Continuação ou início de agentes antiplaquetários, estatinas, β-bloqueadores, diuréticos, nitratos, inibidores da ECA, ARBs e anticoagulantes deve ser realizada caso a caso, com base no paciente e na cirurgia

DOENÇA VALVULAR

- Estenose aórtica
  - Apresentação
    - Angina, síncope, FC ou redução na tolerância a exercícios
      - Sintomas de insuficiência cardíaca são secundários a uma combinação de isquemia, hipertrofia ventricular esquerda (HVE) e disfunção do VE
      - Síncope é secundária à redução de monóxido de carbono (CO)
    - Sopro sistólico de ejeção na borda esternal direita alta
    - ECG
      - Pulso *parvus*: onda de pulso reduzida
      - Pulso *tardus*: onda de pulso tardia
  - Causas
    - Degeneração cálcica, valva aórtica bicúspide ou unicúspide, cardiopatia reumática, histórico de irradiação torácica
  - Classificação
    - Normal: área valvar > 2,5 cm^2, gradiente de pressão médio < 5 mm Hg
    - Leve: área valvar > 1,5 cm^2, gradiente de pressão médio < 20 mm Hg
    - Moderada: área valvar de 1 a 1,5 cm^2, gradiente de pressão médio de 20 a 40 mm Hg
    - Grave: área valvar de 0,7 a 1,0 cm^2, gradiente de pressão médio > 0 mm Hg
    - Crítica: área valvar < 0,7 cm^2, gradiente de pressão médio > 50 mm Hg
  - Fisiopatologia
    - Perfusão coronária é comprometida, e muitos pacientes possuem CAD coexistente
    - Estenose aórtica causa HVE compensatória para preservar a FE
    - HVE reduzirá a complacência do VE, podendo resultar em hipertrofia do LA e aumento das pressões no AE
    - Aumento das pressões atrial e ventricular esquerda pode transmitir e causar elevação das pressões pulmonar e cardíaca direita
  - Estratégias anestésicas
    - Pré-carga adequada é necessária para manter o fluxo anterógrado durante a indução anestésica
    - Manter o ritmo sinusal para preservar a sístole atrial e o enchimento ventricular
      - Fibrilação atrial impede uma pré-carga adequada
    - Minimizar a taquicardia para permitir tempo de um adequado enchimento ventricular

- FC < 80 a 90 bpm
  - Manter a contratilidade
    - Cuidado com betabloqueadores e bloqueadores dos canais de cálcio
  - Manter a RVS e a pós-carga
- Intervenção cardíaca
  - Substituição da válvula aórtica (AVR) deve ser considerada na estenose aórtica grave sintomática, estenose aórtica moderada sendo submetida à cirurgia de revascularização, ou na estenose aórtica grave assintomática com uma fração de ejeção reduzida
  - AVR pode ser realizada por cirurgia aberta ou com uma abordagem transcateter
- Desfechos
  - Doença progressiva
  - Na presença de sintomas, sem intervenção, a sobrevida média é de ~2 a 3 anos, e esta é prevista com base nos sintomas
    - Angina: ~5 anos
    - ICC: ~3 anos
    - Síncope: ~1 ano

■ Insuficiência aórtica
- Apresentação
  - Insuficiência aórtica (IAo) aguda: fraqueza aguda, dispneia e síncope
    - PAS elevada e PAD baixa
    - Pulso irregular
  - Insuficiência aórtica crônica: sintomas similares à IAo aguda, porém mais leves e mais prolongados no início do quadro
  - Sopro diastólico precoce no terceiro espaço intercostal esquerdo
  - Pulso *bisferiens*: dois picos sistólicos observados no traçado arterial na insuficiência aórtica
    - Primeira onda representa sangue ejetado com sístole
    - Segunda onda representa pico refletido da periferia
- Causas
  - Aguda
    - Endocardite, trauma torácico fechado, dissecção aórtica de um aneurisma torácico
  - Crônica
    - Valva bicúspide, doenças reumatoides, dilatação aórtica degenerativa
- Classificação
  - Regurgitação aórtica grave refere-se a um volume regurgitante superior a 50%, largura do jato no Doppler colorido > 65% do diâmetro da via de saída do ventrículo esquerdo, e largura das *venas contractas* no Doppler > 0,6 cm
- Fisiopatologia
  - Insuficiência aórtica causa sobrecarga volêmica e sobrecarga pressórica por causa do aumento de volume do ventrículo esquerdo → HVE
  - Pressões elevadas do ventrículo esquerdo podem causar edema pulmonar e ICC
  - Maior necessidade de oxigênio pelo miocárdio secundária à HVE e redução na pressão de perfusão diastólica aórtica → fluxo sanguíneo coronário reduzido → angina (mesmo na ausência de CAD)
- Estratégias anestésicas
  - Aumentar a pré-carga e a frequência cardíaca para manter o fluxo anterógrado
  - Reduzir a pós-carga e a RVS para prevenir aumento de regurgitação
  - Manter a RVP para prevenir edema pulmonar
  - Insuficiência aórtica crônica é bem tolerada, mas insuficiência aórtica aguda pode resultar em uma instabilidade hemodinâmica significativa
- Intervenção cardíaca
  - AVR cirúrgica é indicada para sintomas de IC ou ausência de sintomas com uma fração de ejeção reduzida
  - AVR cirúrgica é indicada em vez do tratamento médico na AI grave aguda

■ Estenose mitral
- Apresentação
  - Dispneia, dor torácica, ortopneia e sintomas de IC
  - Sopro mesodiastólico no ápice

- Causas
  - Causada quase que exclusivamente por doença reumática, porém outras causas incluem calcificações e endocardite
- Classificação
  - Área valvar normal: 4 a 6 cm^2
  - Leve: 1,5 a 2,5 cm^2
  - Moderada: 1,1 a 1,5 cm^2
  - Grave: área valvar normal: 0,6 a 1,0 cm^2
- Fisiopatologia
  - Pressão atrial esquerda aumentada → hipertensão pulmonar e ICC
  - Dilatação atrial esquerda aumentada → fibrilação atrial
  - Baixo fluxo atrial esquerdo → risco aumentado de tromboembolismo
  - CO fixo e pressões pulmonares aumentadas → edema pulmonar e eventual insuficiência do VD
  - Ventrículo esquerdo é protegido pela valva estenótica
- Estratégias anestésicas
  - Aumenta a pré-carga do LV para fluxo anterógrado
  - Manter o ritmo sinusal
    - Muito dependente de sua "sístole atrial", que é responsável por ~35% de seu CO *versus* ~20% em pacientes normais
  - Prevenir bradicardia para manter o enchimento ventricular
  - Manter a contratilidade
  - Manter a resistência vascular sistêmica
  - Evitar hipóxia e hipercapnia, que pode agravar a hipertensão pulmonar
- Intervenção cardíaca
  - Valvoplastia mitral percutânea por balonete pode ser considerada para estenose mitral grave sintomática na ausência de trombo
  - Comissurotomia mitral é indicada para estenose mitral sintomática grave, quando a valvoplastia não for possível
  - Substituição da válvula mitral (MVR) é indicada para estenose mitral moderada à severa com anatomia valvar anormal

■ Insuficiência mitral
- Apresentação
  - ICC, tolerância reduzida a exercícios, palpitações
  - Sopro holossistólico no ápice
- Causas
  - Isquemia cardíaca, cardiopatia reumática, endocardite, tumor intracardíaco, trauma, laceração degenerativa das pregas tendíneas
- Classificação
  - Grave quando largura da *vena contracta* > 0,7 cm, jato central de regurgitação mitral < 40% do átrio esquerdo, volume regurgitante > 50%
- Fisiopatologia
  - Insuficiência mitral aguda pode causar sobrecargas volêmica e pressórica do átrio e ventrículo esquerdos → congestão pulmonar
  - Porção do volume sistólico regurgitado → débito cardíaco reduzido
- Estratégias anestésicas
  - Prevenir bradicardia e manter a pré-carga para fluxo anterógrado
  - Reduzir a pós-carga e a RVS para prevenir aumento da regurgitação
  - IABP pode ser útil para prevenir hipotensão e manter a perfusão do órgão
- Intervenção cardíaca
  - Reparo ou substituição da valva mitral é indicada para FE < 60%, hipertensão pulmonar grave ou sinais de IC

■ Estenose tricúspide
- Apresentação
  - Dispneia, fadiga, edema periférico
  - Sopro diastólico sobre a borda esternal esquerda
- Causas
  - Reumática, carcinoide, endocardite, tumores extracardíacos
    - Se a causa for reumática, os pacientes quase sempre também têm doença mitral coexistente

- Fisiopatologia
    - Pressão atrial direita aumentada → fibrilação atrial
    - Congestão venosa aumentada
- Estratégias anestésicas
    - Aumentar a pré-carga e prevenir bradicardia para encorajar o fluxo anterógrado
    - Aumentar a resistência vascular sistêmica
    - Prevenir aumentos na resistência vascular pulmonar
- Intervenção cardíaca
    - Valvuloplastia tricúspide por balonete
    - Substituição da válvula tricúspide

■ Regurgitação tricúspide
- Apresentação
    - IC direita, ascite, hepatomegalia, congestão venosa jugular
- Causas
    - Dilatação anular secundária a qualquer processo que cause dilatação do VD, hipertensão pulmonar, cardiopatia reumática, endocardite, cardiopatia carcinoide, radiação
- Fisiopatologia
    - Pressão progressiva do AD e VD e sobrecarga volêmica → IC direita
    - Dilatação aumentada do AD → fibrilação atrial
- Estratégias anestésicas
    - Prevenir sobrecarga volêmica
    - Prevenir bradicardia
    - Manter a contratilidade
    - Manter a resistência vascular sistêmica
    - Diminuir a resistência vascular pulmonar
- Intervenção cardíaca
    - Reparo ou substituição da valva tricúspide

■ Cardiomiopatia hipertrófica
- O miocárdio, especialmente o ventrículo esquerdo, torna-se assimetricamente hipertrofiado com uma curvatura septal proeminente
- Obstrução dinâmica da via de saída ocorre em até 70% dos pacientes
    - Ocorre por causa do movimento sistólico anterior do folheto anterior da valva mitral encontrando o segmento anterosseptal do ventrículo esquerdo → obstrui a via de saída de fluxo do ventrículo esquerdo
    - Controle
        - Reduzir o cronotropismo para permitir o enchimento diastólico
        - Inotropismo negativo para aliviar a obstrução
        - Manter a pré-carga
        - Aumentar a pós-carga
- Causa de morte súbita cardíaca

■ **Profilaxia da endocardite**
- Em 2007, a American Heart Association fez recomendações para condições específicas que justificavam a profilaxia de endocardite infecciosa antes de procedimentos dentários
    - Próteses valvares cardíacas
    - Histórico de endocardite
    - Transplante cardíaco com função valvular anormal
    - Defeitos cardíacos congênitos
        - Defeitos cianóticos não reparados
        - Defeitos cardíacos congênitos reparados com material protético
        - Defeitos cardíacos congênitos reparados nos primeiros 6 meses após o reparo
        - Cardiopatia congênita reparada com defeitos residuais
- Escolha do antibiótico
    - Direcionar a cobertura para bactérias Gram-positivas com amoxicilina, ampicilina, uma cefalosporina de primeira geração, uma cefalosporina de segunda geração ou clindamicina

ARRITMIAS E DISTÚRBIOS ELÉTRICOS

- Implicações das arritmias
  - Arritmias estão associadas a um maior risco perioperatório decorrente da provável associação a uma cardiopatia subjacente
  - Considerar o adiamento de cirurgia eletiva, se o ritmo for novo, e a causa subjacente for desconhecida
- Classificação das arritmias pela localização do distúrbio elétrico
  - Atrial
    - Fibrilação atrial, *flutter* atrial, taquicardia atrial multifocal, taquicardia atrial prematura e bradicardia sinusal
  - Nodo atrioventricular
    - Bloqueio cardíaco
  - Ventricular
    - Contrações ventriculares prematuras, síndrome do QT longo, síndrome de Wolf-Parkinson-White, taquicardia ventricular e fibrilação ventricular (Fig. 6.4)
- **Fibrilação atrial**
  - Definida como um ritmo irregular com a ausência da onda P no ECG
    - Atividade elétrica atrial desorganizada → condução irregular dos impulsos ventriculares
  - Implicações
    - Aumento de 8 × na mortalidade perioperatória em um período de 30 dias
    - Perda da sístole atrial diminui o débito cardíaco
      - Contração atrial é responsável por 15 a 30% do débito cardíaco
    - Risco tromboembólico aumentado por causa da diminuição do fluxo atrial
      - Escore CHAD2
        - IC congestiva (1 ponto)
        - Hipertensão (1 ponto)
        - Idade > 75 (1 ponto)
        - Diabetes (1 ponto)
        - AVE ou ataque isquêmico transitório (2 pontos)
      - Escore CHADS2 e risco anual de AVE
        - 0 ponto = 2%
        - 1 ponto = 3%
        - 2 pontos = 4%
        - 3 pontos = 6%
        - 4 pontos = 9%
        - 5 pontos = 13%
        - 6 pontos = 18%
    - Resposta ventricular rápida
      - Fibrilação atrial pode estar associada a uma rápida taxa ventricular que diminui o enchimento ventricular
      - Associada à redução da PA, falta de ar e sensação de desfalecimento
  - Causas
    - Uma causa subjacente de fibrilação atrial nem sempre é encontrada

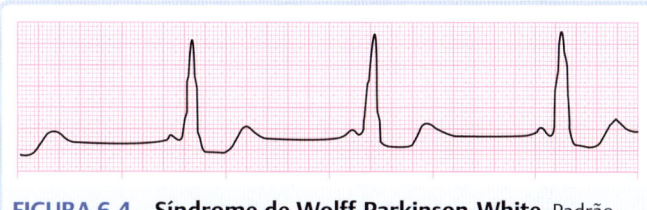

FIGURA 6.4 Síndrome de Wolff-Parkinson-White. Padrão ECG da síndrome de Wolff-Parkinson-White, com sua onda delta característica. (Reproduzido de Badescu GC, Sherman B, Zaidan JR, et al. Atlas of echocardiography. In. Barash PG, Cullen BF, Stoelting RK, et al., eds. *Clinical Anesthesia.* 7th ed. Philadelphia, PA: Wolters Kluwer; 2013:1719.)

- Associada à cardiopatia, doença pulmonar, abuso de álcool, hipertireoidismo, inflamação e estimulação ou estresse cirúrgico
- **Tratamento**
  - Controle da frequência e/ou controle do ritmo
  - Anticoagulação deve ser considerada antes da conversão e imediatamente após a cardioversão, se a fibrilação atrial persistir por mais de 48 horas
    - Pacientes com um escore CHADS2 elevado, que permanecem em fibrilação atrial, devem ser considerados para anticoagulação prolongada
  - Cardioversão deve ser considerada para pacientes hemodinamicamente instáveis com fibrilação atrial de início agudo
    - Em pacientes com fibrilação atrial crônica, usar cardioversão com cautela; é preciso garantir a ausência de um coágulo no AD, visto que a cardioversão pode causar embolização do coágulo
- *Flutter* atrial
  - Ritmo por reentrada, causado por um ritmo atrial prematuro
    - O período refratário ventricular previne todos os impulsos de serem conduzidos para os ventrículos
  - Complicações e tratamento são os mesmos que da fibrilação atrial
- Taquicardia atrial multifocal
  - Ritmo taquicárdico associado a três ou mais morfologias da onda P
    - Secundário à presença de agregados de células iniciando os impulsos elétricos
  - Associada à doença pulmonar obstrutiva crônica e o tratamento da causa subjacente pode melhorar o controle da frequência
  - Não responde à cardioversão elétrica (DC), por causa da ausência de um mecanismo de reentrada para o término
- Bloqueio cardíaco
  - Bloqueio AV de primeiro grau
    - Intervalo PR > 0,2 segundo
  - Bloqueio AV de segundo grau
    - Mobitz tipo I (Wenckebach): prolongado progressivo do intervalo PR com batimentos não detectados
    - Mobitz tipo II: intervalo PR permanece constante com batimentos não detectados
  - Bloqueio AV de terceiro grau
    - Não há associação entre as ondas P e os complexos QRS
    - Frequências atriais e ventriculares independentes
- Bloqueio do ramo esquerdo do feixe de His (LBBB)
  - RR' em V5 ou V6
  - Sugere HVE, hipertensão e/ou CAD
  - É geralmente difícil diagnosticar um IM se o paciente tiver um LBBB preexistente
  - Cautela é necessária nesses pacientes durante a colocação de um cateter arterial pulmonar
    - RBBB pode ocorrer durante a colocação (~5%) → bloqueio cardíaco completo
- Bloqueio do ramo direito do feixe de His (RBBB)
  - RR' em V1 ou V2
  - Não sugere cardiopatia
- Bloqueio unifascicular
  - Bloqueio de um dos fascículos do feixe esquerdo
  - Bloqueio fascicular anterior esquerdo é mais comum do que um bloqueio fascicular posterior esquerdo
    - Bloqueio fascicular anterior esquerdo (LAFB)
      - ECG: desvio do eixo esquerdo com RBBB
    - Bloqueio fascicular posterior esquerdo (LPFB)
      - ECG: desvio do eixo direito com RBBB
- Bloqueio bifascicular
  - Presença de um RBBB, com envolvimento de um ou dois fascículos do feixe esquerdo
    - RBBB + LAFB é mais comum *versus* RBBB + LPFB
- Ritmos de escape juncional
  - Ritmo nodal
  - Impulsos podem ser conduzidos retrogradamente (aos átrios) e anterogradamente (normal. ao ventrículo)
  - Onda P pode estar próxima, preceder ou perdida no QRS
  - Comumente assintomático, mas pode estar associado à hipotensão e débito cardíaco reduzido
  - Arritmia comumente observada sob anestesia geral, quando anestésicos voláteis são usados

- Tratamento
  - Aumento da frequência cardíaca
    - Efedrina, atropina, glicopirrolato
    - Isoproterenol, epinefrina
    - Marca-passo temporário
    - β-Bloqueadores de curta duração podem ser úteis, se a arritmia for secundária à estimulação simpática
- Síndrome de Wolff-Parkinson-White
  - Síndrome de pré-excitação ao longo da via acessória denominada feixe de Kent
    - A corrente é transmitida dos átrios aos ventrículos, mas não pelo nodo AV
  - Induzida por estimulação simpática e diversas classes de fármacos
    - Fármacos que estimulam o sistema nervoso simpático: cetamina e efedrina
    - Fármacos que controlam a frequência: β-bloqueadores, bloqueadores dos canais de cálcio e digoxina
      - Podem bloquear a condução pelo nodo AV → força toda a condução pelo nodo acessório
  - Procainamida bloqueia a condução pela via acessória
  - Achados no ECG
    - Intervalo PR curto (< 0,12)
    - Intervalo QRS alargado (> 0,12)
    - Ondas delta
- Síndrome de Brugada
  - Doença herdada geneticamente que afeta os canais iônicos cardíacos (canal de sódio SCN5A)
    - Associada à morte súbita cardíaca
    - Taquicardia ventricular polimórfica pode-se transformar em fibrilação ventricular
  - Exames cardíacos
    - ECG basal pode exibir elevações do segmento ST em V1-3, bloqueio do ramo direito do feixe de His
    - ECG é negativo em 30%
    - Ecocardiograma é geralmente negativo
    - RM cardíaca é útil para diagnóstico de displasia arritmogênica do VD
      - Infiltração adiposa no infundíbulo do VD
  - Considerações anestésicas
    - Considerar a colocação pré-operatória de um desfibrilador cardioversor implantável (DCI)
    - Na ausência de um DCI interno, colocar eletrodos no paciente para possível desfibrilação
    - Evitar aumento do tônus vagal e bradicardia
- **Prolongamento do intervalo QT$_c$**
  - Causas
    - **Genética**
      - Alterações do canal, que reduzem o efluxo de potássio ou aumentam o influxo de sódio/cálcio
      - **Síndrome congênita do QT longo**
        - Síndrome autossômica recessiva
        - Atividade simpática elevada pode precipitar circuitos de reentrada e causar torsades
        - Apenas 60% dos pacientes com síndrome do QT longo exibem prolongamento do QT no ECG de rastreio (QT > 420 ms)
        - Estratégias para evitar eventos cardíacos
          - β-bloqueio
          - Colocação de DCI
          - Evitar estimulação simpática
      - Síndrome de Romano-Ward
      - Síndrome de Jervell e Lange-Nielsen
    - **Fármacos que podem prolongar o intervalo QTc**
      - Antipsicóticos, antidepressivos, antibióticos, antifúngicos, anti-histamínicos
    - Anormalidades eletrolíticas
      - Hipocalemia e hipomagnesemia podem precipitar torsades
- Taquicardia ventricular
  - Classificações
    - Morfologia
      - Monomórfica
        - Complexos da taquicardia ventricular são idênticos no ECG
        - Geralmente causada pelo aumento de impulsos elétricos provenientes de um foco ventricular

- - - As causas incluem cicatrização ou irritação do miocárdio durante a colocação de cateter arterial pulmonar
  - Polimórfica
    - Complexos de taquicardia ventricular variam de acordo com o batimento
    - Geralmente causada por problemas com repolarização
      - Exemplo: torsades, síndrome do QT longo
- Duração
  - Não sustentada: < 30 segundos
  - Sustentada: > 30 segundos
- Pulso
  - Pulso
    - Débito cardíaco preservado
  - Taquicardia ventricular sem pulso
    - Tipo de parada cardíaca
    - Ritmo chocável que justifica tratamento imediato com Suporte Cardíaco Avançado de Vida (ACLS)
- Tratamento
  - Estável (com pulso)
    - Magnésio
    - Agentes antiarrítmicos, como a amiodarona
    - Ablação cardíaca
    - Cardioversão
    - Aumento da frequência atrial ou ventricular
  - Instável
    - Cardioversão
    - Desfibrilação
- Fibrilação ventricular
  - Atividade ventricular assíncrona ou descoordenada, que é uma emergência médica
  - Associada à cardiopatia isquêmica, mas a causa nem sempre é discernível
  - Tratamento
    - Desfibrilação
    - Agentes antiarrítmicos
- Distúrbios ECG causados por desequilíbrios eletrolíticos
  - Hipocalemia: PR prolongado, onda T achatada, ondas U
  - Hipercalemia: PR curto, alargamento do QRS, ondas T apiculadas
  - Hipercalcemia: QT curto

OPÇÕES TERAPÊUTICAS DA ARRITMIA

- Controle da frequência
  - β-Bloqueadores
  - Bloqueadores dos canais de cálcio
  - **Digoxina**
    - Glicosídeo cardíaco
      - Comumente usada na fibrilação e *flutter* atrial
    - **Mecanismo**
      - Inibe a NA-K-ATPase miocárdica
      - Aumenta o inotropismo miocárdico em pacientes com IC
      - Desacelera a frequência cardíaca pelo nodo AV
    - Sinais de **toxicidade**
      - Náusea/vômito
      - Dor abdominal
      - Fraqueza
      - Confusão
      - Frequentes batimentos ventriculares ectópicos
      - Alterações visuais das cores amarela e verde com halos ao redor da luz
    - Fatores predisponentes → toxicidade da digoxina
      - Hipocalemia

- - - Hipomagnesemia
    - Hipercalcemia
    - Hipotireoidismo
  - ◆ Tratamento das arritmias ventriculares causadas por toxicidade da digoxina
    - Reposição de eletrólitos (Mg, K)
    - Lidocaína, fenitoína, atropina
    - Anticorpo digoxina-específico é extremamente eficaz na toxicidade grave por digoxina
- Adenosina
  - ◆ Nucleosídeo que produz bloqueio cardíaco transitório no nodo atrioventricular
  - ◆ Usada nas taquicardias supraventriculares para auxiliar na identificação ou término do ritmo
  - ◆ Sofre metabolismo de nucleotídeos
    - Inibida pelo dipiridamol, portanto, uma menor dose de adenosina deve ser usada para prevenir assístole prolongada
- Controle do ritmo
  - Amiodarona
    - ◆ Derivado benzofurano com estrutura similar à da tiroxina
      - Prolonga a repolarização do potencial de ação cardíaco
      - Prolonga o potencial de ação dos músculos atrial e ventricular sem alterar o potencial de membrana em repouso
        - ❖ Deprime a função dos nodos SA e AV
      - Prolonga o intervalo QT
    - ◆ Indicações
      - Usada nas taquicardias atrial e ventricular
      - Tratamento de escolha na parada cardíaca por causa da fibrilação ventricular
        - ❖ Dose intravenosa de 300 mg
    - ◆ Dosagem
      - Intravenosa ou oral
        - ❖ Dose oral apresenta biodisponibilidade variável
      - Lipossolúvel com alto volume de distribuição
        - ❖ Dose de carga é ~10 gramas
      - Meia-vida de até 1 mês
    - ◆ Complicações
      - 2 a 4% com função tireoidiana alterada
        - ❖ Pode ser hipertireoide ou hipotireoide
      - 5 a 15% com toxicidade pulmonar
        - ❖ Resulta em pneumonite intersticial irreversível
        - ❖ Manifesta-se com tosse, dispneia, infiltrados irregulares e difusos bilaterais, DLCO reduzida
        - ❖ Geralmente em pacientes que tomam amiodarona durante meses ou anos
        - ❖ Tratamento
          - › Descontinuar o fármaco, tomar esteroides
      - Disfunção hepática
        - ❖ Pode ser subclínica ou tão grave quanto a cirrose
      - Manifestações oftalmológicas
        - ❖ Microdepósitos corneanos e opacidades lenticulares
        - ❖ Não afeta a acuidade visual, mas pode causar visão com efeito de halo e fotofobia
    - ◆ Efeitos colaterais
      - Bradicardia
        - ❖ Pode causar uma bradicardia resistente à atropina por causa dos efeitos antiadrenérgicos da amiodarona
        - ❖ Tratamento envolve isoproterenol ou um marca-passo
      - Hipotensão por vasodilatação e inotropismo negativo
  - Procainamida
    - ◆ Bloqueador dos canais de sódio que prolonga o potencial de ação cardíaco
    - ◆ Usada para taquicardias supraventriculares, bem como na síndrome de Wolff-Parkinson-White
- Cardioversão elétrica
  - Uma corrente elétrica programada é transmitida durante a onda R do complexo QRS
    - ◆ Previne a transmissão durante o período refratário e a fibrilação ventricular

- Usada para ritmos hemodinamicamente instáveis, incluindo fibrilação atrial, *flutter* atrial e taquicardias ventriculares
- Energia
  - Energia bifásica de 50 a 100 J ou energia monofásica de 100 J é usada para *flutter* atrial
  - Energia bifásica de 100 a 200 J ou energia monofásica de 200 J é usada para fibrilação atrial e taquicardia ventricular
- Desfibrilação
  - Uma corrente elétrica é transmitida e despolariza o músculo cardíaco para cessar arritmias instáveis
    - Possibilita que um ritmo sinusal normal seja estabelecido
  - Usada na taquicardia ventricular sem pulso ou na fibrilação ventricular
    - Energia bifásica de 200 J ou energia monofásica de 360 J é usada
- Intervenções invasivas
  - **Ablação por cateter**
    - Pode ser realizada para controle da frequência ou ritmo
    - Direcionada aos átrios e veias pulmonares
    - Complicações
      - Necessidade de um mecanismo de estimulação do ventrículo antes do procedimento, por causa do risco de bloqueio cardíaco
    - Taxa de sucesso
      - 50 a 60% na fibrilação atrial crônica
      - 80% em pacientes com câmaras de tamanho normal
  - **Procedimento de MAZE**
    - Procedimento cirúrgico para criar lesão transmural nas partes do miocárdio contendo vias elétricas
      - Incisar um campo ao redor das veias pulmonares e estender a incisão em direção ao átrio esquerdo e em direção à valva mitral
      - Tecido cicatrizado é incapaz de conduzir impulsos
  - **Ligar/excisar o apêndice atrial esquerdo**
    - Podem-se utilizar calor, *laser*, frio ou ultrassom de alta intensidade

DISTÚRBIOS OBSTRUTIVOS

- Efusão pericárdica e **tamponamento cardíaco**
  - Apresentação
    - Tríade de Beck
      - Hipotensão, distensão venosa jugular e bulhas cardíacas diminuídas
    - Pulso paradoxal
      - Queda inspiratória na PA arterial sistólica superior a 10 mm Hg
    - Sinal de Kussmaul
      - Veias cervicais tornam-se distorcidas durante a inspiração
      - Mais comumente observado com pericardite constritiva
  - Causas
    - Trauma, doença autoimune (LES, reumatoide, esclerodermia), uremia, câncer, dissecção aórtica, infarto do miocárdio, viral, tuberculose
  - Fisiopatologia
    - Tamponamento ocorre em razão do acúmulo de fluido no espaço pericárdico
      - Se o enchimento com fluidos for mais rápido do que a distensão pericárdica → retorno venoso e enchimento da câmara são comprometidos durante a diástole
      - Aumento da pressão pericárdica pode desviar o septo interventricular para a esquerda → diminui o enchimento do ventrículo esquerdo
    - A magnitude de deterioração e tamponamento dependem do quão rapidamente o fluido se acumula
      - Apenas 100 a 200 mL de fluido ou sangue podem causar tamponamento agudo
      - Em condições crônicas (em que há um acúmulo lento de fluidos), efusões pericárdicas de até ~1 L podem ser assintomáticas
    - Equalização da pressão diastólica decorrente da compressão das câmaras cardíacas
      - CVP = pressão capilar pulmonar em cunha
    - Mecanismo do pulso paradoxal
      - Enchimento ventricular é limitado pelo sangue e trombo no espaço pericárdico
      - Durante a inspiração, a pressão intratorácica negativa acentua o enchimento do VD

- ❖ Por causa do volume cardíaco limitado, o VD enche, porém, há uma queda de volume do VE
  - ➤ Estágios tardios do tamponamento
    - ❖ Hipotensão e pressão de pulso estreita resultam em menor alteração na PA para pulso paradoxal
    - ❖ Relação entre a pressão de pulso paradoxal e a pressão de pulso arterial é o indicador mais confiável da gravidade do tamponamento
- Considerações anestésicas
  - ◆ Os pacientes geralmente dependem do tônus simpático e têm contratilidade comprometida → alto risco de colapso cardiovascular na indução
  - ◆ Considerar a realização de expansão volêmica para aumentar o enchimento cardíaco e o uso de vasopressores para manter a contratilidade
  - ◆ Ventilação com pressão positiva aumenta a RVP e diminui o fluxo de saída do VD → diminui o enchimento do VE → diminui a PA
    - ➤ De modo ideal, o paciente deve estar respirando espontaneamente
- Tratamento
  - ◆ Pericardiocentese
  - ◆ Janela pericárdica

■ **Pericardite constritiva**
- Fisiopatologia
  - ◆ Inflamação progressiva do pericárdio, que resulta em um pericárdio espessado e fibrótico
    - ➤ Pericárdio normal tem uma espessura de 3 mm, mas pode aumentar para uma espessura de 6 mm com a pericardite constritiva
  - ◆ Diagnosticada por um Doppler de tecido medial/septal normal e um Doppler de tecido lateral anormal ou reduzido no ânulo da valva mitral no exame ecocardiográfico. Restringir o enchimento cardíaco
    - ➤ Fisiologia é similar ao tamponamento
- Causas
  - ◆ Idiopática, inflamatória, autoimune, uremia, radiação mediastinal
- Tratamento
  - ◆ Pericardiectomia é o tratamento definitivo

■ **Embolia pulmonar (EP)**
- **Fisiopatologia**
  - ◆ Uma embolia pulmonar é causada por um coágulo sanguíneo que se aloja na vasculatura pulmonar e oclui o fluxo sanguíneo
  - ◆ Aumenta a pós-carga do VD → disfunção do VD → redução do débito do VD e desvio septal em direção ao VE → redução da pré-carga do VE → redução da perfusão sistêmica
- Apresentação
  - ◆ Taquicardia, dor torácica, dispneia, cianose
- Condições predisponentes
  - ◆ Prévia TVP ou EP
  - ◆ Gravidez
  - ◆ Obesidade
  - ◆ Câncer
  - ◆ Terapia de reposição hormonal (Tamoxifeno)
  - ◆ Imobilidade
  - ◆ Cirurgia
    - ➤ Quadril, joelho, pelve
  - ◆ Policitemia vera
  - ◆ Síndrome antifosfolipídica
- Diagnóstico
  - ◆ **ECG**
    - ➤ EP exibe padrão **S1Q3T3** no ECG
      - ❖ Achado não é sensível ou específico
    - ➤ ECG é mais importante para descartar uma causa cardíaca
  - ◆ Angiografia por TC
    - ➤ Contraste mostra comprometimento do fluxo sanguíneo na vasculatura pulmonar
  - ◆ Cintilografia pulmonar V/Q
    - ➤ EP apresenta áreas ventiladas, mas não perfundidas
  - ◆ **TEE**

- Dilatação ventricular direita, arqueamento septal, fluxo comprometido na artéria pulmonar
- **Tratamento**
  - Anticoagulação
  - Trombólise
  - Trombectomia pulmonar
- **Outros tipos de embolia**
  - Embolia aérea
  - Embolia gordurosa
  - Embolia amniótica

HIPERTENSÃO PULMONAR

- Apresentação
  - Falta de ar progressiva induzida pelo esforço, dor torácica, fadiga ou síncope
  - Sinais clínicos incluem veias cervicais distendidas, hepatomegalia e ascite
  - ECG pode exibir evidência de hipertrofia do VD, distensão do VD ou dilatação do AD
- Definição
  - Pressão arterial pulmonar média > 25 mm Hg
  - Exames
    - Ecocardiograma, em que a pressão sistólica do ventrículo direito é estimada a partir da velocidade de regurgitação tricúspide
      - Pressão = $4 \times V_{max}^2$
    - Cateterismo do coração direito é o padrão ouro para pressão arterial pulmonar
- Fisiopatologia
  - Aumento das pressões pulmonares decorrente do remodelamento vascular
  - Aumento do fluxo sanguíneo na artéria pulmonar (*shunt* intracardíaco direito-esquerdo)
  - Aumento da resistência vascular pulmonar
    - Vasoconstrição hipóxica
    - Destruição dos leitos vasculares pulmonares
  - Aumento de pressão do átrio esquerdo
    - Estenose mitral (EM)
    - Regurgitação mitral (MR)
  - Ventrículo direito pode apresentar sobrecarga volêmica e descompensação
  - Resistência vascular pulmonar
    - Soma da resistência de vasos sanguíneos pequenos e grandes
    - RVP é mínima na capacidade residual funcional (CRF)
    - Se o volume pulmonar for > CRF → RVP aumenta por causa da compressão de pequenos vasos intra--alveolares
    - Se o volume pulmonar for < CRF → RVP aumenta por causa da tortuosidade de grandes vasos extra--alveolares
- Tratamento
  - Análogos da prostaciclina (como o epoprostenol)
    - O epoprostenol é o único fármaco que demonstrou melhora da sobrevida
    - Prostaciclinas administradas por via inalatória têm menos efeitos colaterais sistêmicos (como o Iloprost)
  - Inibidores da fosfodiesterase específica do cGMP (como o sildenafil)
    - Aumento de óxido nítrico → produz vasodilatações pulmonar e coronária
  - Antagonistas dos receptores de endotelina
    - Bosentana
      - Contraindicada na gravidez
  - Milrinona
    - Reduz a hipertensão pulmonar e adiciona inotropismo
  - **Óxido nítrico** inalatório
    - Óxido nítrico estimula a atividade da GMPc → músculo liso e vasodilatação pulmonar → melhora a correspondência V/Q
    - Administrado pelo ramo inspiratório do circuito a uma concentração designada em partes por milhão
    - Faixa é de 1 a 80 ppm, mas a dose típica é de 20 a 40 ppm
- Considerações anestésicas

- Prevenir hipóxia, hipercapnia e acidose
- Manter uma pré-carga adequada
- Manter a contratilidade
- Evitar óxido nitroso, visto que pode aumentar a RVP
- Considerar os fármacos listados anteriormente
    - Embora a norepinefrina aumente as pressões da PA, seu uso pode ser necessário na insuficiência grave de VD

CIRCULAÇÃO EXTRACORPÓREA

- Finalidade
  - Circulação extracorpórea é realizada para criar um campo sem movimento e sem sangue para o cirurgião cardíaco
  - Sangue é desviado do coração e pulmões
- Componentes (**Fig. 6.5**)
  - **Cateter venoso**
    - Passivamente remove o sangue que retorna ao coração
    - Drena para um reservatório venoso pela gravidade
      - Um "bloqueio do fluxo" pode ocorrer se o processo de desvio for interrompido por uma grande bolha de ar
  - **Bomba arterial**
    - Bomba de rolete ou centrífuga
      - **Bombas de rolete** criam um ponto oclusivo e, então, giram o tubo para criar um fluxo anterógrado
        - Capaz de gerar pressões muito positivas ou negativas
        - Capaz de permitir a entrada de ar no circuito
        - Supostamente causa mais trauma às células
      - **Bombas centrífugas** geram fluxo por uma força centrífuga criada por rotações de alta velocidade
        - Gira três discos a 3.000 rotações por minuto
        - Supostamente cria menos trauma às células
        - Dependente da pós-carga → previne rompimento do cateter durante o pinçamento do influxo arterial
        - Ausência de oclusão → risco de exsanguinação se desconectada
          - Válvula unidirecional previne o fluxo retrógrado
        - Não há entrada de ar no circuito
    - A pressão do fluxo arterial deve-se correlacionar com o traçado da artéria periférica
      - Ausência de pulsações significa que a cânula não foi inserida apropriadamente ou que o acoplamento do circuito foi realizado em ordem reversa
    - Taxas de fluxo
      - Fluxos > 2 L/min/m^2 estão associados a
        - Trauma hematológico
        - Aumento da inflamação
        - Tensão da linha de sutura
        - Desvio de sangue para os pulmões
        - Eliminação da cardioplegia
      - O objetivo é de uma PAM ~50 mm Hg
        - PAM "normal" mais baixa que ainda possibilita a autorregulação
  - **Permutador de calor**
    - Regula a temperatura corporal do paciente
    - Resfriamento é realizado se hipotermia for protetora
      - Redução de cada grau (° C) → redução de 5 a 8% na taxa metabólica
    - Aquecimento é realizado antes da descontinuação da circulação extracorpórea, a fim de restaurar a normotermia
  - **Oxigenador**
    - Um oxigenador de membrana ou bolha é usado para adicionar oxigênio e remover dióxido de carbono do circuito
      - Substitui a função dos pulmões nativos
    - Oxigenador de membrana
      - Utiliza uma interface sangue-membrana-gás

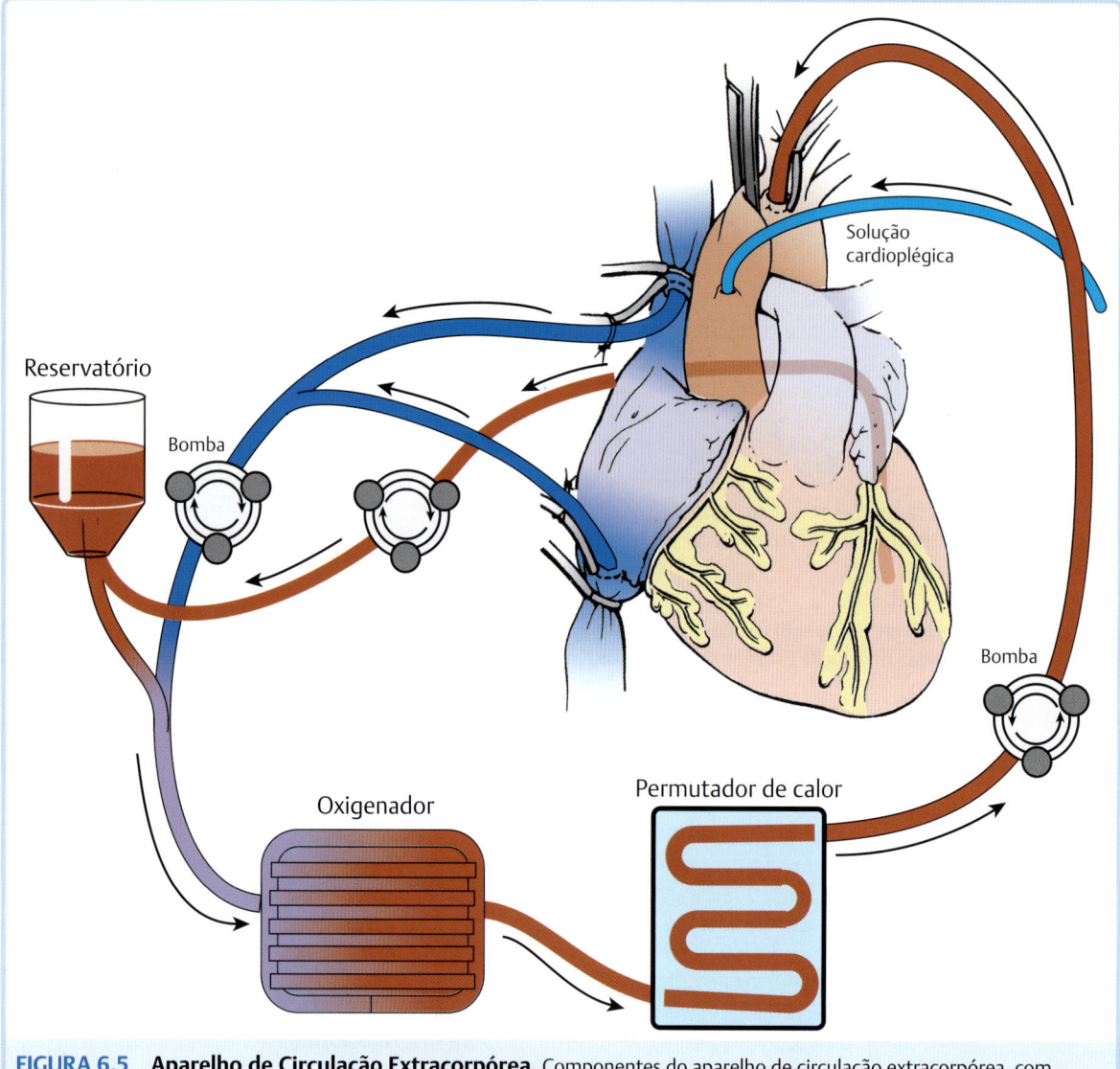

FIGURA 6.5 Aparelho de Circulação Extracorpórea. Componentes do aparelho de circulação extracorpórea, com reservatório venoso, oxigenador, permutador de calor e bomba arterial.

- ➤ A membrana reduz trauma às células
  - ◆ Oxigenador de bolha
    - ➤ Utiliza uma interface sangue-gás
- Filtro da cânula arterial
  - ◆ Impede que potenciais microtrombos alcancem o paciente
- Cânula arterial
  - ◆ Retorna o sangue para a aorta do paciente
- Eventos anestésicos
  - Indução da anestesia e obtenção do acesso vascular
  - Preparação para a circulação extracorpórea
    - ◆ **Preparação do volume**
      - ➤ Quantidade de volume para remover o ar do circuito de circulação extracorpórea
      - ➤ Geralmente realizada com uma solução cristaloide contendo aditivos como o manitol, Amicar, albumina e bicarbonato
        - ❖ **Hemodilui** o sangue do paciente
    - ◆ Anticoagulação
      - ➤ Heparina é dosada pelo peso corporal, presumindo que não haja contraindicação à heparina
      - ➤ Nível de ACT é verificado antes do início da circulação extracorpórea

- **Canulação**
  - Cânula arterial colocada no arco aórtico, acima da valva aórtica e proximal à artéria inominada
    - A artéria axilar ou femoral pode ser usada em procedimentos envolvendo o arco aórtico
  - Cânula venosa colocada no átrio direito
    - A VCI e a VCS podem ser canuladas se a cirurgia for realizada no lado direito do coração
    - Complicações
      - Se a cânula de retorno venoso for demasiadamente inserida na VCS → obstrui a veia inominada direita
      - Se a cânula de retorno venoso for demasiadamente inserida na VCI → prejudica o retorno venoso proveniente da parte inferior do corpo → causa distensão abdominal
  - Cânulas Vent podem ser colocadas para descomprimir o coração
    - Evita distensão excessiva do VE
    - Frequentemente usada para uma valva aórtica incompetente
    - Locais para ventilação
      - Colocação de dreno pela veia pulmonar superior direita e direcionada para o VE
      - Aspiração da cânula de cardioplegia anterógrada colocada na aorta ascendente proximal
      - Ventilação pelo dreno venoso pulmonar
- Início da circulação extracorpórea
  - Desclamplear a cânula venosa para permitir a drenagem venosa para o reservatório venoso
    - As pressões do coração direito devem ser nulas
  - Iniciar o fluxo pela cânula arterial na aorta
    - Fluxo será não pulsátil
    - Sustentar a pressão arterial média com vasopressores, se necessário
  - Clampeamento aórtico
  - Cardioplegia é instilada para parar o coração
    - Finalidade
      - Quiescência eletromecânica imediata e sustentada
      - Resfriamento do miocárdio
      - Eliminação de inibidores metabólicos
      - Manutenção de aditivos terapêuticos em concentrações eficazes
    - Processo
      - Infundir solução cardioplégica na circulação coronária
        - Cânula é inserida entre o clampeamento aórtico e a valva aórtica
          - Requer uma valva aórtica intacta
        - Fornecimento retrógrado na insuficiência aórtica
          - Inserida no seio coronário pelo AD
    - Solução
      - Concentração alta de potássio diminui o potencial de repouso e previne repolarização → despolarização das células → Ca intracelular é sequestrado → relaxamento das células
  - **Parada circulatória**
    - Um cenário único para facilitar o reparo da raiz aórtica, visto que o arco aórtico não pode ser revascularizado
    - O paciente é intencionalmente resfriado para 18°C após o início da revascularização → parada circulatória
      - O arco aórtico é, então, rapidamente reparado
    - Existem variações na abordagem, incluindo a canulação de três vasos grandes para minimizar a ocorrência de isquemia cerebral e construir a anastomose distal apenas com uma parada circulatória da parte inferior do corpo
    - Hipotermia provoca o sequestro reversível de plaquetas na circulação porta a baixas temperaturas
- Preparação para o desmame da circulação extracorpórea
  - Aquecer o paciente
  - Remover o ar do coração
  - Vasopressores devem ser iniciados, se necessário
  - Eletrodos de estimulação epidural devem ser colocados, se necessário
    - Colocado antes do desmame da CEC (circulação extracorpórea) para facilitar o ritmo cardíaco no intraoperatório e pós-operatório
    - Eletrodos são colocados no epicárdio do AD e VD
      - As configurações normalmente usadas são AAI, VVI (para fibrilação atrial), DDD

- Na falha de captura
  - Aumentar a saída (não a sensibilidade) para valores máximos
  - Reverter a polaridade dos eletrodos
  - Converter para estimulação unipolar (eletrodo epidural para o polo negativo do marca-passo) e usar uma sutura subcutânea para o eletrodo positivo
- Retomar a ventilação e o anestésico
- Desmame da circulação extracorpórea
  - Drenagem venosa é reduzida → coração começa a encher → fluxo reduzido pela cânula arterial
    - A circulação extracorpórea está completa quando a drenagem venosa cessa e o coração é autossustentado
  - Remoção das cânulas
    - Venosa é removida primeiro
      - Cânula venosa pode causar queda da pré-carga por obstrução física
    - Aórtica é removida por último
  - Reversão da anticoagulação
    - Protamina é administrada se heparina tiver sido usada
    - A reação entre a protamina e a heparina é uma reação de neutralização acidobásica
  - Se houver dificuldade em desmamar o paciente da CEC, considerar um IM
  - Garantir que o paciente esteja apropriadamente aquecido
    - Temperatura esofágica ~37°C
    - Temperatura retal ~33°C
- Complicações e considerações da revascularização miocárdica (CABG)
  - AVEs
  - Insuficiência renal
  - Elevação da troponina
    - Frequentemente mínima após a cirurgia cardíaca
    - Elevação significativa da troponina pode indicar um evento adverso como cardioplegia insatisfatória, oclusão do enxerto ou anastomose deficiente
  - Evocação da memória
    - Mais provável de ocorrer durante a fase de reaquecimento
- Cirurgias únicas
  - **CABG sem circulação extracorpórea**
    - Revascularização miocárdica sem o uso de circulação extracorpórea é possível
    - Recente evidência sugere que não há melhora na taxa de mortalidade, AVEs, infarto do miocárdio ou insuficiência renal em 30 dias ou 1 ano após a cirurgia
  - Cirurgia cardíaca robô-assistida
    - Cirurgia é realizada por uma minitoracotomia esquerda
      - Não há necessidade de esternotomia
    - Requer ventilação monopulmonar para exposição cirúrgica
      - Paciente deve ser capaz de tolerar ventilação monopulmonar
      - Pode aumentar o risco de hipóxia quando não em circulação extracorpórea
- Monitorização durante a circulação extracorpórea
  - Gasometria
    - Fisiologia e temperatura
      - Aquecimento da amostra para gasometria arterial (ABG) → gases abandonam a solução → valores dos gases mensurados mais elevados, pH mais baixo
      - Hipotermia → pH aumenta, mas o gradiente de pH transmembrana permanece constante
    - Alfa-stat *versus* pH stat
      - **Alfa-stat**
        - Estratégia para manter neutralidade da carga intracelular em todas as temperaturas
        - Amostra para ABG aquecida a 37°C e mensurada
          - O aquecimento remove os gases da solução → valores dos gases são mais elevados, pH é mais baixo
        - Autorregulação cerebral permanece em grande parte intacta
        - Alfa-stat é geralmente usado em pacientes adultos
      - **pH stat**
        - Estratégia para manter um pH constante em todas as temperaturas
          - Mantém o pH *in vivo* a 7,4, e a $PaCO_2$ a 40 durante a hipotermia

- Resfriamento → CO_2 (dióxido de carbono) entra na solução → pH aumenta
  - CO_2 é adicionado durante a circulação extracorpórea para manter um pH de 7,4 → vasodilatação cerebral
- Produz resfriamento cerebral mais homogêneo
- pH stat é geralmente usado em pacientes pediátricos
  - Fatores de confusão da análise da ABG
    - **Medida tardia**
      - Metabolismo ocorre por leucócitos e plaquetas → aumenta a $PaCO_2$ (0,1 mm Hg/min)
      - Colocar a amostra no gelo para prevenir erro
    - Bolha de ar na seringa
      - Permite que o CO_2 se difunda para uma área de menor concentração → redução no CO_2
  - Durante a circulação extracorpórea, pH, Hb e outros parâmetros laboratoriais devem ser verificados a cada 30 minutos, a fim de monitorizar a presença de acidose, anemia e distúrbios eletrolíticos
- Tempo de coagulação ativada (TCA)
  - TCA é um teste laboratorial portátil para monitorizar o estado de anticoagulação de um paciente
  - O nível para um TCA apropriado, enquanto na circulação extracorpórea, varia de acordo com a instituição
  - Deve ser verificado antes do início da CEC, e a cada 30 minutos durante a circulação extracorpórea

SUPORTE CARDÍACO MECÂNICO

- IABP (Fig. 6.6)
  - Descrição
    - Um balonete mecânico longo e fino que é inserido pela artéria femoral
      - Posicionado na aorta e a 2 cm da artéria subclávia esquerda
      - Balonete é preenchido com hélio
    - O enchimento e o esvaziamento são controlados por um computador
  - Função
    - Enche durante a diástole → aumenta o fluxo sanguíneo coronário
    - Esvazia durante a sístole → diminui a pós-carga e aumenta o débito cardíaco

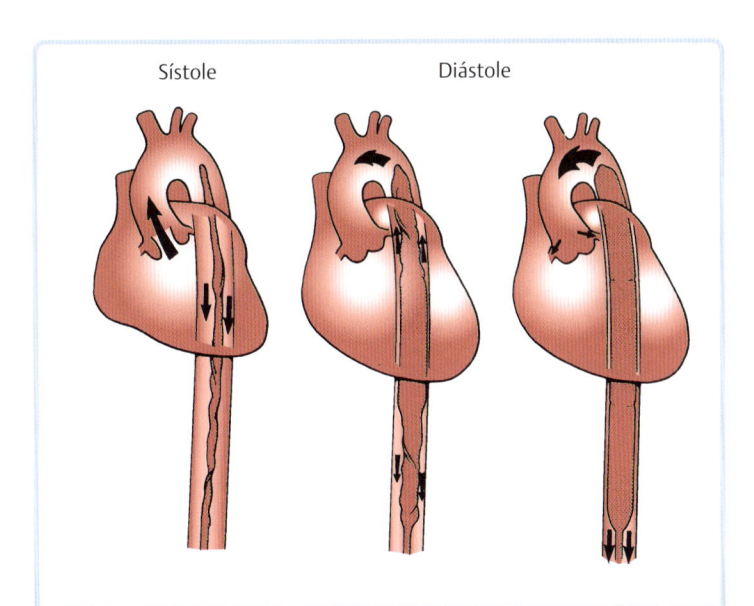

FIGURA 6.6 Bomba de Balonete Intra-Aórtico. IABP que é colocado distal à artéria subclávia esquerda. O IABP enche durante a diástole para auxiliar na perfusão coronária e esvazia durante a sístole para auxiliar na perfusão sistêmica. (Reproduzido de Cleveland JC Jr, Sun BC, Harter RL, et al. Devices for cardiac support and replacement. In: Hensley FA Jr. Martin DE, Gravlee GP, eds. *A Practical Approach to Cardiac Anesthesia*. Philadelphia, PA: Wolters Kluwer; 2013:643.)

- Usos
  - Choque cardiogênico
  - Lesões valvulares
  - No pré-operatório ou pós-operatório para cirurgia cardíaca ou angioplastia
- Contraindicações
  - Insuficiência aórtica grave
  - Aneurisma ou dissecção da aorta
  - Doença femoral ou aortoilíaca grave

■ Dispositivo de assistência ventricular esquerda (LVAD) (Fig. 6.7)
- Descrição
  - Bomba mecânica que desloca o sangue do ventrículo esquerdo para a aorta
- Função
  - Aumenta o débito cardíaco em pacientes que sofrem de cardiopatia grave

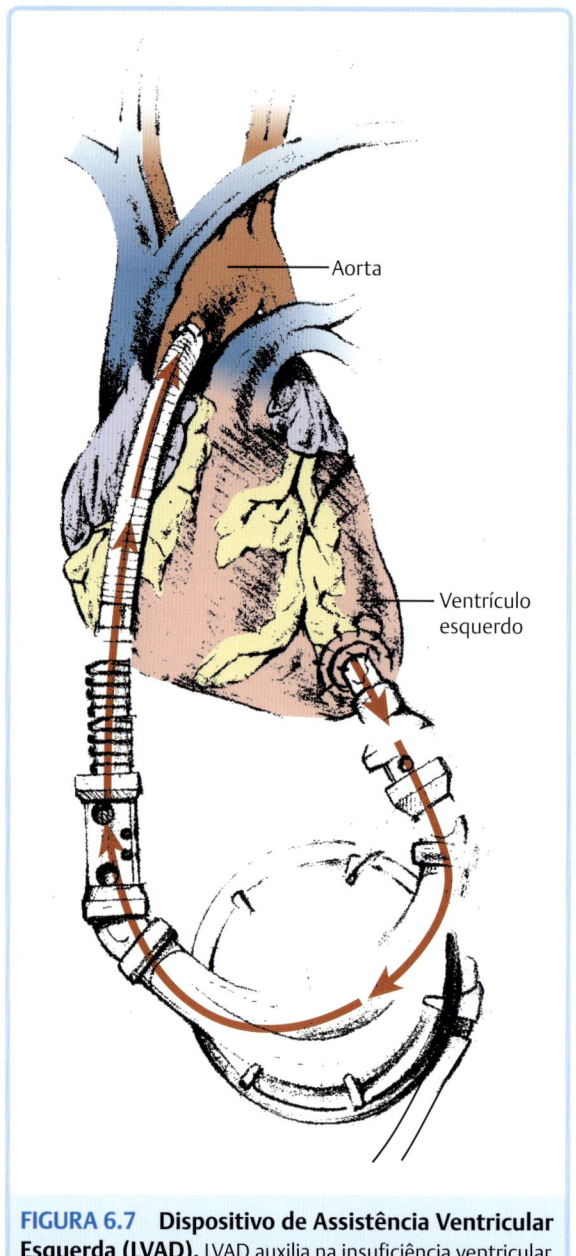

FIGURA 6.7 **Dispositivo de Assistência Ventricular Esquerda (LVAD).** LVAD auxilia na insuficiência ventricular esquerda por meio do bombeamento de sangue do ventrículo esquerdo para a aorta.

- Em casos de fluxo não pulsátil, é necessário o uso de cânula arterial para monitorização das pressões
- Usos
  - Suporte cardíaco após infarto do miocárdio
  - Suporte de longo prazo para choque cardiogênico e ponte para transplante
- Contraindicações
  - Insuficiência aórtica decorrente do maior estresse no lado esquerdo do coração
  - LVADs requer anticoagulação
  - A colocação de LVAD pode agravar a IC direita

TRANSPLANTES

- **Transplante de coração**
  - Realizado na IC terminal ou coronariopatia grave
  - O coração doador é denervado e não responde aos estímulos vagais
    - A frequência cardíaca de repouso é de ~100 batimentos por minuto
      - O coração é dependente da pré-carga, pois não é capaz de estimular taquicardia reflexa em resposta à hipovolemia
    - Fármacos que inibem o sistema nervoso parassimpático não são eficazes
      - Exemplo: glicopirrolato, atropina
    - Fármacos eficazes no aumento da frequência cardíaca
      - Isoproterenol, epinefrina, glucagon, norepinefrina
    - Neostigmina pode causar bradicardia
  - Causas de falha do transplante
    - Primeiro ano
      - Falha inespecífica do enxerto
      - Rejeição
      - Infecção
    - Após o primeiro ano
      - Coronariopatia pós-transplante
        - Alterações fibroproliferativas com envolvimento das três camadas arteriais
          - Estreitamento na angiografia
        - Manifesta-se com sintomas de falha cardíaca, pois angina é incomum no coração denervado
      - Malignidade
  - Jugular interna direita é o sítio de escolha para biópsias de vigilância do miocárdio para avaliar a presença de rejeição, portanto, seu uso para acesso central deve ser evitado
- **Transplante de pulmão**
  - Realizado nas doenças pulmonar obstrutiva e restritiva terminal
    - Tipos incluem transplante de um único pulmão, transplante duplo de pulmão e transplante de coração-pulmão
  - Lesão de reperfusão pós-operatória
    - Ocorre nas primeiras 6 horas após o transplante
    - O pulmão transplantado recebe uma maior perfusão decorrente da resolução da hipertensão pulmonar → edema pulmonar e insuficiência respiratória
    - Tratamento: diurese, inotrópicos, óxido nítrico, oxigenação extracorpórea por membrana
  - Efeitos de longo prazo
    - Vasoconstrição pulmonar hipóxica permanece intacta
    - Pressão pulmonar imediatamente normalizada
    - Alterações
      - Redução depuração mucociliar
      - Ausência de reflexo da tosse no pulmão transplantado
      - Redução da drenagem linfática

CIRURGIA VASCULAR

- **Endarterectomia carotídea (CEA)**
  - **Fisiopatologia**
    - Aterosclerose da artéria carótida → diminui o fluxo sanguíneo cerebral → associada a AVEs, ataques isquêmicos transitórios e amaurose fugaz

- Trombos na artéria carótida podem estar associados à isquemia ou hemorragia
- Indicações para cirurgia
  - TIA
    - Quando o déficit está presente por > 24 horas
    - Estenose > 70%
    - Ulceração da placa
  - Déficits neurológicos flutuantes
  - Oclusão aguda da carótida
- Procedimento
  - Remoção da placa aterosclerótica que causa estenose da artéria carótida comum
  - Indicado para pacientes assintomáticos com estenose >70% e pacientes sintomáticos com estenose > 50%
  - *Stent* na carótida
    - O estudo de revascularização carotídea por endarterectomia *versus* colocação de *stent* (CREST) demonstrou a não inferioridade da colocação de *stent* na carótida, quando comparado à endarterectomia
- Anestésicos
  - **Anestesia geral ou regional** são opções
  - Anestesia regional deve abranger C2-4
    - Opções
      - **Bloqueio do plexo cervical profundo** (localizado em C4-6 no processo transverso)
      - **Bloqueio do plexo cervical superficial** (região posterior do músculo esternocleidomastoideo), com infiltração de anestesia local pelo cirurgião nas estruturas profundas (**Fig. 6.8**)
    - Complicações
      - Bloqueio simpático cervical → síndrome de Horner e nervo laríngeo recorrente bloqueado
      - Paralisia do nervo frênico
      - Injeção da artéria vertebral
      - Conversão para anestesia geral é mais provável no bloqueio do plexo cervical profundo do que no bloqueio do plexo cervical superficial
      - Taxa de conversão de anestesia regional para geral é < 6%
  - **Anestesia geral**
    - O estudo de anestesia geral *versus* anestesia local (GALA) para cirurgia carotídea demonstrou um risco inalterado de AVE com a anestesia geral *versus* regional
    - Aumento de complicações cardiopulmonares na anestesia geral
    - Monitorização do EEG (eletroencefalograma) é geralmente usada para ajudar na detecção de isquemia cerebral
      - EEG demonstrará amplitude e frequência reduzida sobre o hemisférico isquêmico
        - Foi demonstrado que as alterações isquêmicas no EEG intraoperatório que duram > 10 minutos estão associadas a novos déficits neurológicos pós-operatórios
      - Apenas o córtex é monitorizado com o EEG, e estruturas cerebrais mais profundas podem-se tornar isquêmicas sem alterações nos traçados do EEG
    - Se o paciente exibir sinais de isquemia, a pinça carotídea deve ser liberada, e um *shunt* colocado
      - Pressão arterial e oxigenação também devem ser otimizadas
- Considerações cirúrgicas
  - **Denervação do seio carotídeo**
    - Pacientes são propensos a oscilações hemodinâmicas intraoperatórias significativas
    - Recomenda-se esperar 1 ano antes da correção de estenose na outra artéria carótida, a fim de possibilitar reinervação do corpo carotídeo
  - **Trombos/AVE**
    - 90% dos pacientes sendo submetidos à CEA têm eventos embólicos (porém não estão associados a consequências neurológicas)
    - A maioria dos acidentes vasculares encefálicos (AVE) durante a CEA é de natureza embólica, e não isquêmica
    - Doppler transcraniano não diminui o risco de AVE, porém é o monitor de trombos mais sensível
    - EEG lento após o pinçamento da carótida → necessidade de *shunt*
      - *Shunts* estão associados à redução na taxa de AVE
      - 10% dos pacientes com AVE após uma CEA apresentam EEGs intraoperatórias normais

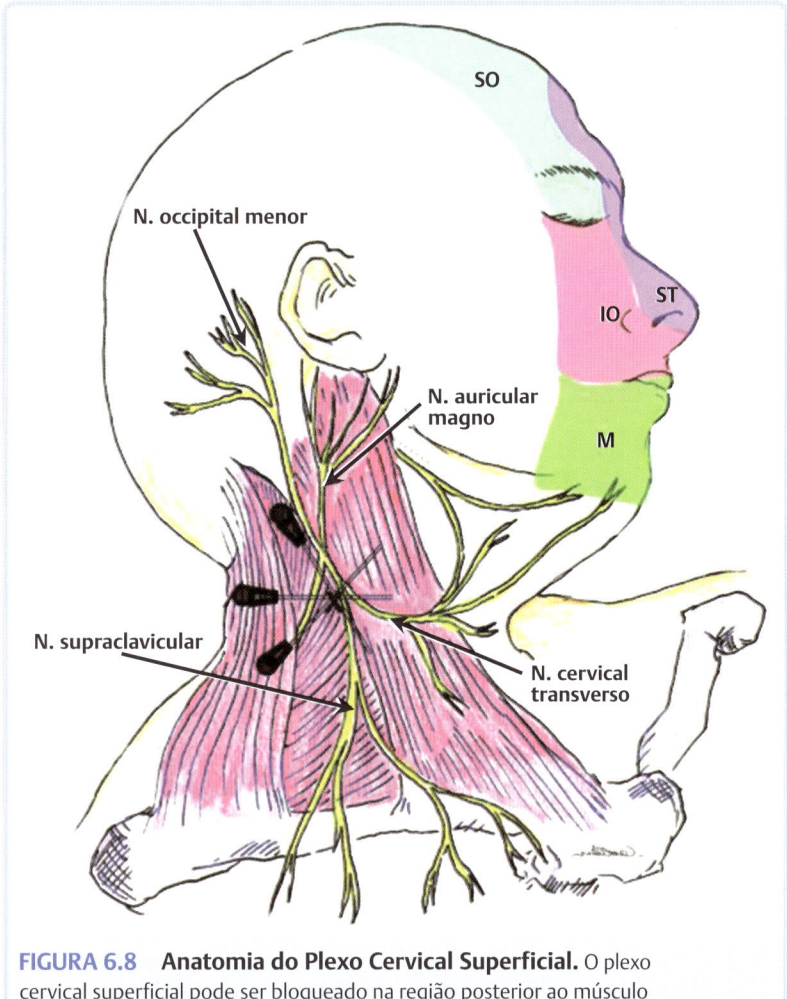

FIGURA 6.8 Anatomia do Plexo Cervical Superficial. O plexo cervical superficial pode ser bloqueado na região posterior ao músculo esternocleidomastoideo para a cirurgia carotídea. N., nervo; SO, nervo supraorbital; ST, nervo supratroclear; IO, nervo infraorbital; M, nervo mentoniano. (Reproduzido de Tsui BCH, Rosenquist RW. Peripheral nerve block. In: Barash PG, Cullen BF, Stoelting RK, et al., eds. *Clinical Anesthesia*. 7th ed. Philadelphia, PA: Wolters Kluwer; 2013:945.)

- ➤ Dextrana
    - ❖ Possivelmente diminui a taxa de eventos tromboembólicos
        - › Diminui a viscosidade do sangue
        - › Diminui a agregação plaquetária
        - › Dilui os fatores de coagulação
- ❖ **Hiperperfusão pós-operatória**
    - ➤ Área isquêmica previamente dilatada ao máximo → estenose aliviada → hiperperfusão da área previamente isquêmica com ausência de autorregulação → **hemorragia intracraniana**
- ❖ Mortalidade da CEA < 2% e risco de AVE ou morte < 6%
- ■ **Reconstrução das aortas torácica e abdominal**
    - • Aneurisma de aorta abdominal (AAA)
        - ❖ Causas
            - ➤ Necrose cística medial
                - ❖ Hipertensão
                - ❖ Distúrbios do tecido conectivo
                    - › Síndromes de Marfan e Ehler-Danlos
            - ❖ Congênita

- Síndrome de Turner
- Inflamatória
  - Infecção
    - Aneurisma micótico
  - Arterite de Takayasu
- A causa mais frequente de morte em pacientes sendo submetidos a uma cirurgia vascular de grande porte é um IM
- Dilatação da aorta → risco elevado de ruptura
  - Aneurisma é definido como diâmetro > 3 cm
  - Tratamento cirúrgico é aconselhável quando o diâmetro excede 5,5 cm
- Apresentação
  - Mais comum em homens, fumantes e pacientes com doenças do tecido conectivo
  - A maioria é assintomática, mas dorsalgia ou dor torácica pode indicar ruptura
- Classificação
  - **Classificação de DeBakey** (Fig. 6.9)
    - I: toda ou grande parte da aorta torácica descendente e aorta abdominal superior
    - II: toda ou grande parte da aorta torácica descendente e toda ou grande parte da aorta abdominal
    - III: torácica inferior e grande parte da aorta abdominal
    - IV: somente a aorta abdominal
  - Classificação de Stanford
    - Tipo A: afeta a aorta ascendente e o arco
      - Responsável por ~60% das dissecções aórticas
      - Tratamento cirúrgico
    - Tipo B: começa além dos vasos braquiocefálicos
      - Responsável por ~40% das dissecções aórticas
      - Tratamento médico ou reparo endovascular (Fig. 6.10)
- Opções cirúrgicas
  - A realização de reparo aberto ou cirurgia endovascular depende da idade, comorbidades e anatomia
- **Fisiologia do pinçamento**
  - Efeitos do pinçamento aórtico
    - Aumento agudo na pós-carga aumento da PA
    - Catecolaminas séricas aumentadas → aumento do retorno venoso e pré-carga
    - Dependendo do local de pinçamento, fluxo sanguíneo renal e esplênico é reduzido
    - Tratar com venodilatadores antes do pinçamento, a fim de minimizar os efeitos do aumento da pós-carga
  - Efeitos da liberação do pinçamento aórtico
    - Redução aguda na RVS → redução da PA
    - Tratar com fluidos IV, cálcio e vasopressores
- Paralisia
  - Paralisia é uma complicação temida da cirurgia de AAA
  - Medula espinal é perfundida pela artéria espinal anterior e duas artérias espinais posteriores
    - A **artéria espinal anterior** perfunde os tratos motores da medula espinal
      - A porção torácica da artéria espinal anterior é abastecida pelas artérias radiculares anteriores
      - A maior artéria radicular é a artéria de Adamkiewicz
      - Localizada entre T9 e T12
  - Métodos para prevenir paraplegia
    - Minimizar o tempo de pinçamento
    - Perfusão aórtica distal
    - **Drenagem de LCR** por um dreno lombar
      - Aumenta a perfusão da medula espinal por meio da redução da PIC
      - Pressão de perfusão = PAM – PIC
- Insuficiência renal
  - Risco elevado nesta população de pacientes
    - Muitos têm insuficiência renal subjacente

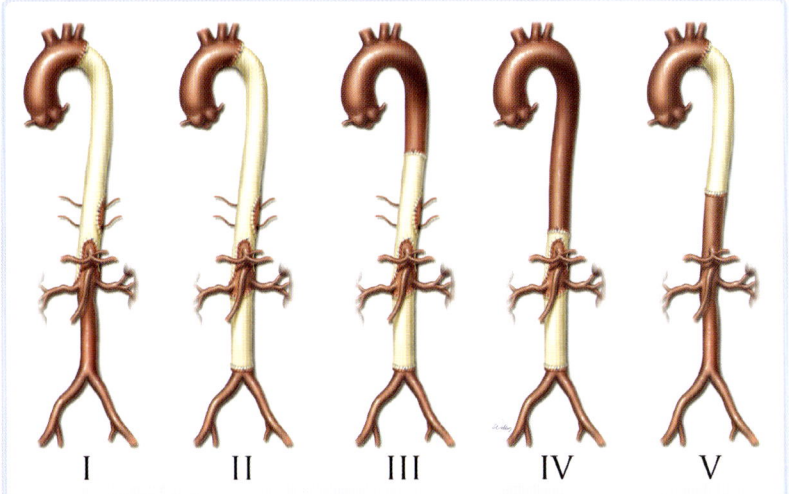

FIGURA 6.9 **Classificação do Aneurisma da Aorta Toracoabdominal.** Os tipos de aneurismas da aorta toracoabdominal são com base na localização do aneurisma e nos órgãos viscerais afetados. (Reproduzido de Fox AA, Cooper JR Jr. Anesthetic management for thoracic aortic aneurysms and dissections. In: Hensley FA Jr. Martin DE, Gravlee GP, eds. *A Practical Approach to Cardiac Anesthesia.* Philadelphia, PA: Wolters Kluwer; 2013:718.)

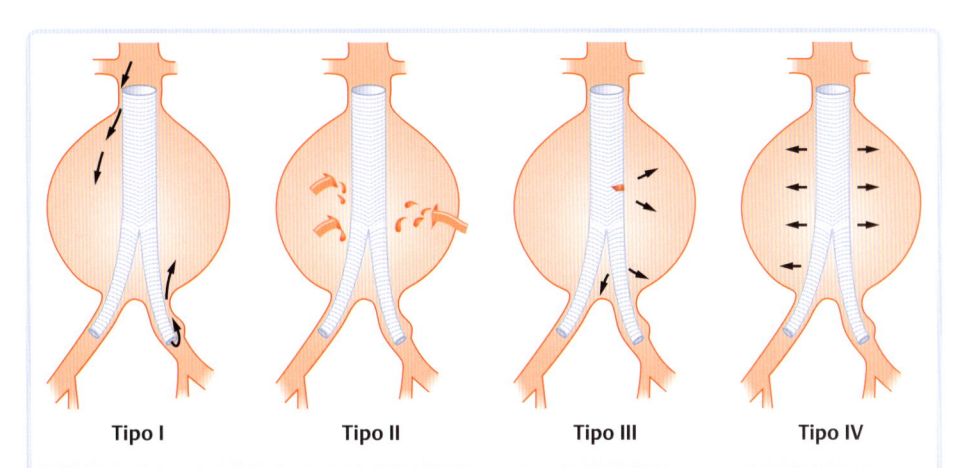

FIGURA 6.10 **Classificação do Vazamento.** Classificações dos vazamentos que ocorrem após o reparo endovascular do aneurisma aórtico. (Reproduzido de Smaka TJ, Miller TE, Hutchens MP, et al. Anesthesia for vascular surgery. In: Barash PG, Cullen BF, Stoelting RK, et al., eds. *Clinical Anesthesia.* 7th ed. Philadelphia, PA: Wolters Kluwer; 2013:1132.)

> Adicionalmente atenuada pela carga de agente de contraste IV, hemorragia intraoperatória e hipotensão e hipoperfusão associada
- Foi demonstrado que até mesmo o pinçamento infrarrenal diminui o fluxo sanguíneo renal
- Dissecções da aorta
  - Ruptura ou separação das camadas íntima e média da aorta
    - Sangue entra na íntima aórtica e cria um "lúmen falso"
    - Pode resultar em redução da perfusão de órgãos vitais, redução da perfusão coronária, ruptura aórtica e morte
  - Apresentação
    - Mais comum em homens, naqueles com doenças de tecido conectivo e naqueles com valvas aórticas bicúspides
    - Manifesta-se com dor torácica dilacerante
  - **Classificação** pelo envolvimento
    - Stanford A (DeBakey I ou II): aorta ascendente e, possivelmente, a aorta descendente

- ❖ Aspectos associados
  - ⟩ Dissecção comprime a aorta, resultando em uma valva aórtica incompetente
  - ⟩ Efusão pericárdica na maioria dos pacientes
    - ▶ Não realizar pericardiocentese, pois aumenta o fluxo sanguíneo no espaço pericárdico
  - ⟩ Isquemia do miocárdio
    - ▶ Território da ACD é mais frequente
  - ⟩ Isquemia de órgãos-alvo
- ➤ Stanford B (DeBakey III): aorta descendente distal à subclávia esquerda
- ◆ Opções cirúrgicas e clínicas
  - ➤ Stanford A (DeBakey I ou II): emergência cirúrgica necessitando de circulação extracorpórea e, geralmente, de parada circulatória com hipotermia para reparo do arco aórtico
  - ➤ Stanford B (DeBakey III): tratamento médico pelo controle da frequência cardíaca e pressão arterial

REANIMAÇÃO CARDIOPULMONAR (RCP)

- ■ Em todas **as vias do ACLS, o RCP eficaz** é um componente crucial
  - • Compressão torácica por 2 minutos
  - • > 100 batimentos por minuto
  - • Revezar os compressores a cada dois minutos
  - • Meta de CO_2 no final da expiração de 10
- ■ Parada não presenciada
  - • Realizar cinco ciclos de RCP antes de verificar o ECG para desfibrilação
    - ◆ Choque é mais eficaz após a RCP
  - • Respirações artificiais não são mais recomendadas para respondedores leigos
    - ◆ Respirações aumentam o tempo para a RCP e aumentam as interrupções da RCP → diminuem o sucesso de desfibrilação
    - ◆ Aumenta a probabilidade de realização da RCP por indivíduos leigos
    - ◆ RCP sem o uso das mãos aumenta em 3× a sobrevida
- ■ Parada presenciada
  - • Usar desfibrilador externo automático (DEA), se disponível, momentos após a parada cardíaca
  - • Não permita que a procura por um DEA atrase as compressões

QUESTÕES

1. Um homem de 72 anos de idade é submetido a um cateterismo cardíaco, que revela uma circulação coronária "esquerda dominante". Qual das seguintes relações com a PDA é compatível com este achado?
   A. PDA origina-se da artéria descendente anterior esquerda
   B. PDA origina-se da artéria coronária direita
   C. PDA origina-se da artéria circunflexa esquerda
   D. PDA origina-se da artéria coronária direita e da artéria circunflexa esquerda

2. Quais dos seguintes termos descrevendo as propriedades fisiológicas fundamentais do coração estão corretamente pareados com sua definição?
   A. Lusitropismo: relaxamento do miocárdio
   B. Inotropismo: frequência cardíaca
   C. Cronotropismo: velocidade de condução dos impulsos
   D. Dromotropismo: limiar para excitação

3. Um homem de 55 anos de idade com choque séptico tem uma pressão arterial de 85/55, uma PVC de 5 mm Hg e um CO de 10 L/min. Sua RVS é:
   A. 480 dina · s/cm^5
   B. 660 dina · s/cm^5
   C. 810 dina · s/cm^5
   D. 940 dina · s/cm^5

4. Uma mulher de 74 anos de idade está recebendo nitroprussiato de sódio para controle da pressão arterial 2 dias após ter sido submetida a um reparo de AAA. Qual dos seguintes é o primeiro sinal de toxicidade por nitroprussiato de sódio?
   A. Acidose metabólica
   B. Taquifilaxia
   C. Cianose
   D. Hipotensão

5. Qual dos seguintes sintomas está associado à estratégia de controle ácido-básico "alfa-stat" para um paciente sendo submetido a uma parada circulatória com hipotermia profunda?
   A. Redução do fluxo de gás na CEC
   B. Adição de CO_2 ao circuito de CEC
   C. Correção do pH por meio da temperatura
   D. Alcalose respiratória

CAPÍTULO 7 Sistema Respiratório

ANATOMIA E INERVAÇÃO

- Anatomia da via aérea e do trato respiratório
    - A **via aérea superior** pode ser dividida em nasofaringe, orofaringe e hipofaringe
        - A faringe é um tubo muscular que conecta as três zonas à laringe
    - A **laringe** forma as pregas vocais e contém músculos, ligamentos e cartilagem
    - A **traqueia** (~15 cm de comprimento) contém anéis cartilaginosos em sua face anterior e uma parede membranosa posterior
        - A traqueia divide-se em brônquios, bronquíolos e alvéolos (ver Fig. 7.1)
    - **Brônquios principais direito e esquerdo** (ver Tabela 7.1)
        - O brônquio principal direito é mais curto e mais vertical do que o lado esquerdo
            - Três divisões (superior, médio, inferior)
            - Os lobos médio e inferior formam o brônquio intermediário
        - O brônquio principal esquerdo é mais longo (~5 cm)
            - Duas divisões (superior, inferior)
- Músculos das vias aéreas e do trato respiratório
    - **Músculos inspiratórios**
        - O diafragma e os intercostais externos são os músculos inspiratórios primários

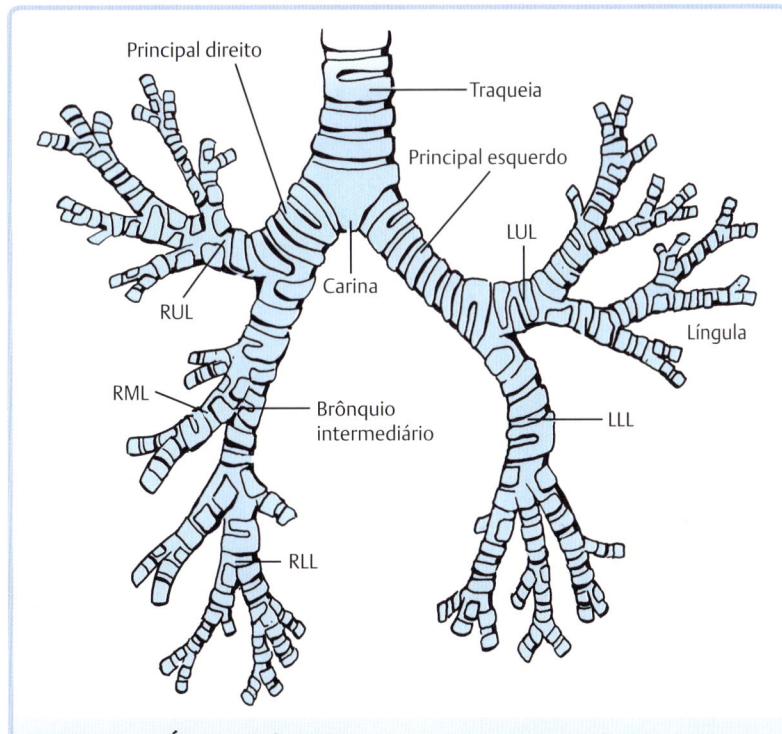

FIGURA 7.1 Árvore Brônquica. LUL, Lobo superior esquerdo; RUL, lobo superior direito; RML, lobo médio direito; RLL, lobo inferior direito; LLL, lobo inferior esquerdo.

TABELA 7.1 Lobos pulmonares e segmentos associados	
Lobo	**Segmentos**
Lobo superior direito	Apical Posterior Anterior
Lobo médio direito	Lateral Medial
Lobo inferior direito	Superior Basal medial Basal anterior Basal lateral Basal posterior

Lobo superior esquerdo	Divisão superior:
	  Apical-posterior
	  Anterior
	Divisão lingular inferior:
	  Superior
	  Inferior

Lobo inferior esquerdo	Superior Basal anteromedial Basal lateral Basal posterior

- Músculos acessórios para a inalação ativa: escaleno e esternocleidomastóideo
- **Músculos expiratórios**
  - Expiração é um processo passivo
  - Músculos acessórios para a expiração ativa: oblíquos interno e externo, transverso do abdome, reto abdominal e intercostais internos
- Inervação das vias aéreas
  - Os ramos oftálmico e maxilar do **nervo trigêmeo (CN V)** inervam a nasofaringe, enquanto que o ramo mandibular inerva os dois terços anteriores da língua
  - O **nervo glossofaríngeo** (CN IX) inerva o terço posterior da língua, a faringe posterior, as tonsilas, as valéculas e a superfície anterior da epiglote
  - O **nervo vago (CN X)** divide-se em nervos laríngeos superior e recorrente
    - O **nervo laríngeo superior** se divide em
      - Ramo laríngeo interno: inervação sensorial para a epiglote posterior, aritenoides e pregas vocais
      - Ramo laríngeo externo: inervação motora para o músculo cricotireóideo (pregas tensas)
    - O **nervo laríngeo recorrente** inerva todos os músculos da laringe (exceto o cricotireóideo) e fornece estímulo sensorial abaixo das pregas vocais
- **Lesões nervosas das vias aéreas**
  - Nervo laríngeo recorrente pode ser lesionado durante a cirurgia cervical, torácica ou cardíaca
    - Inerva o músculo cricoaritenóideo posterior. Quando paralisado, a prega vocal assume uma posição intermediária
  - O nervo laríngeo superior é raramente lesionado, porém não resulta em deslocamento das pregas vocais

MECÂNICA RESPIRATÓRIA

- Volumes e zonas
  - **Zonas pulmonares** (Zonas de West)
    - Zona I: $P_A > P_a > P_v$
    - Zona II: $P_a > P_A > P_v$
    - Zona III: $P_a > P_v > P_A$
  - **Volumes pulmonares** (ver Fig. 7.2)
    - **Capacidade residual funcional (CRF)**

```
                    ↑           ↑           ↑
                    |           |           |
              Capacidade        |           |
              de reserva        |           |
              inspiratória      |           |
              (CRI) ~3 L        |           |
                                |           |
                                |           |
                    ↑      Capacidade       |
                    |      vital            |
           Volume corrente  (CV) ~4,3 L  Capacidade
           (VC) ~0,5 L                   pulmonar
                                         total
                                         (CPT) ~5,5 L
         ↑          ↑
         |     Volume
         |     de reserva
         |     expiratória
  Capacidade residual  (VRE) ~1,3 L
  funcional
  (CRF) ~2,5 L     ↑
                   |
              Volume residual
              (RV) ~1,2 L
```

FIGURA 7.2 Zonas Pulmonares.

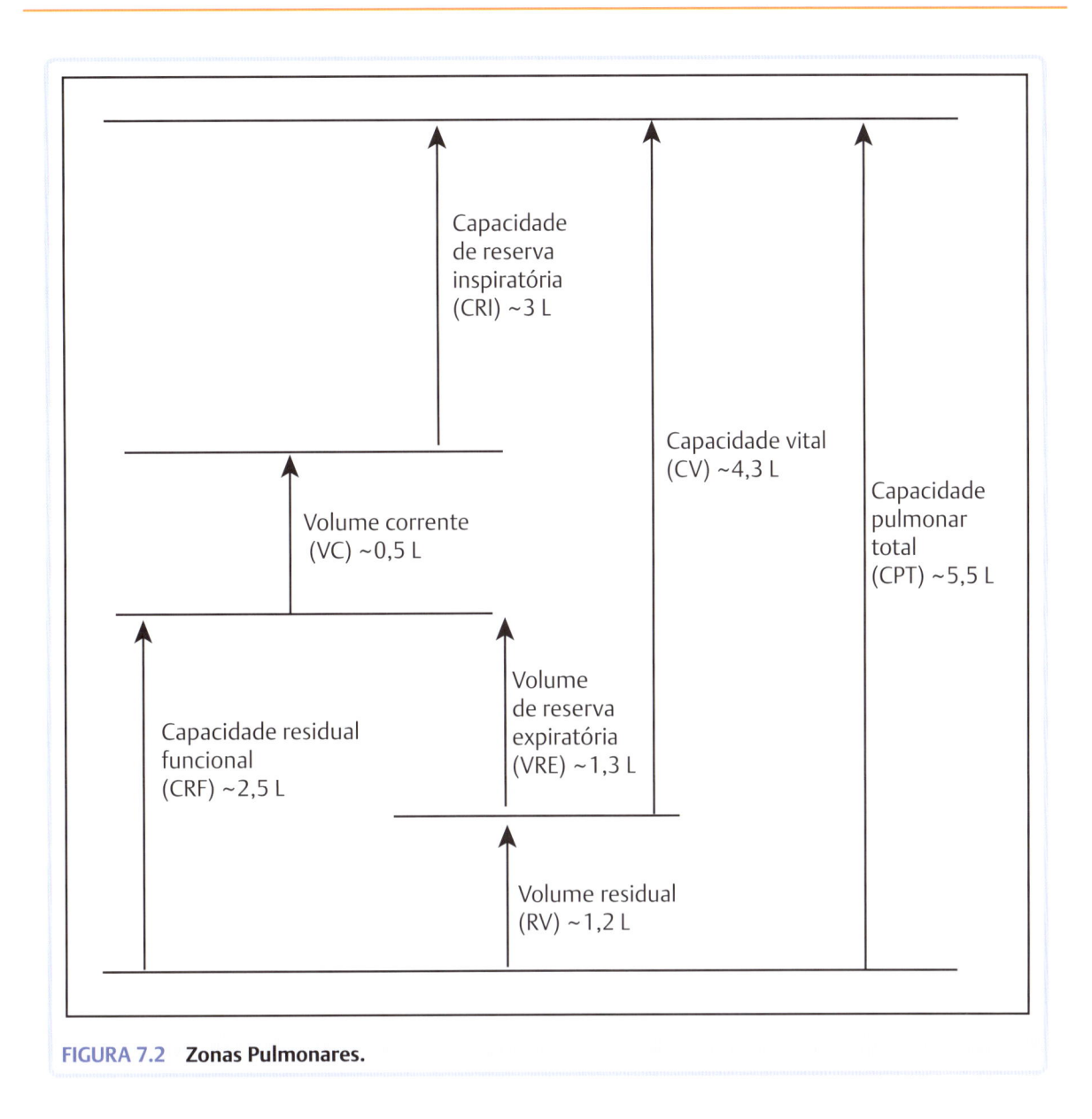

- ➤ **Volume nos pulmões** no final da exalação normal
- ➤ **Lavagem de nitrogênio** durante a pré-oxigenação requer troca do volume da CRF
- ➤ Reduzido em idosos, mulheres, pessoas obesas, na posição supina e em pacientes com a síndrome da angústia respiratória aguda (SARA)
- ➤ Aumentado na doença pulmonar obstrutiva
- ◆ **Capacidade de oclusão:** volume dos pulmões quando os alvéolos colapsam, causando atelectasia
  - ➤ Aumenta com a idade, doença pulmonar obstrutiva crônica (DPOC) e bronquite
  - ➤ **Lei de LaPlace:** pressão transpulmonar = 2 × tensão/raio
  - ➤ **Surfactante** é uma lipoproteína que reduz a tensão superficial
- ◆ **Espaço morto**
  - ➤ Áreas ventiladas, mas não perfundidas
  - ➤ Começa na oro/nasofaringe e termina nos bronquíolos terminais
    - ❖ **Fração do espaço morto = $(PaCO_2 - PetCO_2)/PaCO_2$**
    - ❖ Aproximadamente 2 mL/kg em indivíduos saudáveis
  - ➤ Pressão positiva, PEEP (pressão positiva expiratória final) e hipovolemia aumentam a Zona I e o espaço morto
- ◆ *Shunt*

- Áreas perfundidas, mas não ventiladas
- **Fração de *shunt* $Q_s/Q_t = (C_{CO_2} - C_{aO_2})/(C_{CO_2} - C_{vO_2})$**
■ **Teste de função pulmonar**
- Espirometria testa a mecânica pulmonar, incluindo o volume expiratório forçado em 1 segundo (FEV_1) e a capacidade vital forçada (CVF)
    - Doença obstrutiva: relação $FEV_1/CVF < 70\%$
    - Doença restritiva: relação FEV_1/CVF normal, mas volumes reduzidos
- **Capacidade de difusão** do monóxido de carbono (D_{LCO}) mede a função tecidual
    - Reduzida com enfisema, anemia, hipovolemia e hipertensão pulmonar
    - Aumentada com alto débito cardíaco, *shunt* esquerda-direita e posição supina

FISIOLOGIA RESPIRATÓRIA

■ **Trabalho respiratório**
- Trabalho elástico
    - Trabalho contra o recuo elástico do tórax e parênquima pulmonar
    - Trabalho contra a tensão superficial dos alvéolos
- Trabalho não elástico
    - **Resistência do fluxo** secundária à doença obstrutiva ou espaço morto
    - Resistência das vias aéreas é maior nos bronquíolos de tamanho médio
■ **Gradiente de pressão pleural**
- Pressão pleural é negativa para contrabalancear a pressão positiva da parede torácica
    - Soma é 0 no final da expiração
    - Pressão intrapleural de repouso é -5 cm de H_2O
- Inalação → pressão negativa da pleura aumenta
- Exalação → pressão negativa da pleura diminui
■ **Complacência**
- Capacidade dos pulmões em expandir (↑ complacência = ↑ facilidade de expansão)
- Equações
    - **Estática:** $V_t/P_{plat} - PEEP)$
    - **Dinâmica:** $V_t/P_{pico} - PEEP)$
- **Histerese** é a diferença na complacência necessária para recrutar alvéolos adicionais
■ Efeitos do envelhecimento
- Cartilagem e tecido elástico enrijecem → ↓ volumes pulmonares
- Cifose ↓ volumes pulmonares
- Capacidade residual funcional (CRF), volume residual (RV) e capacidade de oclusão ↑
- Capacidade vital (CV), capacidade pulmonar total (CPT), volume expiratório forçado no primeiro segundo (FEV_1) e respostas à hipoxemia e hipercapnia ↓
■ **Funções não respiratórias dos pulmões**
- Filtração e remoção de partículas estranhas e infecciosas
- Defesa imune
- Metabolismo de fármacos

TROCA DE OXIGÊNIO

■ **Curva de dissociação da oxiemoglobina** (ver Fig. 7.3)
- Relação entre a pressão parcial de oxigênio e a saturação de oxigênio
    - Desvios representam adaptações ambientais para aumentar o consumo (desvio esquerdo) ou fornecimento de oxigênio (desvio direito)
        - Causas de desvio para a esquerda
            - **Alcalose, hipotermia, 2,3-DPG elevado, hemoglobina fetal**
        - Causas de desvio para a direita
            - **Acidose, hipertermia, 2,3-DPG reduzido, anestésicos voláteis, gravidez**
    - **Efeito de Haldane:** quando a Hb é desoxigenada pode-se ligar mais ao CO_2
    - **Efeito de Bohr:** aumento da ligação Hb-CO_2 → desvio para a direita → aumento de fornecimento de oxigênio
- P_{50}: pressão parcial de oxigênio necessária para saturar 50% dos receptores de Hb
    - Normal: 27 mm Hg

FIGURA 7.3 Curvas de Dissociação da Oxiemoglobina.

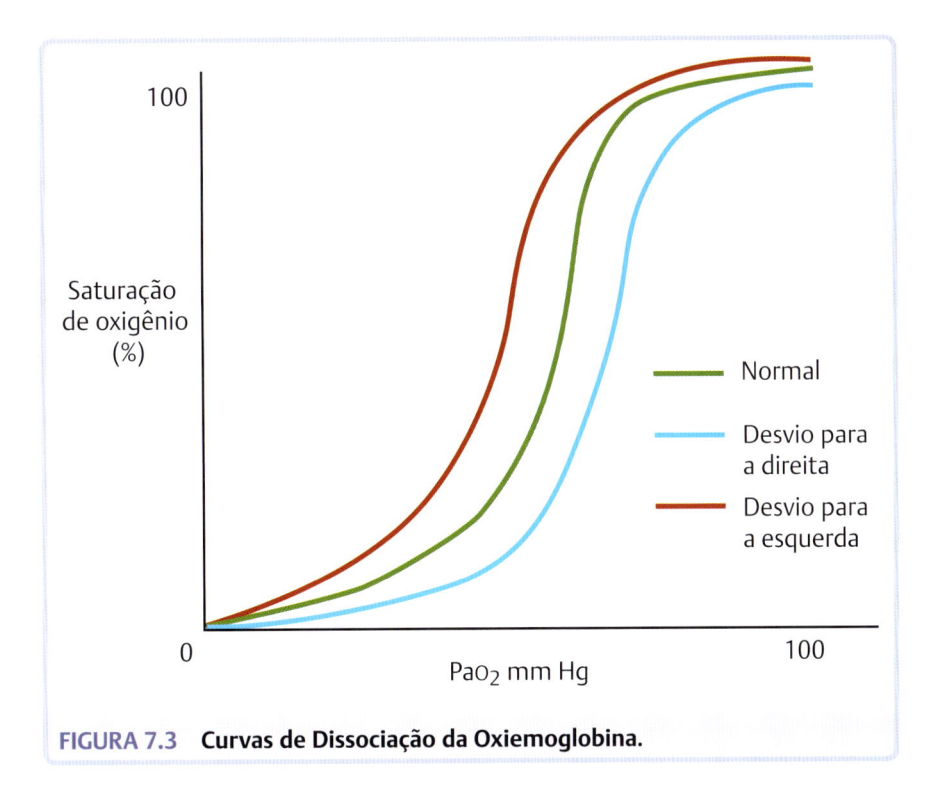

- Condições baixas (desvio para a esquerda)
  - Hb fetal: 20 mm Hg
  - Carboxiemoglobina: 6 mm Hg
- Condições altas (desvio para a direita)
  - Célula falciforme: 31 mm Hg
  - Gravidez: 30 mm Hg
- Fornecimento de oxigênio
  - Equação dos gases alveolares
    - $PaO_2 = FiO_2 \times (P_b - P_{H_2O}) - PaCO_2/RQ$
    - RQ = relação entre a eliminação de dióxido de carbono e o consumo de oxigênio
      - 0,7 a 1,0 com base no metabolismo
        - Carboidratos na dieta → ~1 ($6\,O_2 \to 6\,CO_2$)
        - Gordura na dieta → ~0,7 ($23\,O_2 \to 17\,CO_2$)
  - **Gradiente A-a e idade**
    - Gradiente A-a é a diferença entre o oxigênio alveolar e o oxigênio arterial
    - $PaO_2 = 102 - idade/3$
  - **Fornecimento de oxigênio**
    - Fornecimento de oxigênio = débito cardíaco × teor de oxigênio
    - Teor de oxigênio (O_2 mL/dL) = 1,34 mL × Hb × saturação + 0,003 × PaO_2
- **Consumo de oxigênio**
  - Aproximadamente 3 a 4 mL/kg/min em adultos em repouso
  - Aproximadamente 7 a 9 mL/kg/min em recém-nascidos
  - Saturação venosa mista
    - $SvO_2 = SaO_2 - (VO_2/1{,}39 \times Q \times Hb \times 0{,}1)$
    - Débito cardíaco melhorado aumentará a saturação venosa mista
    - Baixa saturação venosa mista, alto débito cardíaco → provável de se beneficiar com uma transfusão
- **Efeitos sistêmicos**
  - **Hipóxia**
    - Aumento de acidose láctica
    - Aumento da ventilação pelo corpo carotídeo
    - Vasodilatação para aumentar a perfusão
    - Vasoconstrição pulmonar hipóxica

- **Hiperóxia**
  - Atelectasia
  - Lesão pulmonar
  - Toxicidade do SNC
  - Lesão celular oxidativa
- **Vasoconstrição pulmonar hipóxica**
  - Artérias pulmonares contraem na presença de hipóxia → fluxo redirecionado aos alvéolos com teor de oxigênio mais elevado → melhora a correspondência V/Q e a oxigenação
  - Inibida por
    - Fármacos: agentes inalatórios, óxido nitroso, nitroglicerina, nitroprussiato
    - Fatores fisiológicos: hipocapnia, hipotermia, acidose/alcalose, aumento da resistência vascular pulmonar (RVP), PEEP

CONTROLE DA VENTILAÇÃO

- Controle
  - **Quimiorreceptores centrais** detectam e respondem à acidose do LCR
  - **Quimiorreceptores periféricos** nos corpos carotídeos e aórticos detectam a $PaCO_2$
    - Aumento da resposta quando combinado à hipóxia
- Efeitos da hipercapnia
  - Estimulação respiratória
    - **Curva de resposta do CO_2:** aumento da ventilação-minuto de acordo com o aumento da $PaCO_2$
    - Em humanos despertos saudáveis, a ventilação-minuto aumenta de 2 a 3 L/min para cada 1 mm Hg de aumento da $PaCO_2$
    - $PaCO_2$ aumenta ~6 mm Hg durante o primeiro minuto de apneia, 3 a 4 mm Hg durante os minutos sucessivos
  - Efeitos dos fármacos
    - Voláteis, opioides, benzodiazepínicos e barbitúricos deprimem a resposta à $PaCO_2$ de forma dose-dependente
  - **Efeitos sistêmicos**
    - Vasodilatação cerebral
    - Depressão miocárdica e contratilidade reduzida
    - Vasoconstrição pulmonar
    - Aumento simpático e aumento no débito cardíaco

CURVAS DE FLUXO-VOLUME

- **Curvas de fluxo-volume** são usadas para determinar a patologia pulmonar em distúrbios obstrutivos (ver Fig. 7.4)
  - Obstrução intratorácica
    - Inspiração normal, mas obstrução expiratória da via aérea
    - Exemplos: massa mediastinal, apneia obstrutiva do sono
  - Obstrução extratorácica variável
    - Expiração normal, mas obstrução inspiratória da via aérea
    - Exemplos: tumores das vias aéreas, laringomalácia, traqueomalácia
  - Obstruções fixas
    - Inspiração e expiração são comprometidas
    - Exemplo: estenose traqueal
- **Resistência do fluxo**
  - Número de Reynold: $Re = Q \times D/\eta \times A$
    - Q = fluxo, D = diâmetro, η = viscosidade, A = área de secção transversal
  - **Hagen-Poiseuille: Fluxo (Q)** = $\pi P r^4 / 8 \eta L$
    - r = raio, η = viscosidade, L = comprimento, P = pressão
  - Tipos de fluxo
    - **Laminar:** resistência depende da viscosidade do gás (número de Reynold < 2.100)
    - **Turbulento:** resistência depende da densidade do gás (número de Reynold > 2.100)
  - Hélio é menos denso do que o ar e o oxigênio. Útil para fluxo por meio de pequenas áreas de secção transversal

FIGURA 7.4 Curvas de Fluxo-Volume.

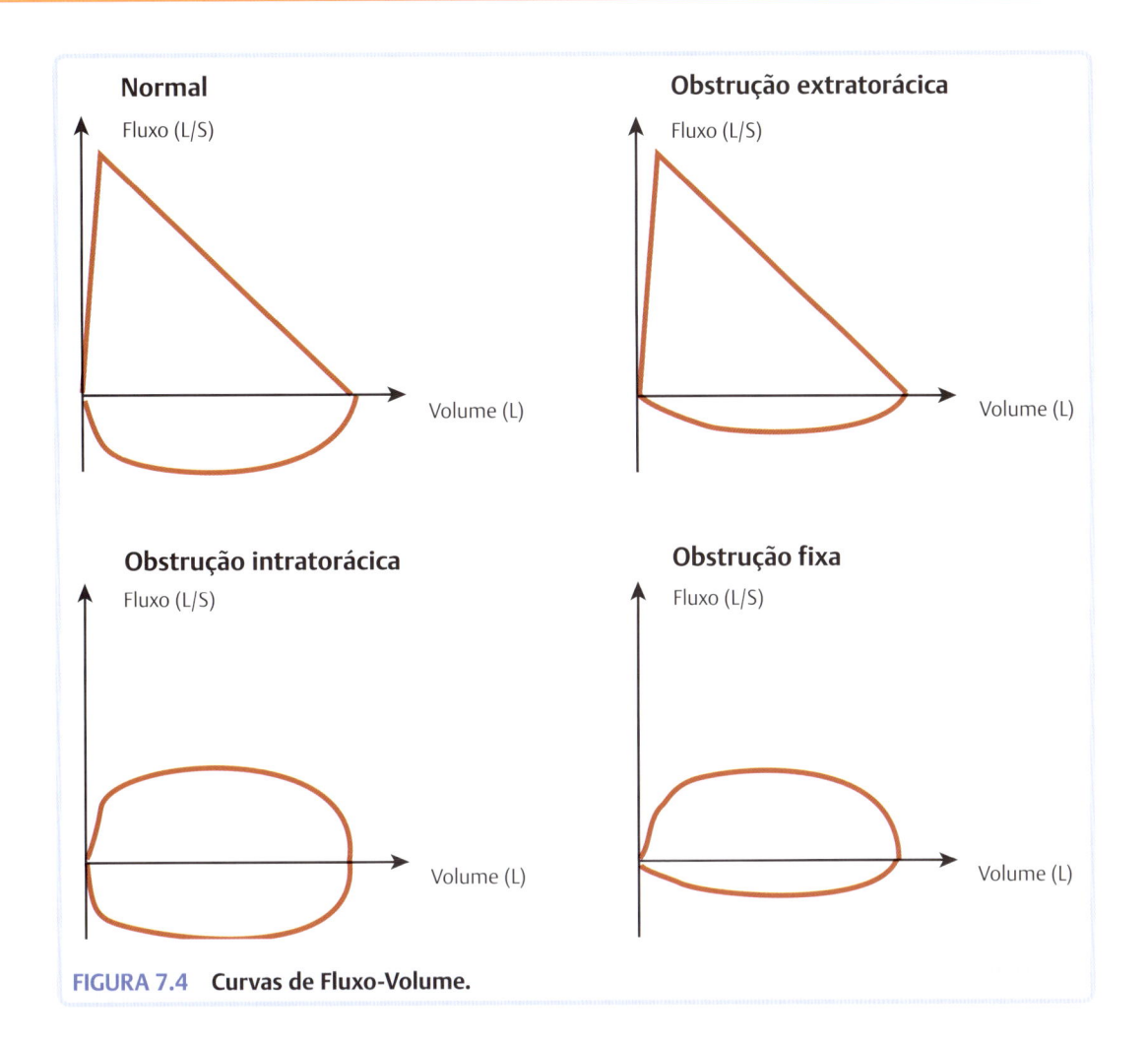

- → Diminui a resistência durante o fluxo turbulento
- → Aumenta a probabilidade de estar no fluxo laminar

DISTÚRBIOS OBSTRUTIVOS

- **Manejo anestésico**
  - **Avaliação pré-operatória das vias aéreas e do trato respiratório** para verificar a presença de possíveis complicações
  - **Configurações do ventilador** devem minimizar o aprisionamento de ar e evitar barotrauma
    - Volumes correntes baixos
    - Maior tempo expiratório
    - Prevenção de autoPEEP
  - Preparação para reatividade aumentada das vias aéreas e broncospasmo
  - Considerar **alternativas à anestesia geral**
- **Apneia obstrutiva do sono**
  - Geralmente secundária à obstrução das vias aéreas superiores durante o sono ou na posição supina
  - Maior número de episódios apneicos ou hipopneicos
    - Índice de apneia-hipopneia (AHI) diagnostica a gravidade
  - **Manejo anestésico**
    - Manejo apropriado das vias aéreas
    - Evitar a sedação excessiva
    - Monitorização estendida na URPA (unidade de recuperação pós-anestésica)
    - Extremamente sensível a opioides

- **Asma**
    - Doença inflamatória das vias aéreas, com obstrução reversível do fluxo de ar e broncospasmo
        - Aumento da contratilidade dos músculos lisos
    - Manifesta-se com sibilância, tosse e falta de ar
    - **Tratamento** inclui oxigênio, broncodilatadores, esteroides, magnésio e anestésicos voláteis
- **DPOC**
    - Expiração crônica incompleta (ar aprisionado)
    - Previamente classificada em bronquite crônica e enfisema
        - Bronquite crônica: inflamação das vias aéreas brônquicas com tosse frequente e produção de muco. A apresentação inclui retenção de CO_2, eritrocitose e insuficiência cardíaca direita
        - Enfisema: destruição do tecido pulmonar, estreitamento de pequenas vias aéreas, D_{LCO} baixa
    - Tratamento inclui oxigênio, broncodilatadores, esteroides e possível transplante de pulmão
- **Bronquiectasia**
    - Doença inflamatória, caracterizada por brônquios dilatados e obstrução das vias aéreas
    - Propenso a infecções respiratórias, hemoptise
    - **Tratamento** inclui fisioterapia torácica, broncodilatadores e possível cirurgia
- **Fibrose cística**
    - Distúrbio autossômico recessivo de um regulador de condutância transmembrana de sódio e cloreto
    - Predisposição a infecções pulmonares e insuficiência pancreática decorrente do transporte ciliar prejudicado
    - Tratamento inclui prevenção e tratamento de infecções, reabilitação pulmonar e transplante
- **Massas mediastinais**
    - Pode incluir tumores neurogênicos, timoma, linfoma, teratomas e outros
    - O manejo desafiador das vias aéreas, como relaxamento muscular ou inibição respiratória, pode impossibilitar as ventilações por causa do colapso das vias aéreas

DISTÚRBIOS RESTRITIVOS

- **Doenças pulmonares restritivas** são definidas por volumes pulmonares reduzidos e fluxo de ar expiratório normal
    - Doença pulmonar intrínseca
        - Inclui **doença pulmonar intersticial, fibrose pulmonar, doenças do tecido conectivo, SARA e doença pulmonar parenquimatosa**
    - Doença pulmonar extrínseca
        - Inclui **doenças neuromusculares, pleurais, mediastinais e abdominais** que comprimem ou diminuem os volumes pulmonares normais
- Tratamento é difícil e geralmente dependente da causa subjacente

HIPERTENSÃO PULMONAR

- Definição: pressão arterial pulmonar média > 25 mm Hg no repouso
    - Causas: doença cardíaca esquerda, doença pulmonar, doença vascular do colágeno
- Apresentação inclui falta de ar, dor torácica, fadiga e síncope
- Tratamento: corrigir o estado volêmico, vasodilatadores pulmonares e tratar a causa
- Metas anestésicas
    - Estabilidade hemodinâmica: previne hipotensão, arritmias e hipovolemia
    - Manejo ventilatório: previne hipóxia, hipercapnia e acidose
    - Quando grave ou refratária, considerar o uso de óxido nítrico, prostaciclina inalatória ou inibidores da fosfodiesterase

TABAGISMO

- Tabagismo → ↑ reatividade da via aérea, ↑ secreções e imunossupressão
- **Benefícios da cessação**
    - 12 a 48 horas: resposta simpática diminui, nível de carboxiemoglobina diminui
    - 1 a 2 semanas: escarro diminui
    - 4 a 6 semanas: PFTs melhoram (testes da função pulmonar)
    - > 4 a 8 semanas: complicações pulmonares e infecciosas pós-operatórias diminuem

MONÓXIDO DE CARBONO

- Reduz a capacidade de transporte de oxigênio do sangue
  - CO com 200× mais afinidade para Hb do que para O_2
  - Respiração não é afetada, pois a PaO_2 e a $PaCO_2$ estão normais
    - Frequência respiratória aumenta apenas quando ocorre acidose láctica
- Medir a carboxiemoglobina com co-oximetria
- Níveis de CO
  - 1% a 3% em não fumantes
  - 10% em fumantes
  - > 25%, suspeita de intoxicação
- Tratamento
  - Depende da gravidade. Em um nível de 25%, oxigênio é indicado. Em um nível de 40%, oxigênio hiperbárico deve ser considerado
  - Meia-vida da carboxiemoglobina em ar ambiente é de 4 a 6 horas, em O_2 a 100% é de 1 hora, e em condições hiperbáricas é de 15 a 30 minutos

VENTILAÇÃO MONOPULMONAR

- Intubação endobrônquica: separação dos pulmões e/ou ventilação unilateral é frequentemente necessária na cirurgia torácica
- **Indicações absolutas**
  - Exposição: VAT (toracotomia vídeo-assistida)
  - Manejo da condição subjacente: fístula broncopleural, bolhas em risco de ruptura, infecção unilateral
  - Hemorragia: sangramento pulmonar ou torácico maciço
- **Dispositivos**
  - Sonda de duplo lúmen (DLT)
    - Lúmens traqueal e brônquico distintos
      - O pinçamento de um lúmen, abrindo-o ao ar, causará desinsuflação pulmonar passiva
      - Disponível em sonda direita ou esquerda para se adequar ao brônquio principal
    - A inserção da DLT deve ser confirmada com um broncoscópio
  - Bloqueadores brônquicos
    - Um cateter de oclusão com um balonete é colocado no lado cirúrgico
    - Desinsuflação do pulmão ocorre lentamente pela absorção de gás
    - A inserção deve ser visualizada com um broncoscópio
- **Manejo da ventilação monopulmonar**
  - Prevenir barotrauma mantendo-se as pressões das vias aéreas < 25 cm H_2O, se possível
  - Após isolamento do pulmão, oxigenação ↓ decorrente do desvio de sangue
    - Vasoconstrição pulmonar hipóxica ↓ desvio de sangue
  - Solucionando a hipoxemia
    - Oxigênio a 100%
    - Confirmar a posição da DLT/bloqueador brônquico
    - Manobra de recrutamento/PEEP para ventilar o pulmão
    - CPAP (pressão positiva contínua nas vias aéreas) para pulmão não ventilado
    - Retomar a ventilação dos dois pulmões
    - Pinçar a artéria pulmonar
    - Circulação extracorpórea

CIRURGIA TORÁCICA

- Lobectomia/pneumonectomia
  - Fatores que aumentam o risco cirúrgico
    - FEV_1 < 2 L no pré-operatório, < 0,85 L no pós-operatório
    - D_{LCO} < 50%
    - RV:CPT > 50%
    - $PaCO_2$ > 45 mm Hg
    - PaO_2 < 50 mm Hg
  - Exames pré-operatórios

- PFTs e gasometria arterial (ABG) em ar ambiente (Fase I)
- Se a fase I for preocupante → cintilografia pulmonar V/Q (Fase II)
- Se a fase II for preocupante → cateter balonete oclusor para medir as pressões PA (Fase III)
    - Complicações
        - Edema pulmonar pós-pneumonectomia é uma complicação temida com alta mortalidade
        - Fatores de risco: pneumonectomia/lobectomia direita, excesso de fluidos IV, pressões das vias aéreas > 25 cm H_2O, EtOH pré-operatório
- Mediastinoscopia
    - Geralmente realizada antes da ressecção de pulmão para estadiamento tumoral
    - Considerações anestésicas
        - Compressão da artéria inominada direita causa redução da pressão arterial do lado direito
        - Usar monitor de pressão arterial ou oximetria de pulso no lado direito
    - Complicações
        - Hemorragia secundária à laceração da veia inominada, veia pulmonar, artéria pulmonar ou veia ázigo
        - Pneumotórax
        - Embolia aérea venosa
        - Compressão vagal e bradicardia
- Fístula broncopleural
    - Considerações anestésicas
        - Pressão positiva no lado afetado (sem descompressão com drenagem torácica) → pneumotórax de tensão
        - Proteger e isolar as vias aéreas enquanto em respiração espontânea
- Hemorragia intrapulmonar
    - Causas: trauma, ruptura da artéria pulmonar, tumores e fístulas arteriais
    - Considerações anestésicas
        - Isolar o pulmão para proteger o lado não afetado
        - Na emergência, considerar o uso de sonda principal endotraqueal (ETT) no lado não afetado
- **Transplante de pulmão**
    - Considerações anestésicas
        - Anestesia é mais bem controlada com anestésico IV total
        - Isolamento pulmonar é mais adequado com o uso de uma sonda endobronquial contralateral
        - Circulação extracorpórea pode ser necessária
- Considerações pós-operatórias
    - Lesão pulmonar de reperfusão ocorre nas primeiras horas após o transplante
        - O pulmão transplantado recebe maior perfusão por causa do histórico do paciente de hipertensão pulmonar
        - Tratar com diurese, suporte hemodinâmico
    - Pulmões transplantados são denervados e sem reflexo de tosse na porção transplantada
        - Depuração mucociliar e drenagem linfática reduzidas
    - Vasoconstrição pulmonar hipóxica (HPV) permanece intacta

QUESTÕES

1. Um homem de 57 anos de idade, com um histórico de hipertensão, coronariopatia e um tumor mediastinal anterior, é agendado para ser submetido a uma ressecção de massa mediastinal. Você decide realizar uma intubação por meio de fibra óptica em paciente acordado. Você efetua a nebulização e pulverização de lidocaína na nasofaringe, orofaringe e pregas vocais do paciente. À medida que insere o endoscópio, o mesmo entra em contato com as aritenoides do paciente e ele começa a tossir descontroladamente. Qual nervo precisa ser mais bem anestesiado para completar esta intubação?

   A. Nervo trigêmeo (V)
   B. Nervo facial (VII)
   C. Nervo glossofaríngeo (IX)
   D. Nervo laríngeo superior (X)
   E. Nervo laríngeo recorrente (X)

2. Você está fornecendo anestesia para uma mulher de 60 anos de idade sendo submetida a uma tireoidectomia total decorrente da presença de um tumor. Após a extubação, ela apresenta estridor e começa a dessaturar. O cirurgião lhe avisa que pode ter seccionado o laríngeo recorrente durante a dissecção. Você decide reintubar por causa da dificuldade respiratória. Após uma dose de intubação de succinilcolina, qual a posição esperada das pregas vocais?

   A. Aberta
   B. Intermediária
   C. Fechada

3. Um homem de 52 anos de idade está sendo submetido a uma pneumonectomia. Após o isolamento pulmonar com uma DLT, a saturação do paciente diminui para 86%. Você coloca o paciente em oxigênio a 100% e verifica sua DLT, que está apropriadamente posicionada. A infusão de qual dos seguintes fármacos poderia estar agravando a hipoxemia de seu paciente?

   A. Propofol
   B. Remifentanil
   C. Norepinefrina
   D. Nitroglicerina
   E. Vasopressina

4. Vocês está avaliando uma mulher de 38 anos de idade para uma hepatectomia laparoscópica na área pré-operatória. Seus sinais vitais são: FC: 70, PA: 137/80, Sat: 95% em ar ambiente. Um conjunto de exames laboratoriais realizados pela cânula arterial exibe 7,40/40/70. Sua hemoglobina é 10. Qual o teor de oxigênio de seu sangue?

   A. 1,34 L/dL
   B. 13,4 mL/dL
   C. 13,2 mL/dL
   D. 1,39 mL/dL
   E. 1,32 mL/dL

5. Você está avaliando um paciente com traqueomalácia. Qual curva de fluxo-volume você espera para seu paciente?

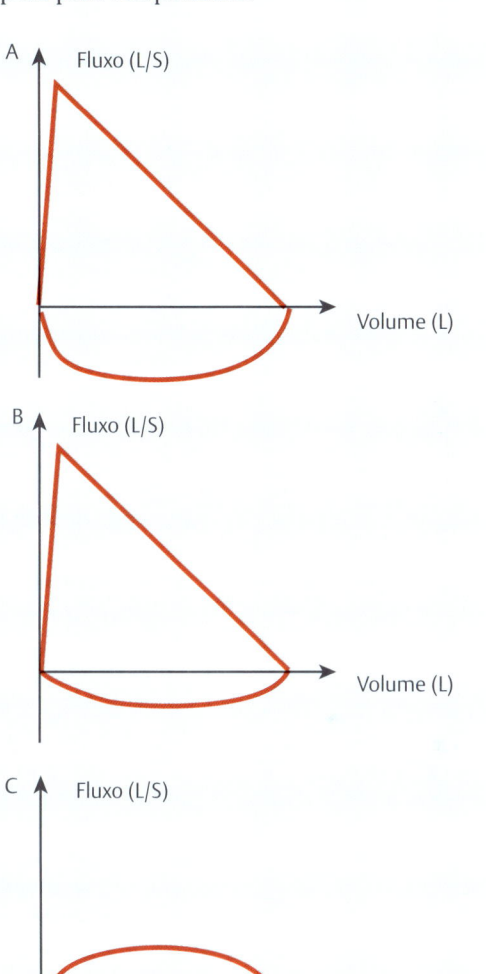

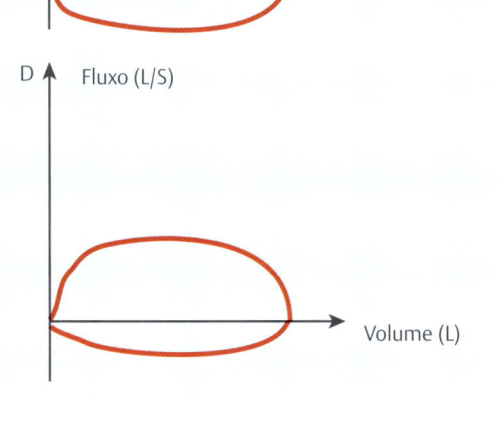

- Envolvidos no controle motor voluntário e aprendizado processual
- **Cápsula interna**
  - Coleção de substância branca situada profundamente no cérebro
  - Contém os tratos que carregam informações motora e sensorial entre o cérebro e a medula espinal
- **Sistema ativador reticular**
  - Coleção de estruturas que conecta o tronco cerebral ao córtex
  - Fundamental na regulação dos ciclos sono-vigília e na atenção
- **Medula oblonga**
  - Localizada na porção inferior do tronco cerebral
  - Controla a inspiração e expiração
    - Centro de controle inspiratório está situado na porção dorsal da medula
    - Centro de controle expiratório está situado na porção ventral da medula
  - Centro pneumotáxico da ponte controla a frequência respiratória e os padrões respiratórios

■ **Fluxo sanguíneo cerebral**
- Cérebro recebe ~15 a 20% do débito cardíaco, apesar de constituir apenas 2% da massa corporal total
  - Valores normais (cérebro médio ~1.350 g)
    - Fluxo sanguíneo cerebral (FSC): 50 mL/100 g/min
    - Taxa metabólica cerebral de oxigênio ($CMRO_2$): 3 mL/100 g/min
    - Pressão intracraniana (PIC): 8 a 12 mm Hg
  - FSC e $CMRO_2$ são 4 × mais elevados na substância cinzenta do que na substância branca
  - Cérebro depende da **glicose** para energia
- **Regulação**
  - Aumento da atividade ou processamento cerebral → aumento do metabolismo cerebral → aumento do FSC
  - Mecanismo complexo que envolve a interação entre o glutamato, óxido nítrico e neurotransmissores
- **Autorregulação cerebral**
  - FSC permanece constante em uma ampla variedade de pressões sanguíneas
    - Pressão arterial média (PAM) de 50 a 150 mm Hg está tipicamente associada a um FSC inalterado
      - Alguns estudos relatam que uma PAM > 70 é necessária
      - Necessidades mais elevadas podem ser necessárias em hipertensivos crônicos
  - Perda da autorregulação pode ocorrer com
    - Hipoxemia
    - Hipercapnia
    - Anestésicos voláteis
    - Doença cerebrovascular
  - **Pressão de perfusão cerebral (PPC)**
    - PPC = PAM – PIC
      - PIC deve ser substituída por pressão venosa central (PVC) quando PVC > PIC
- Fatores que alteram ou desacoplam o FSC e a taxa metabólica cerebral (CMR)
  - **Anestésicos**
    - Anestésicos (exceto cetamina) → diminuem a atividade neuronal → diminuem a CMR
      - Surto-supressão → redução profunda na CMR
    - Oxigênio ainda é necessário para funções basais e metabólicas do cérebro
  - Hipotermia
    - Cada grau (°C) que diminui → reduz a CMR em 6%
    - Supressão total do EEG (eletroencefalograma) a ~18°C
    - Diminui as necessidades de oxigênio para atividade neuronal e funções basais do cérebro
  - Ventilação
    - $PaCO_2$ reduzida → diminui o FSC
    - $PaCO_2$ elevado → aumenta o FSC
    - FSC depende do grau das alterações ventilatórias
      - Mudança de 1 mm Hg na $PaCO_2$ → FSC muda de 1 para 2 mL/100 g/min na mesma direção
      - Uma mudança de aproximadamente 2% no FSC por cada 1 mm Hg de $PaCO_2$
    - Magnitude do efeito da $PaCO_2$ sobre o FSC é maior na substância cinzenta do que na substância branca
      - Efeito da $PaCO_2$: cérebro > cerebelo > medula espinal

- **Oxigenação**
  - PaO$_2$ reduzida (inferior a 60 mm Hg) → aumento do FSC
    - FSC aumenta exponencialmente com quedas adicionais na PaO$_2$
  - Oxigenação tem um efeito mínimo sobre o FSC a uma PaO$_2$ > 60 mm Hg
- **Níveis críticos do FSC**
  - 50 mL/100 g/min: normal
  - 22 mL/100 g/min: isquemia começa a ocorrer
  - 15 mL/100 g/min: EEG isoelétrico
  - 10 mL/100 g/min: FSC crítico quando anestésicos voláteis são administrados
  - 6 mL/100 g/min: lesão irreversível da membrana e morte celular
- **Perfusão de luxo**
  - Isquemia → suprime a autorregulação do FSC → FSC tornar-se passivamente dependente da PPC
  - Isquemia cerebral focal aguda → vasoplegia regional → acoplamento comprometido entre o FSC e a CMR
  - Controle da pressão arterial é importante durante a isquemia focal
    - Perfusão é dependente da pressão arterial
    - Hipertensão leve pode ser benéfica após AVEs isquêmicos
- **Líquido cefalorraquidiano (LCR)** (Fig. 8.1)
  - Líquido incolor que circunda o cérebro e a coluna vertebral
    - Produzido no plexo coroide

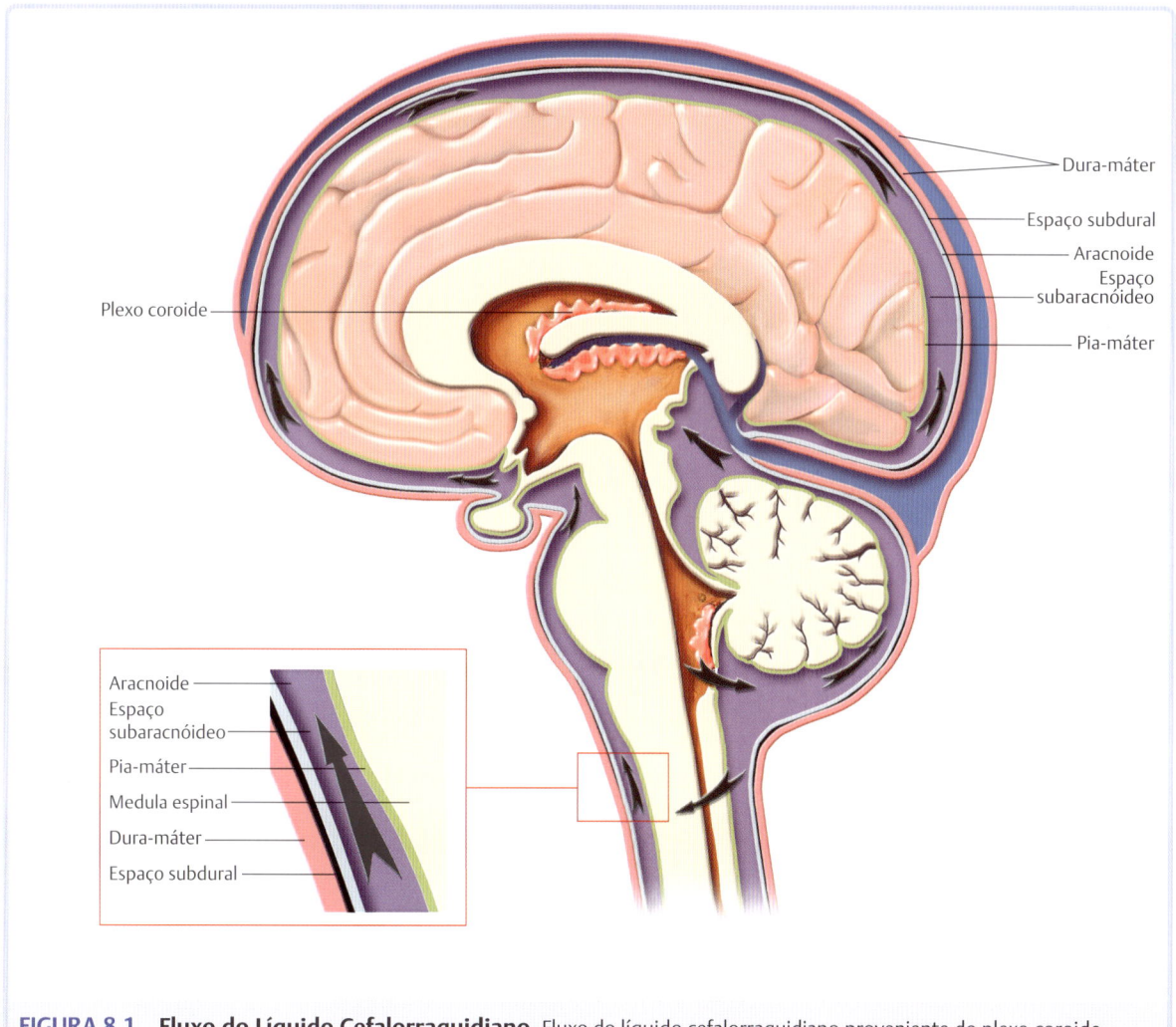

FIGURA 8.1 Fluxo do Líquido Cefalorraquidiano. Fluxo do líquido cefalorraquidiano proveniente do plexo coroide, passando pelos ventrículos laterais até o espaço subaracnóideo. (Reproduzido de Anatomical Chart Company, 2001.)

- Fornece proteção mecânica, suporte imunológico e funções hemostáticas
- Envolvido na autorregulação do FSC
- **Produção e volume do LCR**
  - Volume do LCR ~150 mL no adulto médio
  - Produção de LCR é de 0,3 a 0,4 mL/min
    - Aproximadamente 500 mL de LCR são produzidos diariamente
- **Produção e trajeto do LCR**
  - Produzido no plexo coroide → enche os ventrículos laterais → flui pelo forame de Monro → entra no terceiro ventrículo → flui pelo aqueduto de Sylvius → entra no quarto ventrículo → flui pelo forame de Magendie e dois forames de Luschka → entra no espaço subaracnóide → absorvido nas granulações aracnóideas
- **Regulação do volume do LCR**
  - Efeitos do volume elevado de LCR
    - Deslocamento do LCR abaixo do forame magno
    - Aumento da absorção de LCR
    - Redução da produção de LCR
    - Redução do volume sanguíneo intracraniano

ANESTÉSICOS E FSC

- **Agentes intravenosos**
  - Propofol: reduz o FSC e a CMR
  - Barbitúricos: reduzem o FSC e a CMR
  - Etomidato: reduz o FSC e a CMR (melhor para manter a PPC)
  - Cetamina: aumenta o FSC, a CMR e a PIC
    - Contraindicada em pacientes com traumatismo craniano
  - Benzodiazepínicos: reduzem o FSC e a CMR
  - Opioides: efeitos mínimos sobre o FSC e a CMR
- **Anestésicos inalatórios**
  - Voláteis
    - Características competitivas (desacopladores)
      - Voláteis são vasodilatadores cerebrais → aumentam o FSC
      - Voláteis diminuem a CMR → redução do FSC
    - Influência da concentração alveolar mínima (CAM)
      - CAM < 1 → redução da CMR predomina → redução do FSC
      - CAM = 1 → leve redução no FSC
      - CAM > 1 → vasodilatação cerebral predomina → aumento do FSC
    - Potência da vasodilatação
      - Desflurano e isoflurano > sevoflurano
    - CAM > 2 suprime a autorregulação cerebral
  - Óxido nitroso
    - Aumenta a estimulação simpática
      - Aumenta o FSC
      - Aumenta a CMR
      - Aumenta a PIC
    - Quando administrado com agentes intravenosos ou voláteis → aumento no FSC é significativamente atenuado

ANATOMIA DA MEDULA ESPINAL

- Coluna vertebral
  - Anatomia
    - **Vértebras**
      - Composta por 33 vértebras interligadas
      - Cervical: 7 vértebras
        - C1-occipital (conecta-se diretamente ao crânio): flexão e extensão da cabeça
        - C1-C2 (articulação atlantoaxial): rotação lateral da cabeça

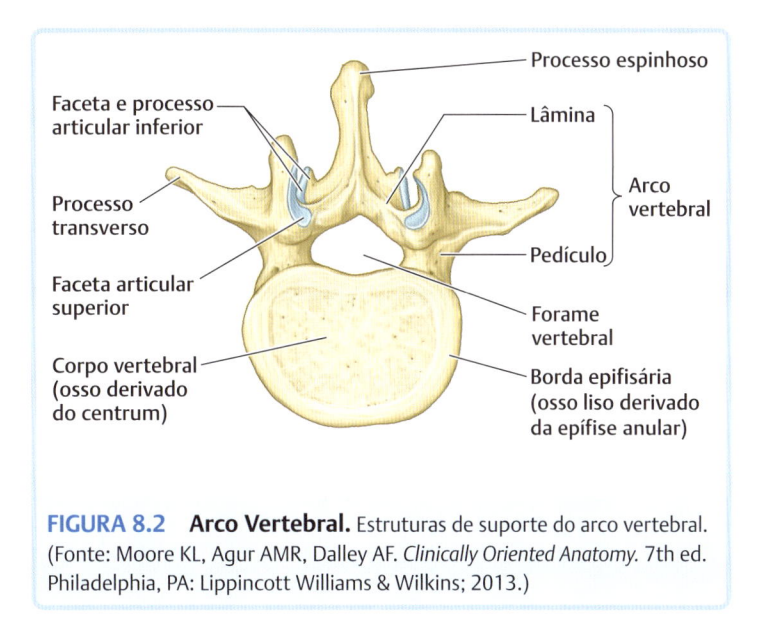

FIGURA 8.2 Arco Vertebral. Estruturas de suporte do arco vertebral. (Fonte: Moore KL, Agur AMR, Dalley AF. *Clinically Oriented Anatomy*. 7th ed. Philadelphia, PA: Lippincott Williams & Wilkins; 2013.)

- ➤ Torácica: 12 vértebras
- ➤ Lombar: 5 vértebras
- ➤ Sacral: 5 vértebras fundidas
- ➤ Cóccix: 4 ossos fundidos
- ◆ Suporte vertebral
  - ➤ Cada arco vertebral contém dois pedículos e lâminas → sustentam estruturalmente todas as vértebras (**Fig. 8.2**)
  - ➤ Ligamento amarelo, ligamentos longitudinais anterior e posterior → sustentam a coluna vertebral
- ◆ Curvas vertebrais
  - ➤ Colunas cervical e lombar: curva côncava (lordose)
  - ➤ Colunas torácica e sacral: curva convexa (cifose)
- ● **Medula espinal**
  - ◆ Estrutura da medula espinal (**Fig. 8.3**)
    - ➤ Origina-se da medula oblonga e se estende até aproximadamente o nível L1 em adultos → termina como o cone medular
      - ❖ Cauda equina é um grupo de nervos que passa abaixo do cone medular
    - ➤ Filamento terminal prende a medula espinal ao cóccix
    - ➤ Saco dural termina na segunda vértebra sacral
  - ◆ Nomenclatura dos nervos espinais
    - ➤ As raízes dos nervos cervicais C1-C7 saem ao redor de seus corpos vertebrais correspondentes
    - ➤ C8 e outros nervos espinais distais desembocam abaixo de seus corpos vertebrais correspondentes
  - ◆ Estrutura e função dos nervos espinais
    - ➤ Substância branca *versus* cinzenta
      - ❖ Substância branca externa com neurônios sensoriais e motores
      - ❖ Substância cinzenta interna com corpos celulares
    - ➤ Tratos
      - ❖ Retransmissões sensoriais
        - ◊ Trato coluna dorsal-lemnisco medial (toque, propriocepção)
          - ▸ Neurônios entram na coluna dorsal → rumam pelo fascículo grácil ou fascículo cuneiforme → ascendem até a medula → fibras secundárias sofrem decussação → ascendem até o lemnisco medial contralateral → tálamo
        - ◊ Trato anterolateral (dor e temperatura)
          - ▸ Neurônios entram na medula espinal → ascendem um ou dois níveis → fibras secundárias sofrem decussação → sinapse na substância gelatinosa → ascendem pelo trato espinotalâmico

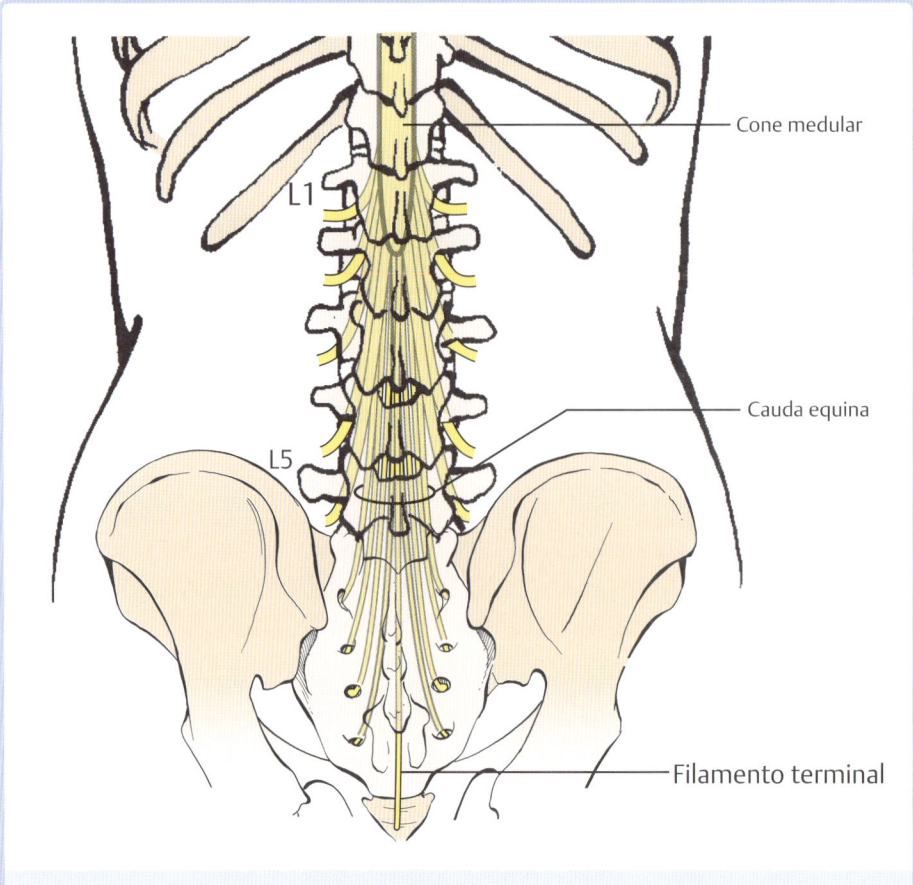

FIGURA 8.3 Estrutura da Medula Espinal. Estrutura e localização do cone medular e cauda equina na medula espinal distal.

- ❖ Retransmissões motoras
  - ❭ Trato corticospinal
    - ❯ Sinais corticais descendem pela cápsula interna → sofrem decussação nas pirâmides medulares → descendem no trato corticospinal lateral → sinapse com os neurônios motores inferiores nos cornos ventrais da medula espinal
- ◆ **Suprimento sanguíneo**
  - ➤ Artérias
    - ❖ Duas artérias espinais posteriores
    - ❖ Uma artéria espinal anterior
  - ➤ Ramos
    - ❖ Artérias radiculares lombar e intercostal fornecem anastomoses e fluxo sanguíneo para a medula espinal
    - ❖ Maior artéria radicular anterior é a artéria de Adamkiewicz
      - ❭ Origina-se entre T9 e T12 em 75% dos casos
      - ❭ Mais provável de ser lesionada durante o reparo da aorta torácica
- ● Meninges e espaços vertebrais
  - ◆ **Meninges** protegem a medula espinal
  - ◆ Camadas
    - ➤ Dura-máter
      - ❖ **Espaço epidural** existe entre a dura e as vértebras
    - ➤ Membrana aracnoide
      - ❖ **Espaço subdural** existe entre a dura-máter e a aracnoide

- Pia-máter
    - **Espaço subaracnóideo** existe entre a aracnoide e a pia-máter
    - Recobre firmemente a medula espinal
- LCR é contido no espaço subaracnóideo

SISTEMAS NERVOSOS

- **Sistema Nervoso autônomo** (Fig. 8.4)
    - Composto pelo sistema nervoso simpático (SNS) e pelo sistema nervoso parassimpático (SNP)
        - Regula as funções hormonais e hemostáticas
    - SNS
        - Descrita como a resposta de "luta e fuga"
        - Neurônios
            - **Pré-ganglionares**
                - Originam-se na medula espinal toracolombar (T1-L2) e rumam para os gânglios paravertebrais
                    - Conhecidos como a cadeia ou **tronco simpático**
                - Liberam acetilcolina, que atua sobre os receptores nicotínicos presentes nos neurônios pós-ganglionares
            - **Pós-ganglionares**
                - Originam-se nos gânglios paravertebrais e rumam pelo resto do corpo
                - Liberam norepinefrina, que atua sobre receptores-alvo
                - Glândulas sudoríparas e células cromafins também liberam epinefrina
        - Funções
            - Aumenta a frequência e contratilidade cardíacas
            - Broncodilatação

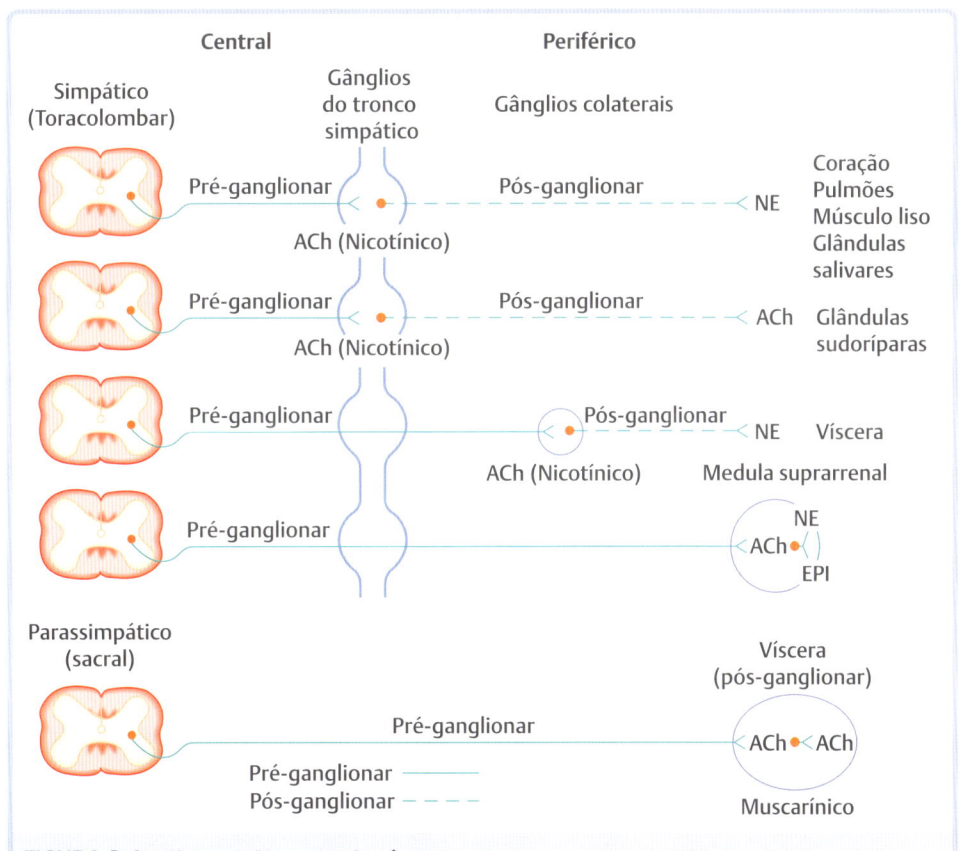

FIGURA 8.4 Sistema Nervoso Autônomo. Sistemas nervosos simpático e parassimpático e seus neurotransmissores associados. Ach, Acetilcolina; NE, norepinefrina; EPI, epinefrina. (Fonte: Grecu L. Autonomic nervous system: physiology and pharmacology. In: Barash PG, Cullen BF, Stoelting RK, et al., eds. *Clinical Anesthesia*. 7th ed. Philadelphia, PA: Lippincott Williams & Wilkins; 2013:365.)

- Aumenta o fluxo sanguíneo para o músculo esquelético
- Reprime o fluxo sanguíneo esplênico
- Ativa as glândulas sudoríparas
- Aumenta a secreção da renina
- **SNP**
  - Descrito como sistema de "repouso e digestão"
  - Neurônios
    - **Pré-ganglionares**
      - Originam-se nos nervos cranianos (NC) e nervos esplâncnicos pélvicos
      - Liberam acetilcolina, que atua nos receptores nicotínicos presentes nos neurônios pós-ganglionares
    - **Pós-ganglionares**
      - Liberam acetilcolina para estimular os receptores muscarínicos presentes em órgãos-alvo
  - Funções
    - Diminui a frequência cardíaca
    - Broncoconstrição
    - Diminui o fluxo sanguíneo para o músculo esquelético
    - Aumenta a função esplênica
    - Aumenta a perfusão renal
- **Nervos cranianos (NC)**
  - Núcleos dos NC
    - Bulbo olfatório: NC 1
    - Núcleos geniculados laterais: NC II
    - Mesencéfalo: NC III, IV
    - Ponte: NC V, VI, VII, VIII
    - Medula: IX, X, XI e XIII
  - Nomes dos NC
    - I: olfatório
    - II: óptico
    - III: oculomotor
    - IV: troclear
    - V: trigêmeo
    - VI: abducente
    - VII: facial
    - VIII: vestibulococlear
    - IX: glossofaríngeo
    - X: vago
    - XI: acessório
    - XII: hipoglosso
- **Quimiorreceptores e barorreceptores**
  - **Corpos carotídeos**
    - Localizados na bifurcação da artéria carótida comum
    - Detectam a PaO_2 e a $PaCO_2$
      - Primariamente um sensor de oxigênio
      - PaO_2 reduzida ou $PaCO_2$ aumentada → neurônios despolarizam → carregam informação para a medula oblonga → estimulam a respiração
  - **Corpos aórticos**
    - Localizados ao longo do arco aórtico
    - Detectam alterações na pressão, oxigenação e níveis de dióxido de carbono

COMUNICAÇÃO E SINAPSES NEUROMUSCULARES

- **Estrutura**
  - Neurônios motores se originam na medula espinal → dividem-se em múltiplos ramos → terminais nervosos entram em contato com fibras musculares
  - Fenda sináptica é o espaço entre o nervo e a célula muscular
- **Potencial de ação**
  - Acetilcolina é sintetizada no neurônio motor → armazenada em vesículas na terminação nervosa

FIGURA 8.5 Junção Neuromuscular. Estrutura da junção neuromuscular. (Fonte: Donati F. Neuromuscular blocking agents. In: Barash PG, Cullen BF, Stoelting RK, et al., eds. *Clinical Anesthesia.* 7th ed. Philadelphia, PA: Lippincott Williams & Wilkins; 2013:527.)

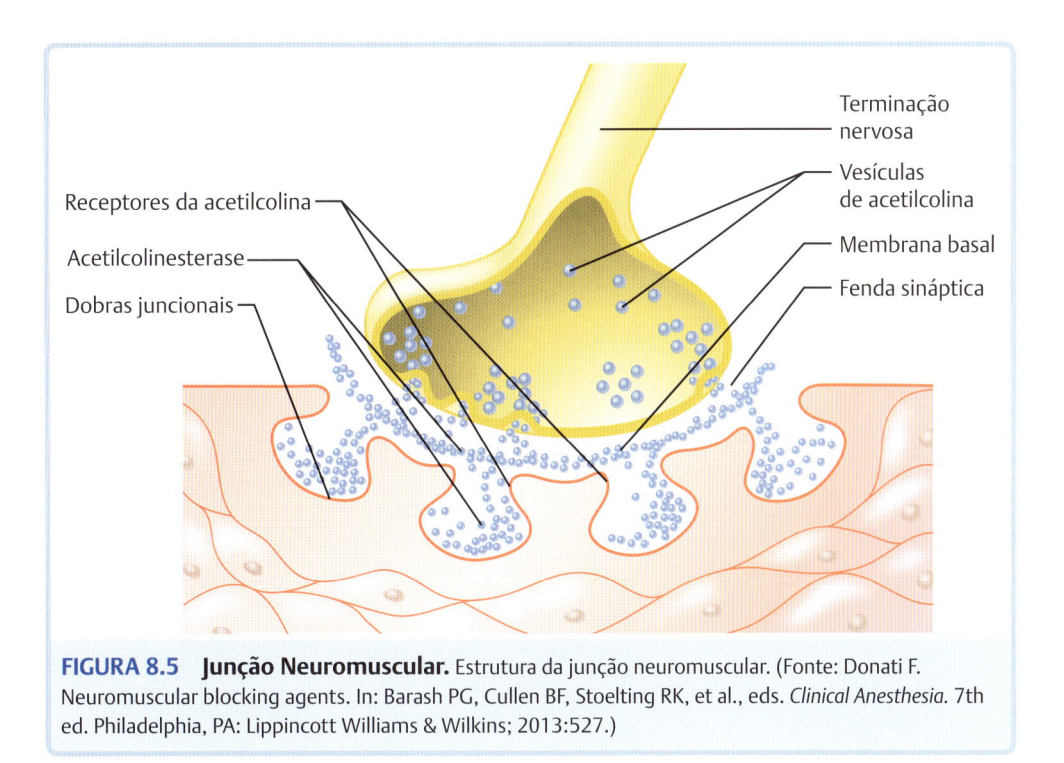

- Potencial de ação nervosa → despolarização no neurônio motor → **cálcio** entra no neurônio → liberação de acetilcolina da junção neuromuscular → difusão da **acetilcolina** na fenda juncional → alcança os receptores pós-juncionais da acetilcolina → liga-se a ambas as subunidades α da célula muscular → abre o canal da proteína G → influxo de **sódio e cálcio**, efluxo de **potássio** → despolarização da fibra muscular → espasmo muscular (**Fig. 8.5**)

LESÃO CEREBRAL TRAUMÁTICA (TBI)

- Ocorre após uma força traumática ao cérebro
  - Lesão primária: evento causador
    - Trauma direto por força mecânica, torção ou lesão de cisalhamento
    - Lesão de aceleração/desaceleração súbita
  - Lesão secundária: alterações fisiopatológicas secundário a uma lesão que diminui a perfusão cerebral
    - PIC elevada
    - FSC alterado
    - CMR aumentada
    - Convulsões
    - Hipóxia
- Classificação da gravidade
  - Escala de coma de Glasgow
    - Mecanismo de pontuação
      - Verbal
        - 1: ausente
        - 2: sons
        - 3: palavras desconexas
        - 4: fala confusa
        - 5: orientado
      - Ocular
        - 1: sem abertura ocular
        - 2: abertura ocular em resposta ao estímulo de dor
        - 3: abertura ocular em resposta a um chamado
        - 4: abertura ocular espontânea

- Motor
    - 1: ausente
    - 2: padrão extensor à dor
    - 3: padrão flexor à dor
    - 4: retirada à dor
    - 5: localiza a dor
    - 6: obedece comando
  - Interpretação
    - Escore de 13 a 15 é leve
    - Escore de 9 a 12 é moderado
    - Escore de 3 a 8 é grave
      - Justifica intubação
- Roubo intracerebral
  - Elevação do FSC provoca vasodilatação nos vasos sanguíneos normais, porém "rouba" sangue das áreas isquêmicas, visto que essas áreas já estão dilatadas ao máximo
- Roubo inverso ("síndrome de Robin Hood")
  - Ocorre com a hipocapnia relativa
  - Vasoconstrição do vaso sanguíneo normal; no entanto, os vasos isquêmicos permanecem dilatados e, portanto, recebem mais sangue
- Sangramentos cerebrais
  - Hemorragia intra-axial
    - Hemorragia intraparenquimal: ocorre no tecido cerebral
    - Hemorragia intraventricular: ocorre nos ventrículos
  - Hemorragia extra-axial
    - Hematoma subaracnoide
      - CT exibe sangramento ao redor da membrana aracnoide
    - Hematoma subdural
      - Comum no idoso por causa da ruptura de veias-ponte
      - CT exibe um formato côncavo que segue a curva do cérebro
    - Hematoma epidural
      - Comumente ocorre por causa de uma lesão à artéria meníngea média
        - Não atravessa as linhas de sutura
      - CT exibe um aspecto côncavo
      - Associado a um intervalo evidente antes de se tornar enfraquecido
- Manejo
  - Considerar intervenção neurocirúrgica
  - Considerar o manejo das vias aéreas se GCS ≤ 8 ou outros sinais de sofrimento estiverem presentes
  - Exames neurológicos seriados
  - Suporte hemodinâmico → previne hipotensão
  - Prevenir elevação da PIC
    - Considerar hipernatremia
  - Manter a normotermia
  - Manter a normoglicemia
    - Hiperglicemia agrava o prognóstico na TBI e lesão da medula espinal (SCI)
- Esteroides
  - Randomização de corticosteroides após o ensaio CRASH (lesão cerebral significativa) ter demonstrado aumento da mortalidade após a administração de esteroides para lesões cerebrais fechadas

DISTÚRBIOS ASSOCIADOS À PATOLOGIA INTRACRANIANA

- Hipertensão intracraniana
  - PIC pode aumentar após trauma, hemorragia ou efeito de massa
    - Hipótese de Monro-Kellie: compartimento craniano é fixo no espaço
      - Qualquer aumento no espaço por um compartimento deve ser compensado por uma redução no espaço por outro compartimento
      - Componentes
        - Cérebro (80 a 85%)
        - LCR (5 a 15%)
        - Sangue (3 a 6%)

- Aumento do inchaço cerebral → compensado pela redução do FSC e/ou LCR
- Se o cérebro se expandir além dos limites da abóbada craniana, pode ocorrer herniação
  - Supratentorial ou infratentorial
  - Exemplo: herniação uncal
    - O cérebro exerce pressão sobre o tronco cerebral
    - Causa alteração significativa da função das estruturas mesencefálicas → pode ser fatal
  - Tratamento envolve terapia médica máxima e possível craniectomia descompressiva
- Sinais clínicos da PIC elevada
  - Alteração do nível de consciência, cefaleia, náusea, vômito ou sinais localizatórios
  - Tríade de Cushing
    - Pressão arterial elevada
    - Frequência cardíaca reduzida
    - Respiração irregular
- Monitorização da PIC
  - Indicações
    - Paciente de traumatismo craniano grave que não pode ser acompanhado com exames neurológicos seriados
    - Considerar fortemente em idosos e naqueles que sejam hipoxêmicos ou hipotensivos
  - Tipos de monitorização da PIC
    - Cateteres intraventriculares com transdutor externo
      - Mais invasivo e de difícil colocação
      - Medida mais precisa da PIC
      - Oferece a possibilidade de drenar LCR em casos de hipertensão intracraniana
    - Microtransdutores intraparenquimais
      - Colocação mais fácil e orifício de trepanação menor
      - Menos confiável e não pode ser calibrado após sua inserção
      - Pequeno risco de hemorragia intracraniana (< 1%)
    - Cateteres subaracnoides/parafusos subdurais
      - Menos invasivo com menor hemorragia
      - Menos preciso com maior risco de mau funcionamento ou obstrução
- Tratamento
  - Elevação da cabeça
  - Fluidos e diuréticos
    - Manitol
      - Mecanismo
        - Diurético osmótico
        - Diminui a produção de LCR
      - Administrado em *bolus* a 0,25-1,0 g/kg
        - Efeitos observados 15 minutos após a administração, com efeito máximo em 1 hora
        - Efeitos duram de 2 a 6 horas
        - Extravasamento do manitol é altamente perigoso por causa do seu alto teor osmolar (1.098 mOsm/L) → risco elevado de síndrome compartimental
      - Um *bolus* rápido pode causar hipotensão e dilatação dos vasos intracranianos
      - Requer uma BBB (barreira hematoencefálica) intacta para ser eficaz
    - Furosemida pode ser usada para diminuir o volume intravascular
      - Efeito colateral é um agravamento da hipotensão
    - Salina hipertônica
      - Condições hipertônicas reduzem a PIC
        - Infusão de salina a 3% ou *bolus* de salina a 23%
      - Soluções de Ringer lactato e outras soluções hipo-osmolares devem ser evitadas
  - Hiperventilação
    - Cada redução de 1 mm Hg na $PaCO_2$ → redução de 2% no FSC
    - Hiperventilação terapêutica
      - Almeja uma $PaCO_2$ de 30 a 35 mm Hg
      - Valores da $PaCO_2$ inferiores a 25 mm Hg → risco de isquemia cerebral
      - Efeitos da hiperventilação diminuem quando a $PaCO_2$ é < 25 mm Hg

- ◆ Esteroides
  - ➤ NÃO melhoram o prognóstico
  - ➤ Podem ajudar a reduzir a PIC se edema celular estiver presente
- ◆ Descompressão cirúrgica (craniectomia)
  - ➤ O ensaio DECRA (craniectomia descompressiva) demonstrou que a craniectomia descompressiva piorou os resultados de longo prazo, comparado ao tratamento médico, quando a PIC era resistente a terapias de primeira linha

- ■ Distúrbios da regulação de fluidos
  - ● *Diabetes insipidus* (DI)
    - ◆ Tipos
      - ➤ Central: reabsorção de água reduzida decorrente de um nível insuficiente de hormônio antidiurético (ADH)
      - ➤ Nefrogênica: reabsorção de água reduzida por causa de um defeito nos receptores de ADH
    - ◆ Causas
      - ➤ DI central pode ser causada por tumores cerebrais, trauma, lesão hipóxica e infecções
    - ◆ Achados clínicos
      - ➤ Desidratação, hipernatremia, alta osmolalidade sérica, sódio urinário baixo, baixa osmolalidade urinária
    - ◆ Tratamento
      - ➤ Tratar a causa subjacente
      - ➤ Repor as perdas de água
      - ➤ Na DI central, administração de vasopressina ou ADH
  - ● Síndrome de secreção inapropriada do ADH (SIADH)
    - ◆ Níveis elevados de ADH, apesar da baixa osmolalidade → aumenta a reabsorção de água
    - ◆ Causas
      - ➤ Tumores cerebrais, hemorragia, lesão hipóxica, infecções, trauma e fármacos
    - ◆ Achados clínicos
      - ➤ Baixo débito urinário, hiponatremia, baixa osmolalidade sérica, baixo sódio sérico, nível alto de sódio urinário, alta osmolalidade urinária
    - ◆ Tratamento
      - ➤ Tratar o distúrbio subjacente
      - ➤ Limitar fluidos
      - ➤ Salina hipertônica
      - ➤ Diurese
      - ➤ Demeclociclina
      - ➤ Vaptans
  - ● Perda cerebral de sal
    - ◆ Aumento de perdas urinárias de sódio apesar da hipovolemia
    - ◆ Causas
      - ➤ Tumor cerebral, trauma ou infecções
    - ◆ Achados clínicos
      - ➤ Poliúria, desidratação, hiponatremia, alto sódio urinário
    - ◆ Tratamento
      - ➤ Repor as perdas de sódio
- ■ Surto simpático
  - ● Efluxo simpático inapropriado geralmente ocorre após uma hemorragia subaracnóidea (SAH) ou uma lesão cerebral
  - ● Efeitos em órgãos específicos
    - ◆ Cerebral
      - ➤ PIC elevada
      - ➤ Vasoconstrição e vasospasmo
    - ◆ Cardiovascular
      - ➤ ECG (eletrocardiograma) com ST e alterações isquêmicas
      - ➤ Elevação da troponina
      - ➤ Ecocardiograma pode exibir tensão cardíaca esquerda
        - ❖ Contratilidade reduzida do ventrículo esquerdo
        - ❖ Débito cardíaco reduzido

- Respiratório
  - Vasoconstrição pulmonar aumentada → edema pulmonar neurogênico

HEMORRAGIA SUBARACNÓIDEA

- Apresentação
  - Etiologias incluem lesão cerebral ou sangramento espontâneo
  - Sintomas
    - Cefaleia "em trovoada" grave, alteração no estado de consciência, convulsões, AVE
    - Geralmente fatal
    - Sangramento cerebral pode aumentar os prótons e a acidose no cérebro → acidose detectada no LCR → estimula os quimiorreceptores na superfície anterolateral da medula exposta ao quarto ventrículo → ventilação-minuto aumentada
  - Fatores de risco
    - Hipertensão, fibrilação atrial, insuficiência cardíaca, coronariopatia, doença renal e histórico familiar
  - Risco de recidiva hemorrágica
    - 4% no primeiro dia, 1 a 2% ao dia nas 4 semanas seguintes
  - Classificação
    - Escala de Fisher, com base na quantidade de sangue observada na CT
      - 1: ausência de hemorragia
      - 2: SAH < 1 mm de espessura
      - 3: SAH > 1 mm de espessura
      - 4: SAH com hemorragia intraventricular ou extensão parenquimal
    - Escala de Hunt-Hess, com base nos sintomas clínicos
      - 1: assintomático ou cefaleia mínima
      - 2: cefaleia moderada, ausência de déficit neurológico
      - 3: sonolência, mínimo déficit neurológico
      - 4: minimamente responsivo
      - 5: comatoso
- Tratamento
  - Controle do sangramento
    - Coagulopatia reversa
      - Considerar a administração de plasma fresco congelado (PFC), vitamina K, fator recombinante VIIa
    - Embolização por radiologia intervencionista
    - Intervenção neurocirúrgica
  - Prevenção de vasospasmo
    - Tempo
      - Vasospasmo comumente ocorre 4 a 12 dias após o sangramento inicial
    - Métodos de detecção
      - Doppler transcraniano
      - Tomografia computadorizada (TC) / Angiografia por tomografia computadorizada (CTA)
      - Exames neurológicos seriados
    - Mecanismo
      - Degradação de produtos sanguíneos → aumento na liberação de endotelina → vasoconstrição pela inibição de óxido nítrico → lesão cerebral isquêmica
      - Aumento de sangramento da SAH → maior risco de vasospasmo
    - Tratamento
      - Terapia 3H: hipervolemia, hipertensão e hemodiluição
        - Atualmente considerada controversa por causa dos efeitos colaterais potenciais, incluindo edema pulmonar, isquemia do miocárdio, alterações eletrolíticas e edema cerebral
      - Nimodipina
      - Angioplastia por balonete ou dilatação intra-arterial
      - Evitar o uso de nitroprussiato de sódio como um agente anti-hipertensivo nesses pacientes
        - Hipertensão rebote, disfunção plaquetária e aumento do *shunt* pulmonar podem ocorrer
- Implicações anestésicas
  - Estratégias para reduzir a PIC
    - Limitar a concentração de anestésico volátil para prevenir aumento de FSC e PIC
      - A administração de uma anestesia IV total de propofol e de um opioide pode ser benéfica

- Considerar hiperventilação modesta
- Considerar manitol e salina hipertônica
- Considerar esteroides, dependendo da etiologia da SAH e do inchaço
- Minimizar a liberação de catecolaminas por meio de uma analgesia adequada
- Manter a PPC
  - Aumenta a PAM e minimiza a PIC
  - Após a ablação ou clipagem do aneurisma, considerar hipertensão moderada para ajudar na perfusão
- Normotermia
  - Hipotermia não melhora os resultados

PATOLOGIA ESPINAL

- Estenose espinal
  - Mecanismo: estreitamento da medula espinal que causa déficits neurológicos
  - Apresentação: dormência das extremidades, fraqueza, dor (claudicação neurogênica)
    - Sintomas podem melhorar com a inclinação frontal
      - Exemplos: sintomas melhoram ao andar de bicicleta, caminhar em uma subida
    - Sintomas podem piorar ao ficar de pé com o corpo reto
      - Exemplo: caminhar em uma descida
  - Tratamento: controle clínico, fisioterapia ou laminectomia descompressiva
- Tumores espinais
  - Tipos
    - Tumores primários: astrocitomas, ependimomas, schwannomas, meningiomas, neurofibromas
    - Metástase: comum do pulmão, mama, próstata
  - Apresentação: déficits neurológicos, dor
- Lesões na Medula Espinal (ME)
  - Cervical: resulta em **tetraplegia** total ou parcial
    - Lesões acima de C3 requerem ventilação mecânica por causa da paralisia frênica
    - Pode resultar em **choque neurogênico**
      - Perda do estímulo simpático → RVS reduzida → hipotensão
      - Atividade vagal sem oposição → bradicardia
  - Torácica: resulta em **paraplegia**
    - Lesões acima de T4 também podem resultar em choque neurogênico
    - Lesões acima de T6 podem resultar em hiper-reflexia autonômica
  - Lombar e sacral: resulta em incontinência intestinal e vesical, fraqueza dos membros inferiores
  - Tratamento
    - Esteroides com leve benefício na função neurológica
    - Efeitos colaterais incluem aumento do risco de infecção e necrose avascular
  - Síndromes medulares
    - Síndrome medular anterior: perda da função motora e perda da sensação dolorosa e térmica em razão da interrupção da artéria espinal anterior
    - Síndrome medular posterior: perda da propriocepção, mas a função motora, dor e temperatura são preservadas por causa da interrupção das artérias espinais posteriores
    - Síndrome medular central: lesão incompleta, resultando em comprometimento dos membros superiores, mas não dos inferiores
    - Síndrome de Brown-Séquard: hemissecção da medula espinal com perda ipsolateral da função motora e da propriocepção, e perda contralateral da dor, temperatura e tato
- **Hiper-reflexia** autonômica
  - Resposta hemodinâmica exagerada involuntária ao estímulo após resolução da lesão na ME e retorno dos reflexos medulares
    - 85% dos pacientes com lesão em T6 ou superior com esta resposta
    - Rara em lesões abaixo de T10
  - Mecanismo da hiper-reflexia
    - Estímulo cutâneo ou visceral → impulsos aferentes na medula espinal → atividade simpática reflexa
    - Modulação deste reflexo é perdida nas estruturas superiores
  - Sintomas
    - Sudorese, cefaleia, hipertensão severa, vasodilatação acima da lesão, vasoconstrição abaixo da lesão, bradicardia

- **Relaxamento cerebral**
  - Frequentemente necessário antes da abertura da dura-máter
  - Métodos
    - Aumento da osmolalidade
      - **Manitol** a uma dose de 0,5 a 1,0 mg/kg
        - Diurético osmótico → aumento da osmolalidade sérica
        - Água passa do cérebro para o fluido intravascular pela barreira hematoencefálica
      - **Soro fisiológico** ou **salina hipertônica**
        - Soro fisiológico possui 308 mEq/L, tornando-a hipertônica em relação ao soro
    - Furosemida
      - Diminui o conteúdo geral de água
    - Hiperventilação leve
      - Diminui o FSC
    - Esteroides
      - Dexametasona e outros esteroides → diminuem o inchaço e edema vasogênico
- **Regulação de fluidos**
  - Tem como objetivo a escolha de um fluido que diminua o conteúdo de água no cérebro no perioperatório → aumenta a exposição cirúrgica e diminui a PIC
    - Leve restrição de líquidos é benéfica para reduzir o edema cerebral
    - Restrição severa de líquidos pode causar hipotensão e isquemia cerebral
  - Soro fisiológico é usado para manutenção por causa de suas qualidades hipertônicas
    - Evitar soluções de Ringer lactato, soluções hipotônicas e soluções de glicose
    - Se o soro fisiológico causar uma acidose metabólica significativa, considerar outro fluido
- **Posicionamento**
  - Dependendo do local da lesão, as craniotomias podem ser realizadas em posição supina, prona ou sentada
  - **Craniotomia em posição sentada** aumenta o risco de **embolia aérea venosa**
    - Embolia aérea venosa pode ocorrer quando o nível cirúrgico for acima do coração
      - Ar pode ser arrastado em uma veia não colapsável (seio venoso) → passagem para o coração e pulmões pode causar colapso cardiovascular
      - Pacientes com um PFO correm o risco de *shunt* direita-esquerda → AVE
        - Contraindicação relativa à posição sentada
    - Métodos para detecção de ar
      - Ecocardiografia transesofágica é o método mais sensível
        - PFO é mais facilmente diagnosticado por um ecocardiograma transesofágico (TEE) com salina agitada
        - Bolhas que passam do átrio direito para o átrio esquerdo em três ciclos cardíacos sugerem um PFO
      - A sensibilidade da ultrassonografia Doppler é muito similar à do TEE
        - Capaz de detectar apenas 0,25 mL de ar
      - Capnografia
        - Redução súbita na $ETCO_2$ representa um risco para embolia aérea
      - Monitorização do nitrogênio no final da expiração
    - Tratamento
      - O paciente deve ser removido da posição de craniotomia sentada e colocado na posição supina
      - Cirurgiões irrigam o campo com salina para fechar o seio
      - Aspirar o ar se um cateter venoso central estiver presente no átrio direito
      - Suporte hemodinâmico
      - Descontinuar óxido nitroso, se este estiver sendo usado
      - Oxigênio a 100%
  - **Pinos Mayfield**
    - Utilizados para imobilizar a cabeça e evitar movimento
    - A colocação é altamente estimulante → considerar opioides, lidocaína ou aprofundamento do anestésico antes da fixação com pinos
    - Considerar o uso de relaxantes musculares para a colocação de pinos, bem como durante a colocação para prevenir tosse e lesão da cabeça/pescoço

ANESTESIA PARA PROCEDIMENTOS NEUROLÓGICOS ESPECÍFICOS

- **Aneurismas intracranianos**
  - Exames pré-operatórios devem incluir avaliação para a presença de lesão cardíaca (após uma SAH), vasospasmo e verificação do estado neurológico
  - Sítio mais comum = círculo de Willis
  - Vasospasmo é uma complicação grave de aneurismas rompidos, sendo observado em até 30% dos pacientes
  - Manejo hemodinâmico
    - Antes do pinçamento
      - Evitar hipertensão intraoperatória significativa para prevenir ruptura
      - Evitar hipotensão significativa, visto que a autorregulação do cérebro lesionado pode estar alterada
    - Durante o pinçamento temporário
      - Induzir uma hipertensão leve para aumentar o fluxo colateral em torno do vaso pinçado
      - Adenosina pode ser usada para abrir o aneurisma cerebral, em vez do pinçamento temporário
        - Dose de 6 a 12 mg causa um breve período de assístole
        - Hipotensão segue a assistolia
        - Permite que a hemodinâmica retorne ao normal antes da próxima dose
        - Eletrodos de estimulação devem estar disponíveis antes do uso de adenosina
    - Após o pinçamento permanente
      - Hipertensão leve pode ser benéfica para aumentar a perfusão ao redor do aneurisma
- **Ressecção transesfenoidal**
  - Realizada para tumores hipofisários
  - Em pacientes com acromegalia, o manejo das vias aéreas pode ser desafiador por causa da dificuldade de ventilação com máscara e intubação
    - Maior dificuldade com a ventilação com máscara
      - Pode ser difícil achar uma máscara de tamanho apropriado quando o tamanho da cabeça é maior
      - Pode ser difícil posicionar as mãos ao redor da boca e mandíbula, quando o tamanho da cabeça é maior
      - Língua mais ampla aumenta a obstrução das vias aéreas
    - Dificuldade aumentada com a intubação
      - Alterações anatômicas incluem vias aéreas mais estreitas, língua mais ampla, epiglote mais larga
      - Uma lâmina para laringoscópio mais longa pode ser necessária
- **Cirurgia estereotáxica**
  - O acesso às vias aéreas pode ser comprometido pelo equipamento estereotáxico
  - Bisturi gama é um tipo de procedimento que utiliza um dispositivo estereotáxico para direcionar radiação de alta intensidade a uma lesão-alvo
- **Estimulação cerebral profunda**
  - Microeletrodos são inseridos por orifícios de trepanação até o núcleo subtalâmico, globo pálido ou tálamo
  - Pacientes não são sedados para prevenir interferência com as leituras do eletrodo
- **Ventriculostomia**
  - Hidrocefalia aguda justifica atenção cautelosa para minimizar a PIC, enquanto a PPC é elevada durante a cirurgia

ANESTESIA PARA TERAPIA ELETROCONVULSIVA (ECT)

- Distúrbios fisiológicos da ECT
  - A ECT tem como objetivo gerar uma breve convulsão tônico-clônica
  - Estimulação vagal inicial → bradicardia, hipotensão
  - Descarga simpática subsequente → taquicardia, hipertensão
- Contraindicações
  - Incapacidade de tolerar hipertensão intracraniana
    - PIC aumenta durante a descarga simpática
  - Principais comorbidades cardiovasculares
    - Flutuações hemodinâmicas rápidas na frequência cardíaca e pressão arterial durante a ECT

- Neurônios anormalmente excitáveis → apresentam-se com sintomas que refletem uma crise focal ou uma crise tônico-clônica
- Convulsão recente não diagnosticada → justifica uma avaliação para o diagnóstico da etiologia
- Implicações anestésicas
  - Muitos anestésicos aumentam o limiar convulsivo e, portanto, convulsões intraoperatórias são improváveis
    - Exemplos: benzodiazepínicos, propofol
  - Antiepilépticos devem ser continuados no perioperatório
  - Antiepilépticos podem alterar o metabolismo dos anestésicos e fármacos perioperatórios
    - Exemplos: **fenitoína, carbamazepina,** fenobarbital induzem a atividade do citocromo P450
- Doença de Parkinson
  - Mecanismo e apresentação
    - Distúrbio degenerativo dos gânglios basais
      - Dopamina falha em inibir adequadamente o sistema motor extrapiramidal
    - Manifesta-se com tremor, rigidez, hipomimia, dificuldade na fala e disfunção autonômica
    - Tratamento é com levodopa com **inibidores da catecol-O-metiltransferase (COMT)** (entacapona, tolcapona)
  - Implicações perioperatórias
    - Continuar o tratamento medicamentoso no perioperatório
      - Levodopa é um medicamento oral com uma meia-vida de 1 a 3 horas, portanto, deve ser tomada antes da indução
    - Evitar drogas dopaminérgicas (inibidores como a metoclopramida)
    - Risco elevado de aspiração por causa da presença de transtornos da deglutição
    - Aumento da hiper-reflexia autonômica
- Pseudotumor cerebral (hipertensão intracraniana idiopática)
  - Mecanismo e apresentação
    - Aumento da PIC de etiologia desconhecida
    - Manifesta-se com cefaleia, náusea e alterações na visão (papiledema)
    - Tratamento
      - Acetazolamida diminui a produção de LCR
      - Punção lombar para diagnóstico e terapia
  - Implicações perioperatórias
    - Anestesia neuroaxial é segura
- Poliomielite
  - Mecanismo e apresentação
    - Doença infecciosa causada pelo poliovírus
      - Em grande parte erradicada por causa da vacina
      - Sobreviventes da poliomielite ainda são vistos
    - Manifesta-se com fraqueza muscular
      - Lesões nos neurônios do corno anterior, núcleos motores dos NC e formação reticular
      - 1 a 2% com poliomielite paralítica → paralisia flácida assimétrica
    - Síndrome pós-poliomielite é marcada por fraqueza contínua anos após a infecção inicial
      - 50% dos pacientes com dor
  - Implicações perioperatórias
    - Sensibilidade aumentada a medicamentos anestésicos
    - Sensibilidade aumentada a relaxantes musculares não despolarizantes
    - Dor pós-operatória aumentada
    - Instabilidade autonômica aumentada
    - Risco aumentado de aspiração por causa da fraqueza muscular

ANESTESIA PARA CRANIOTOMIAS

- Seleção anestésica
  - Embora nenhum agente anestésico seja contraindicado para neurocirurgia, a seleção de anestésicos deve levar em consideração os objetivos de PIC, PPC e FSC
  - Parênquima cerebral é desprovido de sensação → mínimas necessidades anestésicas após a abertura da dura-máter

- Alterações hemodinâmicas, como hipertensão e bradicardia
- Implicações anestésicas
  - Bloqueio da sensação de estímulo para prevenir hiper-reflexia
    - Anestesia geral profunda
    - Anestesia regional
    - Anestesia neuroaxial
      - Raquianestesia é geralmente suficiente
      - Dependendo do procedimento, a epidural pode ser insuficiente por causa da preservação da raiz sacral
  - Fármacos bloqueadores ganglionares
    - Trimetafano, fentolamina, vasodilatadores

DISTÚRBIOS NEUROLÓGICOS E IMPLICAÇÕES ANESTÉSICAS

- Condições hereditárias
  - Edema angioneurótico hereditário
    - Mecanismo e apresentação
      - Deficiência do inibidor de C1 esterase → aumento da permeabilidade vascular
      - Manifesta-se com edema mucocutâneo, que é não depressível e ocorre na pele ou membranas mucosas
    - Implicações perioperatórias
      - Esteroides ou agentes antifibrinolíticos diminuem a frequência das crises
        - Exemplos: danazol, ácido ε-aminocaproico, ácido tranexâmico
      - Manipulação das vias aéreas pode precipitar a crise
        - Considerar a transfusão de PFC para reposição de C1 esterase
        - Considerar a administração de inibidores de C1 esterase
        - Considerar o uso de androgênios antes da cirurgia
      - Se houver manipulação das vias aéreas
        - Esteroides, PFC e inibidor de C1 esterase podem ser administrados no dia da cirurgia
  - Espinha bífida oculta
    - Mecanismo e apresentação
      - Fechamento incompleto do tubo neural durante o desenvolvimento
        - 60% das deformidades entre L4 e S2
      - Meningomielocele é a forma mais grave de espinha bífida, em que ambas as meninges e a medula espinal se projetam por um defeito vertebral
        - Diagnosticada ao nascimento e requer intervenção urgente
        - Propensa à infecção com meningite
    - Implicações perioperatórias
      - Cirurgia corretiva deve ser realizada em até 48 horas
      - Anestésicos para pacientes com espinha bífida oculta corrigida
        - Pode apresentar incontinência vesical
        - Risco elevado de alergia ao látex
        - Anestesia neuroaxial pode não ser segura
          - Espaço epidural pode ser descontínuo → bloqueios incompletos/irregulares
          - Risco elevado de punção dural
- AVE
  - Mecanismo e apresentação
    - AVEs podem ser hemorrágicos ou isquêmicos
    - AVEs devem ser checados para uma etiologia, visto que determinadas causas podem aumentar os fatores de risco perioperatórios e afetar o tratamento perioperatório
      - Exemplos: estenose da carótida, forame oval patente (PFO), condição hipercoagulável
  - Implicações anestésicas
    - Território isquêmico pode ter perda da autorregulação e respostas vasomotoras normais
    - Recomenda-se adiar a cirurgia por pelo menos 4 semanas e, preferencialmente, por 6 semanas após o AVE para cirurgia eletiva
- Convulsões
  - Mecanismo e apresentação

- Seleção do fármaco
  - Hipnóticos
    - Metoexital, propofol e /ou benzodiazepínicos são comumente usados
    - Seleção entre propofol e metoexital depende da intensidade e duração desejada da convulsão
      - Propofol aumenta mais o limiar convulsivo do que o metoexital
    - Benzodiazepínicos são usados para terminar uma convulsão que esteja se estendendo além da duração terapêutica
    - Etomidato e cafeína IV podem prolongar a duração da convulsão
  - Relaxantes musculares
    - Succinilcolina é o fármaco de escolha pela curta duração e capacidade de monitorizar fasciculações
    - Utilizados para prevenir lesão durante a convulsão induzida
  - Agentes hemodinâmicos
    - Vasopressores, anti-hipertensivos, anticolinérgicos e outros fármacos hemodinâmicos devem estar disponíveis para flutuações hemodinâmicas

QUESTÕES

1. Um homem de 50 anos de idade está sendo submetido à ventilação mecânica para a síndrome da angústia respiratória aguda (SARA). Uma estratégia ventilatória protetora de pulmão é empregada, que resulta no aumento da PaCO$_2$ de 42 para 47 mm Hg. O FSC estimado do paciente com esta estratégia ventilatória é:

   A. 67-71 mL/100 g/min
   B. 61-66 mL/100 g/min
   C. 55-60 mL/100 g/min
   D. 45-54 mL/100 g/min

2. Uma mulher de 74 anos de idade está sendo submetida a uma drenagem de LCR para otimizar a perfusão da medula espinal durante um reparo de aneurisma torácico-aórtico. Se o plano de tratamento fechar o dreno de LCR quando a drenagem LCR exceder a produção normal, então seria fechado quando a drenagem por hora exceder:

   A. 20-25 mL
   B. 30-35 mL
   C. 40-45 mL
   D. 50-55 mL

3. Uma mulher de 24 anos de idade foi atingida por um carro ao atravessar a rua. Na chegada ao pronto-socorro, ela abre os olhos em resposta a estímulos verbais. Sua fala é incoerente e ela recua com estímulos dolorosos. Qual dos seguintes é o escore da paciente na Escala de Coma de Glasgow (GCS)?

   A. 7
   B. 10
   C. 12
   D. 14

4. Um paciente previamente saudável de 55 anos de idade foi submetido a uma craniotomia e ressecção de um tumor cerebral 2 dias atrás. Seu exame é notável para sonolência, membranas mucosas secas e hipotensão postural. Seus valores laboratoriais revelam que o sódio sérico é de 129 mEq/L e o sódio urinário de 105 mEq/L. O diagnóstico mais provável é:

   A. SIADH
   B. Perda cerebral de sal
   C. DI nefrogênica
   D. DI central

5. Um homem de 25 anos de idade é internado na UTI após sofrer uma TBI e uma fratura pélvica em um acidente automotivo. Ele recebe soluções de Ringer lactato e transfusão sanguínea no dia seguinte, com evidência de ressuscitação adequada. No dia 2 pós-trauma, o débito urinário diminui. Seus sinais vitais são T, 37,2; FC, 80; R, 22; PA, 145/84, com saturação de O$_2$ de 99% na ventilação mecânica. Seus valores laboratoriais revelam um sódio sérico de 130 mEq/L, osmolalidade sérica de 270 mOsm/kg, sódio urinário é de 20 mEq/L e urina escura com uma gravidade específica de 1,020. A intervenção terapêutica mais apropriada para este paciente é:

   A. Restrição de líquidos
   B. Reposição de fluidos com salina a 0,45%
   C. Reposição de fluidos com salina a 3%
   D. Administração de desmopressina

CAPÍTULO 9 — Sistema HEENT

ANATOMIA E FISIOLOGIA OFTÁLMICA

- Anatomia (**Fig. 9.1**)
  - As três camadas do olho são a esclera, o trato uveal e a retina
    - Esclera é a camada mais externa e contém a córnea
    - Trato uveal contém a íris, coroide e corpo ciliar
    - Retina é a camada mais interna
  - Fluido
    - Tipos
      - Humor vítreo preenche o centro do olho
      - Humor aquoso preenche a porção anterior do olho, entre a córnea e a íris
    - Trajeto do fluxo
      - Fluido aquoso é produzido pelo corpo ciliar e criado pela filtração dos vasos na íris → flui sobre a lente e pela pupila → entra no ângulo da câmara anterior → flui pela malha trabecular → canal de Schlemm
  - Artéria oftálmica abastece a maioria das estruturas do olho
  - Nervo craniano (NC) II carrega os sinais provenientes da retina, enquanto que os NC III, IV e VI controlam o movimento dos olhos

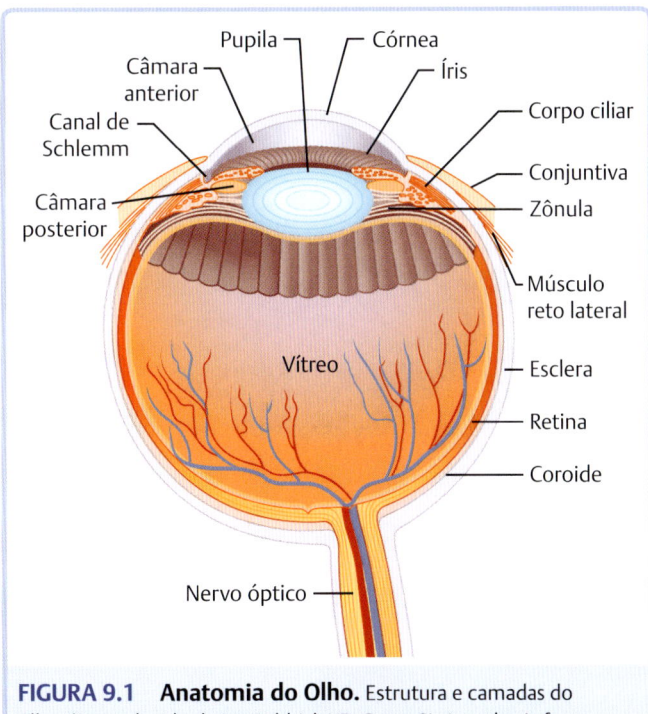

FIGURA 9.1 Anatomia do Olho. Estrutura e camadas do olho. (Reproduzido de McGoldrick KE, Gayer SI. Anesthesia for ophthalmologic surgery. In: Barash PG, Cullen BF, Stoelting RK, et al., eds. *Clinical Anesthesia*. 7th ed. Philadelphia, PA: Wolters Kluwer; 2013:1374.)

- Pressão intraocular (PIO)
  - Globo é um compartimento razoavelmente não complacente (similar ao cérebro)
    - PIO é determinada pelos teores do globo
    - Produção e drenagem do humor aquoso, tônus muscular extraocular e conteúdo líquido no olho (volume de sangue coroidal) são os principais fatores influenciando a PIO
  - Anidrase carbônica converte CO_2 e $H_2O \to$ ácido carbônico $\to HCO_3^-$
  - O volume do fluido aquoso e o volume de sangue coroidal são variáveis → fatores intrínsecos primários determinando a PIO
    - Alterações que aumentam o fluido aquoso
      - Drenagem aquosa comprometida
      - Esclerose da malha trabecular (glaucoma de ângulo aberto)
      - Fechamento do ângulo da câmara anterior e obstrução da drenagem aquosa (glaucoma de ângulo fechado)
    - Alterações que aumentam o volume de sangue coroidal
      - Tosse, esforço defecatório, vômito
      - Hipóxia
      - Hipercapnia
      - Hipertensão
  - Fatores extrínsecos que aumentam a PIO
    - Piscamento dos olhos
    - Fechamento palpebral forte
    - Compressão causada pela máscara ventilatória
    - Laringoscopia
      - Administração de lidocaína ou narcóticos pode minimizar este efeito
    - Congestão venosa
    - N_2O
      - Pode-se incorporar a uma bolha intraocular → aumento da PIO → comprometimento do fluxo sanguíneo retiniano → descolamento de retina
  - Fármacos
    - Succinilcolina causa um aumento breve e leve na PIO
    - Cetamina pode aumentar a PIO e a pressão intracraniana (PIC)
  - Equação
    - Pressão de perfusão intraocular (PPI) = pressão arterial média – pressão intraocular
    - PIO normal é de 10 a 22 mm Hg
  - Estratégias para diminuir a PIO
    - Levantar a cabeça
    - Hiperventilação
    - Relaxantes musculares
    - Anestésicos
    - Acetazolamida
    - Diuréticos
- Reflexo oculocardíaco (ROC)
  - Trajeto
    - Pressão sobre o olho → entrada aferente a partir do gânglio ciliar → transmissão pela divisão oftálmica do nervo trigêmeo → saída eferente do nervo vago → bradicardia, bloqueio atrioventricular ou assístole
    - Reflexo trigêmino-vagal é precipitado por
      - Ansiedade pré-operatória
      - Hipóxia/hipercapnia
      - Anestesia geral (AG) leve
  - Desencadeadores
    - Manipulação cirúrgica e pressão direta
    - Tração sobre os músculos extraoculares
      - Reto Medial > reto lateral
    - PIO aumentada
    - Dor ocular
    - Administração de bloqueio regional

- Prevenção e tratamento
  ◆ Considerar o pré-tratamento com anticolinérgicos intravenosos
  ◆ Interromper a estimulação cirúrgica
  ◆ Embora o bloqueio regional ou anestésico local possa precipitar o ROC, também pode preveni-lo durante a cirurgia

AVALIAÇÃO OFTÁLMICA PRÉ-OPERATÓRIA

- Cirurgia oftálmica é de baixo risco, mas a população de pacientes é geralmente mais velha, com mais riscos cardiovasculares
  - Um número muito pequeno de motivos deve resultar em cancelamento do caso ou justificar exames adicionais, porém, uma anamnese e um exame físico minuciosos devem ser realizados para evitar quaisquer problemas perioperatórios
- Medicamentos crônicos e interações anestésicas
  - Fármacos utilizados no glaucoma
    ◆ β-bloqueadores tópicos: absorção sistêmica → bradicardia, hipotensão, broncospasmo
    ◆ Acetazolamida: absorção sistêmica → diurese, hiponatremia, hipocalemia
  - Fármacos indutores de midríase
    ◆ Atropina: absorção sistêmica → taquicardia, sintomas anticolinérgicos
    ◆ Fenilefrina: absorção sistêmica → hipertensão, bradicardia
  - Fármacos indutores de miose
    ◆ Ecotiofato (inibidor tópico da anticolinesterase): absorção sistêmica → inibe a colinesterase plasmática → paralisia muscular prolongada após a succinilcolina e pode inibir o metabolismo de anestésicos locais do tipo éster
    ◆ Pilocarpina: absorção sistêmica → broncospasmo, bradicardia
    ◆ Acetilcolina: absorção sistêmica → broncospasmo, bradicardia

ANESTESIA OFTÁLMICA

- Decisão
  - Anestesias geral, regional, local e tópica são opções, dependendo da cirurgia
  - Anestesia regional oferece os benefícios de menos náusea e vômito pós-operatório, menor tempo para alta hospitalar e maior alívio da dor pós-operatória
  - Cirurgias são geralmente ambulatoriais, portanto, o plano anestésico deve levar em consideração o curto período até a alta
- Anestesia geral
  - Os objetivos únicos da anestesia oftálmica incluem uma indução e recuperação tranquila
    ◆ Tosse pode aumentar a PIO
    ◆ Estímulos podem desencadear o ROC
  - Escopolamina deve ser evitada em pacientes com glaucoma por causa da dilatação papilar
  - Óxido nitroso é contraindicado nos procedimentos vitreorretinianos
    ◆ O cirurgião injeta uma bolha de ar intravítrea para tamponar a retina contra a parede
      ➤ SF_6, C_3F_8 ou ar ambiente é usado para a bolha
    ◆ Óxido nitroso causa expansão da bolha → aumenta a PIO → cegueira
    ◆ Evitar óxido nitroso por, no mínimo, um mês após a cirurgia, a fim de possibilitar a reabsorção da bolha
- Bloqueio regional
  - **Bloqueio retrobulbar** (Fig. 9.2)
    ◆ Técnica
      ➤ Anestésico local injetado pelo quadrante inferotemporal do olho, com o mesmo em posição neutra, até o cone muscular atrás do olho
        ❖ Anestesia os três nervos cranianos responsáveis pelo movimento ocular (NC III, IV, VI)
        ❖ Anestesia a sensação do olho (CN V)
        ❖ Bloqueia os nervos ciliares para anestesia da conjuntiva, córnea e úvea
      ➤ Também deve bloquear o nervo facial acessório para bloqueio do piscamento
    ◆ Complicações
      ➤ Lesão ao globo ou cone muscular
      ➤ Hemorragia retrobulbar → aumento da PIO justifica uma cantotomia lateral

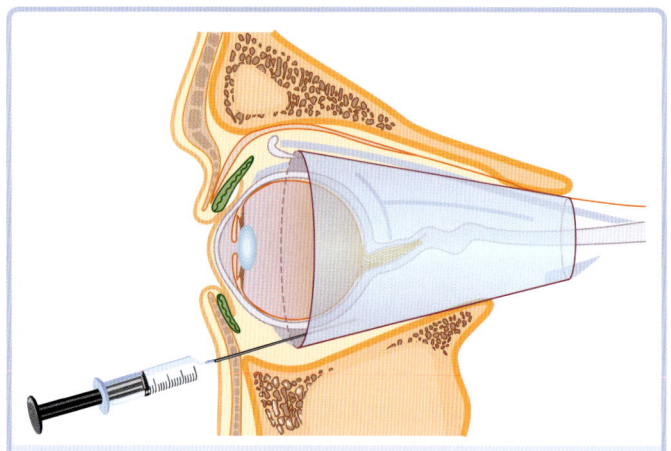

FIGURA 9.2 Bloqueio Retrobulbar. Localização e anatomia para a realização de um bloqueio retrobulbar. (Reproduzido de McGoldrick KE, Gayer SI. Anesthesia for ophthalmologic surgery. In: Barash PG, Cullen BF, Stoelting RK, et al., eds. *Clinical Anesthesia*. 7th ed. Philadelphia, PA: Wolters Kluwer; 2013:1384.)

- ➤ Injeção na bainha do nervo óptico →
  - ❖ Anestésico local segue para a subdural, em seguida para o mesencéfalo e, então, para os centros respiratórios → parada respiratória
  - ❖ Bainha do nervo óptico é contínua com o espaço subaracnoide → alteração do estado de consciência
- ➤ Injeção na artéria oftálmica → convulsões decorrentes do fluxo retrógrado para a artéria carótida
- **Bloqueio peribulbar** (Fig. 9.3)
  - ◆ Técnica
    - ➤ Duas injeções são necessárias
      - ❖ Uma na região inferotemporal e uma na região superonasal
        - › Requer injeção de um maior volume de anestésico local atrás do olho; a injeção é realizada fora do cone medular muscular
        - › Igualmente eficaz, grau similar da acinesia
      - ❖ Bloqueia os músculos orbiculares do olho na pálpebra
      - ❖ Tempo de início mais prolongado (10 minutos) e taxa reduzida de acinesia completa quando comparado ao bloqueio retrobulbar

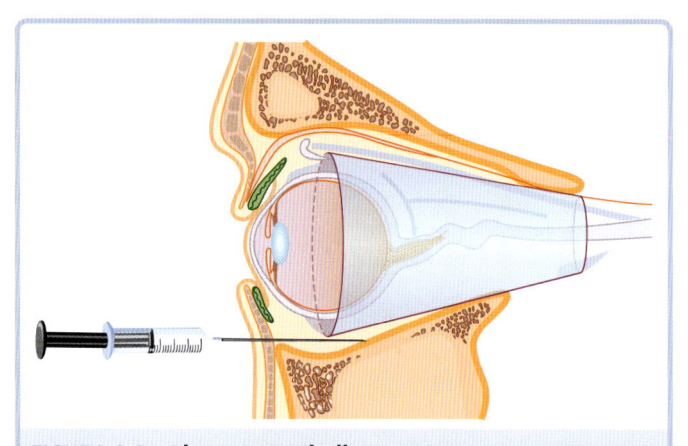

FIGURA 9.3 Bloqueio Peribulbar. Localização e anatomia para a realização de um bloqueio peribulbar. (Reproduzido de McGoldrick KE, Gayer SI. Anesthesia for ophthalmologic surgery. In: Barash PG, Cullen BF, Stoelting RK, et al., eds. *Clinical Anesthesia*. 7th ed. Philadelphia, PA: Wolters Kluwer; 2013:1384.)

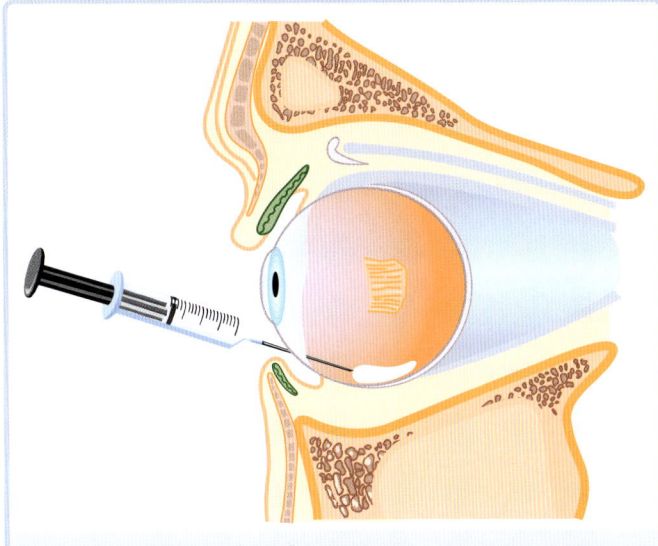

FIGURA 9.4 Bloqueio Subtenoniano. Localização e anatomia para a realização de um bloqueio subtenoniano. (Reproduzido de McGoldrick KE, Gayer SI. Anesthesia for ophthalmologic surgery. In: Barash PG, Cullen BF, Stoelting RK, et al., eds. *Clinical Anesthesia.* 7th ed. Philadelphia, PA: Wolters Kluwer; 2013:1386.)

- ♦ Complicações
  - ➤ Mais fácil, mais seguro e menos doloroso que o bloqueio retrobulbar
  - ➤ Injeção intravascular ou lesão direta às estruturas subjacentes ainda é possível
- **Bloqueio subtenoniano (Fig. 9.4)**
  - ♦ Técnica
    - ➤ Sob sedação tópica, uma incisão é realizada na conjuntiva pela fáscia de Tenon
    - ➤ Injeção de anestésico local no espaço subtenoniano com o uso de uma agulha romba → bloqueio dos nervos sensoriais ao redor do globo
- Anestesia tópica
  - Muitas cirurgias oftálmicas podem ser realizadas apenas com anestesia tópica
  - Não previne o movimento dos olhos

SITUAÇÕES OFTÁLMICAS ESPECÍFICAS

- Lesão ocular aberta
  - Ocorre após um trauma penetrante
  - Considerações anestésicas
    - ♦ Anestesia geral pode ser necessária por causa da duração da cirurgia, complexidade da cirurgia, estômago cheio e incapacidade de ficar parado
    - ♦ Aumento da PIO → risco de extrusão dos conteúdos oculares → perda permanente da visão
      - ➤ Succinilcolina pode aumentar a PIO, mas geralmente é usada por causa do estômago cheio e risco de aspiração
      - ➤ Minimizar a PIO associada à laringoscopia com uma profundidade anestésica adequada
- Estrabismo
  - Cirurgia para alterar o comprimento dos músculos extraoculares
  - Considerações anestésicas
    - ♦ Evitar succinilcolina por causa dos efeitos em curto prazo sobre os músculos extraoculares
    - ♦ Risco significativo de NVPO (náusea e vômito pós-operatório)
      - ➤ Considerar a realização de pré-tratamento, descompressão do estômago, hidratação adequada e anestésico IV total

CIRURGIA OTORRINOLARINGOLÓGICA

- Considerações anestésicas para as vias aéreas e cirurgia oral
  - Cirurgia laríngea
    - Via aérea complexa
      - De acordo com a indicação cirúrgica, o paciente pode ter uma via aérea difícil
      - Fatores de risco
        - Histórico de radiação na cabeça e pescoço
        - Malformação congênita
        - Prévia manipulação cirúrgica
        - Câncer ou obstrução
      - Extubação pode ser desafiadora com base no edema de vias aéreas e o procedimento cirúrgico
    - Via aérea não protegida
      - De acordo com o local da lesão ou cirurgia, uma sonda endotraqueal pode interferir com a cirurgia
      - Opções incluem respirações espontâneas, ventilação a jato ou ventilação por pressão positiva intermitente
      - Ventilação a jato
        - Agulha a jato é colocada na extremidade do laringoscópio rígido
        - Utiliza alta pressão, mas volumes correntes menores
        - Depende do efeito Venturi para arrastar o ar ambiente e diluir a mistura gasosa
        - Devem-se observar a expansão e excursão torácica para qualidade da ventilação
    - **Queimaduras das vias aéreas**
      - Tríade do fogo: ignição, combustível, oxidante
        - Geralmente, fogo nas vias aéreas começa no lado externo da sonda endotraqueal
        - Se o fogo alcançar a parte interna da sonda → efeito de maçarico
      - **Estratégias para minimizar o risco**
        - Minimizar o oxidante
          - Evitar uma alta concentração de oxigênio (manter $FiO_2 < 30\%$)
          - Evitar óxido nitroso (sustenta a combustão)
          - Substituir o hélio na mistura gasosa (aumenta a quantidade de energia necessária para produzir combustão)
        - Minimizar o combustível
          - Utilizar **sondas com resistentes ao *laser***
            - Invólucro de borracha vermelha
            - Invólucro de alumínio
            - Apenas as sondas inteiramente de metal são completamente à prova de *laser*
          - Colocar panos de campo para minimizar o risco e disseminação do fogo
          - Permitir a secagem das soluções antissépticas
        - Minimizar a ignição
          - Usar eletricidade e *lasers* com cautela, e apenas quando necessário
          - *Laser* de dióxido de carbono é geralmente usado na cirurgia de vias aéreas
      - Tratamento
        - Remover a sonda endotraqueal
        - Interromper o fluxo de oxigênio
        - Despejar salina sobre o campo cirúrgico
        - Remover material inflamável
        - Considerar a realização de broncoscopia
  - Tonsilectomia
    - Indicações incluem apneia obstrutiva do sono, tonsilite, abscesso e tumor
      - Adenoidectomia é realizada para obstrução respiratória
    - Sangramento pós-operatório é uma complicação temida
      - Sangramentos primários ocorrem em um período de até 6 horas após a cirurgia
        - Sangramento também pode ocorrer após dias
      - Anestesia deve incluir acesso IV antes da indução, produtos sanguíneos imediatamente disponíveis, ressuscitação volêmica ou sanguínea e uma intubação de sequência rápida
      - Intubação pode ser difícil por causa do inchaço intraoral e sangramento ativo
- Considerações anestésicas para a cirurgia otológica
  - Cirurgia da orelha média
    - Evitar o uso de óxido nitroso na cirurgia de orelha média por causa dos espaços aéreos fechados

- ➤ Óxido nitroso aumenta as pressões médias
            - ➤ Absorção rápida de óxido nitroso após a administração do anestésico pode criar pressões negativas na orelha média
        - ◆ Náusea e vômito
            - ➤ Alta incidência de náusea e vômito após os procedimentos otológicos envolvendo o labirinto e o nervo vestibular
            - ➤ Vômito e ânsia podem aumentar a pressão venosa, PIC, sangramento e risco de deslocamento dos dispositivos
    - • Tubos de miringotomia
        - ◆ Procedimento rápido, tipicamente executado na população pediátrica
        - ◆ Frequentemente realizado com ventilação com máscara sem acesso intravenoso
            - ➤ Sedação profunda é necessária para prevenir movimento
- ■ Considerações anestésicas para cirurgia nasal
    - • Vasoconstritores nasais
        - ◆ Cocaína, fenilefrina e oximetolona podem ser usadas para contrair os vasos nasais e diminuir a perda sanguínea → também pode causar efeitos sistêmicos, como vasoconstrição coronária e hipertensão
    - • Recuperação anestésica
        - ◆ Recuperação tranquila é essencial para prevenir o uso de máscara facial ou de ventilação por pressão positiva, que pode prejudicar a correção cirúrgica
- ■ Intubação acordada
    - • Necessário bloquear os NC IX e X
    - • Bloqueio do nervo glossofaríngeo
        - ◆ Na superfície caudal do pilar tonsilar posterior
        - ◆ Anestesia a orofaringe, palato mole, língua e epiglote
    - • Suprimentos sensorial e motor da laringe e traqueia são feitos pelo nervo laríngeo superior (SLN) e nervo laríngeo recorrente (RLN)
    - • Bloqueio do SLN
        - ◆ Inferior ao corno maior do osso hioide, bilateralmente
    - • Bloqueio do RLN (também conhecido como nervo laríngeo inferior)
        - ◆ Bloqueia todos os músculos laríngeos, exceto o cricotireóideo (que é inervado pelo SLN exterior)
        - ◆ Injeção transtraqueal
- ■ Traqueostomia com paciente acordado
    - • Necessário bloquear apenas o RLN (NC IX e SLN são supraglóticos)
- ■ Paralisia do SLN
    - • Voz pode estar rouca
    - • Perda da sensação acima das pregas vocais (VC)
    - • Maior risco de aspiração
- ■ Paralisia do RLN
    - • VC ipsolateral assume a posição paramediana
    - • Voz é fraca e rouca
    - • Fonação NÃO é possível com lesão bilateral
    - • Obstrução das vias aéreas pode ocorrer com lesão bilateral

QUESTÕES

1. Qual dos seguintes está associado a um aumento na PIO?
   A. Piscamento dos olhos
   B. Hiperventilação
   C. Elevação da cabeça
   D. Administração de diuréticos

2. Qual das seguintes afirmações relacionadas ao ROC é mais correta?
   A. Tração no músculo reto medial é improvável de provocar o reflexo
   B. O reflexo pode ocorrer se o globo estiver enucleado
   C. O reflexo é potencializado por estímulos repetidos
   D. É dissipado por pressão direta sobre o globo

3. Uma PIO normal é mais próxima de qual das seguintes pressões?
   A. 0-4 mm Hg
   B. 5-9 mm Hg
   C. 10-20 mm Hg
   D. 21-30 mm Hg

4. Qual das seguintes afirmações é a mais correta com relação ao manejo de uma queimadura das vias aéreas?
   A. A FIO_2 deve ser imediatamente reduzida por meio da adição de óxido nitroso ao circuito
   B. Salina deve ser despejada na via aérea para apagar o fogo
   C. A sonda endotraqueal deve permanecer no local até que o fogo seja apagado
   D. Broncoscopia rígida deve ser evitada se houver receio de debris *residuais nas vias aéreas*

5. Um paciente com obstrução das vias aéreas requer uma traqueostomia com paciente acordado. Bloqueio de qual dos seguintes nervos é mais apropriado para facilitar o procedimento?
   A. Nervo laríngeo superior
   B. Nervo laríngeo recorrente
   C. Nervo glossofaríngeo
   D. Nervo trigêmeo

CAPÍTULO 10 Sistema Geral/Geniturinário

LAPAROSCOPIA

- Espaço peritoneal é insuflado com dióxido de carbono para visualização cirúrgica
  - Pressões intra-abdominais (PIAs) são tipicamente de 12 a 15 mm Hg
- Benefícios da laparoscopia, comparada à cirurgia aberta
  - Incisão menor
  - Resposta ao estresse reduzida
  - Dor pós-operatória reduzida
  - Disfunção pulmonar reduzida
  - Íleo pós-operatório reduzido
- Efeitos do pneumoperitônio nos sistemas orgânicos
  - Efeitos cerebrais
    - Aumento da $PaCO_2$ → aumento do fluxo sanguíneo cerebral
    - Aumento da pressão intracraniana
  - Efeitos cardiovasculares
    - Retorno venoso reduzido → leve redução no débito cardíaco
    - Aumento de catecolaminas, vasopressina e renina-angiotensina → aumento da resistência vascular sistêmica → aumento da pressão arterial
    - Resposta reflexa ao estiramento peritoneal → arritmias
      - Estimulação vagal intensa durante a insuflação → bradicardia grave e possível assistolia
  - Efeitos respiratórios
    - Complacência pulmonar reduzida
    - Capacidade residual funcional (CRF) reduzida
    - Aumento da ventilação-minuto é necessário para manter a normocapnia
    - Aumento do gradiente entre a $PaCO_2$ e a $ETCO_2$
  - Efeitos renais
    - Redução do fluxo sanguíneo renal
    - Aumento de renina-angiotensina → diminuição do débito urinário
- Complicações
  - Insuflação extraperitoneal → enfisema cutâneo
  - Insuflação por defeitos diafragmáticos → pneumotórax ou pneumomediastino
  - Injeção intravascular → embolia gasosa

CONSIDERAÇÕES GERAIS DA CIRURGIA

- **Precauções contra a aspiração**
  - Muitos pacientes sendo submetidos a uma cirurgia gastrointestinal de urgência ou emergência devem ser considerados como estando de estômago cheio, independente da duração do regime NPO (*nil per os*; latim para "nada por boca")
    - Exemplos: obstrução de intestino delgado, sangramento gastrointestinal, apendicite aguda, perfuração intestinal
  - Aspiração > 25 mL (e pH < 2,5) de material ácido gástrico pode causar destruição de células produtoras de surfactante nos pulmões e dano ao endotélio capilar
  - Aspiração de material fecal possui um alto risco de mortalidade
  - Síndrome de Mendelson
    - Aspiração de ácido gástrico que resulta em edema pulmonar, redução da complacência pulmonar e hipertensão pulmonar
  - **Doença do refluxo gastroesofágico**
    - Fraqueza do esfíncter esofágico inferior ou aumento de secreção de ácido gástrico → risco elevado de aspiração

- **Hérnia hiatal** é uma protrusão do estômago para dentro do diafragma → risco elevado de aspiração
- Considerações anestésicas
  - Continuar com os bloqueadores H_2 perioperatório e inibidores da bomba de prótons
  - Considerar sequência rápida de intubação
  - Intubação com o paciente sentado e desperto pode ser indicada em casos de alto risco de aspiração
- Obesidade
  - Classificação pelo índice de massa corporal (IMC)
    - IMC de 25 a 30: sobrepeso
    - IMC de 30 a 40: obeso
    - IMC > 40: obesidade mórbida
  - Considerações anestésicas para obesidade
    - Maiores volumes gástricos e menor esvaziamento gástrico → risco aumentado de aspiração
    - Aumento de tecidos redundantes das vias aéreas → maior dificuldade de ventilação com máscara
      - Associado a uma IMC > 26
    - CRF reduzida → dessaturação rápida
    - Capacidade de oclusão aumentada → aumento no risco de atelectasia
    - Complacência torácica reduzida secundária ao peso da parede torácica e gordura abdominal → maior trabalho respiratório
    - Aumento da hipertensão preexistente, hiperlipidemia e diabetes → aumento de complicações cardiovasculares
    - Maior volume de distribuição e reserva lipídica → altera a dosagem e o metabolismo dos fármacos
  - Doenças associadas
    - **Apneia obstrutiva do sono (OSA)**
      - Pausas repetitivas na respiração durante o sono apesar dos esforços respiratórios
        - Diagnosticada por polissonografia
        - 71% da população bariátrica apresentam OSA
      - Índice de apneia-hipopneia (AHI) é usado para diagnosticar OSA
        - AHI = número de episódios apneicos e hipopneicos por hora
          - Apneia = ausência de ventilação por > 10 segundos
          - Hipopneia = redução de 50% no fluxo aéreo ou redução na saturação de $O_2 \geq 4\%$
        - Classificação da OSA
          - AHI < 5 → normal
          - AHI de 5 a 15 → leve
          - AHI de 15 a 30 → moderada
          - AHI > 30 → grave
      - Implicações anestésicas
        - Pacientes com OSA que misturam opioides com álcool → dessaturações 3× maiores
        - OSA associada à hipertensão pulmonar e *cor pulmonale* → insuficiência cardíaca direita
        - Sensibilidade aumentada aos opioides → maior risco de depressão respiratória
        - Recuperação
          - Monitorizar na URPA (unidade de recuperação pós-anestésica) por 3 horas adicionais
          - Monitorizar por 7 horas após o último episódio de obstrução da via aérea
    - Síndrome de hipoventilação por obesidade (síndrome de Pickwick)
      - Distúrbio respiratório do sono, em que a obesidade resulta em uma ventilação cronicamente inadequada
        - Obesidade mórbida (IMC > 30)
        - Hipoventilação crônica ($PaCO_2 > 45$)
      - Achados laboratoriais
        - Acidose respiratória
        - Alcalose metabólica (HCO_3 geralmente > 30)
        - Hipoxemia
      - Associada a uma maior taxa de mortalidade
        - (Hipertensão) pulmonar grave e insuficiência ventricular direita são comuns
    - Síndrome metabólica
      - Distúrbio da utilização e armazenamento de energia
      - Diagnóstico (necessário 3/5)
        - Obesidade central
        - Hipertensão

❖ Hiperglicemia
❖ Hipertrigliceridemia
❖ Nível baixo de colesterol de alta densidade
➤ Associada à coronariopatia, diabetes, insuficiência cardíaca
- **Disfunção hepática**
  - Anatomia hepática
    - Consiste em quatro lobos (direito, esquerdo, caudado, quadrado)
    - **Fluxo sanguíneo**
      ➤ Distribuição
        ❖ Fígado recebe 25% do débito cardíaco
          ⟩ Veia porta carrega 75% do fluxo hepático total (sangue é parcialmente desoxigenado)
          ⟩ Artéria hepática representa 25% do fluxo hepático total (sangue é oxigenado)
        ❖ Veia porta e artéria hepática fornecem cada uma 50% do oxigênio para o fígado
      ➤ Regulação
        ❖ Resposta tampão da artéria hepática
          ⟩ Se o fluxo sanguíneo portal diminui → artéria hepática dilata
          ⟩ Se a artéria hepática contrai → fluxo portal aumenta
        ❖ A resposta tampão da artéria hepática é modulada pela adenosina
          ⟩ Adenosina é um vasodilatador que se acumula durante o fluxo venoso portal baixo → aumenta o fluxo arterial hepático
  - **Função hepática** (Fig. 10.1)

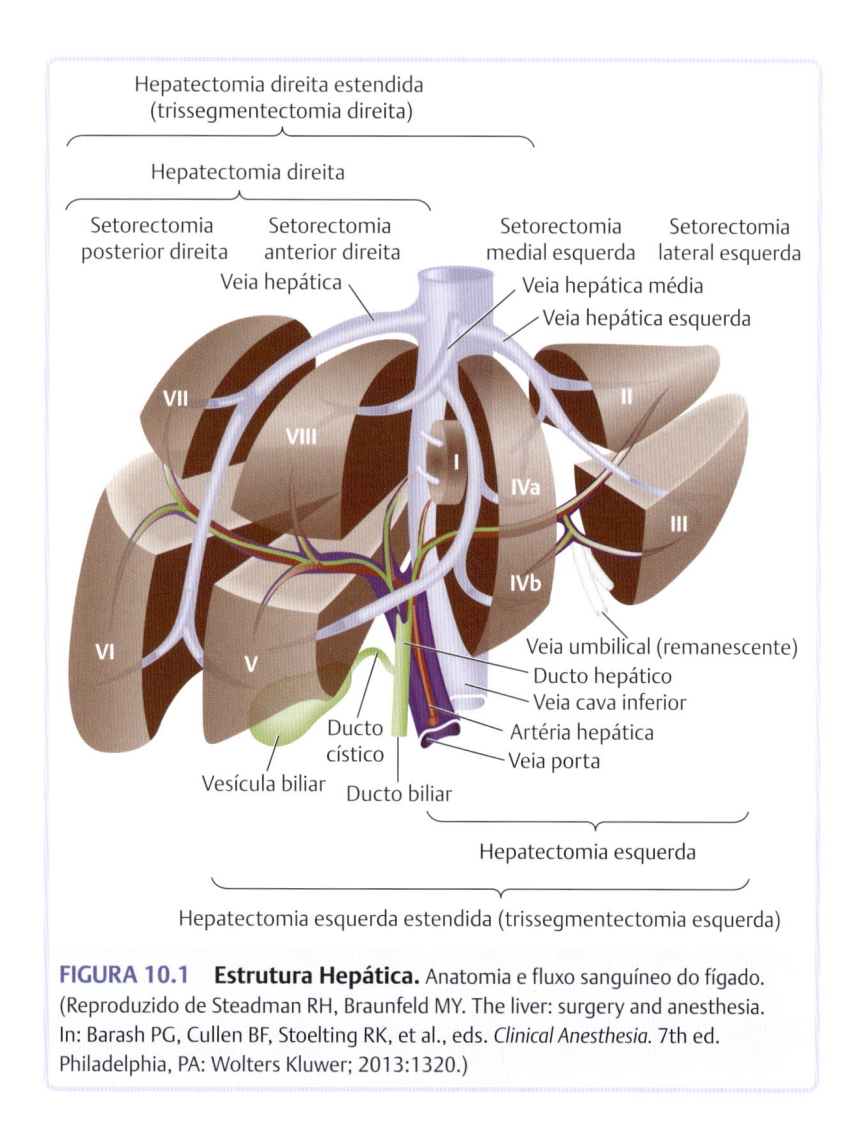

FIGURA 10.1 Estrutura Hepática. Anatomia e fluxo sanguíneo do fígado. (Reproduzido de Steadman RH, Braunfeld MY. The liver: surgery and anesthesia. In: Barash PG, Cullen BF, Stoelting RK, et al., eds. *Clinical Anesthesia*. 7th ed. Philadelphia, PA: Wolters Kluwer; 2013:1320.)

- Homeostase da glicose
- Metabolismo lipídico
- Síntese proteica
  - Todas as proteínas são produzidas no fígado, EXCETO as gamaglobulinas
  - Principal proteína = albumina (meia-vida ~23 dias)
- Coagulação
  - Todos os fatores são produzidos no fígado, EXCETO o Fator VIII (Hemácias)
- Colinesterase
- Biotransformação de fármacos
  - Muitos fármacos são depurados pelo metabolismo hepático e, na presença de disfunção hepática, a depuração desses fármacos é, portanto, menos eficaz, e seus efeitos podem ser prolongados
- Excreção de bilirrubina
- Excreção biliar

- **Marcadores de hepatopatia**
  - Função hepática: albumina, índice de normatização internacional (RNI)
    - **Albumina:** marcador da síntese proteica
    - **RNI:** marcador da síntese de fatores da coagulação
  - Integridade hepatocelular: aspartato aminotransferase (AST), alanina aminotransferase (ALT), amônia, gama glutamil transferase (GGT)
    - AST: presente no fígado, coração, músculos e rins
    - ALT: mais específica ao fígado do que a AST
    - Amônia: marcador de lesão hepatocelular e comprometimento da síntese de ureia
    - GGT: elevada na hepatopatia durante o abuso de bebidas alcoólicas
  - Função excretora: fosfatase alcalina, bilirrubina
    - Fosfatase alcalina: excretada na bile → reflete a patência da árvore biliar
    - Bilirrubina conjugada (direta): reflete disfunção hepatocelular, colestase intra-hepática e obstrução biliar extra-hepática
    - Bilirrubina não conjugada (indireta): reflete hemólise ou defeitos na conjugação de bilirrubina
    - Icterícia clínica ocorre quando a bilirrubina total é > 3
  - Gradiente albumina sérica e albumina do líquido ascítico (SAAG): albumina sérica-albumina do líquido ascítico
    - SAAG baixo: peritonite, malignidade, síndrome nefrótica, pancreatite, tuberculose
    - SAAG alto: cirrose, insuficiência cardíaca congestiva, mixedema, trombose de veia porta, síndrome de Budd-Chiari
- Alterações hemodinâmicas e achados clínicos associados à hepatopatia
  - Encefalopatia hepática
  - Alto débito cardíaco
  - Taquicardia
  - Baixa resistência vascular sistêmica
  - PIA aumentada
- Síndromes
  - Síndrome hepatopulmonar
    - Tríade
      - Disfunção hepática
      - Aumento do gradiente A-a
      - Vasodilatação intrapulmonar
    - Mecanismo
      - Incapacidade do fígado em depurar as substâncias vasodilatadoras → níveis elevados de óxido nítrico → vasodilatação intrapulmonar → derivações ocorrem na circulação pulmonar
      - Reversão da vasoconstrição pulmonar hipóxica → aumento do desequilíbrio V/Q → hipoxemia
        - Hipoxemia pode ser agravada na posição ortostática (ortodeoxia)
    - Diagnóstico
      - Ecocardiograma com microbolhas exibe o movimento do ar do átrio direito para o átrio esquerdo em três a seis ciclos cardíacos por causa da rápida passagem de ar pela vasculatura pulmonar
      - Em pacientes sem síndrome hepatopulmonar, pequenas microbolhas não atravessarão os capilares pulmonares

- Síndrome hepatorrenal
  - Mecanismo
    - O sistema esplâncnico está gravemente vasodilatado, mas as artérias renais apresentam vasoconstrição
      - Hipertensão portal e insuficiência renal concomitantes
    - Condição pré-renal decorrente de um tônus intravascular reduzido → percepção inadequada pelos rins do estado volêmico
  - Diagnóstico é difícil por causa de múltiplas causas que podem afetar a perfusão renal
    - Síndrome hepatorrenal é um diagnóstico de exclusão
    - Pacientes sem outras formas de lesão renal, como choque, sepse, nefrotoxinas
    - Pacientes não respondem à fluidoterapia
  - Opções terapêuticas
    - Hemodiálise
    - Derivação portossistêmica intra-hepática transjugular
    - Transplante de fígado
- **Hipertensão portopulmonar**
  - Mecanismo
    - Cirrose → aumento da resistência hepática → aumento da pressão venosa portal → desvio de sangue da circulação portal para a circulação sistêmica → alterações circulatórias hiperdinâmicas
    - Desvio de sangue da circulação portal para a circulação sistêmica → toxinas e metabólitos alcançam a circulação pulmonar → hipertrofia do músculo liso (aumento da espessura medial nas artérias pulmonares, com estreitamento do lúmen vascular decorrente da fibrose) → hipertensão pulmonar
  - Diagnóstico
    - Pressão média da artéria pulmonar (PAP) > 25 mm Hg e pressão de oclusão da artéria pulmonar (PAOP) < 15 mm Hg
    - Resistência vascular pulmonar > 240 dina × s × cm^{-5}
  - Causa de insuficiência cardíaca direita após transplante
- **Manejo anestésico na hepatopatia**
  - **Metabolismo alterado** dos anestésicos
    - Opioides, propofol, benzodiazepínicos, cetamina e diversos bloqueadores neuromusculares são metabolizados no fígado
  - Alterações hemodinâmicas
    - Doença hepática pode estar associada à hipotensão, que é exacerbada por anestésicos → risco elevado de disfunção hepática pós-operatória
    - Uma menor pressão venosa central durante as cirurgias hepáticas pode estar associada a um sangramento reduzido
  - Coagulopatia
    - Aumento do tempo de protrombina (PT) e no tempo de tromboplastina parcial (PTT) pode ocorrer na hepatopatia e predispor a um maior risco de sangramento
    - Pode restringir o uso de anestesia neuroaxial ou regional
- Causas de disfunção hepática pós-operatória
  - Lesão cirúrgica ou restrição cirúrgica de fluxo sanguíneo
  - Transfusão maciça
  - Hepatite por halotano
- **Síndrome compartimental abdominal** (Fig. 10.2)
  - Classificação
    - PIA normal: 5 a 7 mm Hg
    - Hipertensão intra-abdominal: > 12 mm Hg
    - Síndrome compartimental abdominal: PIA > 20 mm Hg
      - Síndrome compartimental abdominal requer PIA > 20 mm Hg e nova disfunção orgânica
      - Sistemas orgânicos comumente afetados incluem o renal (débito urinário reduzido), pulmonar (pressões pulmonares aumentadas) e gastrointestinal (isquemia mesentérica)
  - Pressão PIA influencia a pressão de perfusão abdominal
    - Pressão de perfusão abdominal = pressão arterial média − pressão intra-abdominal

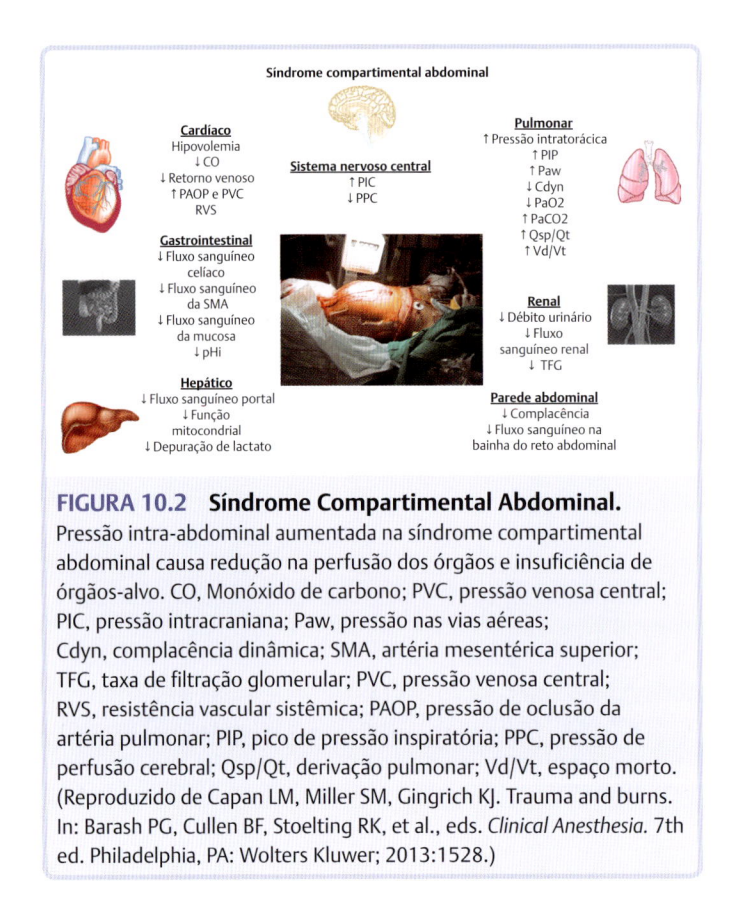

FIGURA 10.2 Síndrome Compartimental Abdominal.
Pressão intra-abdominal aumentada na síndrome compartimental abdominal causa redução na perfusão dos órgãos e insuficiência de órgãos-alvo. CO, Monóxido de carbono; PVC, pressão venosa central; PIC, pressão intracraniana; Paw, pressão nas vias aéreas; Cdyn, complacência dinâmica; SMA, artéria mesentérica superior; TFG, taxa de filtração glomerular; PVC, pressão venosa central; RVS, resistência vascular sistêmica; PAOP, pressão de oclusão da artéria pulmonar; PIP, pico de pressão inspiratória; PPC, pressão de perfusão cerebral; Qsp/Qt, derivação pulmonar; Vd/Vt, espaço morto. (Reproduzido de Capan LM, Miller SM, Gingrich KJ. Trauma and burns. In: Barash PG, Cullen BF, Stoelting RK, et al., eds. *Clinical Anesthesia*. 7th ed. Philadelphia, PA: Wolters Kluwer; 2013:1528.)

- Fatores que causam aumento da pressão abdominal
  - Obesidade
  - Gravidez
  - Queimaduras
  - Ressuscitação volêmica maciça
  - Ascite ou hemoperitônio
  - Inflamação abdominal ou edema
  - Inflamação pós-cirúrgica
- Tratamento
  - Opções médicas para temporizar a síndrome compartimental abdominal incluem sedação profunda e paralíticos
  - Aumento da pressão arterial pode ajudar na perfusão, mas também pode piorar a causa subjacente (p. ex., hemorragia)
  - Descompressão e laparotomia cirúrgica podem ser necessárias

CIRURGIAS GERAIS ESPECÍFICAS

- **Cirurgia bariátrica**
  - Fatores de risco pré-operatórios do paciente
    - Estado cardiovascular
      - Risco elevado de coronariopatia e hiperlipidemia
      - Risco elevado de hipertrofia ventricular esquerda
      - Risco elevado de hipertensão essencial
    - Estado respiratório
      - CRF reduzida
      - Risco elevado de OSA
      - Risco elevado de hipertensão pulmonar

- Estado gastrointestinal
  - Risco elevado de doença do refluxo esofágico
  - Risco elevado de doença hepática, especialmente esteato-hepatite não alcoólica (NASH)
- Estado endócrino
  - Risco elevado de diabetes melito tipo II
  - Risco elevado de síndrome metabólica
- Considerações farmacológicas
  - Medicamentos hidrofílicos devem ser dosados pelo peso corporal ideal
    - Exemplos: opioides, relaxantes musculares não despolarizantes
  - Medicamentos lipofílicos devem ser dosados pelo peso corporal total
    - Exemplo: propofol
  - Succinilcolina deve ser dosada pelo peso corporal total decorrente do aumento de colinesterase
- Manejo anestésico
  - Pré-oxigenação
    - CRF reduzida → dessaturação rápida
    - Capacidade de oclusão reduzida → risco elevado de atelectasia
    - Não induzir até que o oxigênio expirado seja > 80%
    - Considerar a adição de 5 cm H_2O de pressão positiva expiratória final (PEEP) durante a pré-oxigenação para prevenir atelectasia
  - Intubação
    - Índice de Mallampati elevado não é muito sensível ou específico para intubações difíceis
    - IMC elevado não está associado a uma maior dificuldade de intubação quando um posicionamento ideal é considerado
    - Ventilação com máscara pode ser mais difícil por causa do tecido redundante
  - Ventilação
    - PEEP elevada melhora a oxigenação
    - Volumes correntes elevados não estão associados a uma melhora na oxigenação
- Tratamento pós-operatório
  - Opioides
    - Obesidade aumenta a sensibilidade a opioides
    - Risco elevado de dessaturações
  - Monitorização na URPA
    - Considerar uma maior monitorização na URPA ou no pós-operatório

Obstrução intestinal
- Causas
  - Íleo
    - Íleo pós-cirúrgico (paralítico) é comum no pós-operatório
    - Efeito aumenta com opioides e antimuscarínicos
    - Geralmente se resolve com o tempo
    - Administração epidural com anestésicos locais pode aumentar o tônus parassimpático → diminui o íleo
  - Mecânica
    - Massas como tumores ou obstrução causada por aderências, hérnias, volvo ou intussuscepção
    - Requer intervenção cirúrgica
  - Vascular
    - Fluxo reduzido ou oclusão das artérias celíaca, mesentérica superior ou mesentérica inferior
    - Requer reperfusão ou intervenção cirúrgica
- Alterações fisiológicas
  - Vômito → alcalose metabólica hipoclorêmica
  - Isquemia mesentérica → acidose metabólica
  - Ingestão oral limitada → hipovolemia
  - Distensão abdominal → CRF reduzida, desconforto respiratório, risco elevado de aspiração
- Manejo anestésico
  - Pressupor um estômago cheio
  - Ressuscitação volêmica para corrigir os desarranjos metabólicos
  - Evitar óxido nitroso para prevenir dilatação intestinal

- Lipoaspiração
  - Realizada com anestesia local ou anestesia geral
    - Lipoaspiração semitumescente requer sedação profunda ou anestesia geral
    - Lipoaspiração tumescente pode ser realizada com anestesia local
  - Anestesia local envolve a injeção de uma grande quantidade de fluido diluído, suplementado com lidocaína e epinefrina, na gordura a ser removida
    - Os benefícios da anestesia local com epinefrina incluem efeitos analgésicos, redução na perda sanguínea e maior solidez para facilitar a remoção de gordura
    - Dose máxima de lidocaína recomendada para lipoaspiração é de 55 mg/kg com 0,055 mg/kg de epinefrina
      - 55 mg/kg seria uma dose tóxica de lidocaína (limite típico é de 7 mg/kg)
      - Toxicidade é rara
        - A maioria da lidocaína é removida quando a gordura é removida
        - Difusão para a circulação é lenta – níveis máximos de lidocaína ocorrem 8 horas após a cirurgia
- Tireoidectomia
  - Riscos pós-operatórios
    - Hematoma cervical → compressão da traqueia
      - Requer descompressão de emergência do hematoma e proteção das vias aéreas
    - Lesão do nervo laríngeo recorrente → obstrução das vias aéreas por causa da incapacidade de abduzir as pregas
    - Hipocalcemia ocorre 24 a 72 horas após a cirurgia em razão do hipoparatireoidismo → manifesta-se com respiração ofegante, estridor e laringospasmo
      - O tratamento é com reposição de cálcio

TRANSPLANTE DE ÓRGÃOS ABDOMINAIS

- **Transplante de fígado**
  - Candidatura
    - Indicado para doença hepática em estágio terminal (ESLD) causada por cirrose (induzida por álcool ou hepatite), hemocromatose, doença de Wilson
    - Grupo sanguíneo ABO
      - Mesmo grupo sanguíneo está associado a uma maior sobrevida do enxerto
    - Classificação da ESLD e candidatura para o transplante
      - Modelo para a doença hepática em estágio terminal (MELD)
        - Componentes: RNI, bilirrubina e creatinina
        - MELD é classificado numericamente
        - O escore de MELD está correlacionado com a mortalidade em 3 meses
      - Child-Pugh
        - Componentes: RNI, bilirrubina, albumina, ascite, encefalopatia hepática
        - Child-Pugh é classificado de A a C (C é o pior)
        - O escore de Child-Pugh está correlacionado com a mortalidade em 1 e 2 anos
    - Contraindicações para o transplante de fígado
      - Hipertensão pulmonar
      - Coronariopatia significativa
      - Sepse ou infecção refratária
    - Hiponatremia está associada a um maior risco de morte antes do transplante
  - Fases do procedimento cirúrgico
    - Dissecção
      - Dissecção do fígado e vesícula biliar nativos
      - Associada a uma perda de fluidos significativa por ascite e hemorragia
    - Anepática
      - Fígado isolado da circulação
        - Remoção do fígado nativo e criação de novas anastomoses venosas
        - Circulação pode ser sustentada por derivações veno-venosas ou pela técnica de Piggyback durante o clampeamento
      - Associada a uma redução do retorno venoso, acidose metabólica, coagulopatia, hipercalcemia e toxicidade por citrato/hipocalcemia
    - Reperfusão

- Remoção da pinça da veia porta
- Eliminação de material embólico, citocinas e eletrólitos → instabilidade hemodinâmica significativa → incluindo arritmias, hipotensão e potencial de parada cardíaca hipercalêmica
- Hipotermia
- Embolia aérea
- Sobrecarga ventricular direita (VD)
  - Pós-hepática
    - Reconstrução da artéria hepática, anastomoses biliares e garantia de uma hemostasia adequada
- Derivação veno-venosa *versus* Piggyback na fase anepática
  - Derivação veno-venosa
    - Usada no transplante de fígado para desviar o sangue venoso da porção inferior do fígado para a veia cava superior após clampeamento da veia cava inferior
    - Vantagens
      - Manutenção dos fluxos sanguíneos cerebral, cardíaco, pulmonar e renal
      - Congestão venosa reduzida
    - Desvantagens
      - Risco elevado de embolia pulmonar ou aérea
      - Trombose
      - Lesão por acesso vascular
      - Não há evidência de melhora na função do órgão
      - Custo elevado
  - *Piggyback*
    - Usado no transplante de fígado para preservar a veia cava inferior nativa, que é apenas parcialmente clampeada
    - Vantagens
      - Melhora da estabilidade hemodinâmica
      - Perda sanguínea reduzida
    - Desvantagens
      - Maior dificuldade técnica
- Considerações anestésicas
  - Maioria destes pacientes terá hipertensão portal
    - Ascite, esplenomegalia, fluxo venoso colateral e desvio arteriovenoso
  - Sequência rápida de intubação devido à ascite de esvaziamento gástrico tardio
  - Necessário acesso do volume para possível sangramento intraoperatório maciço
    - Pacientes são geralmente coagulopáticos secundário à hepatopatia
    - Potencial para grande perda de sangue, dada a proximidade dos grandes vasos
  - Gasometrias frequentes e verificações de eletrólitos durante as fases anepática e de reperfusão para monitorizar a presença de coagulopatia, acidose e anormalidades eletrolíticas
  - Preparação para reperfusão deve incluir oxigênio a 100%, hiperventilação, aumento de vasopressores e cálcio

■ **Transplante de rim**
- Candidatura
  - Compatibilidade de grupo sanguíneo ABO e HLA (antígeno leucocitário humano) desejável entre o doador e o receptor
  - Indicado para doença renal em estágio terminal (ESRD)
    - Pacientes podem estar em hemodiálise ou em pré-diálise
  - Órgão doado pode ser de um doador vivo, doadores com morte encefálica ou doadores com morte cardíaca
    - Com preservação adequada, os rins de doadores cadavéricos podem durar até 48 horas
  - Contraindicações variam, mas incluem doença cardiovascular pré-operatória significativa, câncer, infecções graves e uso/abuso de drogas
- Procedimento cirúrgico
  - Os rins do doador são implantados na fossa ilíaca, com o uso da artéria e veia ilíaca externa para anastomoses vasculares
- Considerações anestésicas
  - Uso de succinilcolina não é contraindicado na ESRD
    - Potássio aumenta no mesmo grau daqueles sem ESRD e, então, normaliza
  - Garantir estado volêmico adequado para melhorar a perfusão aos rins

- Soluções de Ringer lactato estão associadas à menor hipercalemia do que o soro fisiológico 0,9 %
- Vasopressores podem diminuir o fluxo sanguíneo renal
  - Monitorizar de perto o débito urinário
    - Débito urinário reduzido pode ser um sinal de obstrução pós-renal ou de anastomoses defeituosas
  - Diuréticos podem ser usados para expandir o volume urinário
    - Manitol pode proteger o rim de lesão isquêmica
  - Ciclosporina é frequentemente usada para prevenir rejeição
    - Inibe a resposta mediada por células T
    - Níveis precisam ser monitorizados de perto, visto que a ciclosporina pode causar nefrotoxicidade em até 40% dos pacientes
- **Transplante de pâncreas**
  - Candidatura
    - Compatibilidade ABO, HLA e prova cruzada são necessárias entre o doador e o receptor
    - Indicado primariamente para diabetes tipo I
  - Procedimento cirúrgico
    - O pâncreas do doador é implantado no abdome
    - Os suprimentos sanguíneos arterial e venoso podem ser conectados a uma variedade de vasos com base na preferência cirúrgica
    - Fluxo pancreático exócrino é conectado ao intestino delgado
  - Considerações anestésicas
    - Paciente deve ser avaliado para a presença de comorbidades diabéticas
    - Os níveis de glicemia devem ser monitorizados frequentemente no intraoperatório

PROCEDIMENTOS GENITURINÁRIOS ESPECÍFICOS

- **Ressecção transuretral da próstata (RTUP)**
  - Cistoscópio com eletrocautério para ressecção do tecido → alivia os sintomas de hipertrofia prostática benigna
    - Quantidade significativa de irrigação é usada para visualização
  - Escolha anestésica
    - Anestesia geral ou raquianestesia
    - Raquianestesia deve ser administrada pelo menos no nível de T8 para bloquear a sensação da bexiga urinária, ureteres e pelve renal
  - Complicações
    - Abertura dos seios venosos prostáticos grandes → absorção da solução de irrigação
      - Pode absorver ~20 mL de fluido/min e até 6 a 8 L em casos prolongados
      - Sintomas
        - Soluções de irrigação de água → podem causar hiponatremia grave e anormalidades eletrolíticas → hemólise, convulsões, edema cerebral
        - Soluções de irrigação de glicina → glicina é metabolizada em amônia → **hiperamonemia** → sedação e cegueira temporária
        - Absorção de volume significativo → hipertensão, edema pulmonar e **insuficiência cardíaca congestiva**
        - Alterações eletrolíticas → arritmias
      - Fatores que aumentam a absorção da solução de irrigação
        - Elevação da altura da solução de irrigação acima do paciente
          - Manter a solução < 60 cm acima do nível do campo cirúrgico para minimizar o gradiente de pressão para absorção
        - Pressão venosa periférica reduzida
        - Maior duração da cirurgia
        - Maior área de superfície comprometida durante a cirurgia
    - Perfuração da bexiga urinária
      - Perfuração extraperitoneal → aumento de volume suprapúbico ou dor
      - Perfuração intraperitoneal → dor abdominal ou dor referida no ombro

- **Litotripsia**
  - Ondas sonoras de choque → quebra das litíases urinárias
    - Litotripsia de primeira geração: requer imersão do paciente em uma banheira com água
    - Litotripsia de segunda geração: elimina a banheira com água e pode ser realizada na mesa
  - Anestésico
    - Anestesia geral, raquianestesia ou sedação
  - Complicações
    - Equimose ou hematoma no sítio de entrada
    - Hematúria decorrente da lesão endotelial geniturinária
    - Arritmias provenientes da interação das ondas de choque no sistema de condução cardíaca
    - Aplicação ao tecido pulmonar → ruptura alveolar
    - Dano do nervo fibular comum por causa da flexão excessiva das pernas na posição de litotomia

QUESTÕES

1. Um homem de 50 anos de idade desenvolve desconforto respiratório agudo e tem uma dessaturação de oxigênio aguda na URPA logo após ser submetido à tireoidectomia total. No exame, o pescoço está firme com um aumento de volume moderado. A FC é de 135 bpm e a PA de 170/80 mm Hg. Durante a preparação para uma intubação de emergência, qual dos seguintes é o próximo passo mais apropriado para o manejo?

   A. Abertura da ferida cervical
   B. Administração de cálcio IV
   C. Transporte para a sala de operação
   D. Administração de labetalol IV

2. Uma mulher de 45 anos de idade está sendo submetida a uma avaliação pré-operatória para abdominoplastia. Ela tem um histórico de hipertensão e fuma 1/2 maço de cigarros por dia. Ela informa que seu marido geralmente reclama que ela ronca à noite e tem observado que ela para de respirar durante o sono. Ela nega se sentir cansada ou sonolenta durante o dia. No exame, a paciente tem uma circunferência do pescoço de 101 cm e uma IMC de 33. Com base no questionário STOP-Bang, qual o risco da paciente para OSA?

   A. Nenhum
   B. Baixo
   C. Moderado
   D. Alto

3. Qual das seguintes afirmações relacionadas com o uso do escore de MELD para a avaliação da gravidade da hepatopatia crônica é mais correta?

   A. Os componentes do escore são RNI, bilirrubina e albumina
   B. MELD é classificada de A até C
   C. Está mais fortemente correlacionado com a sobrevida em 1-2 anos
   D. Os escores podem aumentar ou diminuir dependendo do indivíduo

4. Uma mulher de 35 anos de idade é esfaqueada no fígado. Ela chega hipotensiva no pronto-socorro e, após uma laparotomia de emergência e grande volume de ressuscitação volêmica, é internada na UTI. Os sinais vitais na UTI são: T 36,8, FC 105, R 20, PA 100/77, saturação de O_2 98% e PVC 6. Ela está recebendo ventilação com volume controlado com VC 400, R16, PEEP 8 e FiO_2 de 80%. As pressões de pico e platô são de 30 e 28. Uma gasometria naquele contexto é de 7,32/38/92. Lactato é de 0,9. Débito urinário é de 25 mL/h nas últimas 2 horas. A pressão vesical é medida e é de 20 mm Hg. Qual dos seguintes é o próximo passo mais apropriado no tratamento?

   A. Fluidos em *bolus*
   B. Laparotomia descompressiva
   C. Paracentese
   D. Diurese

5. Qual dos seguintes é mais compatível com o diagnóstico de síndrome da RTUP?

   A. Hipernatremia
   B. Hipercalcemia
   C. Hipervolemia
   D. Hiperosmolaridade

CAPÍTULO 11 Renal

ANATOMIA E FISIOLOGIA RENAL

- **Compartimentos líquidos**
  - 60% do peso corporal total é água
    - Dois terços do peso corporal total é intracelular
    - Um terço do peso corporal total é extracelular
      - Três quartos do líquido extracelular é intersticial
      - Um quarto do líquido extracelular é intravascular
  - **Resposta à hipovolemia**
    - Renina-angiotensina-aldosterona (RAA) (**Fig. 11.1**)
      - O aparelho justaglomerular libera renina → cliva o angiotensinogênio em angiotensina I → enzima conversora da angiotensina (ECA) converte angiotensina I (nos pulmões) → estimula a liberação de aldosterona
      - RAA é ativada por estimulação simpática, hipoperfusão renal e hiponatremia
      - Aldosterona aumenta a reabsorção de sódio
    - Hormônio antidiurético (ADH)
      - Secretado pela hipófise posterior
      - A liberação de ADH é estimulada por aumento na osmolalidade, hipovolemia e estimulação simpática
        - Cirurgia pode aumentar os níveis de ADH
      - Estimula o túbulo renal a reabsorver água
- Anatomia renal
  - Os rins estão localizados no espaço retroperitoneal (**Fig. 11.2**)
  - Suprimento sanguíneo
    - Recebe 20% do débito cardíaco
      - Recebe sangue da artéria renal → drena para as veias renais
      - Autorregulação (manutenção de uma perfusão/suprimento sanguíneo relativamente consistente apesar das alterações na pressão arterial) é bem estabelecida para
        - Pressão arterial sistólica (PAS) variando de 90 a 200 mm Hg
        - Pressão arterial média (PAM) variando de 60 a 160 mm Hg
    - Arteríolas aferentes
      - Ramo da artéria renal → diverge em capilares do glomérulo → abastece os néfrons
    - Arteríola eferente
      - Coleção de capilares que drenam sangue proveniente do glomérulo → abastece a arteríola eferente
    - Arteríolas aferentes e eferentes regulam o fluxo sanguíneo renal pela constrição ou dilatação
      - A arteríola aferente contrai em resposta à estimulação simpática, angiotensina II e endotelina
      - A arteríola aferente dilata em resposta à prostaglandina, óxido nítrico, peptídeo natriurético atrial, dopamina, fenoldopam e bradicinina
  - Estruturas
    - Região externa do córtex renal
    - Região interna da medula renal
    - Néfron é uma unidade funcional que abrange o córtex e a medula
  - Via do filtrado pelo rim
    - Túbulo contorcido proximal
      - Reabsorve sódio, cloreto, glicose, aminoácidos e bicarbonato
    - Alça de Henle
      - Descendente
        - Reabsorve água

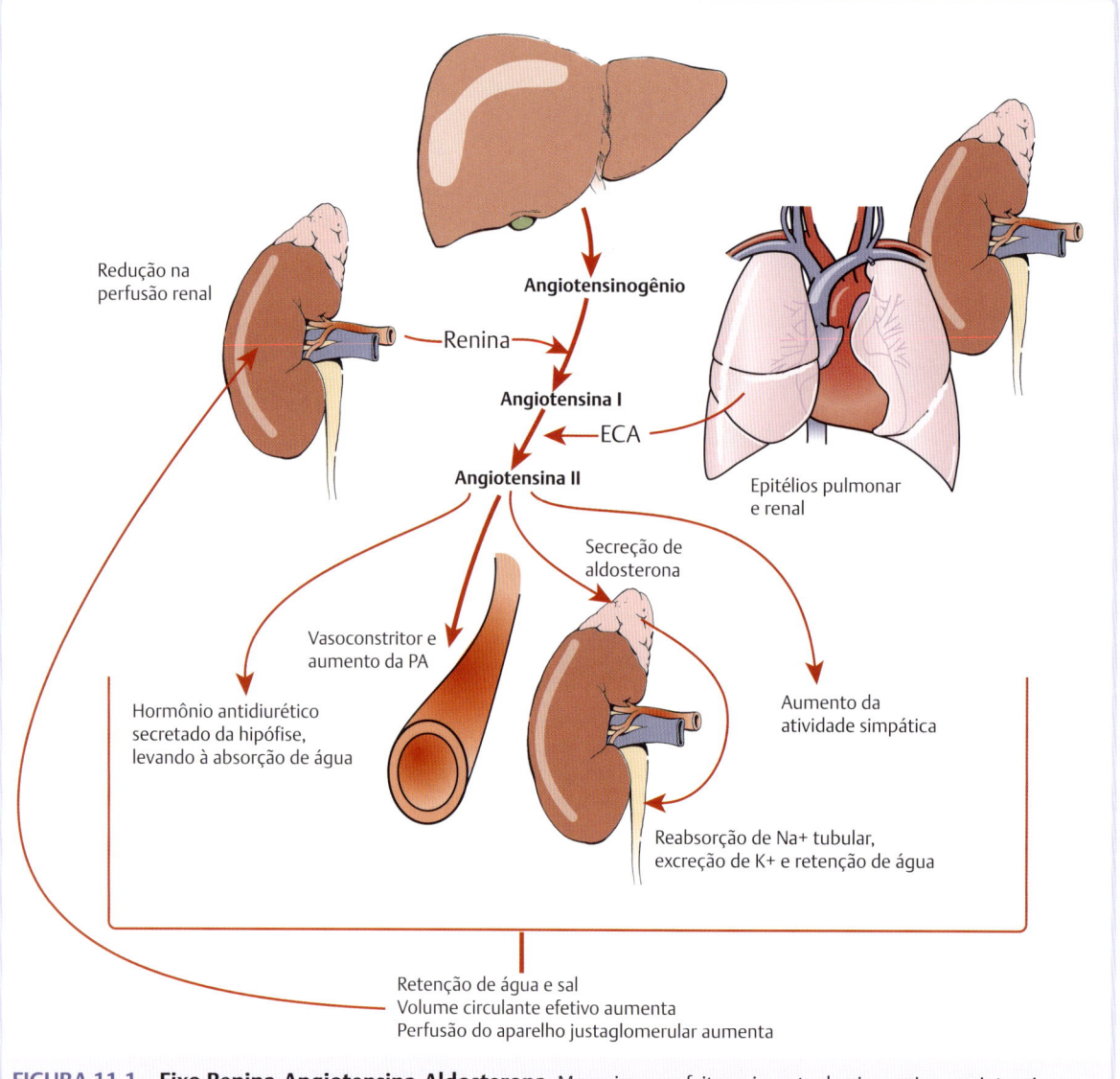

FIGURA 11.1 Eixo Renina-Angiotensina-Aldosterona. Mecanismo e efeitos a jusante do eixo renina-angiotensina-aldosterona sobre a pressão arterial e a volemia.

- Ascendente
    - Impermeável à água
    - Reabsorve sódio, potássio, cloreto
- Túbulo contorcido distal
    - Reabsorve sódio e cloreto
- Túbulo coletor
    - Reabsorve sódio e água
    - Excreta potássio e prótons
- **Diuréticos** (Fig. 11.3)
    - **Tiazida**
        - Atua no túbulo contorcido distal
        - Inibe o transportador de sódio-cloreto
            - Associada à hipocalemia, hiponatremia, hipomagnesemia
            - Associada à hipercalcemia, hiperglicemia, hiperuricemia
        - Exemplo: hidroclorotiazida

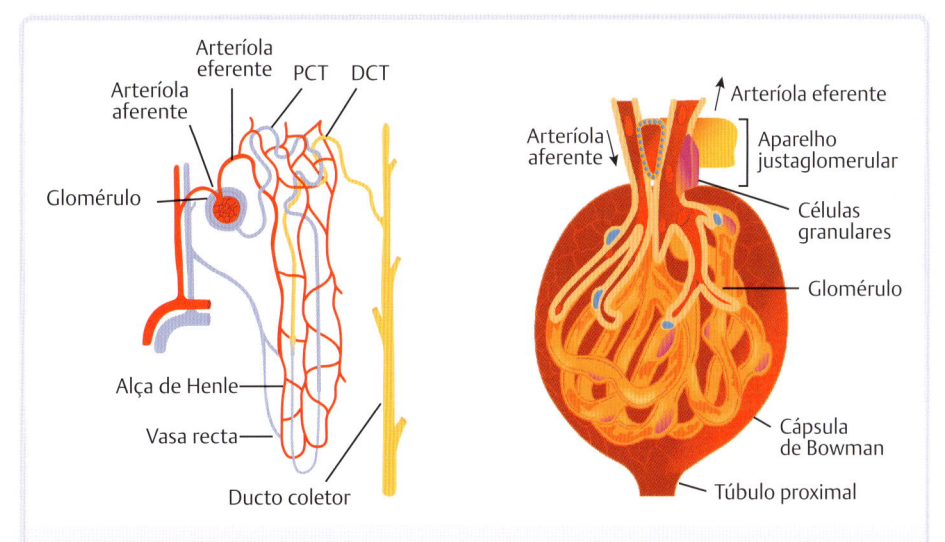

FIGURA 11.2 Estrutura Renal. Estrutura do rim e via do fluxo sanguíneo. PCT, Túbulo contorcido proximal; DCT, túbulo contorcido distal. (Reproduzido de Stafford-Smith M, Shaw A, Sandler A, et al. The renal system and anesthesia for urologic surgery. In: Barash PG, Cullen BF, Stoelting RK, et al., eds. *Clinical Anesthesia*. 7th ed. Philadelphia, PA: Wolters Kluwer; 2013:1402.)

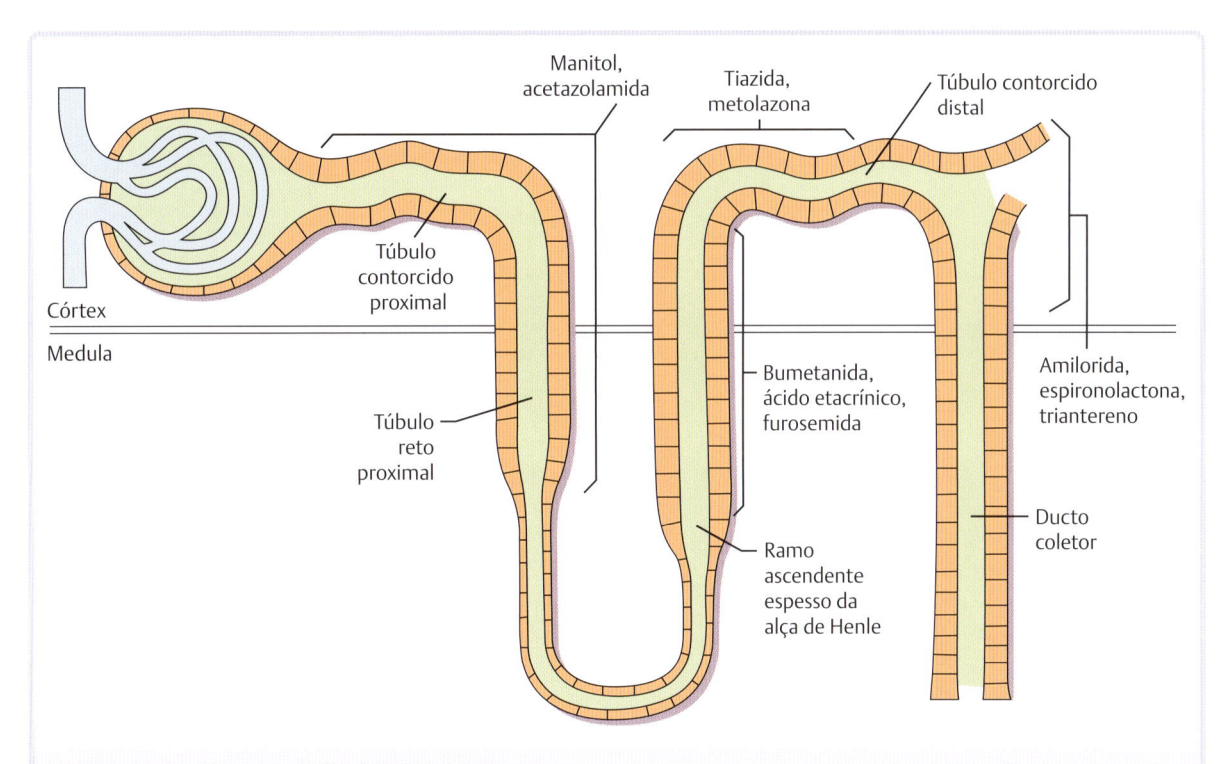

FIGURA 11.3 Sítios de Ação dos Diuréticos. Sítios de ação de vários diuréticos. (Reproduzido de Stafford-Smith M, Shaw A, Sandler A, et al. The renal system and anesthesia for urologic surgery. In: Barash PG, Cullen BF, Stoelting RK, et al., eds. *Clinical Anesthesia*. 7th ed. Philadelphia, PA: Wolters Kluwer; 2013:1414.)

- **Diuréticos de Alça**
    - Função na alça de Henle ascendente
    - Inibe o transportador de Na-K-2Cl
    - Exemplos: furosemida, torasemida
    - Associada à hipocalemia

- **Osmótico**
  - Filtrados no glomérulo, mas nãos são reabsorvidos
    - Osmolalidade aumentada no filtrado → eliminação de água aumentada
  - Exemplo: manitol
- **Inibidor da anidrase carbônica**
  - Função no túbulo contorcido proximal
  - Inibe a anidrase carbônica e promove a excreção de bicarbonato
  - Exemplo: acetazolamida
- **Antagonistas da aldosterona**
  - Diuréticos "poupadores" de potássio
  - Função no túbulo contorcido distal e ducto coletor
  - Inibe a reabsorção de sódio
  - Exemplos:
    - Espironolactona – funcionará apenas quando a aldosterona está presente, visto que é um inibidor direto
    - Amilorida e triantereno – funcionará independente da presença de aldosterona
- Testes de função renal
  - Creatinina
    - Creatinina é um produto de degradação do metabolismo muscular
      - Produzida em uma taxa bastante constante → eliminada pelos rins
    - Níveis elevados de creatinina pode ser um sinal de eliminação inapropriada e lesão renal
  - Nitrogênio ureico no sangue (BUN)
    - BUN é um produto de degradação de proteínas → eliminado pelos rins
    - Elevação nos níveis de BUN pode ser um sinal de eliminação inapropriada e lesão renal
      - Outras causas de elevação nos níveis de BUN incluem hemorragia gastrointestinal, catabolismo aumentado, uso de esteroides e uma dieta rica em proteínas
  - Taxa de filtração glomerular (TFG)
    - TFG é uma estimativa da taxa de fluxo do líquido filtrado pelos rins
      - Difícil de mensurar diretamente
    - Depuração da creatinina é usada para estimar a TFG
      - O valor é calculado com base na idade, peso, sexo e creatinina
    - Usado para avaliar a função renal e o estágio da doença renal

DISTÚRBIOS RENAIS

- Classificação
  - **Pré-renal**
    - Perfusão renal reduzida
      - Hipovolemia
      - Diminuição da pressão arterial
    - Resultados sugestivos de condições pré-renais incluem
      - Na urinário < 25
      - Osmolalidade urinária > 500
      - FENa < 1%
      - FEureia < 35%
      - Relação BUN: Cr > 15
  - **Renal intrínseco**
    - Causas tubulares
      - Lesão isquêmica provocada por hipotensão ou droga nefrotóxica
    - Causas glomerulares
      - Glomerulonefrite ou doença renal autoimune
    - Causas intersticiais
      - Associados a reações a medicamentos
    - Causas vasculares
      - Causas embólicas
    - Resultados sugestivos de condições renais intrínsecas incluem
      - Na urinário > 40
      - Osmolalidade urinária ~200 a 300

TABELA 11.1	Urinálise
Achados na urinálise	Sugestivo de
1. Proteinúria	Doença do parênquima renal
2. Hemácias	Trauma, tumor, infecção
3. Leucócitos +/- bactérias	Infecção
4. Cilindros gordurosos	Síndrome nefrótica
5. Cetonas	Cetoacidose diabética, inanição

- FENa > 3%
- FEureia > 50%
- Relação BUN:Cr < 15
- **Pós-renal**
    - Obstrução do fluxo urinário (Tabela 11.1)
- Classificação de Risco, Lesão, Falha, Perda e ESRD (RIFLE)
    - Risco: aumento de creatinina de 1,5 × o valor de referência, redução de 25% da TFG
        - Débito urinário < 0,5 mL/kg/h × 6 horas
    - Lesão: aumento de creatinina de 2 × o valor de referência, redução de 50% da TFG
        - Débito urinário < 0,5 mL/kg/h × 12 horas
    - Falha: aumento de creatinina de 3 × o valor de referência, redução de 75% da TFG, ou creatina sérica ≥ 4
        - Débito urinário < 0,3 mL/kg/h × 24 horas ou anúria
    - Perda: perda da função renal > 4 semanas
    - ESRD: perda da função renal > 3 meses
- Nefropatia por contraste
    - Definição
        - Aumento superior a 25% na creatinina sérica ou aumento absoluto na creatinina sérica de 0,5 mg/dL após o uso de contraste intravenoso
    - Fatores de risco
        - Idade > 75
        - Doença renal preexistente
        - Hipotensão
        - Insuficiência cardíaca congestiva
        - Uso elevado de agente de contraste
    - Prevenção
        - Hidratação com soro fisiológico ou bicarbonato de sódio
            - Evidência não suporta o uso de bicarbonato de sódio ao soro fisiológico
        - N-acetilcisteína
            - Em teoria, as propriedades antioxidantes e vasodilatadoras da N-acetilcisteína ↑ o fluxo sanguíneo renal
            - Estudos não demonstraram redução na insuficiência renal aguda ou a necessidade de hemodiálise
        - Nenhuma evidência que corrobore o uso de furosemida ou manitol
- Hemofiltração e diálise
    - **Hemodiálise**
        - Uso de uma membrana semipermeável para remover resíduos, eliminar líquido e restaurar as concentrações eletrolíticas
        - Acesso é por uma fístula ou de um cateter de grosso calibre com dois lúmens
    - **Diálise peritoneal**
        - Usa o peritônio do paciente como uma membrana para troca de líquido e eletrólitos
        - Acesso é por um cateter peritoneal no abdome
        - Risco aumentado de infecção, quando comparado à hemodiálise
    - **Terapia de substituição renal contínua**
        - Modo contínuo de diálise que está associado a uma instabilidade hemodinâmica menor do que a hemodiálise

CONSIDERAÇÕES ANESTÉSICAS NA INSUFICIÊNCIA RENAL

- Avaliação pré-operatória
    - Pacientes com doença renal grave podem ser hipervolêmicos → avaliar a volemia
    - Pacientes submetidos à diálise crônica → a diálise deve ocorrer antes da cirurgia
        - Considerar a verificação de eletrólitos e potássio
    - Pacientes com lesão renal aguda ou etiologia não diagnosticada devem adiar a cirurgia eletiva para possibilitar a recuperação renal e avaliar as possíveis causas
- **Seleção do fármaco**
    - Muitos agentes anestésicos são eliminados pelos rins e podem ter efeitos prolongados na insuficiência renal
    - Alguns fármacos perioperatórios podem causar toxicidade em pacientes com doença renal por causa dos seus metabólitos e modo de depuração
        - Exemplo: nitroprussiato
- **Efeitos hemodinâmicos sobre o rim**
    - A maioria dos agentes anestésicos causa hipotensão e redução do fluxo sanguíneo renal
    - Pacientes com hipertensão crônica podem não autorregular o fluxo sanguíneo renal nas pressões sanguíneas normais → pressões sanguíneas intraoperatórias mais elevadas podem ser necessárias

DISTÚRBIOS ACIDOBÁSICOS

- Estrutura para compreender os distúrbios acidobásicos
    - Modelo tradicional
        - Com base na equação de Henderson-Hasselbalch que quantifica a relação entre os ácidos fracos e as bases conjugadas
        - Bicarbonato e prótons são usados no modelo tradicional para explicar as mudanças no pH e calcular o excesso de base e déficit de base
    - Modelo de Stewart
        - Com base na teoria da conservação de carga que quantifica a relação entre íons fortes e ácidos fracos
            - Considera o modelo tradicional inferior, pois não considera os tampões não carbonato
        - **Diferença de íons fortes (SID)** é usada para avaliar acidemia, alcalemia e sua causa subjacente
        - SID = $[Na^+] + [K^+] + [Ca^{2+}] + [Mg^{2+}] - [Cl^-] - [lactato] - [outros ânions fortes]$
        - SID normal = 40 mEq/L
            - Acidemia causa uma redução na SID
            - Alcalemia causa um aumento na SID
- **Sistemas tampões**
    - Bicarbonato
        - Bicarbonato é um importante tampão extracelular que adiciona prótons para formar ácido carbônico
            - $H^+ + HCO_3^- \leftrightarrow H_2CO_3 \leftrightarrow H_2O + CO_2$
        - Equilíbrio é regulado pela anidrase carbônica
            - Bicarbonato é eliminado pelos rins
            - Dióxido de carbono (CO_2) é eliminado pelos pulmões
    - Hemoglobina
        - Hemoglobina é um tampão intracelular para prótons
    - Sistema ventilatório
        - Resposta
            - Ventilação-minuto aumentada pode diminuir uma acidose
            - Ventilação-minuto reduzida pode diminuir uma alcalose
        - Mecanismo
            - Acidose e respiração
                - Acidose intravascular → detectada nos corpos carotídeos → estimula a ventilação
                - Acidose cerebrospinal → detectada nos quimiorreceptores medulares no quarto ventrículo cerebral → estimula a ventilação
            - Alcalose e respiração
                - Alcalose metabólica é pouco compensada por causa da mínima capacidade de hipoventilação

- **Acidose**
  - Tipos
    - Metabólica
      - **Hiato aniônico**
        - Definição
          - Hiato aniônico mede os ânions não mensurados (como o lactato)
          - Hiato aniônico = $[Na^+] - [Cl^-] - [HCO_3^-]$
          - Hiato aniônico é positivo se > 14
        - Causas
          - Acidose láctica
          - Cetoacidose
          - Acidose urêmica
          - Intoxicação por etanol
          - Intoxicação por metanol
          - Intoxicação por etilenoglicol
          - Intoxicação por aspirina (salicilato)
      - Sem hiato aniônico
        - Definição
          - Acidemia com hiato aniônico < 14
        - Causas
          - Administração de soro fisiológico
          - Acidose tubular renal
          - Perdas gastrointestinais (diarreia)
          - Fístula pancreática
          - Ureterossigmoidostomia
    - Respiratória
      - Causas
        - Aumento na produção de CO_2
          - Sepse ou inflamação
          - Após insuflação de CO_2 em cirurgia laparoscópica
          - Liberação do torniquete de uma extremidade
        - Ventilação alveolar prejudicada
          - Agentes anestésicos residuais
          - Efeitos de opioides ou benzodiazepínicos
          - Bloqueio neuromuscular residual
          - Movimento respiratório limitado
          - Apneia do sono
          - Pneumonia
  - Efeitos clínicos
    - Cerebral
      - Aumento do fluxo sanguíneo cerebral
      - Aumento da pressão intracraniana
    - Cardíaco
      - Redução da contratilidade cardíaca
      - Aumento no pico simpático, mas resposta diminuída às catecolaminas
      - Aumento de arritmias
    - Pulmonar
      - Aumento da resistência vascular pulmonar
    - Renal
      - Hipercalemia
      - Aumento do catabolismo proteico
- **Alcalose**
  - Tipos
    - Metabólica
      - Vômito
      - Aspiração gástrica iatrogênica
      - Alcalose de contração induzida por diuréticos
      - Hiperaldosteronismo (p. ex., síndrome de Conn)

- Respiratória
  - Ansiedade
  - Dor
  - Hipoxemia
- Efeitos clínicos
  - Cerebral
    - Vasoconstrição cerebral
    - Fluxo sanguíneo cerebral reduzido
    - Pressão intracraniana reduzida
  - Cardíaca
    - Aumento de arritmias
    - Fluxo sanguíneo coronário reduzido
  - Pulmonar
    - Resistência vascular pulmonar reduzida
  - Renal
    - Hipocalemia
    - Hipomagnesemia
    - Hipofosfatemia
- Valores laboratoriais e compensação
  - Acidose respiratória
    - $PaCO_2 \rightarrow$ alteração no pH
      - Aguda: aumento de 1 mm Hg na $PaCO_2 \rightarrow$ redução de 0,008 no pH
      - Crônica: aumento de 1 mm Hg na $PaCO_2 \rightarrow$ redução de 0,003 no pH
    - Compensação metabólica
      - Aguda: aumento de 10 mm Hg na $PaCO_2 \rightarrow$ aumento de 1 mEq/L no HCO_3^-
      - Crônica: aumento de 10 mm Hg na $PaCO_2 \rightarrow$ aumento de 5 mEq/L no HCO_3^-
  - Alcalose respiratória
    - $PaCO_2 \rightarrow$ alteração no pH
      - Aguda: redução de 1 mm Hg na $PaCO_2 \rightarrow$ aumento de 0,008 no pH
      - Crônica: redução de 1 mm Hg na $PaCO_2 \rightarrow$ aumento de 0,003 no pH
    - Compensação metabólica
      - Aguda: redução de 10 mm Hg na $PaCO_2 \rightarrow$ redução de 2 mEq/L no HCO_3^-
      - Crônica: redução de 10 mm Hg na $PaCO_2 \rightarrow$ aumento de 5 mEq/L no HCO_3^-
  - Acidose metabólica
    - $HCO_3 \rightarrow pH$
      - Redução de 1 mEq/L no $HCO_3^- \rightarrow$ redução de 0,015 no pH
    - Compensação respiratória
      - $PaCO_2$ (mm Hg) = $1,5 \times HCO_3^-$ (mEq/L) + 8
  - Alcalose metabólica
    - $HCO_3 \rightarrow pH$
      - Aumento de 1 mEq/L no $HCO_3^- \rightarrow$ aumento de 0,015 no pH
    - Compensação respiratória
      - $PaCO_2$ (mm Hg) = $0,7 \times HCO_3^-$ (mEq/L) + 20
- Intervalo delta (DG)
  - Usado para determinar se um distúrbio acidobásico misto existe
    - Intervalo delta = (hiato aniônico mensurado − hiato aniônico normal)/(bicarbonato sérico normal − bicarbonato sérico mensurado)
  - Interpretação
    - DG < 1: acidose de hiato aniônico e acidose sem hiato aniônico
    - DG 1-2: acidose de hiato aniônico puro
    - DG > 2: acidose de hiato aniônico e alcalose metabólica
- Distúrbios acidobásicos específicos
  - Acidose láctica
    - Marcador de falha circulatória por causa da hipoperfusão
    - Etiologia pode ser séptica, hipovolêmica, cardiogênica ou obstrutiva
      - Tratamento deve ser direcionado à causa
    - Acidose láctica tratada se resolve rapidamente à medida que o lactato é convertido para bicarbonato
    - Tempo de resolução do lactato tem uma boa correlação com a sobrevida

- Intoxicação por aspirina
  - Intoxicação com dose superior a 300 mg/kg é geralmente necessária para causar morbidade significativa
  - Efeitos fisiológicos
    - Salicilato inibe o ciclo de Krebs e a fosforilação oxidativa mitocondrial → acidose metabólica
    - Salicilato é um estimulante respiratório direto → alcalose respiratória
  - Tratamento
    - Carvão ativado
    - Fluidos intravenosos
    - Alcalinização da urina

DISTÚRBIOS ELETROLÍTICOS

- Balanço de sódio
  - Hipernatremia
    - Hipernatremia hipovolêmica
      - Causa: perda de sódio e água, porém com perdas de água > que as perdas de sódio
      - Apresentação: hipotensão, baixa elasticidade da pele, membranas mucosas secas
      - Diagnóstico
        - Na urinário > 20 mmol/L = perdas renais
        - Na urinário < 20 mmol/L = perdas extrarrenais (cutâneas, respiratórias)
      - Tratamento: reposição de fluidos
    - Hipernatremia isovolêmica
      - Causa: diabetes *insipidus* central
        - Secreção reduzida de vasopressina
        - Apresentação: necessidade constante de água, noctúria
        - Diagnóstico
          - Osmolalidade sérica > 295
          - Testar os níveis de vasopressina e monitorizar a resposta ao teste de privação de água
        - Tratamento
          - Vasopressina de curta duração, desmopressina (DDAVP) de ação prolongada, soluções hipotônicas
      - Causa: diabetes *insipidus* nefrogênico
        - Receptores de vasopressina defeituosos
        - Apresentação: frequentemente diagnosticada na primeira infância
        - Tratamento: soluções hipotônicas (soluções isotônicas pioram a condição)
      - Causa: polidipsia primária
        - Por causa da ingestão compulsiva de água
        - Diagnóstico: osmolalidade sérica < 270
        - Tratamento: correção lenta dos distúrbios eletrolíticos
    - Hipernatremia hipervolêmica
      - Causas: ressuscitação hipertônica, ingestão de sal de mesa, uso de diuréticos de alça
      - Apresentação: alteração do estado de consciência, letargia, convulsões, irritabilidade, náusea, vômito, sede
      - Tratamento: diuréticos de alça e reposição de água
  - Hiponatremia
    - Hiponatremia hipovolêmica
      - Causas: altas perdas gastrointestinais/renais e ingestão de líquidos hipotônicos
        - Mecanismo: hipovolemia → aumento na liberação de vasopressina → aumento na reabsorção de água (mas não tanto sódio reabsorvido)
      - Apresentação: hipotensão, taquicardia, membranas mucosas secas
      - Diagnóstico: Na urinário < 10 (por causa da contração volêmica pelo rim)
      - Tratamento: ressuscitação volêmica
    - Hiponatremia isovolêmica
      - Causa: síndrome da secreção inapropriada do ADH (SIADH)
      - Diagnóstico
        - Supressão prejudicada de vasopressina
        - Osmolalidade plasmática < 270

- Osmolalidade urinária > 100
- Isovolemia
- Concentração elevada de sódio urinário
- Tratamento
  - Restrição de água livre
  - Demeclociclina
  - Pastilhas de sal (2 a 3 g/d)
  - Diuréticos de alça
- Hiponatremia hipervolêmica
  - Causas: insuficiência cardíaca congestiva, cirrose, síndrome nefrótica, insuficiência renal
    - Volume de sangue arterial reduzido → liberação de vasopressina
  - Tratamento
    - Diuréticos de alça
- Correção da hiponatremia
  - Hipercorreção rápida pode causar síndrome da desmielinização osmótica
    - Mais comum em pacientes com hiponatremia grave (Na < 120, mas geralmente < 115), cuja concentração sérica de sódio foi elevada por mais de 10 a 12 mEq/L em 24 horas
    - No passado, o nível-alvo de Na era > 120 mEq/L
      - Este nível não melhorava o prognóstico da hiponatremia grave
  - Em uma tentativa de evitar hipercorreção, ter como objetivo um aumento de 4 a 6 (< 8) mEq/L em 24 horas
- Osmolalidade
  - Osmolalidade sérica é primariamente determinada pelo sódio
    - Osmolalidade sérica esperada = $2 \times$ sódio + BUN/2,8 + glicose/18
  - Quando a osmolalidade sérica esperada não corresponde ao valor laboratorial, suspeitar de toxinas, ou desarranjos eletrolíticos ou metabólicos que podem estar causando a diferença osmolar
- Balanço de potássio
  - Hipocalemia
    - Causas
      - Déficit de potássio por perdas gastrointestinais ou renais
      - Trocas intracelulares por alcalose ou efeitos de medicamentos (insulina)
    - Achados na ECG
      - Aumento no intervalo PR, ondas U, ondas T planas
    - Tratamento
      - Reposição de potássio
  - Hipercalemia
    - Causas
      - Ausência de eliminação apropriada de potássio (insuficiência renal)
      - Trocas extracelulares pela acidose
      - Liberação inapropriada de potássio (lise tumoral)
    - Achados na ECG
      - Aumento no intervalo PR, ampliação do complexo QRS, ondas T apiculadas
    - Tratamento
      - Tratar a causa subjacente
      - Cálcio para estabilizar o miocárdio
      - Insulina e glicose
      - Hiperventilação/bicarbonato
      - Albuterol
      - Diuréticos espoliadores de potássio
      - Poliestireno sulfonato de sódio
      - Hemodiálise
- Balanço de cálcio
  - Hipocalcemia
    - Causas
      - Hipoparatireoidismo
      - Deficiência de vitamina D
      - Doença renal

- ❖ Absorção reduzida de Ca, síntese reduzida de vitamina D e uremia causam resistência óssea ao PTH
  - ➤ Pancreatite
- ◆ Apresentação
  - ➤ Fadiga, cólicas, irritabilidade do nervo facial, laringospasmo/estridor, alterações do estado de consciência, convulsões, sinais de Chvostek e Trousseau positivos
- ◆ ECG
  - ➤ PR reduzido, estreitamento do complexo QRS, ondas T planas
- ◆ Tratamento
  - ➤ Reposição de cálcio
  - ➤ Suplementação com vitamina D
- Hipercalcemia
  - ◆ Causas
    - ➤ Hiperparatireoidismo
    - ➤ Câncer
      - ❖ Especialmente mama, pulmão, mieloma múltiplo
    - ➤ Imobilidade
    - ➤ Tireotoxicose
    - ➤ Intoxicação por vitamina D
    - ➤ Diuréticos tiazídicos
    - ➤ Síndrome leite-álcali
    - ➤ Sarcoidose
    - ➤ Infecções
      - ❖ TB, coccidiomicose
  - ◆ Apresentação
    - ➤ Alteração do estado de consciência, convulsões, psicose, desidratação, dor abdominal, náusea
  - ◆ ECG
    - ➤ Ampliação do complexo QRS, ondas T apiculadas
  - ◆ Tratamento
    - ➤ Hidratação
    - ➤ Furosemida
    - ➤ Bifosfonatos

QUESTÕES

1. Um homem de 67 anos de idade desenvolve lesão renal aguda (AKI) após ser submetido a um reparo aberto de um aneurisma aórtico abdominal. Sua creatinina aumentou de 0,5 para 1,0 e seu débito urinário permaneceu de 20 a 25 mL/h nas últimas 12 horas. De acordo com os Critérios RIFLE, sua AKI é classificada como:

   A. Risco
   B. Lesão
   C. Falha
   D. Perda

2. Uma mulher de 67 anos de idade com nefrolitíase desenvolve urossepse após ser submetida a uma ureteroscopia e remoção de cálculo. Antibióticos de amplo espectro, líquidos e suporte vasopressor são administrados. Gasometria na fase precoce de ressuscitação revela uma acidose metabólica com pH 7,23. À medida que ela melhora clinicamente, espera-se que a diferença de íons fortes:

   A. Aumente
   B. Diminua
   C. Permaneça inalterada
   D. Exceda 50 mEg/mL

3. Qual dos seguintes é o achado de ECG mais característico em um paciente com hipercalcemia?

   A. Prolongamento de QT
   B. Encurtamento de PR
   C. Onda U
   D. Onda de Osborn

4. Um homem de 87 anos de idade com CKD está agendado para ser submetido a uma CT abdominal com contraste PO e IV. Pré-tratamento com qual dos seguintes é mais eficaz para reduzir o desenvolvimento de nefropatia induzida por meio de contraste?

   A. Soro fisiológico
   B. Manitol
   C. N-acetilcisteína
   D. Fenoldopam

5. Qual dos seguintes aspectos é mais característico da necrose tubular aguda (ATN), em vez de uma causa pré-renal de lesão renal aguda?

   A. Osmolaridade urinária > 350
   B. Cilindros hialinos
   C. Cilindros granulares de coloração marrom
   D. FENa tende a ser menor que 1%

CAPÍTULO 12 Sistema Hematológico

DISTÚRBIOS SANGUÍNEOS

- Distúrbios eritrocitários
    - **Anemia**
        - Anemia é caracterizada por uma baixa concentração de hemoglobina (Hb)
            - Definida como Hb < 12 g/dL em mulheres adultas e Hb < 13 g/dL em homens adultos
            - Definida como Hb < 11 g/dL na gravidez
        - Mecanismo da anemia
            - Produção reduzida
                - Deficiência de ferro: ausência de síntese de Hb
                - Anemia megaloblástica: deficiência de vitamina B_{12} ou ácido fólico
                - Talassemias: síntese deficiente de Hb
                - Anemia aplásica: produção deficiente em todas as linhagens celulares sanguíneas
                - Insuficiência renal: eritropoietina reduzida
                - Síndrome mielodisplásica: distúrbio de células-tronco na medula óssea
            - Destruição elevada
                - Anemia hemolítica: por causa de uma variedade de condições, incluindo infecções, doenças autoimunes, hiperesplenismo, esferocitose hereditária e deficiência de glicose-6-fosfato desidrogenase
            - Perda sanguínea/hemorragia
        - Valores laboratoriais
            - Volume corpuscular médio (VCM)
                - VCM < 80: anemia microcítica
                    - Comum na deficiência de ferro, perda sanguínea crônica e talassemia
                - VCM = 80 a 100: anemia normocítica
                    - Comum na perda sanguínea aguda, anemia hemolítica
                - VCM > 100: anemia macrocítica
                    - Comum na deficiência de vitamina B_{12} ou folato, alcoolismo, hipotireoidismo e cirurgia pós-derivação gástrica
            - Contagem de reticulócitos
                - Baixa contagem → resposta inapropriada à anemia (p. ex., defeito na síntese de heme)
                - Contagem elevada → resposta apropriada à anemia (p. ex., perda sanguínea crônica)
            - Produtos da destruição eritrocitária
                - Bilirrubina indireta e lactato desidrogenase estão elevados na anemia hemolítica
        - **Mecanismos de compensação da anemia**
            - Débito cardíaco aumentado
                - Hb reduzida → viscosidade sanguínea reduzida → fluxo sanguíneo aumentado
                - Hipovolemia → aumento na frequência cardíaca e redução na resistência vascular sistêmica → fluxo sanguíneo aumentado
            - Oxigênio reduzido – afinidade da Hb
                - A curva de dissociação da oxiemoglobina desvia para a direita → maior fornecimento de oxigênio aos tecidos
            - Extração de oxigênio nos tecidos aumentada
            - Redistribuição do fluxo sanguíneo
                - Fluxo sanguíneo preferencialmente direcionado ao cérebro, coração e outros órgãos vitais

- **Policitemias**
  - Policitemia é definida como uma concentração anormalmente alta de Hb
    - Definida como Hb > 16,5 g/dL em mulheres adultas e Hb > 18,5 g/dL em homens adultos
  - Mecanismo da policitemia
    - Defeito da medula óssea
      - Policitemia vera: distúrbio mieloproliferativo resultando em superprodução de todas as linhagens celulares
    - Resposta fisiológica à eritropoietina elevada
      - Condições hipóxicas como doença pulmonar obstrutiva crônica (DPOC), cardiopatia congênita e altitudes elevadas
- Distúrbios hematológicos e implicações anestésicas
  - **Doença falciforme**
    - Mecanismo
      - Pacientes falciformes possuem uma mutação na posição 6 da cadeia β da Hb → referida como hemoglobina S (HbS)
        - HbS mutada possui um glutamato na posição 6
        - Hb normal possui uma valina na posição 6
      - Bebês com doença falciforme são protegidos por causa da presença de Hb fetal
      - HbS desoxigenada pode agregar e formar uma rede gelatinosa insolúvel → capaz de polimerizar e restringir o fluxo → infartos teciduais
    - Apresentação
      - Aproximadamente dez por cento dos afro-americanos têm traço falciforme, 0,2% têm doença falciforme
      - Falcização ocorre a uma saturação de oxigênio mais elevada na doença falciforme (SO_2 < 80%) comparado ao traço falciforme (SO_2 < 40%)
      - Exacerbação da doença falciforme manifesta-se com dor, isquemia, icterícia, colelitíase, úlceras das pernas e microinfarto de órgãos
    - Condições associadas à doença falciforme
      - Crise aplásica
        - Células falciformes são removidas em 10 a 20 dias pelo sistema reticuloendotelial (comparado a 120 dias para hemácias normais)
        - Destruição aumentada → estressa a medula óssea a produzir Hemácias suficientes para compensar a anemia → insulto adicional à produção de glóbulos vermelhos pode interromper a produção de glóbulos vermelhos
          - Deficiência de folato ou parvovírus que interfere com a eritropoiese → crise aplásica
        - Tratamento é realizado com cuidados de suporte e transfusões até que a contagem de reticulócitos aumente
      - Síndrome aguda do tórax
        - Inflamação local no tecido pulmonar de pacientes falciformes → saturação de oxigênio reduzida → falcização aumentada → crise vaso-oclusiva na vasculatura pulmonar
          - Causas incluem infecções, infarto pulmonar, embolia gordurosa e hipoventilação
        - Comumente presente com novo infiltrado na RX (radiografia torácica)
        - Tratamento inclui cuidados de suporte, antibióticos, transfusão sanguínea e analgésicos
    - Tratamentos em longo prazo
      - Reposição de ácido fólico
      - Hidroxiureia → aumenta a Hb fetal
      - Tratamento de suporte, transfusões e analgésicos durante crises agudas
    - Implicações anestésicas
      - Evitar hipotensão, hipovolemia, estase venosa, hipotermia, desidratação, acidose e hipóxia
      - Evitar hiperviscosidade
        - Crise de sequestro esplênico decorrente do acúmulo de sangue no baço → resulta em infarto esplênico
      - Uso de torniquete aumenta a falcização e deve ser evitado
      - Técnica anestésica neuroaxial é aceitável
      - Saturação de oxigênio alvo > 95%
      - Limiar de transfusão de Hb
        - O Preoperative Transfusion in Sickle-cell Disease Study Group não verificou benefícios da eritrocitaférese (HbSS < 30%) sobre uma Hb alvo de 10

- **Talassemias**
  - Distúrbio genético de produção anormal de Hb de cadeia α ou β
    - Menor: anemia microcítica e hipocrômica assintomática
      - Sem problemas com o fornecimento de oxigênio
    - Intermediária: redução de 2 a 3 DPG
      - Desvio para esquerda da curva oxiemoglobina
    - Maior: conhecida como anemia de Cooley; grave
      - Manifesta-se na infância como déficit de crescimento
  - Herdada em um padrão autossômico recessivo
  - Hb tem um tempo de vida mais curto por causa do defeito
  - Pode aumentar a necessidade de transfusões
- Porfirias
  - Distúrbio de enzimas que produzem Hb
    - Porfirias induzíveis
      - Porfiria intermitente aguda, porfiria *variegata*, coproporfiria hereditária
      - Implicações anestésicas
        - Evitar barbitúricos, tiopental e etomidato → pode precipitar uma crise aguda
        - Evitar hiponatremia, minimizar respostas ao estresse e prevenir desidratação
        - Fonte de carboidratos pode prevenir a síntese de porfirina
          - Glicose a 10% em salina pode ser benéfica durante o período NPO
        - Maior redução possível do período de jejum
    - Porfirias não induzíveis
      - Porfiria cutânea *tarda*
      - Implicações anestésicas
        - Ao contrário das porfirias induzíveis, não é afetada por medicamentos
        - Não há necessidade de nenhuma alternância no plano anestésico
        - Barbitúricos, etomidato e cetamina foram implicados com o desencadeamento de uma crise porfírica
        - Propofol é considerado seguro
  - Síndrome de Osler-Weber-Rendu (telangiectasia hemorrágica hereditária)
    - Displasia vascular afetando as vasculaturas pulmonar, cerebral, gastrointestinal e espinal
      - Distúrbio em que capilares pequenos não se conectam com as artérias e veias
      - Pacientes possuem muitas malformações arteriovenosas (MAVs)
        - Risco aumentado de ruptura
        - MAVs grandes → *shunt* direita-esquerda e insuficiência cardíaca
      - Necessário triagem para MAVs pulmonares por causa do maior risco de hemorragia pulmonar
      - MAVs aumentam com a gravidez
    - Implicações anestésicas
      - Evitar intubação nasal
      - Minimizar o uso de sonda NG/OG
      - Evitar excessiva ventilação com pressão positiva
      - Evitar hipertensão excessiva
      - Manipulação das vias aéreas tem o potencial de sangramento
      - Casos graves de paralisia e compressão da medula espinal após a anestesia neuroaxial
        - RM recomendada antes do procedimento para analisar as MAVs

DISTÚRBIOS DA COAGULAÇÃO

- **Doença de von Willebrand (vWD)**
  - Fator de von Willebrand (vWF) é uma proteína de adesão que protege a inativação do fator VIII e ajuda a desviar as plaquetas para os locais de lesão
    - vWD pode ser devido a um vWF defeituoso ou insuficiente
      - Tempos de sangramento prolongados
      - Fator VIII reduzido
    - Tempo de protrombina (PT)/tempo de tromboplastina parcial (PTT) inalterados
  - Subtipos
    - I: redução quantitativa no vWF
    - II: deficiência qualitativa do vWF

- IIA: defeito qualitativo com uma ausência de multímeros de peso molecular intermediário e grande
- IIB: anormalidade qualitativa com afinidade aumentada do vWF por seu receptor plaquetário (associado à trombocitopenia)
  - DDAVP pode ser contraproducente e piorar a trombocitopenia
- III: nenhum vWF e baixos níveis do fator VIII
- Tratamento
  - DDAVP (libera vWF)
    - Administrar 1 a 2 horas antes da cirurgia para o subtipo Tipo I
    - Alcança o pico após 30 minutos, persiste por 6 a 8 horas
    - DDAVP também atua no sangramento de pacientes urêmicos com insuficiência renal (0,3 μg/kg)
  - Humato de potássio é concentrado de vWF/fator VIII
    - Riscos: transmissão viral, transmissão de príon e trombose
  - Produtos sanguíneos com fatores VIII e vWF (crioprecipitado, plasma fresco congelado [PFC])
    - Não usar fator VIII recombinante isoladamente por causa da ausência de vWF
- Hemofilia
  - Hemofilia A
    - Deficiência do fator de coagulação VIII → aumenta o risco de sangramento
      - Recessivo ligado ao X: 1 a 2/10K
    - Classificação pelos níveis funcionais do fator de coagulação VIII
      - Leve: nível de 6 a 40% do fator VIII (frequentemente não diagnosticado)
      - Moderado: 1 a 5% (sangramento prolongado, ocasional hemorragia espontânea)
      - Grave: < 1% (hemorragia espontânea comum)
    - Objetivo da cirurgia é obter um nível de 50 a 100% dos níveis normais do fator VIII e, então, manter níveis > 40% do fator VIII por 7 dias
      - Fator VIII a 50 U/kg fornecerá 100% dos níveis normais do fator VIII
      - DDAVP funciona para hemofilia A, mas não para B
  - Hemofilia B
    - Deficiência do fator de coagulação IX → maior risco de sangramento
      - Recessivo ligado ao X: 1/20K
    - Considerar concentrados de fator IX antes da cirurgia ou PFC
- **Coagulação intravascular disseminada**
  - Distúrbio de sangramento difuso por causa do consumo de fatores de coagulação e plaquetas
    - Deposição excessiva de fibrina e degradação comprometida
    - Coagulação aumentada → formação de coágulos
    - Depleção geral de plaquetas e fatores (principalmente V e VIII)
  - Causas incluem trauma, sepse, transfusões sanguíneas incompatíveis e malignidade
    - Tratamento deve ser direcionado à causa subjacente
  - Valores laboratoriais
    - Plaquetas reduzidas
    - Fibrinogênio reduzido
    - PT elevado
    - PTT elevado
    - Elevação dos produtos de degradação do fibrinogênio

DISTÚRBIOS PLAQUETÁRIOS

- **Trombocitopenia**
  - Distúrbio de concentração baixa de plaquetas no sangue
    - Contagem normal de plaquetas é de 150 K a 450 K
  - Causas
    - Produção reduzida
      - Sepse
      - Insuficiência hepática
      - Síndrome mielodisplásica
      - Condições genéticas congênitas
    - Destruição aumentada
      - Púrpura trombocitopênica idiopática (PTI)
      - Púrpura trombocitopênica trombótica (TTP)

- Coagulação intravascular disseminada (CIVD)
- Síndrome hemolítico-urêmica (HUS)
- Lúpus eritematoso sistêmico (LES)
◆ Efeitos colaterais da medicação
■ Condições plaquetárias específicas
● PTI
◆ Mecanismo
- Paciente possui anticorpos (Abs) IgG contra os antígenos plaquetários → destruição plaquetária
◆ Tratamento
- Remover os Abs IgG via plasmaférese ou terapia com IVIG
- Esteroides e imunossupressores
- Esplenectomia
◆ Implicações anestésicas
- Contagem plaquetária alvo de 100 K para cirurgia de grande porte
- Transfusão de plaquetas geralmente não é eficaz, pois a doença autoimune destrói as plaquetas transfundidas
● TTP
◆ Mecanismo
- Agregação espontânea de plaquetas e ativação da coagulação → consumo de plaquetas e fator de coagulação → formação de microtrombos → ruptura de hemácias → anemia hemolítica microangiopática
- Cinco sinais clínicos que tradicionalmente caracterizam a TTP incluem trombocitopenia, anemia, febre, insuficiência renal e alteração do estado de consciência
◆ Tratamento
- Plasmaférese
- Imunossupressores
◆ Implicações anestésicas
- Adiar a cirurgia eletiva até a remissão
- Verificar plaquetas e fatores de coagulação antes de considerar uma anestesia neuroaxial ou regional
- Alterações do estado de consciência podem reduzir as necessidades anestésicas
- Considerar o uso de esteroides ou dose de estresse de esteroides na presença de imunossupressão
- Considerar drogas antiplaquetárias para reduzir trombos
- Transfusões de plaquetas aumentarão o risco de microtrombos
● Trombocitopenia induzida por heparina (HIT)
◆ Heparina pode induzir a formação de anticorpos anormais que se ligam e inibem as plaquetas
- Início em 5 a 14 dias após a exposição à heparina
- Apesar da trombocitopenia, pacientes permanecem em risco de trombose venosa em razão da ativação plaquetária
◆ Tipos
- Não imune (Tipo I)
  ❖ Transitória e clinicamente insignificante
  ❖ Heparina se liga às plaquetas com redução modesta na contagem de plaquetas
- Imune (Tipo II)
  ❖ Anticorpos IgG são formados, que se ligam à heparina e ao fator 4 da proteína plaquetária
  ❖ Resulta em uma redução de 50% nas plaquetas e trombose venosa/arterial
◆ Se um paciente tiver HIT e necessitar de anticoagulação → usar um inibidor direto de trombina
- Inibidores diretos da trombina: hirudina, lepirudina, bivalirudina ou argatrobana
- Evitar varfarina → causa necrose
  ❖ HIT é trombogênica e varfarina é inicialmente trombogênica via inibição da proteína C → risco de necrose gangrenosa

MEDICINA TRANSFUSIONAL

■ **Armazenamento de produtos sanguíneos**
● Concentrado de hemácias (CH)
◆ Hemácias resfriadas e armazenadas a 4°C para reduzir o metabolismo
◆ CPDA-1 é adicionado como um preservativo e anticoagulante

- Citrato: anticoagulação
- Fosfato: formação de energia
- Dextrose: fonte de energia
- Adenina: formação de ATP
- Tempo de armazenamento
  - CPD (citrato-fosfato-dextrose): 35 dias
  - Adicionando adsol, nutricel e optisol estende-se o tempo de armazenamento para 42 dias
    - Aditivos incluem adenina, glicose e salina (removendo plasma removido destes componentes)
  - Hemácias congeladas podem ser armazenadas até 10 anos
    - Utilização de glicerol como um agente crioprotetor
- Alterações no sangue com o tempo
  - Redução do pH
  - Aumento do potássio
  - Redução de 2 a 3 DPG
- **Plasma fresco congelado**
  - Plasma é separado do sangue e congelado
  - Dependendo da temperatura de congelamento, o PFC pode ser armazenado por 1 a 7 anos
  - Deve ser descongelado antes do uso
    - Vida útil de 24 horas após descongelamento
- **Plaquetas**
  - Armazenada em temperatura ambiente
    - Maior risco de infecção e bacteriemia decorrente do armazenamento em temperatura ambiente
  - Vida útil de aproximadamente 5 dias
  - *Pool* de plaquetas expõe os pacientes a múltiplos doadores e, portanto, a um maior risco de exposição a antígenos
    - Plaquetas de um único doador são preferíveis
- **Albumina**
  - Tratamento térmico a 60ºC para inativar viroses
  - Armazenada em temperatura ambiente
- Transfusão de glóbulos vermelhos
  - **Calculando a perda sanguínea**
    - Volumes sanguíneos totais podem ser previstos com base no peso
      - Recém-nascidos pré-termos é de 100 a 120 mL/kg
      - Recém-nascido é de 90 mL/kg
      - Bebê é de 80 mL/kg
      - Criança é de 70 mL/kg
      - Adulto é de 65 mL/kg
    - Volume a ser transfundido
      - [(Hct desejado − Hct presente) × volume sanguíneo/Hct do sangue transfundido]
  - Limiar transfusional
    - As metas de Hb devem ser individualmente direcionadas ao paciente, à cirurgia e ao grau de sangramento ativo
    - Em um paciente que não esteja sangrando ativamente, o ensaio Transfusion Requirements in Critical Care (TRICC) sugere que uma concentração de Hb de 7 a 9 g/dL pode ser superior a uma Hb de 10 a 12 g/dL
  - **Filtros sanguíneos**
    - Filtros sanguíneos devem ser usados durante as transfusões para remover *debris*
    - Filtros sanguíneos padrão são aproximadamente de 170 μm e podem ser usados para todos os componentes sanguíneos
    - Filtros de microagregados são aproximadamente de 40 μm e podem ser usados para redução de leucócitos
  - **Compatibilidade sanguínea**
    - **Tipo e rastreio:** amostra do paciente testada para tipo e anticorpos sanguíneos
      - Hemácias do receptor são misturadas com soro contendo anticorpos anti-A e anti-B
      - O soro do receptor é, então, misturado com Hemácias contendo antígenos A e B conhecidos
      - As células do receptor são misturadas com Abs anti-D
      - Soro do receptor é misturado com glóbulos vermelhos Rh-positivo
      - Um rastreio testa os antígenos comuns, como Kell, Duffy e Lutheran com o sangue do receptor

- **Tipagem e prova cruzada:** o sangue do paciente e o sangue do doador são testados para compatibilidade
- Liberação do sangue do doador
  - Sangue submetido à prova cruzada
    - De modo ideal, o banco de sangue terá tempo para realizar a prova de compatibilidade com as unidades do doador e o sangue do receptor
    - Sangue submetido à prova cruzada tem o menor risco de uma reação transfusional
  - **Sangue não submetido à prova cruzada**
    - Liberação de sangue submetido à tipagem, mas não à prova cruzada, com o sangue do receptor
    - ABO compatível, mas com risco de reação mediada por anticorpos
    - Usado em casos de emergência, quando não há tempo ou recursos para a prova cruzada
  - Liberação de emergência
    - Em casos de emergência quando a tipagem sanguínea não é realizada, sangue O⁻ pode ser transfundido
    - Concentrado de Hemácias é preferível ao sangue total durante a liberação de emergência
      - Sangue total tem anticorpos anti-A e anti-B
      - Se sangue total for transfundido, continuar a transfusão de sangue O⁻ até que os níveis de anticorpos anti-A e anti-B sejam determinados
    - Sangue O⁺ pode ser fornecido em emergências para homens e mulheres que não estejam mais em idade reprodutiva
      - Para mulheres de idade reprodutiva, sangue Rh-positivo apresenta o risco de eritroblastose fetal se ela for Rh-negativa
- **Sangue autólogo**
  - Doação de sangue do paciente antes da cirurgia eletiva
    - Sangue pode ser armazenado por 42 dias e, portanto, a doação deve ser realizada dentro de um período de 42 dias antes da cirurgia
  - **Autotransfusão intraoperatória (recuperação celular)**
    - Sangue coletado do campo cirúrgico é filtrado, centrifugado e lavado → transfundido intraoperatoriamente
      - Deficiente em plasma e plaquetas
      - Evitado na cirurgia oncológica e quando um paciente tem uma infecção ativa
    - Vantagens da autotransfusão
      - Risco reduzido de doenças transmitidas, DPG normal, remoção de fatores de coagulação inflamatórios e remoção de citocinas inflamatórias
    - Desvantagens da autotransfusão
      - Necessidade de recuperar uma quantidade mínima de sangue antes do processamento com recuperação celular, contaminação celular, lise de hemácias, risco de embolia gordurosa e remoção de plaquetas e fatores de coagulação
- **Hb sintética e recombinante**
  - Hb sintética e carreadores sintéticos de oxigênio foram desenvolvidos, mas nenhum é atualmente aprovado para uso pela FDA
- Testemunhas de Jeová
  - Por razões religiosas, testemunhas de Jeová podem não aceitar transfusões sanguíneas
  - **Estratégias para prevenir a necessidade de transfusão de glóbulos vermelhos**
    - Estratégias para aumentar as hemácias no pré-operatório
      - Eritropoietina
        - Hormônio proveniente do rim que estimula a eritropoiese
        - Paciente deve possuir reservas suficientes de ferro
        - Deve ser iniciada 1 a 3 semanas antes da cirurgia para permitir tempo adequado para fazer efeito
          - Uma unidade de sangue pode ser feita ao longo de 7 dias de terapia
          - Cinco unidades de sangue podem ser feitas ao longo de 28 dias de terapia
        - Aumento da massa eritrocitária pode causar hipertensão, aumento da viscosidade do sangue e insuficiência cardíaca congestiva
      - Suplementação com ferro, folato e B_{12}
    - Estratégia para aumentar as Hemácias no intraoperatório
      - Doação autóloga (controversa para alguns)

- Requer pré-doação de Hb > 11 g/dL e doação > 3 dias antes da cirurgia para permitir restauração do volume intravascular
- Doação não deve ser superior a 10,5 mL/kg
- Hemodiluição normovolêmica aguda no início do caso e, então, transfusão de volta ao paciente quando necessário durante o caso
- Autotransfusão (recuperação celular no intraoperatório)
- Estratégias para reduzir o sangramento
  - Fator VIIa recombinante
    - Aumenta a adesividade plaquetária
    - Aumenta a ativação da via extrínseca de coagulação
    - Aumenta a ativação da via intrínseca de coagulação com base no uso nas populações com hemofilia A e B
    - Reduz a lise de coágulos e o sangramento
  - Antifibrinolíticos
    - Aprotinina (bovina)
      - Aprotinina previne a atividade da calicreína → diminui a ativação de plasminogênio em plasmina → previne a lise de coágulos
      - Aumento da adesividade plaquetária pelo fator XII
      - Alto risco de anafilaxia
    - Ácido aminocaproico e ácido tranexâmico
      - Liga-se ao plasminogênio e previne a conversão para plasmina → previne a lise de coágulos
      - Reduzirá o sangramento se o paciente puder gerar coágulos sanguíneos
      - Não irá auxiliar na formação de coágulos com plaquetas anormais
      - Útil na cirurgia cardíaca decorrente da fibrinólise causada pela derivação cardíaca
  - Desmopressina melhora a função e adesividade plaquetária
    - Taquifilaxia pode ocorrer com doses repetidas
    - Usada principalmente no sangramento em um paciente urêmico

TRANSFUSÃO NÃO GLÓBULOS VERMELHOS

- **Fatores e vias da coagulação**
  - Vias intrínsecas e extrínsecas
    - PT testa o fator VII na via extrínseca
    - aPTT testa os fatores VIII e IX na via intrínseca
    - **Tempo de coagulação ativada (TCA)** testa o sistema intrínseco de coagulação
    - Fatores I, II, V, X são comuns em ambas as vias
    - Fatores II, VII, IX, X são "dependentes de vitamina K"
      - A vitamina K é responsável pela produção de ácido γ-carboxiglutâmico, que é necessário para o funcionamento apropriado desses fatores
      - Vitamina K é sintetizada no intestino com a ajuda da flora intestinal e, então, absorvida com a ajuda de ácidos biliares
      - Administração IV de vitamina K leva ~3 a 6 horas para iniciar a reverter a coagulopatia e diminuir o RNI
  - Meia-vida dos fatores
    - Fator VII tem a menor $t_{1/2}$ de 4 a 6 horas
      - Primeiro fator depletado na insuficiência hepática, uso de Cumarínicos e deficiência de vitamina K
    - Fator IX é em 24 horas
    - Fator X é em 25 a 50 horas
    - Fator II é em 50 a 80 horas
  - Fatores III, IV (cálcio ionizado) e VIII não são produzidos pelo fígado
    - Fator VIII é sintetizado por células endoteliais vasculares e megacariócitos
      - Fator VIII tem uma meia-vida de 12 horas
    - Fator III é produzido no endotélio
  - Plasminogênio é uma proteína inativa produzida pelo fígado e encontrada no plasma
    - Plasminogênio incorporado em retículos fibrinosos
    - Ativador do plasminogênio tecidual (tPA) é liberado por lesão endotelial e ativa o plasminogênio em plasmina → degrada fibrina → libera D-dímeros
    - Plasmina neutraliza a cascata da coagulação (Fig. 12.1)

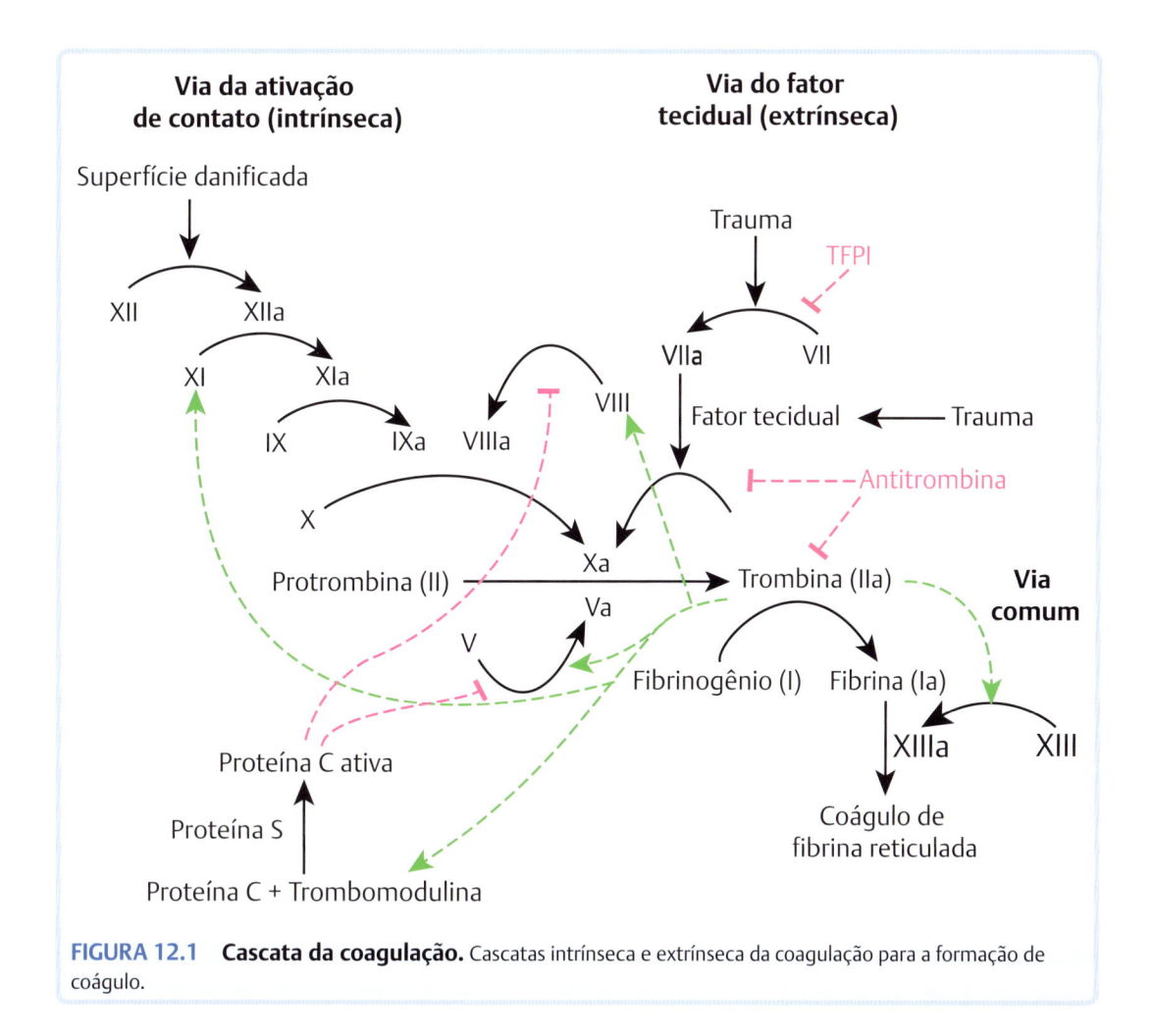

FIGURA 12.1 Cascata da coagulação. Cascatas intrínseca e extrínseca da coagulação para a formação de coágulo.

- PFC
  - Uma unidade de PFC é uma unidade de sangue total sem hemácias, leucócitos ou plaquetas
    - Cada unidade de PFC aumenta os fatores de coagulação em 3 a 6% na ausência de um consumo contínuo
    - Contém todos os fatores de coagulação a concentrações normais
    - AB é o doador universal para plasma, pois nenhum anticorpo está presente
  - PFC contém uma maior concentração de citrato (para anticoagulação), quando comparado às Hemácias
  - Indicações da American Society of Anesthesiologists para transfusão de PFC
    - Correção do sangramento microvascular com RNI > 2,0, PT > 1,5 × normal, ou aPTT > 2× normal
    - Correção do sangramento microvascular em paciente transfundido com > 1 volume de sangue e fatores de coagulação não pode ser obtida
    - Reversão urgente da varfarina
    - Correção das deficiências conhecidas de fatores da coagulação
    - Resistência à heparina (deficiência de ATIII) em um paciente necessitando de heparina
  - Efeito do PFC
    - PT ou PTT devem ser > 1,5 × do normal para refletir uma redução clinicamente significativa nos fatores de coagulação
    - PFC tem um efeito leve sobre a correção de elevações leves a moderadas do PT (< 2 × normal)
- Plaquetas
  - A Asa 2006 Task Force Practice Guidelines for Perioperative Blood Transfusion recomenda transfusão de plaquetas para contagens < 50 K no contexto de sangramento ativo
    - Uma unidade de plaquetas tipicamente aumenta a contagem de plaquetas de 5 K para 10 K em um paciente de 70 kg
    - As plaquetas sobrevivem na circulação por ~10 dias

- Plaquetas não requerem compatibilidade ABO
  - Compatibilidade ABO é preferível, pois as plaquetas sobrevivem por maior tempo
  - Mulheres Rh-negativas devem receber apenas plaquetas Rh-negativas
- No sangramento espontâneo, há um risco de aumento na contagem de plaquetas de 5 K para 10 K
    - Mecanismo de tampão plaquetário
      - Lesão vascular → vWF se liga ao colágeno exposto → GP1b das plaquetas se adere ao endotélio via interação vWF-GP1b → aderência plaquetária causa exposição dos receptores GIIb/IIIa → grânulos liberam tromboxano A_2 e fator ativador de plaquetas → agregação plaquetária e vasoconstrição → formação de trombina pelos fatores de coagulação e agregados plaquetários um com o outro via fibrinogênio)
- Crioprecipitado
  - Precipitado branco insolúvel que é removido do PFC à medida que este descongela
    - Contém fator VIII, XIII, fibrinogênio, vWF e fibronectina
    - Não contém antibióticos doadores
      - Compatibilidade ABO não é necessária
  - Indicado para hipofibrinogenemia, vWD e hemofilia A
    - 70 a 100 mg/dL de fibrinogênio são necessários para a hemostasia
    - Uma unidade de crioprecipitado/10 kg aumenta o fibrinogênio plasmático de 50 para 70 mg/dL
- Concentrado de complexo protrombínico (PCC)
  - Contém os fatores vitamina K-dependentes II, VII, IX e X de *pools* de plasma
    - Reverte a Cumarínicos → risco de trombose
  - Eficaz em até 10 minutos
- Dextrano
  - Polissacarídeo usado como antitrombótico ou expansor de volume
    - Interage com plaquetas, fator VIII e células endoteliais para diminuir a agregação plaquetária e a viscosidade sanguínea
  - Efeitos colaterais
    - Anafilaxia, insuficiência renal, coagulopatia e interferência na prova de compatibilidade cruzada

COMPLICAÇÕES E REAÇÕES AOS PRODUTOS SANGUÍNEOS

- **Reações**
  - **Reação alérgica**
    - Interação anticorpo-alérgeno entre o doador e o receptor → liberação de histamina
    - Urticariforme/pruriginosa
    - Manifesta-se com prurido, vermelhidão, sinais vitais estáveis
      - 1 a 3% das transfusões; mais comum
    - Tratamento
      - Interromper a transfusão, tratamento de suporte com anti-histamínicos, ranitidina e/ou esteroides
      - Pode retomar a transfusão se o paciente estiver estável
  - **Reação febril não hemolítica**
    - Aloanticorpos do receptor interagem com antígenos nos leucócitos do doador
      - Aumento > 1°C na temperatura corporal
      - Filtração de redução leucocitária diminui o risco de reações febris não hemolíticas
      - Probabilidade de reação aumenta com um maior histórico de transfusão
    - Manifesta-se com febre, calafrios, náusea, cefaleias, mialgias e, possivelmente, hipotensão
    - Tratamento
      - Interromper a transfusão, avaliar a presença de reação transfusional hemolítica
      - Considerar acetaminofeno e redução leucocitária nas transfusões subsequentes
  - **Reações hemolíticas**
    - **Agudas**
      - Mecanismo
        - Transfusão de sangue ABO incompatível → anticorpos do receptor se ligam às hemácias do doador → ativa o sistema complemento → hemólise intravascular de hemácias
        - Liberação de bradicinina e ativação de mastócitos → hipotensão, CIVD
        - Lise de glóbulos vermelhos e precipitação de Hb → insuficiência renal
      - Manifesta-se com febre, hipotensão, hemoglobinúria, sangramento, dispneia
      - Risco

- ❖ Causa nº 1 é o erro tipográfico
- ❖ 1/1 K se tipado e testado
- ❖ 1/10 K se submetido à reação cruzada
- ➤ Tratamento
  - ❖ Interromper a transfusão, suporte hemodinâmico, fluidos intravenosos, considerar manitol e/ou furosemida para suporte dos rins
  - ❖ Se sangue for agudamente necessário, transfundir Hemácias O⁻ e PFC AB até que os testes sejam clarificados
- ◆ **Tardias**
  - ➤ Incompatibilidade de antígenos menores (p. ex., kidd, Kell, duffy) → reação hemolítica tardia
    - ❖ Remoção de complexos antígeno-anticorpo pelo sistema reticuloendotelial → hemólise extravascular → anemia tardia, níveis aumentados de bilirrubina e icterícia
    - ❖ Ocorre em < 1/2.000 transfusões
  - ➤ Diagnóstico
    - ❖ Teste direto de antiglobulina positivo, níveis elevados de bilirrubina, hemossiderinúria
  - ➤ Tratamento
    - ❖ Tratamento de suporte, corrigir a anemia
- ● Deficiência de IgA
  - ◆ Pacientes com deficiência hereditária de IgA podem desenvolver anticorpos anti-IgA após uma transfusão
    - ➤ Segunda exposição ao IgA → reação anafilática
  - ◆ Prevenção
    - ➤ Usar hemácias lavadas ou transfundir hemácias de pacientes deficientes em IgA
- ● Doença do enxerto *versus* hospedeiro
  - ◆ Complicação rara, mas potencialmente fatal, em que os linfócitos do doador atacam o tecido linfoide do hospedeiro
    - ➤ Pacientes imunocompetentes são capazes de destruir os linfócitos doados
    - ➤ Pacientes imunodeprimidos podem não ser capazes de destruir os linfócitos doadores
  - ◆ Apresentação
    - ➤ Febre, erupção cutânea, fadiga, dor abdominal
    - ➤ Diagnóstico é por biópsia cutânea
  - ◆ Risco
    - ➤ Hemácias e plaquetas têm linfócitos
    - ➤ PFC e crioprecipitado não têm linfócitos
  - ◆ Prevenção
    - ➤ Usar produtos irradiados
- ■ Complicações
  - ● **Transmissão infecciosa**
    - ◆ Testes sanguíneos de rotina incluem HIV, hepatites B e C, vírus linfotrópico de células T humanas (HTLV), e vírus do Nilo Ocidental
    - ◆ Riscos de agentes infecciosos específicos durante as transfusões
      - ➤ CMV: < 1% (prevenido por sangue com depleção de leucócitos)
      - ➤ Contaminação bacteriana: 1/25 K
      - ➤ Hepatite B: 1/200 K
      - ➤ Hepatite C: 1/600 K
      - ➤ HTLV: 1/641 K
      - ➤ HIV: 1/800 K
      - ➤ Vírus do Nilo Ocidental: 1/1 M
  - ● **Imunossupressão**
    - ◆ Produtos sanguíneos estão associados a um aumento de infecções perioperatórias
    - ◆ Mecanismo é incerto
  - ● Efeitos metabólicos e eletrolíticos
    - ◆ **Toxicidade por citrato**
      - ➤ Citrato é um anticoagulante adicionado ao sangue do doador → se liga ao cálcio ionizado
        - ❖ Citrato é metabolizado no fígado em bicarbonato → alcalose metabólica
        - ❖ Os níveis de citrato podem-se tornar elevados com transfusões sanguíneas significativas
          - ⟩ Mais provável com PFC do que concentrados de hemácias
      - ➤ Efeitos clínicos dos níveis elevados de citrato

- Redução da contratilidade do miocárdio, elevação da pressão venosa central e hipotensão arterial
- Alterações no ECG (eletrocardiograma): prolongamento do QT, Ondas T planas
- Tratamento: reposição de cálcio
- **Hipercalemia**
    - Armazenamento prolongado de concentrados de hemácias → aumento no potássio extracelular
    - Efeitos são significativos apenas em casos de transfusão maciça ou insuficiência renal
- **Acidose**
    - Hemácias transfundidas são acidóticas por causa dos metabólitos eritrocitários
    - Efeitos são raramente clinicamente significativos
- **Lesão pulmonar aguda relacionada com a transfusão (TRALI)**
    - Mecanismo
        - Não compreendido – poderia ser um modelo de dois eventos
            - Insulto vascular inicial e liberação neutrofílica de citocinas e proteases
        - Envolve a pré-ativação de neutrófilos, ativação, lesão endotelial e extravasamento capilar
            - Pode ser mediado por anticorpos leucocitários
    - Apresentação
        - Ocorre 1 a 4 horas após a transfusão
        - Manifesta-se com febre, falta de ar, hipóxia, edema pulmonar não cardiogênico e leucopenia
        - Causa nº 1 de mortalidade relacionada com o sangue em 51%
            - 5 a 10% de mortalidade em casos reais
    - Risco
        - Risco é maior com transfusões de plaquetas e PFC do que transfusões de CH
        - A maioria dos casos está ligada a doadoras do sexo feminino com prévio histórico de gestação e que desenvolveram anticorpos anti-HLA
    - Tratamento
        - Tratamento de suporte
- **Sobrecarga circulatória associada à transfusão (TACO)**
    - Mecanismo
        - Transfusão rápida em pacientes com risco de insuficiência cardíaca ou pulmonar
    - Apresentação
        - Falta de ar, hipertensão, edema pulmonar
    - Tratamento
        - Tratamento de suporte, diurese
- Transfusão maciça
    - Definida como superior a 10 U de CH ou um volume sanguíneo em um período de 24 horas
    - Transfusão de CH sem PFC pode causar **coagulopatia** significativa
        - Considerar a realização da prova de compatibilidade de CH com PFC e plaquetas
- **Hipotermia**
    - Visto que o sangue é resfriado para armazenamento, transfusões significativas podem causar hipotermia
    - Considerar o uso de um aquecedor de fluidos ou de algum método para prevenir a hipotermia

ANTICOAGULANTES

- Heparina
    - Heparina não fracionada
        - Fortemente carregada negativamente e glicosaminoglicanos ácidos que ativam a antitrombina III → inativa a trombina e o fator Xa
            - Atua indiretamente por um cofator (antitrombina III) que neutraliza os fatores IX, X, XI e inativa a trombina → prevenindo sua ação sobre o fibrinogênio
        - Efeito é monitorizado pelo PTT ou do tempo de coagulação ativada (TCA)
        - Meia-vida é de ~1 hora
        - Inativada no fígado e rim
    - Heparina de baixo peso molecular
        - Tem como alvo o anti-fator Xa em vez da antitrombina
        - Risco reduzido de trombocitopenia induzida pela heparina
        - Efeito é monitorizado pelos níveis de anti-Xa
- Inibidores diretos da trombina
    - Mecanismo

- Inibe a trombina (fator II)
- Exemplos: bivalirudina, lepirudina, argatrobana, dabigatrana
- Uso
  - Usada em casos em que a heparina é contraindicada (trombocitopenia induzida por heparina)
  - Útil na anticoagulação em longo prazo
- Contraindicações
  - Efeito não pode ser farmacologicamente revertido
- Protamina
  - Antagonista da heparina isolado do espermatozoide de espécies de peixe
  - Mecanismo
    - Grande quantidade de arginina → alcalina e positiva
    - Liga-se à heparina carregada negativamente e ácida → complexo é removido pelo sistema reticulo-endotelial
    - Se o paciente não receber heparina, ou muita protamina for administrada, esta pode se ligar às plaquetas e fatores de coagulação → efeito anticoagulante
  - Dose
    - 1,3 mg/100 U de heparina
  - Efeitos colaterais
    - Pode induzir reações alérgicas (anafilactoides) → liberação de histamina → hipotensão (geralmente observada na administração rápida) e broncoconstrição
      - Reações à protamina: 3 tipos
        - Tipo I: hipotensão
        - Tipo II: anafilática e anafilactoide
        - Tipo III: crise de hipertensão pulmonar
    - Hipertensão pulmonar catastrófica
    - Pacientes em risco de reações alérgicas incluem
      - Pacientes expostos à protamina (diabéticos em NPH)
      - Homens com vasectomia por causa do desenvolvimento de anticorpos contra os antígenos espermáticos
      - Pacientes com alergias a frutos do mar
    - Prevenção
      - Pré-tratamento com bloqueadores de histamina e esteroides
      - Administrar protamina ao longo de 3 a 10 minutos
    - Tratamento
      - Principalmente de suporte
        - Epinefrina e fluidos IV

ANTIPLAQUETAS

- Aspirina
  - Agente antiplaquetário que irreversivelmente inibe a ciclo-oxigenase 1 e a ciclo-oxigenase 2 → inibe a conversão do ácido araquidônico em tromboxano A_2 → diminui a agregação plaquetária
- Tienopiridina
  - Classe de agentes antiplaquetários que irreversivelmente inibe o receptor da adenosina difosfato (ADP) nas membranas celulares das plaquetas → diminui a ativação plaquetária e reticulação
  - Exemplo: clopidogrel e ticlopidina
- Inibidores da glicoproteína IIb/IIIa
  - Classe de agentes antiplaquetários que inibe os receptores da glicoproteína IIb/IIIa presentes na superfície das plaquetas
  - Exemplo: eptifibatide, abciximabe
- Dipiridamol
  - Agente antiplaquetário que inibe as plaquetas na captação de adenosina monofosfato cíclica (AMPc)-fosfodiesterase e da adenosina → inibe a resposta plaquetária à ADP → diminui a ativação plaquetária

TROMBOELASTOGRAFIA (FIG. 12.2)

- Método para testar o estado de coagulação, embora seja atualmente usado com menor frequência
  - Sangue é colocado em um dispositivo que analisa a velocidade e potência da formação de coágulos
  - Mede as propriedades viscoelásticas do sangue

- Medidas
  - *R* (tempo de reação): tempo desde o início do teste até a formação de coágulo
  - *K* (formação de coágulo): tempo desde o início da formação de coágulo até uma amplitude de 20 mm do coágulo
  - Ângulo alfa: ângulo de aceleração da formação de fibrina
  - Amplitude máxima (MA): ponto mais elevado na curva da tromboelastografia (TEG)
  - A60: amplitude 60 minutos após o teste, reflete a destruição do coágulo
  - LY30: diferença entre a MA e a A30 (30 minutos depois)
- Padrão pode indicar doença ou deficiência da coagulação (**Fig. 12.3**)
  - Deficiência de anticoagulantes ou fatores: *R* e *K* prolongados, ângulo alfa e MA reduzidos
  - Agentes antiplaquetários: *K* prolongado, MA reduzida
  - Fibrinólise: LY30 aumentada, A60 diminuída
  - Hipercoagulação: *R* e *K* reduzidos, ângulo alfa e MA aumentados
  - CIVD: *R* e *K* reduzidos, LY30 aumentada

DISTÚRBIOS INFECCIOSOS

- HIV
  - Transmitido pelo sangue ou fluidos corporais
    - Uso de drogas intravenosas, contato sexual
  - Curso da doença
    - Infecção inicial pode causar sintomas similares ao da gripe, como febre, fadiga e linfonodos intumescidos
    - Sem tratamento, o HIV pode progredir para AIDS e imunodeficiência severa
  - Diagnóstico
    - ELISA ou teste para anticorpos ao HIV-1
    - Confirmação pelo Western Blot
  - Lesão por picada de agulha
    - Taxa de soroconversão após uma lesão por picada de agulha é de 0,3%
      - Rico aumenta com agulhas ocas, paciente com HIV em níveis avançados, punção profunda e sangue visível na superfície da agulha ou bisturi
    - Se a exposição for grave ou se a fonte for um grupo de risco mais elevado para o HIV → iniciar o regime de 3 drogas
      - Dois inibidores nucleosídeos da transcriptase reversa mais um inibidor da protease como a terceira droga
      - Continuar o regime por 28 dias ou até que o estado de HIV da fonte seja desconhecido
      - Verificar a soroconversão em 6 semanas, 3 meses, 6 meses
    - Se a lesão for menos severa e a fonte assintomática → regime de 2 drogas

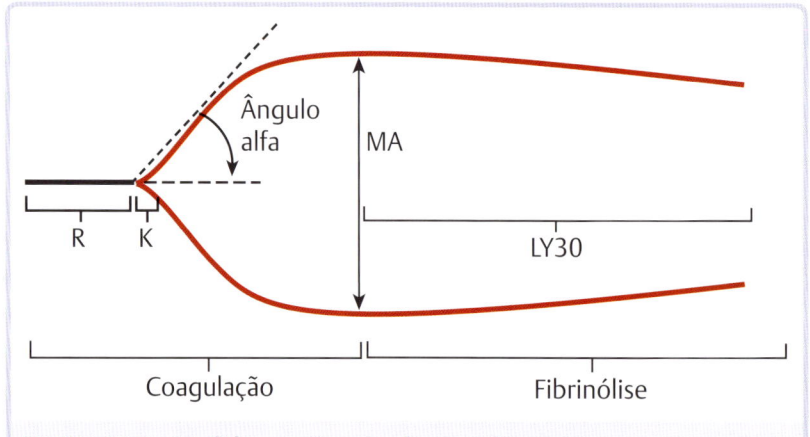

FIGURA 12.2 Medidas por Tromboelastografia. Medidas associadas ao teste de tromboelastografia.

Normal
R; K; MA; Ângulo = Normal

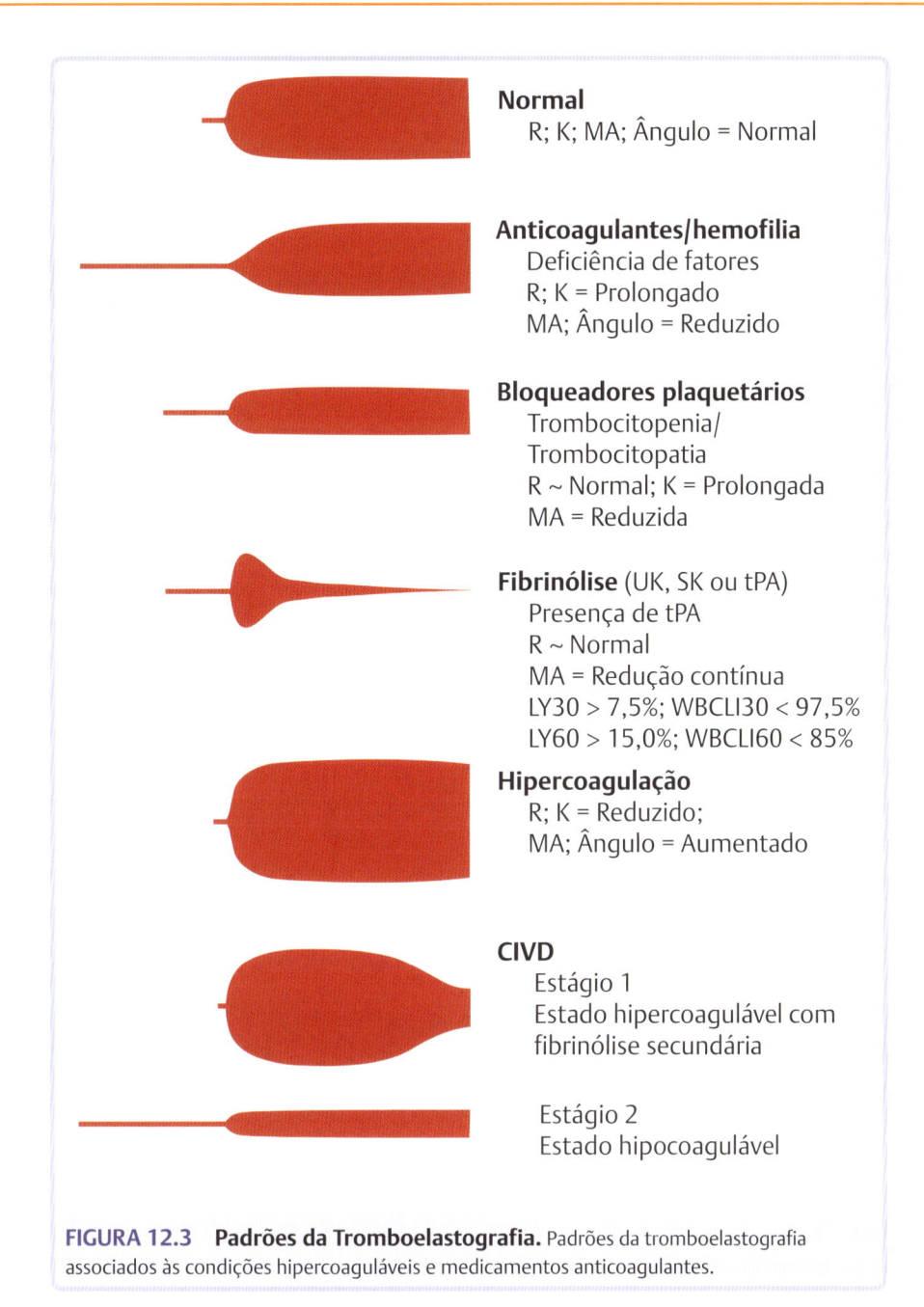

Anticoagulantes/hemofilia
Deficiência de fatores
R; K = Prolongado
MA; Ângulo = Reduzido

Bloqueadores plaquetários
Trombocitopenia/
Trombocitopatia
R ~ Normal; K = Prolongada
MA = Reduzida

Fibrinólise (UK, SK ou tPA)
Presença de tPA
R ~ Normal
MA = Redução contínua
LY30 > 7,5%; WBCLI30 < 97,5%
LY60 > 15,0%; WBCLI60 < 85%

Hipercoagulação
R; K = Reduzido;
MA; Ângulo = Aumentado

CIVD
Estágio 1
Estado hipercoagulável com
fibrinólise secundária

Estágio 2
Estado hipocoagulável

FIGURA 12.3 Padrões da Tromboelastografia. Padrões da tromboelastografia associados às condições hipercoaguláveis e medicamentos anticoagulantes.

- Hepatite B
  - Transmitida pelo sangue ou fluidos corporais
    - Uso de drogas intravenosas, transmissão sexual, transmissão pelo parto
  - Curso da doença
    - Infecção inicial pode não resultar em sintomas
    - Apresentação aguda inclui icterícia, perda de apetite, náusea e vômito
    - Infecção crônica pode levar à cirrose e carcinoma hepatocelular
  - Vacina fornece imunidade vitalícia em 90 a 95% dos casos
  - Lesão por picada de agulha
    - Relação da soroconversão após lesão por picada de agulha é tão alta quanto 20 a 30%
    - Se não vacinado
      - Série de vacina contra a hepatite B e imunoglobulina anti-hepatite B
    - Se vacinado

- Não respondedores à vacina devem ser tratados com imunoglobulina anti-hepatite B e revacinados
- Respondedores à vacina não requerem tratamento
- Hepatite C
  - Transmitida pelo contato com sangue
    - Uso de drogas intravenosas é a forma mais comum de transmissão
  - Curso da doença
    - Infecção inicial resulta em sintomas apenas em uma pequena porcentagem dos pacientes
    - Sintomas incluem fadiga generalizada, apetite reduzido e perda de peso
    - Infecção crônica pode resultar em cirrose e carcinoma hepatocelular
  - Diagnóstico
    - RNA do HCV detectável em 1 a 2 semanas
    - Soroconversão demora de 2 a 6 meses, portanto, o anti-HCV é menos confiável para o diagnóstico agudo
      - Imunoensaio enzimático (EIA) testa para anticorpos anti-HCV
      - RIBA (ensaio de imonoblot recombinante) é usado para confirmar infecção pelo HCV
    - Enzimas hepáticas elevadas 2 a 8 semanas após exposição
      - ALT pode ser 10 × a 20 × o nível normal na infecção aguda
  - **Lesão por picada de agulha**
    - Taxa de soroconversão após lesão por picada de agulha é de 1,8%
    - Nenhuma profilaxia pós-exposição está disponível

HEMODILUIÇÃO NORMOVOLÊMICA AGUDA

- Geralmente não praticada
- Supostamente diminui a viscosidade sanguínea → aumenta a perfusão tecidual → diminui a perda de sangue intraoperatória
- Isto na verdade diminui o teor de oxigênio arterial
- Pode resultar em taquicardia → aumento do débito cardíaco → aumento do consumo de oxigênio pelo miocárdio → isquemia do miocárdio

METEMOGLOBINEMIA

- Forma férrica não consegue se ligar ao oxigênio
- Desvio para a esquerda da curva Hb-O_2
  - Quantidade reduzida de oxigênio não é carregada aos tecidos
- Observa-se cianose com 10% de metaemoglobina, isquemia cerebral com 15 a 20%, e morte quando a porcentagem alcança aproximadamente 60%
- Saturação de oxigênio reduzida (~85%)
- Urina e sangue cor de chocolate
- Tratamento
  - Azul de metileno: 1 a 2 mg/kg durante 5 minutos
  - Vitamina C tão foi tentada
  - Quando a suplementação com oxigênio e o azul de metileno não forem bem-sucedidos, pode-se tentar uma eritrocitaférese
- Congênita *versus* adquirida (prilocaína, benzocaína, fenacetina, altas doses de nitroglicerina)

CARBOXIEMOGLOBINEMIA

- Monóxido de carbono (CO) compete com O_2 pela Hb (~250 vezes mais forte)
- Sintomas incluem: cefaleia, náusea, tontura e confusão
- Comumente observada em incêndios domésticos
- PaO_2 não é afetada, então a saturação de O_2 estará normal
  - Necessário um co-oxímetro para distinguir a diferença
- Eliminação de CO depende da ventilação-minuto, duração da exposição e FiO_2
  - Meia-vida do CO é
    - Aproximadamente de 4 a 6 horas durante a respiração de ar ambiente
    - Aproximadamente 1 hora durante a respiração de oxigênio a 100%
    - Aproximadamente de 15 a 30 minutos se colocado em uma câmara hiperbárica de oxigênio

- Indicações hiperbáricas são controversas
  - Recomendada se o paciente
    - for comatoso
    - tenha sofrido qualquer perda da consciência supostamente causada por hipóxia
    - for gestante e os níveis de CO forem > 15%
    - tiver níveis de CO-Hb > 40%
    - exibir sinais de isquemia cardíaca
    - tem sintomas que não se resolvem após receber suplementação de oxigênio a 100% por 4 a 6 horas

DEFICIÊNCIA DE GLICOSE-6-FOSFATO (G6PD)

- Meia-vida reduzida das hemácias
- Mais comum dos quatro tipos das Anemias de Corpúsculos de Heinz
  - Desnaturação microscópica e precipitação das cadeias de Hb em agregados
- Ligada ao X
- Aproximadamente 1% dos afro-americanos são afetados
- G6PD é um componente necessário do sistema de defesa das hemácias (glutationa-dependente) contra a lesão oxidativa por infecções e drogas
  - Pneumonia viral, malária, sepse
  - ASA, INH, fenacetina, cloranfenicol
- Nitroprussiato de sódio e prilocaína são contraindicados nesses pacientes
- Azul de metileno pode estimular hemólise nesta população de pacientes
- Reações hemolíticas geralmente ocorrem em 48 a 72 horas da exposição do agente ofensor
  - Presente com dor abdominal, icterícia e hemoglobinúria
  - Observação de corpúsculos de Heinz no sangue
  - Hemólise tende a ser autolimitante

QUESTÕES

1. Um homem de 70 anos de idade desenvolve trombocitopenia e é diagnosticado com uma embolia pulmonar 6 dias após ser submetido à substituição da valva aórtica com uma valva mecânica. Administração de quais dos seguintes anticoagulantes é mais apropriado para este tratamento?

   A. Heparina
   B. Heparina de baixo peso molecular
   C. Cumarínicos
   D. Fondaparinux
   E. Bivalirudina

2. Tromboelastografia é realizada em um paciente de traumatismo para diagnóstico de coagulopatia. Qual dos seguintes está mais estritamente associado ao diagnóstico de CIVD?

   A. LY30 reduzida
   B. LY30 aumentada
   C. MA reduzida
   D. MA aumentada

3. Transfusão de quais dos seguintes produtos sanguíneos está associada a um maior risco de sepse bacteriana?

   A. CH
   B. Plasma fresco congelado
   C. Albumina
   D. Plaquetas
   E. Crioprecipitado

4. Qual dos seguintes indicadores laboratoriais é mais útil na diferenciação entre TRALI e TACO?

   A. Leucocitose
   B. Leucopenia
   C. Trombocitopenia
   D. Trombocitose

5. Um homem de 36 anos de idade com anemia falciforme está agendado para ser submetido a uma colectomia para uma massa colônica recém-diagnosticada. Ele tem um histórico de diversas hospitalizações por crises falciformes, incluindo síndrome aguda do tórax. O paciente está tomando hidroxiureia para sua doença falciforme. Seu CBC revela leucócitos 6, Hb 8,0, hematócrito 26, plaquetas 420. Qual a terapia pré-operatória mais apropriada para reduzir seu risco de complicações perioperatórias?

   A. Flebotomia
   B. Transfusão
   C. Eritropoietina
   D. Nenhuma transfusão

CAPÍTULO 13 Sistema Endócrino

ANATOMIA E FUNÇÃO

- **Órgãos**
  - O sistema endócrino é composto pelo hipotálamo, hipófise, tireoide, paratireoide, suprarrenais, pâncreas e órgãos reprodutivos
  - Retroalimentação complexa entre os órgãos endócrinos e seus alvos regula a liberação de hormônios
- **Hipotálamo**
  - Localizado entre o tálamo e o tronco cerebral
    - Conectado à hipófise pelo infundíbulo
  - Hormônios secretados
    - Hormônio liberador de tireotrofina (TRH) → estimula a liberação do hormônio estimulante da tireoide (TSH) pela hipófise anterior
    - Hormônio de liberação do hormônio de crescimento (GHRH) → estimula a liberação do hormônio de crescimento (GH) pela hipófise anterior
    - Hormônio liberador de gonadotrofina (GRH) → estimula a liberação do hormônio folículo estimulante (FSH) e do hormônio luteinizante (LH) pela hipófise anterior
    - Hormônio liberador de corticotrofina (CRH) → estimula a liberação do hormônio adrenocorticotrófico (ACTH) pela hipófise anterior
    - Hormônio antidiurético (ADH) → estimula a reabsorção de água no túbulo contorcido distal e no ducto coletor do rim
- **Hipófise**
  - Localizada na base do cérebro na sela túrcica
  - Hormônios hipofisários
    - Hipófise anterior
      - GH → estimula a liberação do fator de crescimento insulina-símile pelo fígado
      - TSH → Estimula a síntese e liberação de tiroxina e triiodotironina pela tireoide
      - ACTH → estimula a síntese e liberação de mineralocorticoides e glicocorticoides pelas glândulas suprarrenais
      - FSH → estimula a maturação dos folículos em mulheres e estimula a espermatogênese em homens
      - LH → estimula a ovulação em mulheres e a síntese de testosterona em homens
      - Prolactina → estimula a síntese de leite nas glândulas mamárias
    - Hipófise posterior
      - Armazena hormônios (não secreta hormônios)
      - Hormônio antidiurético (vasopressina) → reabsorção de água
      - Ocitocina → estimula a contração uterina e a lactação
- **Tireoide**
  - Tiroxina e triiodotironina regulam o metabolismo, a taxa metabólica basal e interagem com quase todos os sistemas do organismo
  - Produz calcitonina que diminui a liberação de cálcio do osso
- **Paratireoide**
  - Hormônio da paratireoide estimula a liberação de cálcio e fosfato do osso
- **Fígado**
  - Fator de crescimento insulina-símile regula o crescimento celular
- **Suprarrenais**
  - Córtex secreta glicocorticoides e mineralocorticoides
    - Glicocorticoides estimulam a gliconeogênese e inibe a síntese proteica
      - Os glicocorticoides têm efeitos anti-inflamatórios e imunossupressores

- Produção diária normal de glicocorticoides é equivalente a 10 mg de hidrocortisona
  - Um equivalente de 100 mg de hidrocortisona pode ser produzido durante os períodos de estresse
  - Pacientes sendo tratados cronicamente com esteroides podem ter uma resposta suprimida de glicocorticoide ao estresse
- Conversão de esteroides
  - 7,5 mg de dexametasona = 50 mg de prednisona = 200 mg de hidrocortisona
  - Hidrocortisona contém atividade mineralocorticoide
  - Prednisona tem atividade mineralocorticoide mínima
  - Dexametasona não contém atividade mineralocorticoide
- Mineralocorticoides estimulam a reabsorção de sódio
  - A produção de mineralocorticoide é equivalente a 0,125 mg diário de fludrocortisona
- Medula secreta catecolaminas
  - Epinefrina, norepinefrina e dopamina são secretadas pelas células cromafins como parte da resposta de "luta ou fuga"

- **Pâncreas**
  - Insulina é secretada pelas células β-pancreáticas para utilizar glicose sanguínea
  - Glucagon é secretado pelas células α-pancreáticas para liberar glicose sanguínea
- **Órgãos reprodutivos**
  - Testosterona é secretada pelas células de Leydig para estimular os efeitos anabólicos e a virilização
  - Progesterona é secretada pelas células da granulosa e da teca para sustentar a gravidez
  - Estrogênio secretado pelas células da granulosa sustenta múltiplas funções homeostáticas

DISTÚRBIOS HIPOFISÁRIOS

- **Defeitos na secreção de ADH**
  - **Diabetes *insipidus* (DI) central**
    - Ausência de ADH por causa da destruição da hipófise posterior (tumor, massa) ou falha dos túbulos renais em responder ao ADH
    - Traumatismo craniano, lesão cerebral resultando em níveis adequados de ADH
      - Pode na verdade não se manifestar até vários dias depois da lesão
    - Manifesta-se com polidipsia e poliúria → hipernatremia isovolêmica
    - Tratar com vasopressina, desmopressina (DDAVP)
      - DI nefrogênica NÃO irá responder à DDAVP
  - DI "pós-procedimento"
    - DI intraoperatória deve-se resolver dentro de um período ~24 horas após o procedimento cirúrgico
    - Pode ser observada após a hipófise ser removida secundária à acromegalia, doença de Cushing ou câncer
    - Tratar com D5 ¼ NS e uma infusão de vasopressina
  - **Síndrome da secreção inapropriada do ADH (SIADH)**
    - Lesão ou massa cerebral resultando em supressão prejudicada de ADH
    - Pode ser secundária ao câncer de pulmão, cirurgia, porfiria
    - Manifesta-se com hiponatremia isovolêmica
    - Na < 110 → convulsões, edema cerebral e dano cerebral
    - Tratar com restrição de líquidos, reposição de sal, diuréticos ou demeclociclina (antagoniza o efeito do ADH nos túbulos renais para inibir a reabsorção de H_2O)
      - NÃO aumentar o Na sérico para > 0,5 mEq/h
      - Correção muito rápida de Na → mielinólise pontina central
      - Osm urinária > osm sérica
- **Acromegalia**
  - Adenoma na adeno-hipófise que secreta hormônio de crescimento
  - Implicações anestésicas
    - Aumento na dificuldade de intubar e ventilar (ver Capítulo 8)
    - Mandíbula espessa, língua e epiglote grande, ou tecido faríngeo extrínseco pode aumentar o risco de obstrução das vias aéreas
    - Diâmetro subglótico traqueal diminuído
    - Estes pacientes estão em maior risco de hipertensão, CAD, desequilíbrio V/Q

DISTÚRBIOS DA TIREOIDE E PARATIREOIDE

- Distúrbios da tireoide
  - **Hipotireoidismo**
    - Causas: prévia cirurgia ou radiação da tireoide, tireoidite de Hashimoto, deficiência de iodo ou efeitos colaterais de fármacos
      - Causa mais comum é o excesso de medicações para hipertireoidismo
    - **Apresentação:** fadiga, intolerância ao frio, ganho de peso, comprometimento do nível de consciência e depressão
    - **Coma mixedematoso** significa hipotireoidismo extremo → emergência médica
      - Manifestado como alteração do estado de consciência, hipotermia, bradicardia, hipotensão, hipoventilação, hiponatremia e hipoglicemia
      - Tratamento envolve dose de estresse de esteroides, reposição de hormônio tireoidiano e tratamento de suporte
    - **Implicações anestésicas**
      - Pacientes com uma língua aumentada ou bócio pode ter via aérea difícil
      - Esvaziamento gástrico tardio → risco aumentado de aspiração
      - Aumento de anormalidades de condução → bradicardia e arritmias
      - Cardiomiopatia → função cardíaca reduzida
      - Hipovolêmico com RVS aumentada → hipotensão aumentada
      - Aumento da sensibilidade a sedativos → aparecimento tardio
    - Tratamento: meia-vida do Synthroid é de ~7 dias
      - T_3 funciona em ~6 horas
      - T_4 funciona em ~10 dias
  - **Hipertireoidismo**
    - Causas: doença de Graves, bócio multinodular tóxico
    - Apresentação: estado hipermetabólico, sudorese, intolerância ao calor, fadiga, perda de peso, diarreia, tremores e palpitações
    - Arritmias e insuficiência cardíaca congestiva também podem ser observadas
    - **Tempestade tireoidiana** é uma emergência médica por causa da tireotoxicose grave
      - Precipitantes: sepse, estresse, excesso de iodo, infecção, trauma, toxemia, cetoacidose diabética (DKA)
      - Sinais e sintomas
        - Hipertermia, taquicardia, arritmias, choque
      - A apresentação pode mimetizar uma hipertermia maligna
        - Ao contrário da hipertermia maligna, os níveis de creatina quinase são normais
      - Tratamento
        - Inibição do hormônio tireoidiano
          - Dexametasona → inibe a síntese, liberação e conversão do T_4 em T_3
          - Propiltiouracil → inibe a produção do hormônio tireoidiano
          - Propranolol → diminui a taquicardia e inibe a conversão de T_4 em T_3
          - Iodeto de sódio → inibe a liberação do hormônio tireoidiano
            - Usar por último, pois pode iniciar a síntese do hormônio tireoidiano na tireoidite autoimune
        - Tratamento de suporte
          - Acetaminofeno
          - Redução da temperatura corporal
          - Fluidos intravenosos
    - **Implicações anestésicas**
      - Bócio ou massa tireoidiana → aumento na dificuldade das vias aéreas
      - Estimulação simpática → resposta hemodinâmica exagerada
      - Metabolismo rápido → necessidade de aumento da dose do fármaco
    - Se uma cirurgia eletiva for planejada, o paciente deve ser livre de sintomas
      - Uma combinação de iodeto de sódio e propranolol geralmente pode tornar o paciente livre de sintomas/Eutireóideo em ~10 dias

- Complicações pós-operatórias de uma tireoidectomia
    - RLN (mais comum) e/ou lesão do SLN
    - Remoção acidental da(s) glândula(s) paratireoide(s)
        - Hipocalcemia, laringospasmo
        - Compressão traqueal, traqueomalácia
        - Hipotireoidismo
- Distúrbios da paratireoide
    - **Hipoparatireoidismo**
    - Ca < 4,5
        - Causas: remoção ou dano da glândula paratireoide
        - Apresentação
            - Fraqueza, cãibras musculares, irritabilidade do nervo facial, estridor, laringospasmo e hipotensão
            - Hipocalcemia e hiperfosfatemia
            - ECG (eletrocardiograma) com intervalo QT prolongado
        - Implicações anestésicas
            - Corrigir o cálcio no pré-operatório
            - Evitar alcalose e hipotermia que pode piorar a hipocalcemia
            - Maior risco de anormalidades da condução cardíaca
    - **Hiperparatireoidismo**
        - Causas: adenoma de paratireoide, carcinoma de paratireoide
        - Apresentação
            - Náusea, desidratação, alteração do estado de consciência, dor abdominal
            - Hipercalcemia e hipofosfatemia
            - ECG: PR prolongado, QT curto, QRS largo
        - Implicações anestésicas
            - Corrigir a hipercalcemia no pré-operatório com fluido intravascular
                - Cálcio < 12: sintomas mínimos
                - Cálcio de 14 a 16: cálculos renais, convulsões, náusea, fraqueza, depressão, psicose, coma
            - Repor fosfato
                - Hipofosfatemia manifesta-se com fraqueza muscular, sensibilidade aumentada ao bloqueio neuromuscular, confusão e convulsões
            - Evitar acidose, que aumenta os níveis de cálcio
            - Crise hipercalcêmica pode-se manifestar com vasodilatação sob anestesia e causar disfunção autonômica
            - Cálcio elevado causa efeitos imprevisíveis sobre o bloqueio neuromuscular
            - Aumento de arritmias

DISTÚRBIOS PANCREÁTICOS

- Diabetes
    - Classificação
        - **Tipo I:** causada pela destruição autoimune de células β-pancreáticas → deficiência de insulina → tratada com insulina
        - **Tipo II:** causada por resistência à insulina → tratada com agentes orais e insulina
    - Condições de emergência
        - **Cetoacidose diabética (DKA)**
            - Cetoacidose = acidose metabólica + hiperglicemia
                - Geralmente no contexto de infecção
                - A acidose metabólica mascara a presença de K corporal total reduzido (níveis séricos podem estar normais)
            - Mecanismo
                - Falta de insulina e/ou enfermidade aguda em um diabético tipo 1 → cetoacidose, hiperosmolaridade e depleção volêmica
            - Apresentação
                - Manifesta-se com poliúria, polidipsia, fraqueza e alteração do estado de consciência
            - Diagnóstico
                - Acidose de hiato aniônico
                - Glicose plasmática elevada

- Cetonas no soro ou urina
- Tratamento
  - Ressuscitação volêmica
  - Insulina para corrigir o hiato aniônico
  - Reposição de potássio e fosfato após correção da acidose
  - Pode considerar HCO_3^- se gravemente acidótico (pH < 7,1) sem uma acidose respiratória concomitante
- Pacientes tendem a ter um processo subjacente
  - Neuropatia autonômica
    - Resposta anormal à hipotensão
    - Estes pacientes tendem a sofrer de hipotensão ortostática
  - Neuropatia periférica
  - Gastroparesia
    - Sensação de "estômago cheio"
  - Nefropatia
    - Risco aumentado de insuficiência renal perioperatória
  - Infarto do miocárdio (MI) é a causa mais comum de morte em diabéticos de longa data
- **Síndrome hiperglicêmica hiperosmolar (HHS)**
  - Mecanismo
    - Resistência à insulina → hiperglicemia extrema (níveis tão altos quanto 1.000 mg/dL)
    - Insulina do paciente é suficiente para prevenir cetoacidose, mas não o suficiente para prevenir hiperglicemia
  - Apresentação
    - Alteração do estado de consciência (mais profunda do que na DKA), poliúria, polidipsia
  - Diagnóstico
    - Hiperglicemia (geralmente > 600)
      - Mais elevados do que na DKA
    - Hiperosmolaridade (geralmente > 300 a 350)
    - Ausência de acidose de hiato aniônico e de cetonas
      - pH tende a ser > 7,3
      - Pode ser menor/mais acidótico na presença de uma acidose láctica simultânea
  - Tratamento
    - Ressuscitação volêmica
    - Insulina para corrigir a osmolaridade
    - Reposição de eletrólitos
      - Em estados hiperglicêmicos, sódio é subestimado
      - Para cada 100 mg/dL de aumento na glicose → sódio diminui 1,6 mEq/dL (pseudo-hiponatremia)
- Considerações anestésicas
  - Tratamento pré-operatório com glicose
    - Diabéticos tipo 1 devem receber insulina no perioperatório
      - Insulina nunca deve ser interrompida → risco de DKA
      - Tratamento perioperatório de insulina antes da cirurgia deve ser realizado após discutir com um endocrinologista ou com o clínico do paciente
    - Diabéticos tipo 2 tratados com agentes orais devem interromper a metformina e sulfonilureias no dia da cirurgia
      - Metformina está associada à acidose láctica
      - Sulfonilureias podem causar hipoglicemia
      - Diabéticos tipo 2 sendo tratados com insulina devem receber aproximadamente metade de suas dose de insulina na noite antes ou na manhã da cirurgia
  - Tratamento intraoperatório com glicose
    - Manter a glicose intraoperatória entre 120 e 180 mg/dL
      - Hipoglicemia → lesão cerebral
      - Hiperglicemia → aumento de infecções, piora na cicatrização da ferida
    - Tratamento intraoperatório com glicose é mais apropriadamente realizado com uma infusão de insulina IV
      - Absorção subcutânea pode não ser confiável sob anestesia
  - Riscos comórbidos

- Diabéticos estão predispostos a doenças macrovascular e microvascular
  - Doença macrovascular
    - Coronariopatia
      - Aumento de disfunção diastólica
    - Doença cerebrovascular
    - Doença vascular periférica
  - Doença microvascular
    - Retinopatia
    - Nefropatia
    - Neuropatia
- Insulinoma
  - Tumor neuroendócrino de células β-pancreáticas que secreta insulina em excesso
  - Manifesta-se com hipoglicemia e níveis elevados de insulina
  - Considerações anestésicas
    - Monitorização frequente da glicose no intraoperatório
    - Manipulação do insulinoma pode causar rapidamente níveis flutuantes de glicose

DISTÚRBIOS DA SUPRARRENAL

- **Doença de Cushing** (excesso de glicocorticoides)
  - Causas
    - Iatrogênica por glicocorticoides exógenos
    - Tumor secretor de ACTH
      - Hipófise
      - Pulmão
      - Testículos, próstata
      - Pâncreas
  - Características clínicas
    - Obesidade truncal, face em forma de lua cheia, hipertensão, hipernatremia, hipervolemia, osteoporose, cicatrização inadequada da ferida e hipercoagulação
    - Também é possível observar hipocalemia, alcalose metabólica, poliúria
  - Considerações anestésicas
    - Uso crônico de esteroides ou exposição a esteroides → supressão do eixo hipotalâmico-hipofisário - suprarrenal
      - Dose de estresse de esteroides pode ser necessária se a dose diária for > 5 mg de prednisona (ou equivalente)
    - Obesidade truncal e face em forma de lua cheia → via aérea difícil
    - Hipervolemia e hipertensão → dificuldade em controlar a pressão arterial
    - Risco elevado de coronariopatia
    - Sensibilidade aumentada a relaxantes musculares
    - Reposição de potássio pode ser necessária
- Conn (excesso de aldosterona)
  - Aldosterona aumenta a reabsorção de Na e H_2O no túbulo contorcido distal e ducto coletor
  - Causas
    - Adenoma ou hiperplasia suprarrenal produzindo excesso de aldosterona
    - Renina converte angiotensinogênio → angiotensina 1 (no sangue) → angiotensina 2 (nos pulmões) → secreção de aldosterona
  - Características clínicas
    - Hipertensão, hipervolemia, mialgias e fraqueza
  - Considerações anestésicas
    - Aumento de hipertensão refratária
    - Paciente pode receber antagonistas de aldosterona no pré-operatório
      - Espironolactona funcionará apenas se a aldosterona estiver presente, visto que compete com os sítios receptores; pode causar hipercalcemia
      - Amilorida e triantereno funcionam independentemente da aldosterona
- **Insuficiência suprarrenal**
  - Causas
    - Idiopática, autoimune, remoção cirúrgica

- Insuficiência suprarenal primária é **doença de Addison**
- Insuficiência suprarrenal secundária é causada por baixa secreção de ACTH
- Características clínicas
  - Hipotensão, perda de peso, dor abdominal
  - Hiponatremia, hipercalemia, hipoglicemia
- Considerações anestésicas
  - Sensibilidade aumentada a sedativos e anestésicos
  - Aumento da hipovolemia → ressuscitação volêmica pode ser necessária
  - Evitar etomidato, que pode piorar a insuficiência suprarrenal
  - Estresse da cirurgia pode causar hipotensão profunda ou morte → considerar dose de estresse de esteroides

TUMORES NEUROENDÓCRINOS

- **Feocromocitoma**
  - 70% do tecido cromafim está na medula suprarrenal; 30% na cadeia simpática
  - Mecanismo
    - Tumor neuroendócrino que secreta quantidades significativas de epinefrina, norepinefrina e dopamina
  - Apresentação
    - Hipertensão, taquicardia, palpitações, diaforese, cefaleias, perda de peso e hiperglicemia
  - **Diagnóstico**
    - Urina de 24 horas ou níveis séricos de catecolamina
    - Elevação dos níveis urinários de metanefrinas (ou normetanefrinas)
      - Se o teste for positivo, obter uma CT
    - Ácido vanilmandélico (VMA) é um teste ANTIGO
      - Falsas elevações observadas em pacientes tomando metildopa e broncodilatadores
    - Associado a MEN IIa e MEN IIb, neurofibromatose, esclerose tuberosa e von Hippel-Lindau
    - Regra dos 90-10%
      - 90% encontrados na medula suprarrenal
      - 10% bilateral, 10% extra-suprarrenal, 10% maligno
  - **Considerações anestésicas**
    - α-bloqueio pré-operatório para bloquear os efeitos hipertensivos do feocromocitoma
      - PA-alvo < 160/90 antes da cirurgia
        - Fenoxibenzamina é um α-bloqueador não competitivo que é titulado de forma crescente no pré-operatório
        - Fentolamina é um α-bloqueador reversível que pode ser titulado como uma infusão
      - β-bloqueadores somente após o α-bloqueio para evitar um bloqueio α sem oposição → crise hipertensiva
    - Ressuscitação volêmica pré-operatória após o bloqueio α
      - Paciente deve estar na posição ortostática, mas a PA deve ser > 80/45
    - ECG pré-operatória
      - Não mais do que uma contração ventricular prematura a cada 5 minutos
      - Sem alterações do segmento ST por pelo menos 1 semana
    - Objetivos intraoperatórios
      - Evitar fármacos simpatomiméticos ou vagolíticos antes da remoção do tumor
      - Capacidade de tratar a crise hipertensiva antes da remoção do tumor
      - Capacidade de tratar hipotensão grave com fluidos intravenosos e vasopressores após a remoção do tumor
    - Tratamento pós-operatório
      - Hipotensão → vasopressores podem ser necessários
      - Aumentos na insulina → hipoglicemia
      - Pacientes geralmente sonolentos por causa da perda de catecolaminas
- **Tumor carcinoide**
  - Mecanismo
    - Tumor neuroendócrino que libera uma variedade de hormônios, incluindo serotonina, histamina, taquicininas e prostaglandina

- Apresentação
  - Localização
    - Tumor tipicamente localizado no intestino delgado e apêndice
      - 70% nos intestinos (50% no apêndice, 25% no ílio e 20% no reto)
      - 20% nos pulmões
    - Hormônios liberados do carcinoide intestinal são inativados pelo fígado → pacientes assintomáticos
      - Quando metástases alcançam o fígado → hormônios entram na circulação sistêmica → síndrome carcinoide
    - Liberação de hormônios do carcinoide pulmonar pode causar sintomas sistêmicos
  - Síndrome carcinoide
    - Rubor, broncospasmo, diarreia
  - Metade dos pacientes com lesões cardíacas no lado direito, incluindo estenose pulmonar e regurgitação tricúspide
- Diagnóstico
  - Ácido 5-hidroxi-indolacético, um metabólito da serotonina, no sangue e urina
- Considerações anestésicas
  - Avaliação pré-operatória
    - Corrigir a hipovolemia e os distúrbios eletrolíticos
    - Verificar a presença de anormalidades valvulares
  - Supressão de serotonina
    - A somatostatina suprime a serotonina e outras substâncias provenientes do tumor carcinoide
      - Dosada por infusão, pois a meia-vida da somatostatina é de 3 minutos
    - Octreotida é um análogo sintético da somatostatina com 2,5 horas de atividade, que pode ser dosada por via subcutânea ou intravenosa
      - Iniciada 24 a 48 horas antes da cirurgia para diminuir o risco de crise serotoninérgica
    - Ondansetrona trata a diarreia induzida por serotonina
  - Prevenção da liberação vasoativa
    - Vasopressores como a efedrina, norepinefrina, epinefrina e dopamina podem desencadear a liberação de hormônios vasoativos do tumor e agravar a hipotensão
    - Anestésicos como a succinilcolina, atracúrio e tiopental podem aumentar a liberação de hormônios
    - Carga hídrica e fornecer analgésicos para evitar a liberação de catecolaminas
  - Resposta endocrinológica à cirurgia
    - Aumentada
      - ACTH
      - ADH
      - Aldosterona
      - Catecolaminas
      - Glucagon
      - Cortisol
      - Hormônio tireoidiano
    - Uma hiponatremia relativa pode ser observada no pós-operatório
      - Secundária a um aumento relativamente maior no ADH, quando comparado à aldosterona
    - Hiperglicemia é comum secundário a um aumento de todos os hormônios listados anteriormente

QUESTÕES

1. Qual dos seguintes corticosteroides não tem atividade mineralocorticoide?

   A. Prednisona
   B. Hidrocortisona
   C. Fludrocortisona
   D. Dexametasona

2. Uma mulher de 36 anos de idade desenvolve hipertensão grave e taquicardia durante uma laparotomia exploratória para uma massa abdominal. Um feocromocitoma é suspeito. Administração de qual dos seguintes tratamentos é mais apropriada neste contexto?

   A. Magnésio
   B. Metoprolol
   C. Cetamina
   D. Fenoxibenzamina

3. Uma mulher de 25 anos de idade desenvolve um início agudo de hipotensão durante a ressecção de um tumor carcinoide. Além da administração de fluidos em *bolus*, qual dos seguintes fármacos é mais apropriado?

   A. Efedrina
   B. Fenilefrina
   C. Norepinefrina
   D. Octreotida

4. Uma mulher de 40 anos de idade com um histórico de doença de Graves desenvolve tempestade tireoidiana 6 horas após ser submetida a uma apendicectomia. Qual dos seguintes medicamentos é mais eficaz para bloquear a liberação de hormônios tireoidianos?

   A. Iodo
   B. Propiltiouracil
   C. Propranolol
   D. Corticosteroide

5. Uma mulher saudável de 42 anos de idade, grávida duas vezes e 1 parto, é levada ao pronto-socorro com um histórico de 2 dias de fraqueza, tontura e fadiga. A dose de glicose por punção digital foi de 70, e fluidos IV com dextrose foram administrados. Dez dias antes, ela tinha sido submetida a uma cesariana, complicada por uma grave hemorragia pós-parto e foi novamente levada à sala de operação para uma histerectomia de emergência. Durante a histerectomia, ela estava hipotensa e coagulopática e recebeu várias unidades de sangue, plaquetas e plasma fresco congelado. Quais das seguintes é a terapia inicial mais apropriada para esta paciente?

   A. Hidrocortisona
   B. Tiroxina
   C. Estrogênio
   D. DDAVP

CAPÍTULO 14 — Sistemas Neuromuscular e Musculoesquelético

DOENÇAS NEUROPÁTICAS

- **Esclerose múltipla (EM)**
  - Mecanismo e apresentação
    - Distúrbio autoimune inflamatório que destrói a bainha de mielina dos neurônios
      - O curso da doença pode ser progressivo ou recidivante-remitente
      - Exacerbada por estresse, infecções e hipertermia
    - Manifesta-se com uma variedade de possíveis defeitos neurológicos, incluindo neurite óptica, instabilidade autonômica e fraqueza muscular
    - As opções terapêuticas incluem esteroides, anticorpos monoclonais e imunossupressores
  - Implicações perioperatórias
    - Evitar hipertermia no intraoperatório
    - Anestesia geral
      - Succinilcolina tem o potencial de agravar a hipercalemia por causa da denervação
      - Pacientes podem apresentar uma maior sensibilidade aos bloqueadores neuromusculares não despolarizantes
      - Pacientes com fraqueza faríngea podem correr maior risco de insuficiência respiratória pós-operatória
    - Raquianestesia
      - Pode exacerbar a EM por causa dos efeitos neurotóxicos dos anestésicos locais
    - Anestesias epidural e regional
      - Estudos de casos relataram o uso bem-sucedido sem exacerbação
- **Síndrome de Guillain-Barré**
  - Mecanismo e apresentação
    - Enfermidade viral antecedente → fraqueza simétrica ascendente ao longo de 2 a 4 semanas
      - Reação imunológica mediada por células contra os nervos periféricos → desmielinização
    - Implicações fisiopatológicas
      - 90% com dor
      - 75% com hipotensão decorrente do comprometimento de barorreceptores
      - 50% com síndrome de secreção inapropriada do ADH (hormônio antidiurético)
      - 25% com insuficiência respiratória necessitando de ventilação mecânica
        - Alto risco se a capacidade vital for < 15 mL/kg
    - Tratamento
      - Plasmaférese ou imunoglobulina intravenosa (IVIG)
  - Implicações perioperatórias
    - Administração neuroaxial não é contraindicada, porém pode piorar a condição
      - Líquido cefalorraquidiano em pacientes com a Guillain-Barré contém substâncias com efeitos de bloqueadores dos canais de sódio
        - Anestésicos locais podem piorar a fraqueza muscular
    - Succinilcolina é contraindicada em razão da regulação positiva dos receptores de acetilcolina
    - Maior sensibilidade aos relaxantes musculares não despolarizantes
    - Hemodinâmica
      - Disfunção autonômica e hipotensão são comuns
      - α-agonistas → resposta exagerada
- **Doença de Charcot-Marie-Tooth**
  - Mecanismo e apresentação
    - Neuropatia hereditária motora e sensorial decorrente de um defeito no axônio nervoso ou bainha de mielina
    - Manifesta-se com fraqueza (geralmente da extremidade inferior), perda da sensação, dispneia, alterações na visão

- O tratamento é de suporte, incluindo fisioterapia e terapia ocupacional
  - Implicações perioperatórias
    - Evitar succinilcolina → risco de parada hipercalêmica
    - Evitar óxido nitroso → potencial de piorar a neuropatia
    - Resposta imprevisível a relaxantes musculares não despolarizantes
    - Pacientes com cifoescoliose podem ter uma reserva respiratória reduzida
- **Esclerose lateral amiotrófica (ELA)**
  - Mecanismo e apresentação
    - Doença neurodegenerativa progressiva afetando os neurônios motores superiores e inferiores no cérebro e medula espinal
    - Manifesta-se com fraqueza e atrofia muscular que eventualmente resulta em dificuldade de respiração e deglutição
    - O tratamento é de suporte, incluindo ventilação mecânica e acesso enteral para nutrição
  - Implicações perioperatórias
    - Evitar succinilcolina → risco de parada hipercalêmica
    - Sensibilidade aumentada a relaxantes musculares não despolarizantes
    - Fraqueza dos músculos respiratórios → suporte ventilatório prolongado ou contínuo pode ser necessário
    - Administração neuroaxial é relativamente contraindicada por causa do potencial de piora da ELA
- **Atrofia muscular espinobulbar**
  - Mecanismo e apresentação
    - Distúrbio neurodegenerativo progressivo de neurônios motores no cérebro e medula espinal
      - Herança ligada ao X por causa da mutação no receptor androgênico
    - Manifesta-se com cãibras musculares e fraqueza, bem como ginecomastia e atrofia testicular em razão de um defeito do receptor androgênico
    - Tratamento é de suporte
  - Implicações perioperatórias
    - Evitar succinilcolina → risco de parada hipercalêmica
    - Fraqueza do músculo respiratório → suporte ventilatório prolongado pode ser necessário
- **Paraplegia espástica hereditária**
  - Mecanismo e apresentação
    - Distúrbio neurodegenerativo caracterizado por degeneração axonal
    - Manifesta-se com espasticidade e comprometimento do desenvolvimento
  - Implicações perioperatórias
    - Evitar succinilcolina → risco de parada hipercalêmica
    - Raquianestesia relatada ser segura em diversos relatos de casos

DISTROFIAS MUSCULARES

- Definição
  - Grupo de doenças musculares caracterizado por mutações no gene da distrofina
    - A distrofina une a actina e os distroglicanos ao sarcolema
  - Diagnosticada por biópsia muscular e eletromiografia
- Tipos de distrofias musculares
  - Distrofia muscular de Duchenne
    - Distrofia muscular mais comum na infância
    - Quantidade ausente ou gravemente limitada de distrofina
    - Herança recessiva ligada ao X
    - Atrofia muscular indolor com pseudo-hipertrofia decorrente da infiltração gordurosa dos músculos esqueléticos
  - Distrofia muscular de Becker
    - Distrofina é parcialmente funcional
    - Implicações clínicas menos graves comparadas à distrofia de Duchenne
    - Herança recessiva ligada ao X
  - Distrofia muscular do cíngulo dos membros
    - Fraqueza muscular afetando os braços e pernas
    - Herança autossômica recessiva
  - Distrofia muscular congênita
    - Diagnosticada ao nascimento por causa da deformidade articular grave e possível malformação cerebral

- Herança autossômica recessiva
- Distrofia muscular miotônica
  - Caracterizada por atrofia muscular, fibrose e degeneração gordurosa nos tecidos
  - Herança autossômica dominante
- Implicações perioperatórias
  - Doenças associadas
    - Muitos pacientes com distrofias musculares têm defeitos cardíacos como cardiomiopatia dilatada e disfunção do músculo papilar → requerem avaliação cardiológica e exames no pré-operatório
    - Muitos pacientes com anormalidades de condução → podem necessitar de estimulação cardíaca
    - Aumento de doença pulmonar restritiva → complicações respiratórias
  - Problemas anestésicos
    - Sensibilidade aumentada aos medicamentos anestésicos
    - Evitar succinilcolina por causa do potencial de causar hipercalemia profunda
    - Na distrofia miotônica, evitar fármacos (etomidato) e condições (tremores) que causem contração muscular
    - Anestesia regional não relaxa os músculos tônicos porque a doença está nos músculos, não na junção neuromuscular

MIOPATIAS

- **Miopatias mitocondriais**
  - Definição
    - Grupo de doenças caracterizadas por disfunção mitocondrial
      - Síndrome de Kearns-Sayre, epilepsia mioclônica, encefalomiopatia mitocondrial
    - Manifesta-se com fraqueza muscular, insuficiência cardíaca, arritmias, distúrbios do movimento, déficits neurológicos e convulsões
  - Implicações perioperatórias
    - Muitos agentes anestésicos têm efeitos negativos sobre a função mitocondrial, porém efeitos em curto e longo prazos são incertos
      - Propofol foi implicado como prejudicial à mitocôndria por causa dos efeitos sobre a cadeia transportadora de elétrons
    - Evitar estressores como longos períodos de jejum
    - Tratamento de suporte ao paciente com um fluido IV contendo dextrose
    - Evitar solução de Ringer lactato
    - Evitar a succinilcolina
    - Risco aumentado de anormalidades da condução cardíaca
    - Risco aumentado de complicações respiratórias
- **Canalopatias**
  - Canalopatias hiperexcitáveis
    - **Neuromiotonia**
      - Distúrbio autoimune decorrente de antibióticos contra os canais de potássio nos nervos motores → neurônios hiperexcitáveis
    - **Miotonia congênita**
      - Defeito genético nos canais de cloreto dos nervos motores → previne o término da contração → neurônios hiperexcitáveis
    - Implicações anestésicas
      - Regulação negativa crônica da acetilcolina → aumenta a susceptibilidade aos bloqueadores neuromusculares
  - Paralisia periódica
    - **Paralisia periódica hipercalêmica**
      - Distúrbio autossômico dominante com fraqueza muscular associada à hipercalemia por causa de um defeito nos canais de sódio
      - Desencadeadores incluem alimentos ricos em potássio, estresse, exercícios vigorosos e jejum
      - Considerações perioperatórias
        - Evitar hipercalemia
          - Evitar acidose
          - Evitar hipoventilação
          - Evitar succinilcolina
        - Manter glicose > 100 mg/dL

- ❖ Prevenir tremores
- ◆ **Paralisia periódica hipocalêmica**
  - ➤ Distúrbio autossômico dominante com fraqueza muscular associada à hipocalemia por causa de um defeito nos canais de cálcio
  - ➤ Desencadeadores incluem exercícios vigorosos e repouso, hipernatremia, hipotermia e estresse
  - ➤ Considerações perioperatórias
    - ❖ Evitar hipocalemia
      - › Usar solução de Ringer lactato ou fluido intravenoso suplementado com potássio
    - ❖ Evitar alcalose
    - ❖ Evitar hiperventilação
    - ❖ Prevenir hipotermia
- ■ **Miastenia grave**
  - ● Mecanismo à apresentação
    - ◆ Condição autoimune causada por anticorpos IgG contra receptores de ACh no músculo esquelético
    - ◆ Manifesta-se com fraqueza muscular, fácil fatigabilidade e sintomas oculares
    - ◆ Tratada com piridostigmina, esteroides e timectomia
      - ➤ Crise miastênica é tratada com neostigmina
      - ➤ Timectomia é geralmente realizada quando os pacientes são resistentes à terapia medicamentosa
        - ❖ 75% melhoram após o procedimento
  - ● Considerações perioperatórias
    - ◆ Continuar a terapia com anticolinesterase no perioperatório
    - ◆ Mais resistente à succinilcolina
    - ◆ Maior sensibilidade aos relaxantes musculares não despolarizantes
    - ◆ Cardiomiopatia e bloqueio da condução são comuns
    - ◆ Músculos faríngeos e laríngeos frequentemente envolvidos → risco de aspiração
    - ◆ Risco aumentado de ventilação mecânica pós-operatória
      - ➤ Fatores de risco
        - ❖ Doença > 6 anos
        - ❖ Dose diária de piridostigmina > 750 mg
        - ❖ Capacidade vital < 2,9 L
        - ❖ Doença pulmonar não relacionada com a miastenia
      - ➤ Geralmente se manifesta de forma similar em pacientes com bloqueio neuromuscular residual
  - ● Gravidez
    - ◆ Continuar a terapia anticolinesterase durante toda a gravidez
    - ◆ Pode-se observar miastenia neonatal em ~30% dos nascimentos
      - ➤ Caracterizada por fraqueza geral
      - ➤ Risco aumentado de desenvolvimento de insuficiência respiratória no período neonatal
      - ➤ Tratamento com anticolinesterases por até 1 mês
- ■ **Síndrome de Lambert-Eaton**
  - ● Mecanismo e apresentação
    - ◆ Distúrbio autoimune causado por anticorpos IgG contra os canais de cálcio dependentes de voltagem pré-sinápticos na junção neuromuscular
    - ◆ Manifesta-se com fraqueza, especialmente dos músculos proximais, e sintomas oculares
    - ◆ Aumento da força muscular com exercícios
    - ◆ Associada a determinados cânceres
      - ➤ Particularmente câncer de pulmão de pequenas células
  - ● Considerações perioperatórias
    - ◆ Maior sensibilidade à succinilcolina e relaxantes musculares não despolarizantes
    - ◆ Aumento da gastroparesia → risco de aspiração

CONDIÇÕES REUMATOIDES

- ■ Espondilite anquilosante
  - ● Mecanismo e apresentação
    - ◆ Uma espondiloartropatia que afeta o esqueleto axial e a articulação sacroilíaca
    - ◆ Começa na segunda década de vida → forma avançada pode resultar em fusão completa da coluna vertebral
      - ➤ Aparência de "coluna em bambu" nas imagens
  - ● Considerações perioperatórias

- O pescoço cervical é estenótico e rígido, mas não instável → vias aéreas difíceis
- Espaços intervertebrais limitados e ossificados → dificuldade neuroaxial e maior risco de hematoma epidural
- **Artrite reumatoide**
  - Mecanismo e apresentação
    - Distúrbio inflamatório da membrana sinovial → fibrose das articulações
    - Pode afetar os pulmões e a pleura → fisiologia restritiva
    - Maior propensão ao desenvolvimento de aterosclerose e fibrose → probabilidade aumentada de coronariopatia, bloqueio de condução e pericardite
  - Considerações perioperatórias
    - Incidência de 25% de instabilidade atlantoaxial por causa de alterações ligamentares e ósseas → vias aéreas instáveis
      - Imagens da coluna cervical são recomendadas para pacientes com sintomas no pescoço
    - Anamneses pulmonar e cardiovascular minuciosas são necessárias para avaliar as comorbidades
- **Lúpus**
  - Mecanismo e apresentação
    - Grupo de doenças autoimunes que pode se manifestar com sintomas em quase todos os sistemas do organismo
    - Regimes terapêuticos incluem drogas antimaláricas, ciclofosfamida, esteroides, metotrexato, micofenolato e azatioprina
  - Considerações perioperatórias
    - Maior risco de subluxação atlantoaxial
    - Suscetível a complicações laríngeas, incluindo estenose subglótica, paralisia das pregas vocais, edema pós-extubação
    - Maior risco de trombocitopenia autoimune
    - 50% com pericardite assintomática
    - 5 a 10% com miocardite sintomática
    - 40% com anticorpos antifosfolipídicos → maior risco de trombose
    - Pode ter aPTT prolongado nos exames laboratoriais (impreciso)
      - Em razão de um artefato laboratorial causado pelo anticorpo afetando o ensaio
      - Pacientes não correm maior risco de sangramento → desnecessário evitar a administração neuroaxial ou regional

CONDIÇÕES ORTOPÉDICAS

- **Síndrome compartimental (extremidade)**
  - Pressões locais elevadas nas extremidades prejudicam a perfusão para o músculo e nervos → edema hipóxico
    - Causas incluem sangramento, edema, trauma, lesão de reperfusão e queimaduras
  - Seis Ps
    - Dor (*pain* em inglês), parestesia, palidez, paralisia, pulsos impalpáveis e poiquilotermia
    - Parestesia e dor são sinais precoces
    - Pulso impalpável é um sinal tardio
  - Síndrome compartimental aguda requer descompressão cirúrgica emergente e fasciotomia
- Metacrilato de metila
  - Usado como cimento para cirurgia ortopédica
    - Tipicamente artroplastia de quadril e joelho
  - Implicações anestésicas
    - Metacrilato de metila pode causar liberação de citocinas → hipotensão
    - Cimento e alisamento → embolia gordurosa
- Embolia gordurosa
  - Complicação que ocorre após fraturas de ossos longos e alisamento durante a cirurgia ortopédica
  - Manifesta-se com taquipneia, hipoxemia, taquicardia e uma erupção petequial
  - Tratamento é de suporte

QUESTÕES

1. Qual das seguintes afirmações relacionadas ao tratamento farmacológico perioperatório de um paciente com paralisia periódica hipercalêmica é a mais correta?
   A. Fluidos contendo glicose devem ser administrados
   B. Agentes anestésicos voláteis devem ser evitados
   C. Fluidos contendo potássio devem ser administrados
   D. Agentes bloqueadores neuromusculares não despolarizantes devem ser evitados

2. Qual dos seguintes melhor descreve a sensibilidade dos pacientes com miastenia grave aos agentes bloqueadores neuromusculares despolarizantes (D) e agentes bloqueadores neuromusculares não despolarizantes (N)?
   A. ↓D, ↑N
   B. ↑D, ↓N
   C. ↑D, ↑N
   D. ↓D, ↓N

3. Uma mulher de 24 anos de idade e 60 kg apresenta uma história de 4 dias de fraqueza progressiva em suas extremidades. Ela sempre foi saudável, com exceção de uma infecção do trato respiratório superior 10 dias atrás. Sua temperatura é de 37,8°C, PA de 130/80 mm Hg, Pulso de 94 bpm, frequência respiratória de 28 e saturação de oxigênio de 97%. A capacidade vital forçada é de 2,2 L. Qual dos seguintes é o próximo passo mais apropriado no tratamento?
   A. Alto fluxo de oxigênio
   B. Intubação endotraqueal
   C. Ventilação não invasiva
   D. Observação

4. Qual das seguintes afirmações relacionadas ao tratamento anestésico de um paciente com EM é mais correta?
   A. Corticosteroides devem ser descontinuados 24 horas antes da cirurgia
   B. Agentes bloqueadores neuromusculares não despolarizantes devem ser evitados
   C. Anestesia epidural não está associada a exacerbações
   D. Hipertermia leve deve ser mantida durante a anestesia geral

5. Um homem de 20 anos de idade sofreu uma fratura da tíbia-fíbula em um acidente com veículo automotor. Ele tem sentido dor e edema significativo em sua perna desde a lesão. Qual dos seguintes é um sinal precoce da síndrome compartimental?
   A. Palidez
   B. Pulsos indetectáveis
   C. Parestesia
   D. Pressão intracompartimental de 20 mm Hg

CAPÍTULO 15 Anestesia Pediátrica

PLANEJAMENTO DA ANESTESIA PEDIÁTRICA E TIPO DE ANESTESIA

- Preparação da sala de operação
  - **Circuitos e equipamentos anestésicos**
    - **Circuitos**
      - Sistema circular com reinalação ("semifechado")
        - Necessita de uma bolsa-reservatório de gás, tubos corrugados, duas válvulas unidirecionais, uma válvula de descarga e um absorvedor de CO_2
        - Vantagens
          - **Maior umidade**
          - **Controle térmico**
          - **Conservação da umidade**
        - Desvantagens
          - Perdas grandes do volume de compressão
          - Tempo de equilíbrio mais longo dos anestésicos
          - Maior esforço respiratório com as válvulas unidirecionais abertas
          - Maior resistência à ventilação espontânea
          - Espaço morto maior
          - Mau funcionamento da válvula
        - Baixas taxas de fluxo NÃO irão causar retenção de CO_2 A MENOS QUE o absorvedor de CO_2 seja exaurido
      - Circuitos abertos
        - Vantagens
          - Ausência de reinalação
          - Tempos de equilíbrio mais curtos
          - Influência reduzida do circuito sobre os volumes e pressões
          - Trabalho respiratório reduzido por causa da ausência de válvulas unidirecionais
        - Desvantagens
          - Mais resíduos
          - Perda de calor
      - Circuitos Mapleson ("semiabertos")
        - Vantagens
          - Pequena resistência à ventilação espontânea
          - Espaço morto reduzido
          - Fácil de usar (não volumoso)
          - Sem válvulas
        - Desvantagens
          - Perda de calor
          - Perda de umidade
          - Baixa capacidade de exaustão
          - Altos fluxos de gás são necessários para prevenir a reinalação
      - Fechado
        - Vantagens
          - Máxima conservação do calor e umidade
          - Poluição reduzida
        - Desvantagens
          - Fornecimento incerto de anestésicos

- Não é capaz de alterar rapidamente a concentração anestésica
  - Depende inteiramente da reinalação
- Diferença entre "semiaberto" e "semifechado"
  - Sistemas "semifechados" permitem a reinalação parcial de CO_2, e sem um absorvedor de CO_2, haverá aumento de CO_2
  - Necessita de uma bolsa-reservatório, pois o gás fresco deve igualar a ventilação-minuto do paciente
- Via aérea do infante (Fig. 15.1)
  - Formato de funil
    - Adultos: formato de cilindro
  - Mais estreita no nível da cartilagem cricoide
    - Adultos: mais estreita na abertura glótica
  - A glote do infante é mais estreita e mais cranial (C3-C4)
    - Adultos: C5-C6
  - Tendência em desenvolver edema subglótico quando não há extravasamento ao redor da sonda endotraqueal (ETT)
- **Seleção da ETT**
  - Com balonete *versus* sem balonete
    - Sondas com balonete são comumente usadas por causa da maior proteção das vias aéreas e controle da ventilação
      - A pressão do balonete deve ser entre 15 e 25 cm H_2O
      - Pressões do balonete maiores → crupe pós-extubação
      - Pressões altas prolongadas do balonete podem causar patologia traqueal (p. ex., estenose)
    - Sondas sem balonete são geralmente reservadas para neonatos
      - O desenho melhorado das sondas com balonete diminuiu o risco de estenose traqueal → uso reduzido de sondas sem balonete
      - Se usada, a sonda sem balonete ideal permite um pequeno extravasamento de ar a 20-30 cm H_2O

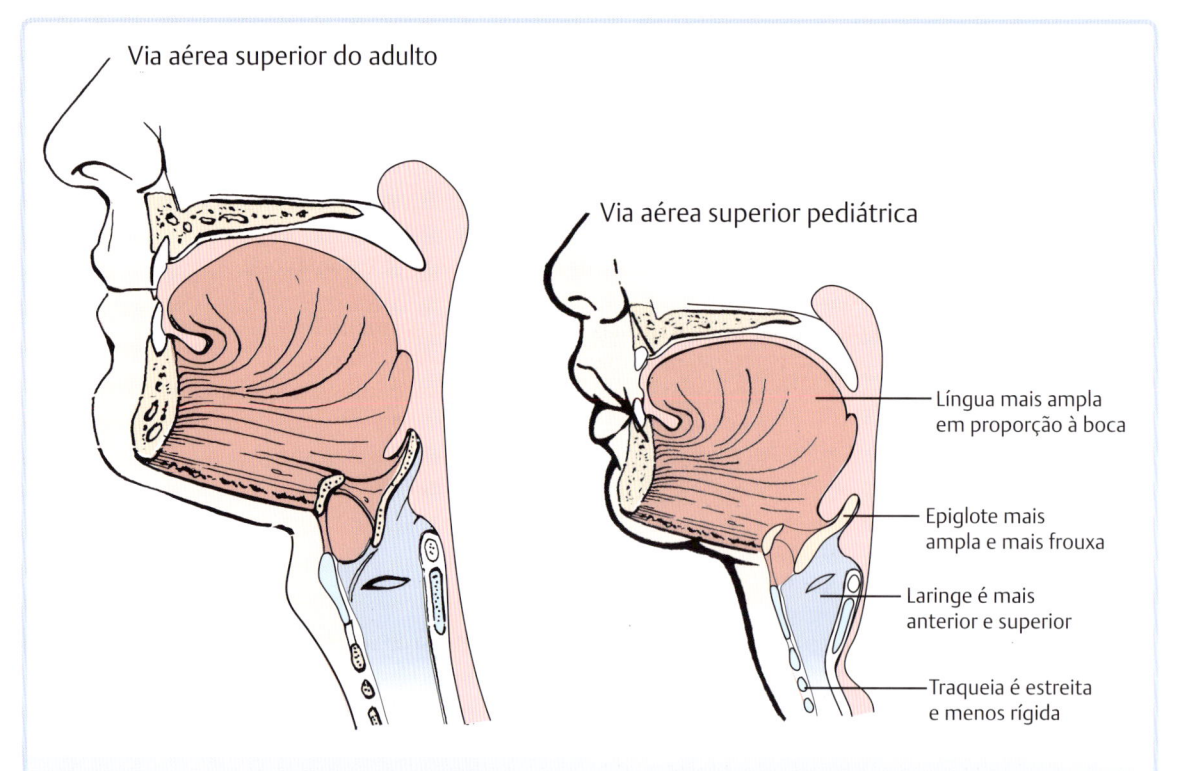

FIGURA 15.1 Anatomia da Via Aérea Pediátrica *Versus* do Adulto. Comparada à via aérea do adulto, a via aérea pediátrica tem uma língua maior, uma epiglote mais ampla e frouxa, uma laringe mais anterior e superior, e é estreita no nível do cricoide.

- Se o extravasamento for significativo → mudar para uma sonda maior
- Na ausência de extravasamento a 30 cm H$_2$O → mudar para uma sonda menor
- Tamanho da sonda
  - O tamanho da sonda com balonete pode ser selecionado com base na idade
    - Tamanho = idade/4 + 3
  - Profundidade da sonda nos dentes/gengivas = tamanho da ETT × 3
- **Controle da temperatura**
  - Sala de operação aquecida a 27°C
  - Colocar mantas aquecidas ou aquecedor radiante sobre o paciente
  - Usar aquecedores de líquidos
- Anestesia geral
  - **Pré-medicação**
    - Necessidade
      - Raramente necessário para bebês < 6 meses
      - Útil quando a criança desenvolve ansiedade de separação a uma idade > 9 meses
    - **Medicamentos**
      - Midazolam oral, a uma dose de 0,25 a 0,5 mg/kg
      - Cetamina IM a 10 mg/kg
        - Considerar atropina em complemento à cetamina para evitar bradicardia
    - **Presença dos pais**
      - Pode ser útil para evitar pré-medicação
      - Desnecessário até que uma ansiedade a estranhos se desenvolva
  - Indução anestésica
    - Técnica de indução
      - **Indução intravenosa**
        - EMLA (mistura eutética de anestésicos locais [LA]): lidocaína a 2,5%, prilocaína a 2,5%
          - Dor atenuada com a agulha intravenosa
          - Aplicar à pele seca por 1 hora para uma profundidade de 5 mm para efeito de LA
          - Prilocaína pode causar metemoglobinemia
        - Doses de indução
          - Hipnóticos
            - 2 a 3 mg/kg de propofol
            - 1 a 2 mg/kg de metoexital
            - 1 a 2 mg/kg de cetamina
            - 0,2 a 0,3 mg/kg de etomidato
          - Opioides titulados para o efeito desejado ou com base em uma cirurgia específica
          - Bloqueadores neuromusculares
            - 1 a 2 mg/kg de succinilcolina (doses mais elevadas em infantes)
              - Não usar rotineiramente por questões de distrofia muscular não diagnosticada
              - Pode causar bradiarritmias e necessitar de atropina
              - Infantes e neonatos raramente sofrem fasciculações
            - As doses de relaxantes musculares não despolarizantes são similares às de adulto
      - **Indução inalatória**
        - Inalação única
          - Preparar o circuito com sevoflurano a 8% e óxido nitroso a 60%
          - Inalação de um volume corrente que é mantido é suficiente para indução
        - Diminuição gradual da ventilação
          - Aumentar gradualmente o sevoflurano em intervalos de algumas ventilações, até que induzido
          - Óxido nitroso pode ser usado para atenuar o cheiro do sevoflurano e aumentar a velocidade de indução
        - Oxigênio a 100% deve ser administrado após a indução e antes da manipulação da via aérea
    - Concentração alveolar mínima (CAM) (**Fig. 15.2**)
      - Maior aos 3 meses (exceto pelo sevoflurano)
      - Inferior em neonatos pré-termo
        - Pode ser decorrente dos níveis elevados de progesterona
        - Níveis de progesterona caem aos 3 meses

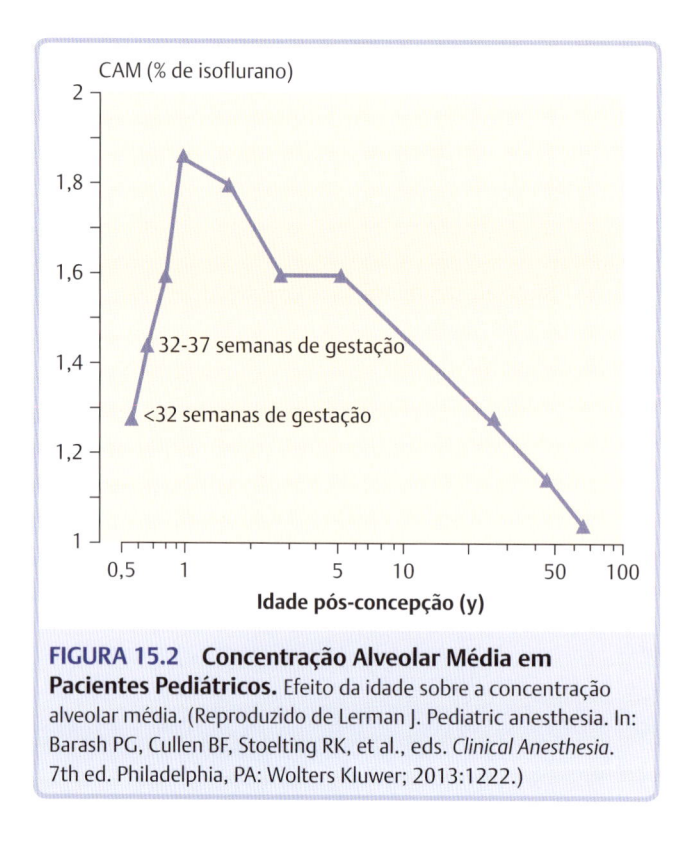

FIGURA 15.2 Concentração Alveolar Média em Pacientes Pediátricos. Efeito da idade sobre a concentração alveolar média. (Reproduzido de Lerman J. Pediatric anesthesia. In: Barash PG, Cullen BF, Stoelting RK, et al., eds. *Clinical Anesthesia*. 7th ed. Philadelphia, PA: Wolters Kluwer; 2013:1222.)

- **Estágios da anestesia**
  - I: analgesia: responde à estimulação verbal, reflexo palpebral intacto, padrões respiratórios normais, reflexos das vias aéreas intactos, alguma analgesia
  - II: delírio ou excitação: inconsciência, padrões respiratórios irregulares e imprevisíveis, movimentos musculares não intencionais
  - III: anestesia cirúrgica: retorno às respirações periódicas, alcance da CAM
  - IV: paralisia respiratória; paradas respiratória e cardiovascular
- Laringospasmo
  - Caracterizado pelo fechamento involuntário das pregas vocais
  - Geralmente ocorre após extubação por causa do plano anestésico superficial e estimulação das pregas vocais
  - Tratar com ventilação com pressão positiva, aprofundamento anestésico ou relaxamento muscular
- Metabolismo e dose dos fármacos
  - Funções renal e hepática subdesenvolvidas em neonatos → efeitos prolongados dos fármacos necessitando depurações metabólica e renal
- Complicações da anestesia geral
  - **Náusea e vômito pós-operatório**
    - Comum após procedimentos auriculares e oculares
    - Uma variedade de medicamentos pode ser usada profilaticamente (Capítulo 5)
  - **Apneia da prematuridade**
    - Apresentação
      - Pausa respiratória por > 20 segundos, com bradicardia/cianose associada
      - Ocorre primariamente na idade pós-concepção < 60 semanas após anestesia geral
      - Pode ser secundária a uma causa central e/ou obstrutiva
    - Fatores de risco
      - Apneia preexistente e crises de bradicardia
      - Infantes com idade pós-concepção < 44 semanas apresentam um risco mais elevado
      - Anemia (Hct < 30)
        - Nenhuma evidência de que transfusão seja útil
      - Cetamina e prostaglandina E_1 (para fechamento ductal) estão associadas à apneia

- Opções terapêuticas e de monitorização
    - Internação hospitalar por 12 a 24 horas antes da alta hospitalar
    - Cafeína IV
        - Mecanismos
            - Estimulação do *drive* respiratório central
            - Sensibilidade aumentada dos quimiorreceptores ao CO_2
            - Aumento da contração muscular esquelética
        - Efeitos colaterais
            - Taquicardia sinusal, taquicardias supraventriculares, taquipneia, hipertermia, convulsões, irritabilidade e intolerância alimentar
    - Teofilina e aminofilina podem reduzir a apneia pós-operatória
- Delírio do despertar
    - Apresentação
        - Pacientes inconsoláveis, hiperexcitados, não cooperativos, desorientados e combativos ao sair da anestesia
        - Não reconhecem os pais ou seguem comandos
        - Comumente persiste por 10 a 15 minutos, pode persistir por até 45 minutos
    - Fatores de risco
        - Mais comum em crianças de idade pré-escolar
        - Aumenta com procedimentos de cabeça, olho, orelha, nariz e garganta (HEENT)
        - Aumenta com o uso de agentes voláteis em vez de propofol
    - Tratamento e prevenção
        - Midazolam, opioides, toradol, clonidina, propofol e dexmedetomidina reduzem a agitação do despertar
- **Síndrome da infusão do propofol (PRIS)**
    - Etiologia incerta, mas poderia ser decorrente do desacoplamento da respiração celular na mitocôndria
        - Propofol inibe a carnitina palmitoltransferase
    - Fatores de risco
        - Infusão de propofol > 48 horas a uma taxa de infusão > 5 mg/kg/h
        - Sepse
        - Suplementação com esteroides
    - Apresentação
        - Acidose láctica, insuficiência renal aguda, pancreatite, hepatomegalia, rabdomiólise, assístole resistente ao tratamento (resistente à estimulação e catecolaminas)
        - Valores laboratoriais
            - Soro lipêmico
            - Acidose metabólica grave
            - Creatina fosfoquinase elevada
            - Hipercalemia
            - Enzimas hepáticas elevadas
            - Hipertrigliceridemia
    - Tratamento
        - Depende da gravidade, tratamento de suporte como oxigenação extracorpórea por membrana e hemodiálise
        - Dieta de carboidrato pode ser benéfica
- Anestesia neuroaxial
    - Raquianestesia
        - **Anatomia**
            - Medula espinal termina em L3 no neonato (na L1 em adultos)
            - O volume do líquido cefalorraquidiano (LCR) em infantes é de 4 mL/kg (adultos têm 2 mL/kg)
        - Indicações
            - Procedimentos abaixo do umbigo em infantes propensos à apneia pós-operatória
        - Fármacos e dosagem
            - Efeitos do aumento no volume do LCR
                - Infantes necessitam de uma maior dose (por kg) de LA do que os adultos
                - Raquianestesia tem uma duração mais curta do que em adultos
            - Concentrações mais altas fornecem duração mais curta de analgesia

- Complicações
  - Raquianestesia alta tipicamente se manifesta com apneia e hipóxia (não com bradicardia e hipotensão)
  - Maior risco de toxicidade aos LAs por causa da albumina reduzida, metabolismo de fármacos reduzido e maiores concentrações usadas
- Epidural
  - **Anatomia**
    - Espaço epidural
      - Entre o forame magno e o hiato sacral
      - Entre os ligamentos longitudinal posterior e amarelo
    - Por causa de uma perda mais sutil da resistência, realizar perda de resistência à salina (não ao ar) para evitar embolia aérea
    - Medicamentos podem ser injetados ou um cateter pode ser inserido no espaço epidural
  - Indicações
    - Controle da dor pós-operatória para todas as cirurgias abdominais, pélvicas e torácicas de grande porte
  - Fármacos e dosagem
    - Concentrações de fármacos similares às de adultos, porém as taxas de infusão devem ser ajustadas ao peso do paciente
- Caudal
  - **Anatomia** (Fig. 15.3)
    - Direcionado ao hiato sacral
      - Entre a fusão do quarto e quinto arcos vertebrais sacrais
      - Entre o corno sacral lateralmente
      - Recoberto pela membrana sacrococcígea
    - Avançar a agulha cranialmente a um ângulo de 30 a 45° até a perda da resistência
      - Injetar os medicamentos ou inserir cateter no espaço epidural sacral
  - Indicações
    - Procedimentos cirúrgicos abaixo do umbigo
    - Capaz de alcançar níveis torácicos com doses mais elevadas, porém é menos confiável e passa risco de difusão acima de T4
  - Fármacos e dosagem
    - Técnica de pulso único é frequentemente utilizada, mas cateteres podem ser colocados

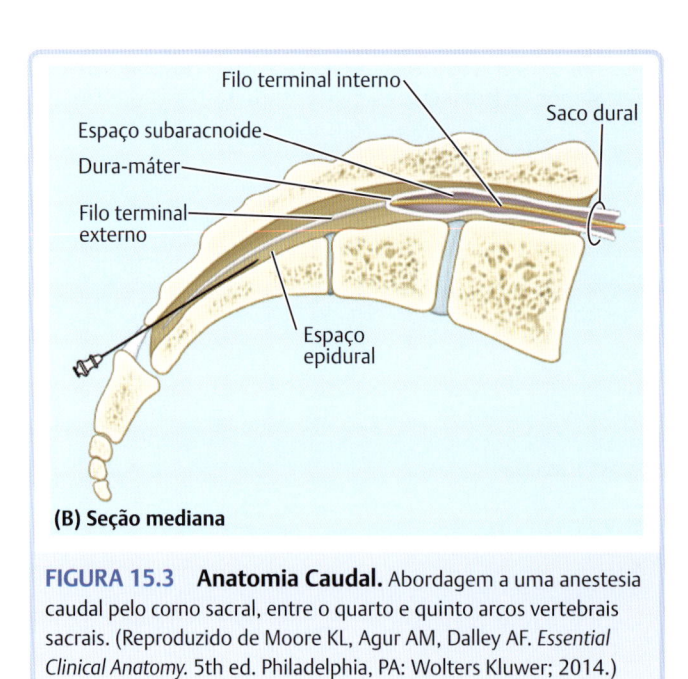

(B) Seção mediana

FIGURA 15.3 Anatomia Caudal. Abordagem a uma anestesia caudal pelo corno sacral, entre o quarto e quinto arcos vertebrais sacrais. (Reproduzido de Moore KL, Agur AM, Dalley AF. *Essential Clinical Anatomy*. 5th ed. Philadelphia, PA: Wolters Kluwer; 2014.)

- ➤ Dermátomo alcançado é com base no volume de LA injetado
    - ❖ 0,5 mL/kg → dermátomos sacrais
    - ❖ 1,0 mL/kg → dermátomos lombares
    - ❖ 1,25 mL/kg → dermátomos na região torácica média

FISIOLOGIA E ANATOMIA NEONATAL

- Desenvolvimento intrauterino
    - Primeiras 8 semanas: organogênese
    - Segundo trimestre: desenvolvimento dos órgãos
    - Terceiro trimestre: adição de músculo e gordura
- Desenvolvimento dos sistemas do organismo
    - **Cardiovascular**
        - ◆ *Shunts* contornam os pulmões e fígado
            - ➤ Forame oval: átrio direito → átrio esquerdo
            - ➤ Canal arterial: artéria pulmonar → aorta
            - ➤ Ducto venoso: veia umbilical → veia cava inferior
        - ◆ **Alterações na circulação após o nascimento**
            - ➤ Resistência vascular
                - ❖ Aumento na resistência vascular sistêmica (RVS)
                - ❖ Redução na resistência vascular pulmonar (RVP)
            - ➤ Fechamento dos *shunts*
                - ❖ Forame oval fecha quando a pressão atrial esquerda for > pressão atrial direita
                - ❖ Canal arterial fecha alguns dias após o nascimento, mas o fechamento completo ocorre 2 a 3 semanas após o nascimento
                - ❖ Ducto venoso fecha após o nascimento, quando a pressão portal diminui, mas o fechamento completo ocorre ~1 semana após o nascimento
            - ➤ Estresse fetal, como infecções ou acidose, pode aumentar as pressões pulmonares → reverte para a circulação fetal
        - ◆ Coração do recém-nascido
            - ➤ Ventrículo esquerdo é delgado e menos complacente
            - ➤ Frequência cardíaca (FC) dependente do preenchimento
            - ➤ Débito cardíaco é dependente da FC
            - ➤ Consumo de oxigênio aumentado (~6 mL/kg *versus* 3 mL/kg em adultos)
    - **Pulmonar**
        - ◆ Respiração é menos eficaz em recém-nascidos
            - ➤ Menor diâmetro da via aérea → resistência aumentada
            - ➤ Paredes torácicas mais complacentes → maior trabalho respiratório
            - ➤ Tecido pulmonar menos complacente → maior trabalho respiratório
            - ➤ Menos fibras musculares do tipo 1 → fadiga mais fácil
            - ➤ Atelectasia aumentada
                - ❖ Número reduzido de alvéolos
                - ❖ Capacidade residual funcional (CRF) reduzida
            - ➤ Hipoxemia se desenvolve mais rapidamente
                - ❖ Aumento do volume minuto (VM)/CRF
                - ❖ Aumento na taxa metabólica incita um aumento do VM
        - ◆ **Diferenças das vias aéreas entre recém-nascidos e adultos**
            - ➤ Macroglossia
            - ➤ Laringe é mais cranial
            - ➤ Epiglote tem a forma da letra ômega e é inclinada sobre a laringe
            - ➤ Laringe estreita no cricoide
            - ➤ Cricoide está no nível de C3-4 ao nascimento (C4-5 em adultos)
        - ◆ Capacidade residual funcional (CRF)
            - ➤ Igual em adultos em uma base de mL/kg
            - ➤ CRF é dinamicamente mantida em infantes por frenagem laríngea
        - ◆ Infantes são respiradores nasais preferenciais, porém podem respirar oralmente se a via nasal estiver obstruída
    - **Renal**

- Maturação renal ocorre após o nascimento até os 2 anos de idade
- A taxa de filtração glomerular é baixa ao nascimento e triplica ao longo dos primeiros 3 meses
- Capacidade reduzida de concentrar urina
- Capacidade reduzida para lidar com cargas grandes de soluto
- Maiores perdas urinárias
- Água corporal total (TBW) elevada, quando comparada a adultos
  - Propenso à "hiper-hidratação" → edema cerebral e convulsões
- **Fígado**
  - Sistemas enzimáticos estão presentes, porém se desenvolvem após o nascimento
  - Mínimos depósitos de glicogênio → hipoglicemia

- **Regulação da temperatura**
  - Infantes têm uma alta relação área superficial/peso → maior perda de calor
  - Perde calor facilmente e é mais difícil para eles de gerar calor
    - Não tem a capacidade de "tremer"
  - Métodos para aumentar a temperatura
    - Termogênese sem tremor
      - Gordura marrom
      - Menos eficaz em gerar calor quando comparado ao tremor
    - Vasoconstrição cutânea
    - Choro e irritabilidade
- Distribuição corpórea
  - Corpo de infantes é composto por 75% de água → substituído por músculo e gordura com a idade
  - Fármacos hidrossolúveis têm um maior volume de distribuição → requerem doses maiores
  - Fármacos lipossolúveis têm menos distribuição → efeito prolongado com a dose em *bolus*
- Sinais vitais e valores laboratoriais neonatais
  - Sinais vitais
    - FC: 120 a 160
      - FC média sobe aos 30 dias para 160
    - Pressão arterial (PA): 65 a 85/45 a 55 mm Hg
      - PA sistólica tende a subir com a idade
      - PA diastólica diminui em 1 a 2 meses e, então, aumenta
      - PA sistólica de ~60 ao nascimento → aumenta para 80 em 1 ano
    - Frequência respiratória: 40 a 60
      - Consumo de oxigênio de um neonato é 2× maior daquele de um adulto (6 a 8 mL/kg *versus* 3 a 4 mL/kg)
      - Ventilação alveolar (mL/kg) de um neonato é 2× maior do que de um adulto
    - Saturação de oxigênio: 88 a 95%
  - Sinais de desidratação
    - Leve: débito urinário reduzido
    - Moderada: membranas mucosas secas, menor elasticidade da pele
    - Grave: sede extrema, irritabilidade, fontanelas encovadas, ausência de débito urinário
  - Monitorização pré-ductal
    - Usada para pacientes em risco de *shunt* direita-esquerda
    - Monitores devem ser posicionados no lado direito
      - Usar as artérias radial direita ou temporal para monitorização
  - Valores laboratoriais fetais
    - **Hemoglobina (Hb)**
      - Ao nascimento, a Hb é de 15 a 20 g/dL → **diminui para 10 a 12 g/dL em 2 a 3 meses** → Hb aumenta em 6 a 9 meses
      - Diminui por causa da Hb fetal com meia-vida mais curta do que a Hb de adultos (60 dias, comparado a 120 dias) e eritropoiese suprimida
    - **Glicose**
      - Definição de hipoglicemia fetal
        - Glicose < 30 mg/dL nas primeiras 24 horas de vida
        - Glicose < 45 mg/dL após 24 horas de vida
    - Hipocalcemia
      - Infantes pré-termos são suscetíveis à hipocalcemia por causa da reserva limitada de cálcio
      - Manifesta-se com irritabilidade, fasciculações, hipotensão, bradicardia e convulsões

CONDIÇÕES NEONATAIS

- **Distúrbios da prematuridade**
  - Taquipneia transitória do recém-nascido
    - Necessidade de curto prazo de suporte respiratório ou suplementação de oxigênio em razão da absorção tardia de fluido pulmonar fetal
    - Fatores de risco: diabetes materna, asma materna, parto cesariana
    - Radiografia torácica (RX) exibe aumento das linhas de líquido intersticial
    - Melhora rapidamente
      - Síndrome do desconforto respiratório do recém-nascido
    - Mecanismo
      - Produção insuficiente de surfactantes e imaturidade pulmonar → tensão superficial aumentada → aumento do colapso das vias aéreas
      - Pulmão é composto de áreas colapsadas e hiperinsufladas → membranas hialinas se formam ao longo do tempo
    - Complicações
      - Pneumotórax
      - Pneumomediastino
      - Displasia broncopulmonar
    - Diagnóstico
      - Relação lecitina-esfingomielina no líquido amniótico
        - 2: surfactante pulmonar fetal suficiente
        - < 1,5: surfactante pulmonar fetal insuficiente
    - Tratamento
      - Parturientes em trabalho de parto pré-termo antes da 34ª semana de gestação são tratadas com betametasona
        - Betametasona aumenta a hiperglicemia na mãe, hipoglicemia no recém-nascido
      - Recém-nascidos podem necessitar de pressão positiva contínua nas vias aéreas (CPAP) ou ventilação mecânica
        - Surfactante exógeno pode ser administrado pela ETT
      - Casos graves podem necessitar de oxigenação extracorpórea por membrana (ECMO) ou oscilação de alta frequência
  - **Displasia broncopulmonar**
    - Forma crônica da síndrome da dificuldade respiratória em recém-nascidos em razão da inflamação e tecido cicatricial pulmonar
      - Diagnosticada após 28 dias de vida
      - Desenvolve-se após longos períodos de ventilação mecânica, barotrauma, oxigênio alto e infecção
    - Recém-nascidos são propensos à estenose traqueal, complacência pulmonar reduzida, infecções respiratórias e reatividade das vias aéreas
    - Podem-se observar hipóxia, hipercarbia, hipertensão pulmonar e *cor pulmonale*
    - Tratamento
      - Tratamento de suporte, diuréticos e vasodilatadores pulmonares
  - **Hemorragia intraventricular**
    - Afeta infantes prematuros por causa da barreira hematoencefálica imatura e autorregulação cerebral minimamente desenvolvida
    - Alto fluxo sanguíneo cerebral pela matriz germinal pode causar sangramento e hemorragia intraventricular
      - Matriz germinal regride nos nascimentos a termo → risco diminui
  - **Retinopatia da prematuridade (ROP)**
    - Vasculatura retiniana se desenvolve entre a 16ª e 44ª semanas da idade pós-concepção
      - O risco de ROP é negligenciável se a idade pós-concepção for > 44 semanas
    - ROP é uma proliferação anormal dos vasos retinianos imaturos por causa da exposição a altas concentrações de oxigênio
      - Neovascularização com desenvolvimento de tecido fibroso → hemorragia, rupturas retinianas ou descolamento
      - Provavelmente um mecanismo de dois eventos, pois os pacientes com cardiopatia congênita podem desenvolver ROP
    - Fatores de risco
      - PaO_2 > 80 ou 90 por períodos prolongados

- Hipóxia, hipercapnia, hipocapnia, sepse, apneia
- A maioria das ROPs regride, mas 10% resultam em comprometimento visual, incluindo cegueira
- **Enterocolite necrosante (NEC)**
  - Infecção bacteriana dos intestinos que comumente afeta infantes prematuros
  - Fatores de risco
    - Baixo peso ao nascimento (< 2.500 g)
    - Histórico de cateterismo da artéria umbilical
    - Infecção bacteriana
    - Endotoxemia Gram-negativa
  - NEC está associada à acidose, hipoxemia e choque
  - Infantes podem ser coagulopáticos e acidóticos
- **Cardiopatia congênita**
  - Defeito na estrutura do coração ou grandes vasos
    - Grau do defeito pode causar mínimos sintomas ou ser grave o bastante para justificar uma cirurgia cardíaca neonatal
    - Os defeitos cardíacos mais graves geralmente têm duas ou mais lesões
      - A segunda lesão é geralmente necessária para a sobrevivência (p. ex., defeito do septo ventricular [VSD] na transposição dos grandes vasos possibilita a comunicação entre as circulações paralelas)
    - Pode estar associada a outras doenças congênitas (VACTERL)
      - V: anomalias vertebrais
      - A: atresia anal
      - C: cardiopatia congênita
      - T: fístula traqueoesofágica
      - E: atresia esofágica
      - R: anormalidades renais
      - L: defeitos dos membros
  - **Classificações**
    - Lesões secundárias ao *shunt*
      - Esquerda-direita
        - Fluxo sanguíneo pulmonar é ~3× aquele do fluxo sanguíneo sistêmico
          - Causa hipertensão pulmonar e insuficiência cardíaca
        - VSD, defeito do septo atrial (ASD) e canal arterial persistente (PDA)
          - PDA
            - Colocação de um cateter arterial deve ser "pré-ductal"
              - Colocar na extremidade superior direita
            - Fechamento do PDA pode ser tentado com indometacina
            - Complicação do reparo cirúrgico é uma possível lesão ao nervo laríngeo recorrente esquerdo
        - Desejável reduzir a RVS e aumentar a RVP
          - Ventilação com pressão positiva aumenta a RVP e diminui o *shunt*
      - Direita-esquerda
        - Infantes são cianóticos
          - Cianose NÃO melhora com o aumento da concentração de F_I
        - Evitar a redução de RVS e aumento de RVP
          - Evitar choro, que aumenta a RVP
        - Tetralogia de Fallot, síndrome de Eisenmenger, anomalia de Ebstein, atresia pulmonar, atresia tricúspide
    - Lesão de mistura (mistura de sangue das circulações sistêmica e pulmonar)
      - Transposição dos grandes vasos com um VSD
      - Tetralogia de Fallot (**Fig. 15.4**)
      - Atresia tricúspide
      - Coração univentricular
    - Lesão obstrutiva
      - Estenose pulmonar
      - Estenose aórtica
      - Coarctação da aorta
      - Coração esquerdo hipoplásico

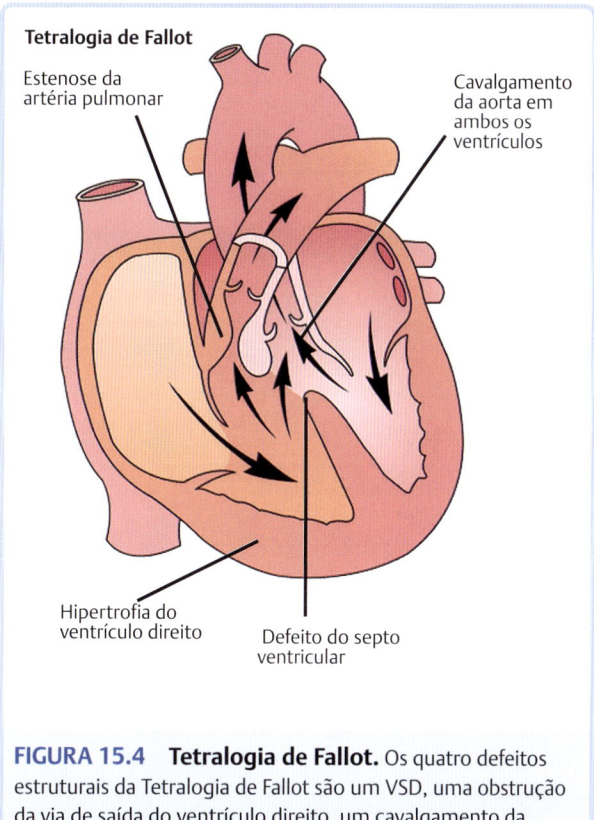

FIGURA 15.4 Tetralogia de Fallot. Os quatro defeitos estruturais da Tetralogia de Fallot são um VSD, uma obstrução da via de saída do ventrículo direito, um cavalgamento da aorta e uma hipertrofia ventricular direita. (Reproduzido de Rosdahi CB, Kowalski MT. *Textbook of Basic Nursing*. 10th ed. Philadelphia, PA: Lippincott Williams & Wilkins; 2011.)

- ◆ Defeito estrutural
  - ➤ Hipoplasia (coração esquerdo hipoplásico)
  - ➤ Defeito obstrutivo (obstrução da via de saída)
  - ➤ Defeito septal (ASD, VSD)
  - ➤ Doença cianótica (tronco arterial comum, tetralogia de Fallot, transposição dos grandes vasos, atresia tricúspide)
- **Doenças**
  - ◆ Tetralogia de Fallot
    - ➤ Doença compreendendo quatro defeitos estruturais
      - ❖ VSD, obstrução da via de saída do ventrículo direito (RVOT), cavalgamento da aorta, hipertrofia ventricular direita
    - ➤ Obstrução da RVOT e VSD → mistura do sangue direito e esquerdo → defeito cardíaco cianótico
    - ➤ Evitar reduções na RVS
      - ❖ Aumenta o *shunt* direita-esquerda → agrava a cianose
      - ❖ Aumenta o risco de crises de hipóxia, uma crise hipercianótica causada pelo espasmo do músculo cardíaco infundibular
        - › Tratar com fenilefrina (aumenta a RVS) e esmolol (reduz o espasmo infundibular)
  - ◆ Tronco arterial comum
    - ➤ Falha do tronco arterial em se dividir em troncos pulmonar e aórtico → único tronco fornecendo sangue misto para as artérias pulmonares e circulação sistêmica
  - ◆ Transposição dos grandes vasos
    - ➤ Defeito na organização dos grandes vasos → criação de duas circulações isoladas em paralelo
    - ➤ Requer defeito no septo para misturar o sangue para a sobrevivência
  - ◆ Atresia tricúspide
    - ➤ Ausência da valva tricúspide → ventrículo direito hipoplásico
    - ➤ Requer um ASD para manter o fluxo sanguíneo

- Coração esquerdo hipoplásico
  - Ventrículo esquerdo hipoplásico incapaz de bombear sangue
  - Requer ASD para desviar o sangue oxigenado para o lado direito e PDA para ejetar o sangue na circulação sistêmica
- Coarctação da aorta
  - Estreitamento da aorta no sítio do canal arterial

Tipo/Efeito do *shunt*	Esquerda-direita	Direita-esquerda
Indução IV	Mais lento	Mais rápido
Indução INALATÓRIA	CO Normal: nenhuma alteração CO reduzido: mais rápido	Mais lento

- Cirurgia cardíaca pediátrica
  - **Cirurgia paliativa**
    - Procedimento para temporizar a cardiopatia estrutural até que uma cirurgia mais definitiva possa ser realizada
      - Tem como objetivo alterar a estrutura do coração para manter a vida
      - Pode necessitar da criação ou piora de determinadas lesões para assegurar o fornecimento de sangue oxigenado para a circulação (p. ex., criação de um ASD para misturar sangue dos átrios direito e esquerdo)
    - Comumente realizada em recém-nascidos com lesões incompatíveis com a vida por causa da ausência de componentes cardíacos
      - Atresia tricúspide: ausência do ventrículo direito e valva tricúspide
      - Coração esquerdo hipoplásico: atresia aórtica e ventrículo esquerdo hipoplásico
      - Coração univentricular: ventrículo ausente
    - Objetivos da cirurgia paliativa dependem da natureza das lesões
      - Aumento do fluxo sanguíneo pulmonar em determinados defeitos com *shunt* de Blalock-Taussig, *shunt* de Glenn ou aumento do VSD
      - Redução do fluxo sanguíneo pulmonar em determinados defeitos com bandagem da artéria pulmonar ou ligadura do PDA
      - Aumento da mistura em determinados defeitos com a septostomia atrial
  - **Cirurgia corretiva**
    - O aperfeiçoamento das técnicas cirúrgicas tem resultado na realização de um maior número de cirurgias definitivas na infância para cardiopatia congênita
      - Transposição das grandes artérias: troca arterial
      - Tetralogia de Fallot: fechamento do VSD e correção da RVOT
      - Tronco arterial comum: conduto do ventrículo direito para a artéria pulmonar e fechamento do VSD
- **Cirurgia não cardíaca e doença crônica na vida adulta**
  - Por causa do aperfeiçoamento das técnicas cirúrgicas, pacientes de cardiopatia congênita estão sobrevivendo por mais tempo e necessitando de cirurgias na vida adulta
  - Condições pré-operatórias
    - Avaliação pré-operatória deve ter como alvo a compreensão dos procedimentos cirúrgicos realizados e suas alterações fisiológicas associadas
    - É crucial a compreensão da anatomia, do trajeto do fluxo sanguíneo e da reserva cardíaca de cada paciente
  - **Indução e manutenção anestésica**
    - Indução inalatória
      - Seleção da indução inalatória depende da tolerância para hipoventilação e potencial para *shunt*
      - *Shunt*s esquerda-direita têm uma indução inalatória mais rápida
      - *Shunt*s direita-esquerda têm uma indução inalatória mais lenta por causa do desvio do sangue proveniente dos pulmões
    - Indução IV é mais rápida em razão da derivação da circulação pulmonar
      - A combinação de opioide-relaxante muscular é usada para aqueles com pouca reserva cardíaca por causa da estabilidade hemodinâmica

- ❖ Cetamina é usada quando a manutenção da RVS for de grande importância
- ❖ Propofol pode ser usado naqueles com maior reserva cardíaca
- ➤ Monitorização
  - ❖ Local da monitorização (lado direito *versus* esquerdo, extremidade superior *versus* extremidade inferior) é importante na cardiopatia congênita dependendo do local da lesão
  - ❖ Monitorização especializada pode incluir um cateter arterial, um cateter central, um cateter de artéria pulmonar e ecocardiografia
- Condições neonatais e considerações anestésicas
  - **Hérnia diafragmática congênita**
    - A víscera abdominal se projeta para o interior da cavidade torácica por um defeito diafragmático, geralmente no lado esquerdo
    - Abdome escafoide e ruídos intestinais podem ser auscultados no tórax
    - Pulmão ipsolateral é hipoplásico e tem um número reduzido de alvéolos
      - ➤ Pulmão contralateral geralmente também está afetado
    - Aproximadamente 25% apresentarão anormalidades cardíacas associadas
    - Aproximadamente 30% apresentarão poli-hidrâmnio
    - Problemas GI associados
      - ➤ Rotação incompleta do ceco
      - ➤ Defeitos umbilicais
      - ➤ Presença de bandas constritivas duodenais
    - Desidratação e acidose metabólica grave podem ser observadas
    - Considerações anestésicas
      - ➤ Intubação imediata e descompressão abdominal são necessárias
        - ❖ Minimizar a ventilação com pressão positiva para minimizar os volumes correntes e as pressões pulmonares
        - ❖ Ventilação dos pulmões com máscara e balonete pode aumentar a distensão estomacal e piorar o estado respiratório
      - ➤ O objetivo da saturação de O_2 deve ser > 90 com pressões nas vias aéreas < 35 cm H_2O
        - ❖ Aceitar hipoventilação permissiva por causa dos pulmões hipoplásicos
        - ❖ Não expandir os pulmões para o tamanho normal em razão do estado hipoplásico → maior risco de ruptura
        - ❖ Se a saturação cair, suspeitar de pneumotórax de tensão → colocar dreno torácico
      - ➤ Evitar óxido nitroso para não causar distensões intestinal e estomacal → piora o estado respiratório
  - **Fístula traqueoesofágica/atresia esofágica** (Fig. 15.5)
    - Grupo de distúrbios caracterizado por uma conexão anormal entre o esôfago e a traqueia
    - Aproximadamente 50% desses infantes terão outras anormalidades congênitas associadas
    - O tipo C é o mais comum
      - ➤ Atresia esofágica proximal terminando em uma bolsa cega
      - ➤ Fístula traqueal distal com esôfago
    - Manifesta-se com dificuldade respiratória, regurgitação e aumento de secreções orais

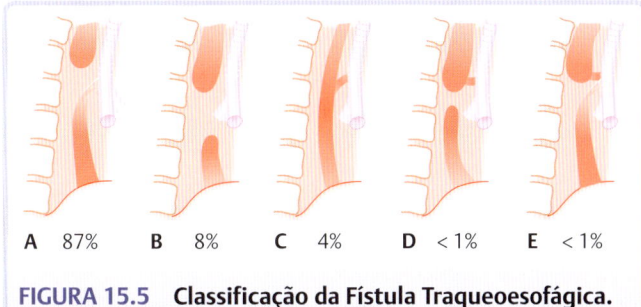

FIGURA 15.5 **Classificação da Fístula Traqueoesofágica.**
Classificação de várias fístulas traqueoesofágicas. Tipo C (atresia esofágica proximal e fístula traqueal distal) é o mais comum. (Reproduzido de Hall SC, Suresh S. Neonatal anesthesia. In: Barash PG, Cullen BF, Stoelting RK, et al., eds. *Clinical Anesthesia*. 7th ed. Philadelphia, PA: Wolters Kluwer; 2013:1206.)

- Confirmada com a incapacidade de inserir a sonda de aspiração no estômago
- Ausência de gás intestinal na radiografia de abdome; rins, ureteres, bexiga (KUB)
◆ Propenso à desidratação e aspiração
◆ Considerações anestésicas
- Minimizar a ventilação com pressão positiva durante a indução → estômago infla
- A localização e o tamanho da fístula podem dificultar a ventilação
    ❖ Uma via aérea protegida precisa estar distal à lesão para uma ventilação eficaz
- Geralmente associada às doenças VACTERL

● **Enfisema lobar neonatal**
◆ Distúrbio do desenvolvimento do trato broncopulmonar, manifestado por hiperinsuflação lobar
◆ Manifesta-se com dificuldade respiratória
◆ Pode necessitar de uma lobectomia
◆ Considerações anestésicas
- Minimizar a ventilação assistida por causa do potencial de piora da hiperinsuflação e aprisionamento de gás
- Pode necessitar de uma ETT para isolar o lobo defeituoso

● **Estenose pilórica**
◆ Estreitamento do duodeno decorrente da hipertrofia muscular circundando o piloro
◆ Manifesta-se com vômito em jato não bilioso
- Incidência é 4× maior em homens do que em mulheres
- Diagnosticado por ultrassonografia
◆ Emergência médica (não emergência cirúrgica)
- Vômito prolongado → desidratação, hipocalemia e alcalose metabólica
- Corrigir desarranjos metabólicos e realizar ressuscitação volêmica antes da cirurgia
    ❖ Na > 130, K > 3, Cl > 85 e UO de 1 a 2 mL/kg
◆ Considerações anestésicas
- Descompressão gástrica antes de encaminhar para a sala de operação
- Sequência rápida de intubação
- Minimizar opioides
    ❖ Alcalose metabólica hipoclorêmica provocada pelo vômito diminui o *drive* respiratório
    ❖ Opioides adicionais irão piorar o estado respiratório

● Defeitos da parede abdominal
◆ **Onfalocele**
- Defeito na linha média, onde as vísceras intestinais herniam para o interior da base do cordão umbilical
- Conteúdos intestinais são cobertos por um saco membranoso
- Frequência de defeitos congênitos associados é 2× maior
- Incidência é de ~1/6.000
◆ **Gastrosquise**
- Defeito da parede abdominal lateral ao umbigo decorrente da oclusão da artéria onfalomesentérica durante a gestação
- Conteúdos abdominais desprotegidos e expostos
    ❖ Hipovolemia mais grave
- Incidência de ~1/30.000
◆ Considerações anestésicas
- Perdas para o terceiro espaço e por desidratação → requerem ressuscitação volêmica significativa
- Vísceras expostas → perda de calor significativa
- Pode necessitar de um procedimento em múltiplos estágios se o abdome não puder ser fechado
- Associada à cardiopatia congênita

● **Mielomeningocele**
◆ Versão mais grave da espinha bífida, em que as meninges e a medula espinal se projetam por um defeito na coluna vertebral
◆ Considerações anestésicas
- Posicionamento cirúrgico para manejo da via aérea pode ser desafiador
- Risco de perda sanguínea significativa
- Potencial de herniação do tronco cerebral

DOENÇAS E CONDIÇÕES PEDIÁTRICAS

- Infecções respiratórias e das vias aéreas
  - **Infecção do trato respiratório superior**
    - Comum em crianças e pode aumentar a reatividade da via aérea
      - Via aérea reativa pode persistir por 4 a 6 semanas após infecção do trato respiratório superior
      - Exemplos: rinite, sinusite, faringite, laringotraqueíte
    - Riscos anestésicos
      - Via aérea irritável → risco elevado de laringospasmo, broncospasmo e dessaturação
      - Crianças geralmente adoecem novamente antes das 4 a 6 semanas necessárias para a diminuição da reatividade da via aérea → considerar a realização de cirurgia, se os sintomas forem leves
      - Critérios para o cancelamento ou adiamentos da cirurgia eletiva
        - Tosse produtiva, febre, sibilância, congestão nasal e piora dos sintomas
  - Infecções específicas das vias aéreas
    - **Crupe** (laringotraqueobronquite)
      - Manifesta-se com dificuldade em respirar, estridor inspiratório, rouquidão e tosse ladrante
        - RX com sinal de "campânula"
      - Comumente causado pelo vírus parainfluenza
      - Obstrução da via aérea é rara
      - Geralmente afeta bebês de até ~3 meses de idade
        - Pode ser observado em crianças de até 3 anos de idade
      - Tratar com oxigênio suplementar, epinefrina nebulizada e esteroides para reduzir o edema da via aérea
    - **Epiglotite**
      - Manifesta-se com febre, dificuldade na deglutição, estridor inspiratório, sialorreia, dificuldade respiratória e propensão a sentar e inclinar-se para frente
        - Sinal da "impressão digital" na CRX lateral
      - Comumente causada por uma infecção bacteriana
        - *H. influenzae*
        - *Streptococcus pneumonia*
        - Estafilococos
      - Geralmente afeta crianças de ~2 a 6 anos de idade
      - Tratamento
        - Antibióticos
        - Proteção da via aérea
          - Proteger a via aérea na sala de operação com cirurgião disponível
          - Indução inalatória aconselhável para manter respirações espontâneas
          - Paciente pode não tolerar múltiplas tentativas de intubação por causa do inchaço profundo das vias aéreas
    - **Abscesso peritonsilar**
      - Coleção de pus no espaço peritonsilar decorrente da tonsilite
      - Manifesta-se com dor de garganta, febre e alteração da voz
        - Pode obstruir a abertura glótica
      - Tratamento é com antibióticos e drenagem cirúrgica
  - **Obstrução da via aérea**
    - Lesões extratorácicas (obstrução inspiratória da via aérea)
      - Laringomalácia, traqueomalácia, pólipos laríngeos, epiglotite
    - Lesões intratorácicas (obstrução expiratória da via aérea)
      - Massa mediastinal, apneia obstrutiva do sono
- Anatomia alterada da via aérea
  - **Síndrome de Pierre Robin:** micrognatia, glossoptose, fenda palatina
  - **Síndrome de Beckwith-Wiedemann:** macroglossia
  - **Síndrome de Klippel-Feil:** micrognatia, pescoço curto, vértebras cervicais unidas, cifoescoliose
  - **Síndrome de Treacher Collins:** micrognatia, fenda palatina
  - **Síndrome de Crouzon:** mandíbula superior subdesenvolvida, fenda palatina
  - **Síndrome de Goldenhar:** deformidade facial unilateral, micrognatia, defeitos vertebrais
  - **Síndrome de Hurler:** passagem nasal estreita, macroglossia, pescoço curto, mandíbula hipoplásica

- Distúrbios do desenvolvimento
  - **Paralisia cerebral**
    - Distúrbio neurológico que se manifesta com déficits motores e sensoriais, bem como comprometimento cognitivo
    - Manifesta-se com ausência de coordenação muscular, baixo tônus muscular, espasticidade e comprometimento do desenvolvimento
    - Implicações anestésicas
      - CAM reduzida
      - Aumento da sensibilidade à succinilcolina e opioides
      - Resistência aos bloqueadores neuromusculares não despolarizantes
      - Aumento da hipotensão intraoperatória decorrente da disfunção hipotalâmica
      - Nenhum risco hipercalêmico à succinilcolina, pois os músculos não foram denervados
  - **Trissomia 21 (síndrome de Down)**
    - Associada a aspectos faciais característicos, deficiência intelectual e déficit de crescimento
    - Implicações anestésicas
      - Aumento da macroglossia
      - Tonsilas grandes
      - Nasofaringe estreita
      - Risco aumentado de instabilidade articular atlantoaxial
      - Maior risco de defeitos cardíacos congênitos, incluindo defeitos dos coxins endocárdicos
        - Defeitos do canal AV, PDA, VSD
      - Predisposição a bradiarritmias
      - Maior risco de obstrução das vias aéreas
      - Problemas com desenvolvimento alveolar apropriado
        - Pode resultar em hipoxemia e hipertensão pulmonar
      - Atresia duodenal congênita
      - Maior risco de refluxo gastroesofágico
- Distúrbios musculoesqueléticos
  - **Osteogênese imperfeita**
    - Doença do tecido conectivo causada por defeito no colágeno → ossos rúpteis e frágeis
    - Implicações anestésicas
      - Risco de fraturas ósseas com o posicionamento
      - Considerar mínima manipulação das vias aéreas
  - **Síndrome de Marfan**
    - Distúrbio do tecido conectivo causado por um defeito em uma glicoproteína
    - Implicações anestésicas
      - Risco aumentado de degeneração cística da média das valvas cardíacas
      - Risco aumentado de aneurisma e dissecção da aorta
      - Rico aumentado de pneumotórax
  - **Acondroplasia**
    - Distúrbio genético afetando a formação de cartilagem, manifestado por baixa estatura
    - Implicações anestésicas
      - Curvatura anormal da coluna vertebral pode inibir a expansão pulmonar
      - Anatomia vertebral alterada e possível instabilidade da coluna cervical → maior dificuldade de intubação
  - **Artrite reumatoide juvenil**
    - Doença autoimune afetando as articulações em crianças
    - Implicações anestésicas
      - Aumento na dificuldade das vias aéreas, se a coluna cervical estiver envolvida
      - Lordose lombar pode limitar o uso neuroaxial
      - Avaliar o impacto de imunossupressores sobre os sistemas do organismo no perioperatório

PROBLEMAS ANESTÉSICOS DE CIRURGIAS ESPECÍFICAS

- Otorrinolaringologia
  - **Miringotomia**
    - Procedimento breve que pode ser realizado com um anestésico inalatório e raramente requer acesso IV
    - Fentanil pode ser administrado por via intranasal

- Náusea e vômito pós-operatório são problemas comuns
- **Tonsilectomia e adenoidectomia**
  - Sangramento pós-operatório ocorre em até 8% dos casos
    - 67% na fossa tonsilar, 27% na nasofaringe
    - Casos mais fatais ocorrem nas primeiras 6 horas (75% dos casos); portanto, a maioria dos pacientes é monitorizada por até 8 horas
  - Retornar à sala de operação na presença de sangramento, caso um acesso IV for necessário para ressuscitação
    - Sequência rápida de indução deve ser realizada quando o sangramento for próximo das vias aéreas e quando houver a necessidade de suporte hemodinâmico
- **Fenda labial/palatina**
  - Avaliar a presença de outros distúrbios genéticos
  - Tende a ter dificuldades alimentares, maior risco de refluxo, aspiração
  - Lábio pode ser reparado com ~1 mês de idade
  - Palato é geralmente reparado com ~1 ano de idade
  - Maior dificuldade de realizar uma laringoscopia
  - Maior risco de obstrução das vias aéreas
- Neurocirurgia
  - **Craniotomias**
    - **Tumores**
      - A maioria dos tumores pediátricos é infratentorial
        - Meduloblastomas, astrocitomas cerebelares, gliomas de tronco cerebral e ependimomas
        - Tumores infratentoriais podem obstruir o fluxo de LCR → aumento da pressão intracraniana (PIC)
        - Posicionamento cirúrgico pode ser desafiador e requer uma posição em prona ou sentada
      - Tumores supratentoriais são raros
        - Craniofaringiomas, gliomas ópticos, adenomas hipofisários e tumores hipotalâmicos
    - **Malformações vasculares**
      - Malformações arteriovenosas podem-se manifestar com hemorragia intracerebral, AVE ou convulsão
      - Considerações anestésicas incluem acesso intravenoso suficiente e relaxamento cerebral para melhorar a visualização
    - **Hidrocefalia**
      - Tipos
        - Hidrocefalia primária é provocada por um excesso na produção de LCR
        - Hidrocefalia secundária é causada pela obstrução do fluxo de LCR ou absorção
      - Plano anestésico deve minimizar os aumentos na PIC
        - Evitar hipoventilação
        - Considerar sequência rápida de intubação
        - Evitar o uso de cetamina e de outras drogas que aumentam a PIC
  - **Procedimentos craniofaciais**
    - Craniossinostose
      - Suturas cranianas se fecham prematuramente
      - Pacientes podem ter vias aéreas desafiadoras por causa da distorção craniofacial
      - Potencial significativo de perda sanguínea decorrente da área superficial e extensa vascularização do couro cabeludo
  - **Medula presa**
    - Grupo de distúrbios em que a medula espinal é presa à base do canal espinal
    - Requer posição em prona
    - Monitorização intraoperatória do potencial evocado pode ser necessária
  - **Colocação de halo**
    - Halo fornece estabilização das lesões de coluna cervical por meio da imobilização do pescoço
    - Intubação de pacientes em halos pode ser incrivelmente desafiadora por causa da incapacidade de estender o pescoço e obstrução física da via aérea
- Cirurgia torácica
  - **Tórax em funil**
    - Correção da deformidade da parede torácica com o uso de uma barra que é passada debaixo do esterno e girada para elevar o esterno anteriormente
    - Procedimento doloroso que pode necessitar de um cateter epidural

- **Massa mediastinal**
  - Massas no mediastino geralmente representam timomas, linfomas, teratomas ou tumores neurogênicos
  - Pode causar compressão da via aérea e da veia cava superior
  - Manter as respirações espontâneas até que a via aérea esteja protegida, em razão da possibilidade de colapso da via aérea com a anestesia ou bloqueio neuromuscular
- Cirurgia geral
  - **Intussuscepção**
    - Telescopagem do intestino, geralmente na junção ileocólica
    - Manifesta-se com dor abdominal, fezes em "geleia de groselha" e massa abdominal palpável em 50%
    - Tratada com enema ou redução cirúrgica
      - Enema tem uma taxa de recidiva de 5 a 10%
  - **Neuroblastomas**
    - Tumores neuroendócrinos que comumente ocorrem em crianças
    - Tumor pode estar localizado na coluna vertebral, abdome, tórax ou osso
    - Podem estar associados à hipertensão intraoperatória ou dificuldades da via aérea, dependendo da localização do tumor e hormônios associados
  - **Tumor de Wilms**
    - Nefroblastoma que é frequentemente diagnosticado entre 1 a 3 anos de idade
    - Manifesta-se com dor abdominal, náusea, hematúria e hipertensão
    - Quimioterapia pré-operatória pode afetar a função do órgão e a seleção anestésica
    - Considerações intraoperatórias incluem possível hemorragia e compressão da veia cava inferior
  - **Circuncisão**
    - Anestesia pode ser oferecida por uma variedade de métodos, incluindo creme EMLA, opioides parenterais, acetaminofeno, bloqueio do nervo dorsal peniano, bloqueio subcutâneo em anel ou anestesia caudal
- Cirurgia ortopédica
  - **Displasia congênita do quadril**
    - Desalinhamento do quadril diagnosticado com a manobra de Ortolani e Barlow
    - Tratamento é com gesso e tração
      - Cirurgia pode ser necessária
  - **Escoliose**
    - Ângulos de Cobb > 65° associados a volumes pulmonares reduzidos
      - Doença pulmonar restritiva pode causar hipertensão pulmonar
      - Também pode ter doença cardíaca
      - Capacidade vital < 40% do normal indica necessidade de ventilação pós-operatória
    - Pode estar associada a uma hemorragia intraoperatória significativa
    - Neuromonitorização pode ser realizada com potenciais evocados ou um teste de despertar
- Cirurgia para queimaduras
  - Queimaduras cutâneas
    - **Graus**
      - Superficial (1° grau)
      - Espessura parcial (2° grau)
      - Espessura total (3° grau)
    - **Regra dos 9s**
      - Usada para estimar a porcentagem do corpo queimado
      - Na população pediátrica, a cabeça pode ocupar 18%, em vez de 9%, da área de superfície corporal
    - **Tratamento**
      - Queimaduras → compartimento vascular se torna hiperpermeável às proteínas plasmáticas → translocação de líquido intravascular para o terceiro espaço extravascular
      - **Fórmula de ressuscitação** (Parkland)
        - 4 mL/kg × porcentagem queimada nas primeiras 24 horas
          - Administrar dois terços do volume geral nas primeiras 8 horas
          - Administrar um terço do volume geral nas 16 horas seguintes
        - Após 24 horas, titular para débito urinário e perfusão tecidual
      - Manter normotermia ou hipertermia leve por causa do restabelecimento da **termorregulação**
      - Alimentar dentro de um período de 24 horas para aumentar o balanço de nitrogênio, **a concentração de albumina** e os níveis de hormônios **tireoidianos**

- Secreção de catecolaminas e insulina é reduzida quando a alimentação é iniciada em até 24 horas
- Benefícios da alimentação são significativos, e consideração deve ser dada à redução do tempo NPO antes da cirurgia
- Lesão inalatória
  - Manifesta-se com escarro carbonáceo, pelos chamuscados nas passagens nasais, e inflamação ou fuligem observada na broncoscopia
  - Indicação para intubação imediata por causa do risco de edema das vias aéreas e alto risco de síndrome da dificuldade respiratória aguda

PLANEJAMENTO ANESTÉSICO

- **Cirurgia ambulatorial**
  - Idade > 45 semanas para um infante a termo; idade pós-concepção > 60 semanas para um prematuro
  - Indicações
    - Procedimentos cirúrgicos que não requerem monitorização pós-operatória prolongada
    - Mínima monitorização hemodinâmica e trocas de fluidos
    - Mínima dor pós-operatória
    - Rápido retorno das atividades diárias
    - Cuidadores adequados para as necessidades de recuperação
  - Considerações anestésicas
    - Minimizar o uso de medicamentos de ação prolongada para uma recuperação rápida
    - Usar agentes que minimizam o risco de náusea e vômito pós-operatórios
    - Assegurar um controle adequado da dor
    - Escolher técnicas que não requerem acompanhamento pós-operatório prolongado
    - Se a criança tiver episódios de apneia, recomenda-se a transferência e internação hospitalar para monitorização por pelo menos 24 horas
- **Anestesia remota**
  - Serviços anestésicos são cada vez mais necessários em locais fora da sala de operação
    - Radiologia intervencionista, endoscopia, RM e radioterapia
  - Configuração
    - Embora um aparelho de anestesia possa não estar presente, as funções de monitorização devem ser igualmente rigorosas
    - Oxigênio suplementar e equipamento de emergência devem estar disponíveis
- **Sedação pediátrica**
  - Os objetivos da sedação incluem segurança do paciente, minimização da dor e ansiedade e minimização do movimento do paciente para o procedimento
  - Incrivelmente difícil nas populações pediátricas por causa das oscilações rápidas e difíceis de prever da sedação moderada para anestesia geral
  - Requer monitorização hemodinâmica e frequentes avaliações do nível de consciência

AVALIAÇÃO DO RECÉM-NASCIDO: APGAR
APGAR (0-2 pontos para cada um dos seguintes)
Aparência (cor)
Pulso
Careta (do inglês **G**rimace)
Atividade (tônus muscular)
Respirações

APGAR de 0 a 3: ressuscitação imediata, aspiração e ventilação com balonete e máscara com O_2 a 100%.

CÓDIGOS NEONATAIS/PEDIÁTRICOS

- O suporte avançado de vida em pediatria deve ser consultado para emergências
  - Existem algoritmos para parada cardíaca, taquicardia e bradicardia
- Parada cardíaca
  - Parada por fibrilação/taquicardia ventricular
    - Iniciar a RCP (verificação do pulso a cada 2 minutos) → desfibrilar em 2 J/kg → epinefrina a 0,01 mg/kg (repetir a cada 3 a 5 minutos) → considerar amiodarona a 5 mg/kg
  - Atividade elétrica sem pulso/assístole
    - Iniciar a RCP (verificação do pulso a cada 2 minutos) → epinefrina a 0,01 mg/kg (repetir a cada 3 a 5 minutos)
    - Investigar a presença de causas reversíveis
- Estratégias eficazes de ressuscitação
  - Compressões torácicas
    - Em infantes, são realizadas abaixo da linha intramamária com 2 dedos, em uma profundidade de um terço do tórax
    - Taxa de 100 compressões por minuto
    - Relação entre compressões e ventilações
      - Crianças: 30:2
      - Bebês: 3:1
  - Vias aéreas
    - Se a via aérea estiver protegida, fornecer 8 a 10 ventilações por minuto
  - Choques podem ser aumentados para 4 J/kg e até 10 J/kg para ritmos refratários
- Sofrimento neonatal
  - A maioria dos casos de sofrimento neonatal é respiratória
    - 10% dos recém-nascidos requerem estimulação tátil, aspiração e O_2 suplementar após o parto
    - 1% requer ventilação com máscara e balonete
      - Ventilar a 30 ventilações por minuto
    - 0,1% requer RCP e epinefrina (0,01 mg/kg)
      - Realizado quando FC < 60
  - Acesso vascular
    - Vasos umbilicais podem ser canulados em uma emergência para acesso vascular
  - Valores normais da gasometria do sangue do cordão umbilical
    - Arterial: 7,25/50/20/22 (pH/$PaCO_2$/PaO_2)
      - Artéria umbilical leva o sangue para longe do bebê
    - Venoso: 7,35/40/30/20 (pH/$PaCO_2$/PaO_2/HCO_3^-)
      - pH fetal é mais ácido do que o materno e, portanto, fármacos podem ser ionizados e encarcerados na circulação fetal

QUESTÕES

1. Qual das seguintes afirmações relacionadas com a administração de raquianestesia no infante, quando comparada a um adulto, é mais correta?

   A. Infantes precisam de uma menor dose (por kg) de raquianestesia local do que adultos
   B. Raquianestesia tem uma duração de ação mais curta em infantes do que em adultos
   C. Hipotensão com raquianestesia é mais profunda em infantes, quando comparada a adultos
   D. Volume de líquido cefalorraquidiano (por kg) é menor em neonatos quando comparado a adultos

2. Um infante de 11 meses de idade e 10 kg apresenta uma lesão por escaldadura em 12% da superfície corporal, que foi provocada por derramamento de café. Uma IV é colocada e fluidos administrados. Qual taxa de infusão alcançará a meta apropriada de fluidos nas primeiras 12 horas após a queimadura?

   A. 40 mL/h
   B. 60 mL/h
   C. 80 mL/h
   D. 100 mL/h

3. Um infante do sexo masculino, com idade pós-concepção de 50 semanas, é agendado para ser submetido a um reparo de hérnia. Sua Hb é de 8,7 mg/dL. Qual das seguintes abordagens é recomendada para diminuir o risco de apneia pós-operatória?

   A. Raquianestesia com sedação
   B. Transfusão para uma Hb > 10
   C. Hipotermia leve
   D. Adiar a cirurgia até a resolução da anemia

4. Administração de qual dos seguintes está associada a um risco reduzido de síndrome da infusão do propofol?

   A. Corticosteroides
   B. Vasopressores
   C. Ringer lactato
   D. Ingestão de carboidratos

5. Uma menina de 2 anos de idade com tetralogia de Fallot tem um episódio agudo de hipercianose imediatamente após a indução anestésica. Qual dos seguintes seria o tratamento imediato mais apropriado?

   A. Fenilefrina
   B. Propranolol
   C. Morfina
   D. Bicarbonato

CAPÍTULO 16 Obstetrícia

FISIOLOGIA DO TRABALHO DE PARTO

- **Alterações no sistema nervoso central (SNC)**
  - Concentração alveolar mínima (CAM) é reduzida em ~40%, o que é provavelmente uma consequência dos níveis elevados de progesterona
  - A necessidade de anestésico local nas anestesias peridurais e raquidianas é reduzida, visto que o espaço epidural é comprimido e há uma redução teórica no líquido cefalorraquidiano
- **Alterações cardiovasculares**
  - Pressão arterial
    - Pressão arterial sistólica deve permanecer dentro dos limites normais
      - Pressão diastólica pode reduzir
    - Hipotensão pode ocorrer na posição supina, secundário à compressão aortocava
      - Deslocamento uterino esquerdo ajuda a aliviar a compressão aortocava e hipotensão associada
    - Hipertensão deve sempre ser investigada (ver adiante)
  - Débito cardíaco (DC)
    - Aumenta por causa de
      - Aumento da frequência cardíaca
      - Aumento do volume sistólico
      - Aumento do volume sanguíneo → aumento da pré-carga
      - Redução da resistência vascular sistêmica (RVS) → redução da pós-carga
    - Quantidade de aumento
      - Primeiro trimestre: aumento de 30 a 40%
      - Segundo ao terceiro trimestre: aumento de 30 a 60%
      - Parto e autotransfusão: 75 a 80%
      - Pós-parto: retorna aos níveis não gravídicos em ~2 semanas
  - Sopros e eletrocardiograma (ECG)
    - Pressão mecânica exercida pelo feto → coração é deslocado para cima durante o período final da gravidez
    - Alterações ECG
      - Intervalo PR encurtado
      - Desvio do eixo do QRS para a esquerda
      - Depressão do ST nas derivações precordiais e dos membros
    - Sopros fisiológicos são comuns por causa do aumento do fluxo sanguíneo
      - Sopro sistólico causado por regurgitação da valva tricúspide é normal em razão da dilatação do ânulo tricúspide
      - Sopro S3 é normal
      - Sopros S4, sistólicos graves ou diastólicos, são patológicos
- **Alterações respiratórias**
  - **Volumes pulmonares**
    - Aumento
      - Volume corrente em 40 a 50%
      - Capacidade pulmonar total em 5%
    - Redução
      - Capacidade residual funcional em 20%

- Volume de reserva expiratório em 20%
- Volume residual em 20%
    - Inalterado
        - Capacidade vital
        - Volume expiratório forçado no 1º segundo
- **Ventilação-minuto (VM)**
    - Progesterona estimula o *drive* respiratório
        - VM aumenta durante o primeiro trimestre → até 50% no termo
        - Induzida pelo aumento no volume corrente, não pela frequência respiratória
    - Causa uma alcalose respiratória
        - pH ~7,44
        - HCO_3 ~20
- **Gasometria arterial (ABG)**
    - PaO_2 pode ter um aumento de 10
    - PCO_2 pode ter uma redução de 10
- Alterações hematológicas
    - **Volume sanguíneo**
        - Começa a aumentar durante o primeiro trimestre → atinge o máximo no meio do terceiro trimestre
            - Ajuda na perfusão da placenta e feto
            - Preparação para perda sanguínea no parto
        - Consumo de oxigênio aumenta em 20%
        - **Volume plasmático aumenta 50%**
            - Aumento do **volume de distribuição** para os efeitos medicamentosos
            - Aumentos plasmáticos são ajustados pela RVS reduzida
    - Glóbulos vermelhos
        - Anemia gestacional ocorre por causa da diluição, não por redução absoluta
            - Anemia: Hb < 11 g/dL
        - Os níveis de eritropoietina aumentam 50% → massa de glóbulos vermelhos aumenta em 15 a 30% no termo
        - 2,3-difosfoglicerato diminui → desvio para direita da curva da oxiemoglobina
        - Necessidade aumentada de hematopoiese fetal
            - Demanda para ferro, B_{12} e ácido fólico aumenta
    - Glóbulos brancos
        - Gravidez está associada a uma leve leucocitose (9 K a 15 K células/μL)
        - Leucocitose pode aumentar de forma significativa durante o trabalho de parto
    - Plaquetas
        - Levemente reduzidas, mas permanecem no intervalo de normalidade
        - Trombocitopenia afeta ~5% das gestações
    - **Coagulação**
        - Aumento de fatores pró-coagulantes como fibrinogênio, II, XII, X e outros
        - Aumento do fator de von Willebrand
        - Aumento de inibidores fibrinolíticos
        - Aumento de produtos da clivagem da trombina
        - Resistência a aumentos de proteína C
        - Redução da proteína S
        - Tempo de protrombina (PT)/tempo de tromboplastina parcial (PTT) devem ser normais
- Alterações renais
    - Rins aumentam de tamanho
    - Maior risco de estase urinária e pielonefrite
    - Aumento da frequência urinária e noctúria
    - Redução de creatinina e nitrogênio ureico no sangue (BUN)
- Alterações gastrointestinais
    - Aumento do refluxo gastroesofágico
        - **Redução da pressão do esfíncter esofágico inferior**
        - Aumento de volume do útero → aumento da pressão intra-abdominal → pressão mecânica sobre o estômago
    - **Esvaziamento gástrico é afetado pela gravidez**
    - **Aumento do tempo de trânsito nos intestinos delgado e grosso**

- Alterações hepáticas
  - Aumento de fosfatase alcalina, triglicerídeos
  - **Redução nos níveis de albumina e proteína total**
  - Testes de função hepática e níveis de bilirrubina inalterados
  - Redução da contratilidade da vesicular biliar
  - Risco elevado de colestase intra-hepática da gravidez
  - Níveis reduzidos de pseudocolinesterase
    - A resposta à succinilcolina NÃO é prolongada
  - Níveis proteicos totais reduzidos
  - Níveis reduzidos de albumina/globulina
- Alterações uterinas
  - **Fluxo sanguíneo uterino (UBF)** é de 50 a 100 mL/min antes da gravidez → 700 a 900 mL/min no termo
  - UBF = (pressão uterina arterial – pressão uterina venosa)/resistência vascular uterina
  - Suprimento sanguíneo ao útero NÃO é autorregulado
  - Sangue oxigenado alcança o feto por uma artéria uterina e uma veia umbilical proveniente da placenta
  - Sangue desoxigenado proveniente do feto retorna à placenta por duas artérias umbilicais, e para a mãe pela veia uterina
  - Artéria umbilical
    - PaO_2 20; $PaCO_2$ 50; pH 7,28; saturação de O_2 40%
  - Veia umbilical
    - PaO_2 30; $PaCO_2$ 40; pH 7,35; saturação de O_2 70%
  - Troca placentária da mãe para o feto ocorre por difusão
  - Transferência de CO_2 do feto para a mãe aumenta a transferência de O_2 da mãe para o feto
  - UBF deve reduzir em ~50% antes que o sofrimento fetal seja perceptível
  - **Fatores que diminuem o UBF**
    - Hipotensão (útero não se autorregula)
    - **Compressão aortocava**
    - Contração uterina
    - Estimulação simpática → vasoconstrição

BEM-ESTAR FETAL

- Monitorização
  - **Monitorização do batimento cardíaco fetal (BCF)**
    - Técnica
      - Comumente medida com uma ultrassonografia Doppler no abdome materno
      - Também pode ser medida invasivamente com um eletrodo para escalpo fetal
    - BCF normal é 120 a 160, com variabilidade
      - > 160: taquicardia
        - Febre, fármacos, sofrimento fetal
      - < 120: bradicardia
        - Bloqueio cardíaco, hipóxia
      - Deve-se observar a variabilidade batimento a batimento
        - Ausência de variabilidade pode ser secundária a
          - hipóxia
          - fármacos: benzodiazepínicos, barbitúricos, opioides e anestésicos voláteis podem remover a variabilidade batimento a batimento do BCF
          - atropina também pode, secundária ao bloqueio parassimpático no feto
        - Efedrina pode aumentar a variabilidade batimento a batimento
    - Desacelerações são classificadas por meio de suas relações temporais com as contrações
      - Precoce: resposta vagal provocada por contrações uterinas
        - Compressão da cabeça fetal
        - Geralmente não é uma preocupação
        - O_2 suplementar não ajuda
      - Variável: compressão transitória da medula
        - Nenhuma relação com as contrações uterinas
        - Mais comum

- ❖ Entretanto: se dura > 1 minuto, pode ser indicativo de acidose fetal severa e morte intrauterina iminente
- ➤ Tardia: insuficiência uteroplacentária
  - ❖ Começa 10 a 30 segundos após o início da contração uterina e termina 10 a 30 segundos após conclusão da contração
  - ❖ Indicativo de insuficiência uteroplacentária
    - › Hipotensão materna
    - › Hiperatividade uterina
- Gasometria de escalpo fetal
  - ◆ Teste invasivo que detecta oxigenação fetal inadequada
- Oximetria de pulso fetal
  - ◆ Sensor é apoiado contra a cabeça/face fetal e mede a saturação de oxigênio
  - ◆ Valor < 30% pode indicar oxigenação inadequada
- Exames anteparto
  - **Ultrassonografia materna**
    - ◆ Frequentemente realizada entre as semanas 18 e 20
    - ◆ O exame pode detectar anormalidades cardíacas, ósseas, cerebrais, bem como outras anormalidades estruturais
  - **Cardiotocografia**
    - ◆ Teste não invasivo, realizado durante o terceiro trimestre
    - ◆ Mede a frequência cardíaca e as contrações para determinar a reatividade da BCF
    - ◆ Indicações incluem: movimento fetal reduzido, insuficiência placentária ou gestação prolongada
  - **Teste de tensão de contração**
    - ◆ Um teste para determinar se o feto tolerará as contrações uterinas
    - ◆ Oxitocina é administrada por via intravenosa para provocar contrações uterinas
    - ◆ A BCF é monitorizada para desacelerações durante as contrações
  - **Perfil biofísico**
    - ◆ Composto por uma cardiotocografia e ultrassonografia
    - ◆ Mede cinco critérios (0 a 2 pontos/critérios)
      - ➤ Cardiotocografia
      - ➤ Movimentos respiratórios fetais
      - ➤ Movimento fetal
      - ➤ Tônus fetal
      - ➤ Volume de líquido amniótico
- Líquido amniótico
  - Exames
    - ◆ **Amniocentese** é um procedimento invasivo para obtenção de amostras de líquido amniótico
    - ◆ É capaz de diagnosticar anormalidades genéticas
    - ◆ Ultrassonografia pode diagnostica o volume do líquido
  - **Oligo-hidrâmnio**
    - ◆ Líquido amniótico insuficiente
    - ◆ Pode estar associado a defeitos fetais renais ou urinários, insuficiência placentária, membranas rotas, gravidez prolongada ou doença comórbida materna
  - **Poli-hidrâmnio**
    - ◆ Líquido amniótico excessivo
    - ◆ Pode estar associado à infecção materna, anormalidades gastrointestinais fetais, distúrbios renais e anormalidades neurológicas
- Pós-parto
  - Índice de APGAR (**ver Tabela 16.1**)
    - ◆ Mede cinco critérios (2 pontos/cada) até um total de 10 pontos
    - ◆ Desenvolvido para avaliar rapidamente a saúde do recém-nascido
      - ➤ Realizado em 1 e 5 minutos
      - ➤ Escores baixos (< 3) podem necessitar de atenção médica imediata
        - ❖ Escores baixos prolongados estão associados à paralisia cerebral
      - ➤ Um escore de 10 é raro por causa da cianose
  - Mecônio
    - ◆ Mecônio é composto por materiais ingeridos pelo feto no útero
      - ➤ Os conteúdos são estéreis

TABELA 16.1 APGAR			
Critérios	0	1	2
Aparência (A) (cor)	Azulada	Extremidades azuis/ corpo rosado	Rosada
Pulso (P)	Ausente	< 100	> 100
Careta/irritabilidade (G) (resposta a estímulos)	Nenhuma	Choro fraco	Choro
Atividade (A) (tônus)	Nenhuma	Flexão	Resiste à extensão
Respiração (R)	Ausente	Fraca	Forte

- ➤ Normalmente retidos no intestino do feto até o nascimento
- ◆ Mancha de mecônio no líquido amniótico ocorre em ~10% dos partos
    - ➤ Nenhum benefício com a aspiração orofaríngea ou nasofaríngea de rotina no intraparto
    - ➤ Se o bebê for vivaz → sucção com aspirador nasal de borracha ou cateter (não intubar)
    - ➤ Se o bebê for letárgico → intubar e aspirar
- ◆ Falha em passar o mecônio pode indicar doença de Hirschsprung ou fibrose cística

TRABALHO DE PARTO

- Estágios
    - Primeiro estágio: início das contrações até dilatação cervical completa
        - ◆ Fase latente: contrações uterinas dolorosas, adelgaçamento e esvaecimento cervicais
        - ◆ Fase ativa: rápida dilatação cervical, tipicamente de 3 a 4 cm para dilatação completa
    - Segundo estágio: saída do infante
    - Terceiro estágio: expulsão da placenta
    - Quarto estágio: da expulsão da placenta até 12 horas pós-parto
- Fármacos
    - **Indutores do trabalho de parto**
        - ◆ Misoprostol (prostaglandina E_1 sintética)
            - ➤ Pode ser administrada vaginalmente
            - ➤ Causa amadurecimento cervical, contrações uterinas
        - ◆ Oxitocina
            - ➤ Forma sintética pode ser administrada por via IV/IM
            - ➤ Causa dilatação cervical, contrações uterinas
    - **Tocólise (inibidores do trabalho de parto)**
        - ◆ Agonistas β-adrenérgicos: terbutalina
            - ➤ Mecanismo
                - ❖ Liga-se aos receptores $β_2$ nas células miometriais → ativação da adenilciclase
                - ❖ Aumento na AMPc reduz a concentração intracelular de cálcio e a interação entre a actina e a miosina → relaxamento miometrial
            - ➤ Efeitos colaterais
                - ❖ Estimulação $β_1$ → taquicardia, ansiedade, edema pulmonar
                - ❖ Estimulação $β_2$ → dilatação da musculatura lisa → hipotensão
                - ❖ Aumento da secreção de glucagon → hiperglicemia
                - ❖ Hipocalemia
                - ❖ Hemorragia intraventricular
        - ◆ Magnésio
            - ➤ Mecanismo
                - ❖ Deprime a excitabilidade da membrana das fibras musculares
                    - › Inibe a liberação de acetilcolina (ACh) na junção neuromuscular (NM)
                    - › Diminui a sensibilidade da junção NM ao ACh
                - ❖ Potencializa o bloqueio NM (exceto a succinilcolina)

- Compete com o cálcio e inibe os processos dependentes de cálcio
  - Efeitos
    - Aumenta o fluxo sanguíneo uterino e diminui a resistência vascular uterina
    - Pode fornecer neuroproteção fetal → diminui o risco de paralisia cerebral associado ao trabalho de parto prematuro
    - Neonato em risco de letargia, hipotonia, depressão respiratória
    - Ineficaz na prevenção de parto prematuro devido, provocado pelo trabalho de parto prematuro
    - Efeito sedativo na parturiente
  - Níveis
    - 1,5 a 2 mEq/L: normal
    - 4 a 8 mEq/L: terapêutico
    - 5 a 10 mEq/L: Alterações ECG, como ampliação dos intervalos PR, QRS, QT
    - 10 mEq/L: perda dos reflexos tendinosos profundos (DTR) (teste no bíceps decorrente da peridural)
    - 15 mEq/L: paralisia respiratória, bloqueio cardíaco
    - 25 mEq/L: colapso cardiovascular
  - Tratamento para *overdose*
    - Cálcio
- Anti-inflamatórios não esteroides (AINEs)
  - Foi demonstrado que a indometacina é tocolítica, porém, riscos graves evitam seu uso
  - Riscos
    - Fechamento reversível do canal arterial persistente após 32 semanas
    - Função renal do feto reduzida
    - Hemorragia intraventricular fetal
    - Hiperbilirrubinemia
    - Enterocolite necrosante
- Bloqueadores dos canais de cálcio
  - Nifedipina é eficaz, porém deve ser usada com cautela em pacientes com doenças cardíaca e renal
- Tratamento de atonia uterina
  - Oxitocina
    - Produzida e secretada pela hipófise posterior → produz contração uterina, construção da musculatura lisa
    - Efeitos colaterais
      - Relaxamento da musculatura lisa vascular → hipotensão
      - Aumento de náusea/vômito
      - Estruturalmente similar à vasopressina → causa rara de intoxicação hídrica
        - Hiponatremia, confusão, convulsões, coma
      - Taquicardia secundária a receptores no miocárdio
      - Aumento das pressões da artéria pulmonar
  - Metilergometrina
    - Vasoconstritor da musculatura lisa
    - Dose: 0,2 µg IM
    - Efeitos colaterais e contraindicação: hipertensão
  - Carboprost trometamina (Hemabate)
    - Induz contrações uterinas
    - Dose: 250 µg IM
    - Efeitos colaterais: broncospasmo, desequilíbrio da relação ventilação/perfusão secundário ao *shunting*, hipoxemia, náusea, vômito, febre, diarreia
  - Misoprostol
  - Embolização da artéria uterina e histerectomia, se refratária

ANESTESIA NO TRABALHO DE PARTO/CESARIANA: PERIDURAL E RAQUIDIANA

- Técnicas
  - **Uma peridural lombar** é o anestésico mais comum usado durante o trabalho de parto e pode ser utilizado para cesariana
    - Peridurais podem aumentar o fluxo sanguíneo uteroplacentário e diminuir as catecolaminas
      - Altos níveis de catecolaminas podem reduzir a perfusão uteroplacentária

- A American Society of Anesthesiologists Practice Guidelines for Obstetric Anesthesia afirma que uma dilatação cervical arbitrária não é necessária para a injeção de anestesia peridural
- Uma **raquianestesia com injeção única (SSS)** é uma escolha comum para cesariana, e também pode fornecer analgesia de curta duração para o trabalho de parto
- Uma **raquidiana-peridural combinada (CSE)** utiliza ambas as técnicas e pode ser usada com eficácia para a cesariana e para o trabalho de parto
- Monitorização da BCF é necessária antes e após a anestesia neuroaxial
  - Ótima durante a realização anestésica, mas pode não ser possível
- Níveis dos dermátomos
  - Dor durante o trabalho de parto pode abranger uma variedade de níveis espinais
    - Primeiro estágio do trabalho de parto: dor visceral via T10-raízes do nervo lombar
    - Segundo estágio do trabalho de parto: dor visceral via raízes do nervo sacral
      - Descende do feto pelo colo do útero e para a vagina → sensação de pressão retal e dor via o nervo pudendo (S2-4)
  - Durante uma cesariana, a cobertura deve alcançar a T4, a fim de abranger o peritônio
  - Escassez de analgesia
    - Apesar da administração lombar, as peridurais lombares podem não ter efeito sacral
    - As raízes nervosas de L5-S2 são especialmente grandes, dificultando a cobertura
- Escolha dos medicamentos
  - **Seleção e dose do fármaco**
    - Progesterona aumenta a sensibilidade opioide e anestésica local durante o trabalho de parto → doses menores são necessárias
    - A administração conjunta de um anestésico local e de um opioide oferece sinergismo e analgesia superior para as peridurais e raquidianas
    - A seleção do fármaco deve ter como base tempo, duração e riscos de toxicidade
    - Concentração plasmática de proteínas é reduzida durante a gravidez e, portanto, há um aumento sistêmico da fração livre dos anestésicos locais
  - Anestésicos locais
    - Lidocaína
      - Início de ação intermediário, duração intermediária
      - Menor risco de toxicidade do que a bupivacaína
    - Bupivacaína
      - Início de ação mais lento, duração longa
      - Mais potente do que a lidocaína
      - Maior risco de toxicidade cardíaca
    - 2-cloroprocaína
      - Início de ação rápido, duração mais curta
        - Rapidez é decorrente da maior concentração (3%), e não causado por pka ou pela lipossolubilidade
      - Metabolizada rapidamente pela pseudocolinesterase, portanto, há um baixo risco de toxicidade, mesmo durante a injeção intravascular
        - Meia-vida é de ~20 segundos no sangue materno
        - Meia-vida é de ~2 minutos no sangue materno na parturiente pseudocolinesterase-deficiente
      - Capaz de antagonizar os opioides peridurais
  - Opioides
    - Fentanil
      - Lipossolúvel, comumente escolhido para infusões epidurais
      - Pode intensificar e acelerar o bloqueio sensorial, mas não o motor, dos anestésicos raquidianos
    - Morfina
      - Hidrossolúvel, comumente escolhida para analgesia prolongada após uma cesariana
    - Meperidina
      - Opioide com propriedades anestésicas locais, pode causar simpatectomia irregular
- **Regulação da temperatura**
  - Peridurais podem alterar a termorregulação e causar elevação da temperatura
    - Eleva o limiar da sudorese e previne a perda de calor por evaporação
  - Elevação tipicamente < 1°C, raramente alcança 38°C

TABELA 16.2 Anticoagulantes e neuroaxiais

Anticoagulante/antiplaquetário	Tempo até a administração da anestesia neuroaxial desde a última dose
Heparina	Não há restrições para profilaxia subcutânea. Na anticoagulação terapêutica, o PTT precisa ser inferior a 40
Enoxaparina	Para dose profilática, adiar a neuroaxial até 12 h. Para dose terapêutica, adiar a neuroaxial até 24 h
Argatrobana/bivalirudina/lepirudina	PTT < 40
Clopidogrel	7 d
Dabigatrana	3 d
Fondaparinux	48 h/72 h
Ticlopidina	14 d
Tirofibana/eptifibatide	8 h
Abciximabe	2 d

- **Anticoagulação**
  - Risco de hematoma epidural e potencial paralisia justificam uma atenção cautelosa ao estado de anticoagulação
  - Não há necessidade de verificar as plaquetas ou os fatores de coagulação antes da administração peridural em uma parturiente sem histórico ou fatores de risco de sangramento
  - Diretrizes específicas (ver Tabela 16.2)
- Riscos
  - Evolução do trabalho de parto
    - Preocupação insensata de que as peridurais podem desacelerar a evolução do trabalho de parto
    - Estudos apresentam viés de seleção e perdem pontos iniciais
      - Parturientes com trabalho de parto difícil podem optar por uma peridural precoce
    - Peridurais podem prolongar o segundo estágio do trabalho de parto, mas o efeito geral é mínimo
    - Peridurais estão associadas à intervenção precoce no terceiro estágio do trabalho de parto, quando a evacuação da placenta é indicada
    - Metanálise mostra que as peridurais não aumentam o risco da cesariana
  - Analgesia insuficiente
    - Pode ser decorrente da posição ou deslocamento do cateter peridural
    - Prega mediana dorsal se estende da dura-máter até o ligamento amarelo → pode causar problemas de rosqueamento do cateter epidural ou um bloqueio unilateral
  - Cefaleias pós-punção da dura-máter
    - Riscos
      - Risco de 1% com uma agulha pequena ponta de lápis
        - Agulha cortante deixa um orifício igual ao diâmetro da agulha e fibras da dura-máter que foram cortadas
        - Ponta de lápis deixa um orifício minúsculo que se estende até o tamanho da agulha
      - Risco de 80% quando a dura-máter é puncionada com a agulha de Tuohy
      - Indivíduos de 20 a 40 anos de idade apresentam maior risco
      - Mulheres apresentam um risco mais elevado do que homens
    - Apresentação
      - Desenvolve-se em até 5 dias pós-punção da dura-máter
      - Posicional 15 minutos após se sentar ou 15 minutos após deitar
      - Acompanhada por um dos seguintes sintomas
        - Náusea
        - Rigidez do pescoço
        - Hiperacusia

- Fotofobia
- Início em até 1 hora → pneumocefalia mais provável
- Tratamento
  - Resolve-se espontaneamente em 1 semana ou em até 48 horas após tratamento do extravasamento
  - Tampão sanguíneo peridural
    - 70 a 80% de sucesso (retorno à função normal)
    - Na ausência de alívio com o primeiro tampão sanguíneo, a taxa de sucesso do segundo tampão sanguíneo é < 50%
  - Cafeína
  - Sumatriptano
  - Metilergometrina
- Infecção
  - Meningite bacteriana manifesta-se com febre, alteração do estado de consciência, dor cervical e cefaleia
  - A maioria dos casos se desenvolve 6 a 36 horas pós-punção da dura-máter
  - O microrganismo mais comum é o *Streptococcus viridians* proveniente da flora bacteriana oral do pessoal médico (49%)
- Sangramento
  - Sintomas: dorsalgia, fraqueza nas pernas, febre inexplicável, atraso na recuperação normal
  - Tratamento: realizar rapidamente o parto, consultar um neurocirurgião
- **Síndrome de Horner**
  - Causada por anestésicos locais que agem sobre as fibras simpáticas espinais descendentes
  - Benigna e se resolve espontaneamente

CESARIANA: ANESTESIA GERAL

- Anestesia geral pode ser usada para cesarianas eletivas e não eletivas
- Anestesia geral é usada para cesarianas quando não há tempo suficiente para usar uma técnica neuroaxial, quando a anestesia neuroaxial falha ou quando há muita instabilidade hemodinâmica na mãe
  - Sofrimento fetal
  - Hemorragia materna (descolamento da placenta ou placenta prévia)
  - Desproporção cefalopélvica (CPD)
  - Distocia/atonia uterina
  - Apresentação pélvica do feto
- O fator mais importante que determina o prognóstico fetal após uma cesariana é o tempo entre a incisão uterina e o parto
- Evitar hiperventilação materna, visto que pode resultar em hipoxemia e acidose no feto via redução do fluxo sanguíneo uterino e umbilical
  - PCO_2 deve ser de 30 a 33
- **Vias aéreas da parturiente:** aumento de oito vezes na falha de intubação (1/300)
  - Capacidade residual funcional (CRF) reduzida e consumo de O_2 elevado → dessaturação mais rápida
  - Ganho de peso e tamanho da mama → dificuldade na inserção do laringoscópio
  - Edema de vias aéreas e classificação de Mallampati elevada → visão da via aérea inferior
  - Distensão capilar → maior risco de sangramento das vias aéreas e necessidade de uso de uma sonda menor
  - Refluxo aumentado e tônus do esfíncter esofágico inferior reduzido → maior risco de **aspiração**
  - Situações de emergência → condições menos desejáveis durante a indução
- **Fármacos de indução**
  - **Todos os fármacos sedativos e hipnóticos alcançam o feto**
    - **Opioides** podem causar depressão respiratória
      - O metabolismo fetal da morfina pode ser limitado por causa dos órgãos imaturos
    - **Benzodiazepínicos** possuem efeitos fetais limitados
    - **Propofol** é lipossolúvel e atravessa a placenta
    - **Cetamina** é lipossolúvel e atravessa a placenta
      - Efeitos tóxicos sobre o tônus uterino durante o segundo trimestre, mas não no termo
  - Todos os **agentes inalatórios** atravessam a placenta
    - Pequenos, não ionizados e lipossolúveis

- Poucos efeitos se o feto for removido rapidamente e forem usadas doses menores
- A CRF é reduzida, o que resulta em um equilíbrio mais rápido dos anestésicos inalatórios, e a CAM está reduzida na gestante
  - **Anestésicos locais**
    - **Transferência placentária** é determinada pela ligação proteica, pK_a e pH materno/fetal
    - Anestésicos locais ionizados podem ser aprisionados na circulação fetal
    - Fármacos específicos na circulação fetal
      - Concentração de lidocaína é provavelmente alta
      - Bupivacaína é menos provável de alcançar a circulação fetal em razão da ligação proteica
      - Cloroprocaína é rapidamente metabolizada e é encontrada em concentrações mínimas
  - Relaxantes musculares são ionizados e não transferidos ao feto
- Fármacos hemodinâmicos
  - Vasopressores comumente usados (fenilefrina e efedrina) alcançam o feto
  - β-Bloqueadores comumente usados, como esmolol e labetalol, alcançam o feto
    - Podem ser confundidos por reduzir a BCF e o sofrimento fetal
  - Adenosina, usada para tratar taquicardia supraventricular, não atravessa a placenta
  - Atropina (amônio terciário) atravessa a placenta, mas o glicopirrolato (amônio quaternário) não
- Manutenção da anestesia
  - Anestésicos voláteis
    - Inibem a contração uterina a uma CAM > 0,2
    - Inibem a resposta à oxitocina a uma CAM > 0,5
  - Considerar opções alternativas aos voláteis na atonia uterina, como óxido nitroso ou propofol

TÉCNICAS REGIONAIS

- Podem ser usadas na emergência, como uma alternativa, ou como adjuvante das técnicas mencionadas anteriormente para o trabalho de parto ou cesariana
- **Bloqueio paracervical**
  - Anestésico local injetado nos fórnices vaginais
  - Bloqueia as fibras aferentes viscerais do útero no gânglio paracervical → eficaz no primeiro estágio do trabalho de parto (T10-L1)
  - Efeitos colaterais
    - Hipotensão
    - Bradicardia fetal
- **Bloqueio simpático lombar**
  - Anestésico local injetado na superfície anterolateral da coluna vertebral, imediatamente anterior à inserção medial do músculo psoas
  - Oferece boa analgesia no primeiro estágio do trabalho de parto, sem bloqueio motor
  - Não proporciona anestesia confiável no segundo estágio do trabalho de parto
  - Desapareceu quase totalmente da prática clínica e foi substituído por peridurais
- **Bloqueio pudendo**
  - Anestésico local injetado no canal pudendo proporciona alívio ao períneo, vulva e vagina
  - Eficaz no segundo estágio do trabalho de parto (S2-S4)
  - Pode ser útil para episiotomia ou reparo de laceração
- Infiltração cutânea para cesariana de emergência
  - Infiltração cutânea/muscular é uma opção durante uma cesariana de emergência sem a possibilidade de realização de uma anestesia geral ou neuroaxial
  - Lidocaína a 0,5% ou cloroprocaína a 3%
    - Evitar bupivacaína por causa da toxicidade anestésica local em altas doses
  - Suplementação com benzodiazepínicos e cetamina pode manter as respirações espontâneas

RISCOS DO PARTO POR CESÁRIA

- Hipotensão
  - Etiologia pode incluir hemorragia, hipovolemia, fármacos ou compressão aortocava
    - **Compressão aortocava** começa a ocorrer na 20ª semana de gestação
      - Alívio com deslocamento uterino para a esquerda, vasopressores e fluidos intravenosos
  - Reflexo de Bezold-Jarish

- ◆ Bradicardia e hipotensão tipicamente após uma anestesia peridural ou raquidiana
- Medicamentos
  - ◆ Fenilefrina
    - ➤ Vasoconstrição direta α-mediada
    - ➤ Aumenta a pressão arterial, mas pode estar associada à bradicardia reflexa
    - ➤ Pode reduzir o débito cardíaco
  - ◆ Efedrina
    - ➤ Vasoconstrição indireta α e β-mediada
    - ➤ Aumenta a pressão arterial pela vasoconstrição de vasos periféricos
    - ➤ Aumenta o risco de acidose fetal, quando comparada à fenilefrina
- **Lesão de posicionamento**
  - Tronco lombossacral em L4-5
    - ◆ Lesão mais comum decorrente da compressão pela cabeça fetal ou aplicação de fórceps
    - ◆ Risco aumenta com um feto grande e CPD
    - ◆ Manifesta-se com fraqueza da dorsiflexão e eversão do pé, bem como perda da sensação ao longo da porção lateral da perna inferior e superfície dorsal do pé
  - Nervo femoral em L2-4
    - ◆ Causada por afastadores usados durante a cesariana e pela flexão prolongada e rotação externa do quadril no momento de empurrar
  - Cutâneo femoral lateral em L2-3
    - ◆ Comumente lesionado na espinha ilíaca anterossuperior
    - ◆ Lesionado com a retração excessiva das pernas
  - Nervo fibular comum em L4-S3
    - ◆ Compressão da cabeça da fíbula enquanto posicionada em estribos
- **Aspiração**
  - Volumes aspirados > 0,4 mL/kg com pH < 2,5 → alto risco de pneumonite
    - ◆ Pneumonite por aspiração não requer antibióticos, mas pode necessitar de intubação e tratamento de suporte
      - ➤ Citrato de sódio é utilizado profilaticamente
    - ◆ 30 mL neutraliza 250 mL de conteúdo gástrico a um pH de 1,0
    - ◆ Atua rapidamente, efeito dura 1 hora
  - Diretrizes recomendam contra a ingestão de alimentos sólidos durante o trabalho de parto, mas líquidos claros não aumentam a taxa de complicações maternas
- Atonia (ver anteriormente)
- **Embolia amniótica**
  - Processo imunológico, em que substâncias vasoativas no líquido amniótico alcançam a circulação → vasospasmo da artéria pulmonar → insuficiência ventricular direita → hipóxia e colapso cardiovascular
  - Apresentação: dispneia, hipoxemia, instabilidade hemodinâmica, apatia
  - Tratamento: tratamento de suporte, oxigenação extracorpórea por membrana (ECMO)
- Embolia aérea
  - Complicação rara que pode ocorrer durante a cesariana, quando o útero é elevado acima do nível do coração, e as veias são abertas ao ar
- **Coagulação intravascular disseminada (CIVD)**
  - Associada ao descolamento da placenta, morte fetal, embolia amniótica, sepse e hipertensão grave
  - Manifesta-se na forma de deposição excessiva de fibrina e depleção dos fatores de coagulação
    - ◆ Fibrinogênio reduzido, plaquetas reduzidas e tempos de coagulação prolongados

GESTAÇÕES COMPLICADAS/DE ALTO RISCO

- Gravidez anormal/perda fetal
  - **Gravidez ectópica**
    - ◆ Embrião não é implantado na cavidade uterina e não é viável
    - ◆ Emergência que requer tratamento médico (metotrexato) ou cirúrgico
  - **Aborto espontâneo**
    - ◆ Frequentemente se apresenta com sangramento
    - ◆ Em um aborto espontâneo incompleto, os produtos retidos precisam ser evacuados por tratamento conservador, misoprostol, ou dilatação e evacuação (D&E)
  - **Gravidez molar**

- Doença trofoblástica gestacional, em que um óvulo inviável é implantado no útero
- Tratamento requer evacuação cirúrgica da massa
- Diagnosticada com um nível elevado de hCG e ultrassonografia exibindo útero com aspecto de "favo de mel", "tempestade de neve" ou cachos de uva
- Implicações anestésicas
  - Mola hidatiforme pode estar associada a uma perda sanguínea significativa
  - 5% dos pacientes têm hipertireoidismo associado, em que um β-bloqueador é recomendado
- **Incompetência cervical**
  - O colo do útero é delgado ou em risco de se abrir, aumentando o risco de infecção
  - Tratamento requer a inserção de uma **cerclagem** no início da gravidez, que é removida depois que o risco de aborto espontâneo tenha passado
- Distúrbios hipertensivos
  - **Pré-eclâmpsia/eclâmpsia**
    - **Pode ocorrer não apenas DURANTE a gravidez, mas também APÓS o parto**
    - Fisiopatologia
      - Migração trofoblástica ineficaz para o endométrio → trofoblasto (e, eventualmente, a placenta) não está apropriadamente encaixado no endométrio
      - Artérias espirais não estão dilatadas, apresentam alta resistência e baixo fluxo
        - Níveis inferiores de vasodilatação (NO, PGI_2)
        - Níveis mais elevados de vasoconstrição (TxA2, ET_{-1})
      - Disfunção endotelial e vasoconstrição → agregação plaquetária, disfunção plaquetária, proteinúria renal, hipertensão, hemorragia cerebral
    - Fatores de risco
      - Idade materna avançada
      - Descendência africana
      - Nuliparidade
      - Histórico de pré-eclâmpsia
      - Descolamento da placenta
      - Anormalidades fetais
      - Obesidade
      - Diabetes melito
      - Histórico de doença renal ou vascular
    - Diagnóstico
      - Pressão arterial elevada e um ou mais sinais adicionais de disfunção orgânica
      - Pressão arterial sistólica (PAS) > 140 ou pressão arterial diastólica (PAD) > 90
        - Estes parâmetros devem ser vistos em duas leituras separadas, tomadas a um intervalo de pelo menos 4 horas
        - Deve estar a > 20 semanas de gestação
          - Ocorre mais comumente após a 24ª semana de gestação
        - Deve possuir uma pressão arterial basal normal
      - Disfunção orgânica
        - Proteinúria ≥ 300 mg/24 h
          - Proteinúria não é mais mandatória para o diagnóstico de pré-eclâmpsia
        - Trombocitopenia
        - Função hepática comprometida
        - Edema pulmonar
        - Novos episódios de cefaleia
        - Alterações visuais
      - Eclâmpsia é o desenvolvimento de **convulsões** em uma paciente com pré-eclâmpsia
    - Morbidade e mortalidade
      - Causa nº 1 de morte é a hemorragia intracerebral
        - Risco elevado de AVEs isquêmicos ou hemorrágicos
      - Síndrome HELLP afeta múltiplos sistemas orgânicos
        - Hemólise
        - Enzimas hepáticas elevadas
        - Plaquetas baixas

- Manejo e tratamento
  - Controle da pressão arterial
  - Prevenir eclâmpsia com magnésio
  - Parto é o tratamento definitivo
- Implicações anestésicas
  - Geralmente há depleção volêmica, com pressões venosas pulmonar e central reduzidas no início do quadro
  - Peridurais podem aumentar o fluxo sanguíneo uterino durante a pré-eclâmpsia decorrente da simpatectomia
  - Controle cauteloso da pressão arterial, especialmente durante a indução de anestesia geral, a fim de evitar hipertensão excessiva
- Risco aumentado de recorrência nas futuras gestações
- **Hipertensão crônica**
  - Hipertensão persistente antes, durante e após a gravidez
  - Deve estar presente antes da 20ª semana de gestação
  - Tratamento agressivo não é recomendado
    - Corpo pode estar acostumado à pressão arterial alta
    - Controle rígido da pressão arterial está associado à restrição do crescimento intrauterino (RCIV)
  - Risco aumentado de pré-eclâmpsia superposta, RCIV, descolamento da placenta
- **Hipertensão gestacional**
  - Hipertensão recém-diagnosticada após a 20ª semana de gestação
  - Aumento na PA sem edema generalizado ou proteinúria
- Tratamento da hipertensão
  - Fármacos aceitos
    - Metildopa
    - Labetalol
    - Nifedipina
    - Hidralazina
  - Fármacos contraindicados
    - Tiazidas
    - Inibidores da enzima conversora da angiotensina/bloqueadores dos receptores da angiotensina
- Distúrbios cardíacos
  - **Arritmias**
    - Gravidez aumenta as arritmias por causa da alteração hormonal, aumento de volume plasmático e estados de tônus simpático aumentado
    - A maioria das arritmias da gravidez é benigna e não requer terapia farmacológica
    - Tipos comuns de arritmias
      - Taquicardias supraventriculares
        - Arritmia mais comum
        - Fibrilação/*flutter* atrial é raro, exceto na presença de uma cardiopatia estrutural preexistente
        - Tratamento: manobras vagais, adenosina, β-bloqueadores, digoxina, cardioversão, ablação por cateter
      - Taquicardias ventriculares
        - Raras e geralmente associadas a uma cardiopatia estrutura preexistente
        - Tratamento depende da causa subjacente
          - Considerar o uso de β-bloqueadores, cardioversão e colocação de desfibrilador cardioversor implantável (DCI)
  - **Cardiopatia congênita**
    - Em razão dos avanços nas terapias médica e cirúrgica, um maior número de parturientes tem cardiopatia congênita ou estrutural
    - As metas hemodinâmicas do parto devem ser manejadas de acordo com as metas do processo subjacente (ver seção cardíaca para doenças específicas)
    - Implicações anestésicas
      - Considerar monitorização hemodinâmica adicional
      - Peridurais permitem perturbações hemodinâmicas mínimas quando os medicamentos são titulados lentamente
      - Um bloqueio peridural mais intenso pode possibilitar um parto vaginal instrumentado, poupando a parturiente da necessidade de empurrar

- O ato de Valsalva de empurrar pode ter efeitos hemodinâmicos significativos pela redução da pré-carga
  - Embora as anestesias raquidiana e geral possam ser necessárias em determinados cenários, existem riscos elevados para a labilidade hemodinâmica
- **Cardiomiopatia periparto**
  - Cardiomiopatia dilatada que se manifesta no último mês de gravidez até o primeiro mês pós-parto
  - Desconhece-se a causa, mas a fração de ejeção é inferior a 45%
  - Associada à insuficiência cardíaca congestiva (ICC), arritmias e até morte
  - Tratamento é de suporte: diuréticos, vasodilatadores, digoxina, potencial anticoagulação e suporte mecânico
  - Risco de mortalidade de 0,5 a 5,0%, com 50% apresentando uma recuperação completa
- **Obesidade**
  - Obesidade mórbida representa um aumento na taxa de múltiplos riscos obstétricos
    - Risco aumentado de hipertensão e pré-eclâmpsia
    - Risco aumentado de diabetes
    - Taxas aumentadas de cesariana
    - Taxa aumentada de mortalidade materna
  - Implicações anestésicas
    - Risco elevado de aspiração decorrente dos volumes gástricos elevados
    - Risco elevado de apneia obstrutiva do sono e complicações respiratórias
    - Dessaturação mais rápida
    - Maior hipotensão na posição supina
- Distúrbios endócrinos
  - **Diabetes gestacional**
    - Parturiente
      - Diagnóstico é estabelecido pelo teste de tolerância à glicose oral, teste de desafio de glicose ou teste de glicemia sem desafio
      - Aumento no risco de pré-eclâmpsia, poli-hidrâmnio e cesariana
      - Na diabetes preexistente, as necessidades de insulina diminuem no início da gravidez, mas aumentam durante o segundo e terceiro trimestres
        - Redução aguda nas necessidades de insulina no pós-parto
      - O controle pode ser realizado com mudanças no estilo de vida e dieta, agentes orais ou insulina
        - A meta da glicemia de jejum é de 60 a 95 mg/dL
    - Riscos ao feto
      - Aumento no risco de parto prematuro, anormalidades fetais, macrossomia fetal com aumento de tocotraumatismo
      - Secreção elevada de insulina fetal → ausência de glicose pós-parto → risco aumentado de hipoglicemia pós-parto
  - **Distúrbios tireoidianos**
    - O feto depende do hormônio tireoidiano materno até o segundo trimestre
      - Hipertireoidismo ou hipotireoidismo materno durante o primeiro trimestre pode afetar a organogênese fetal
    - Hipotireoidismo
      - TSH elevado, T_4 baixo/normal
      - Complicações incluem anemia, abortos espontâneos, parto prematuro e distúrbios placentários
    - Hipertireoidismo
      - TSH baixo, T_4 elevado
      - Complicações incluem RCIV, pré-eclâmpsia
- Distúrbios autoimunes
  - **Lúpus**
    - Geralmente se intensifica durante o segundo e terceiro trimestres
    - Doença renal piora
    - Associado ao aborto espontâneo, morte fetal intrauterina (IUFD) e parto prematuro
    - Complicações fetais podem incluir um bloqueio atrioventricular
      - Monitorização da BCF pode ser imprecisa
      - Usar outras medidas de avaliação do bem-estar fetal
      - TTEs fetais seriadas podem ser benéficas

- Tratamento inclui dexametasona, plasmaférese e IVIG
- **Doença antifosfolípide**
  - Apresenta-se com um risco elevado de trombose e tromboembolismo
  - Associada a abortos espontâneos e IUFD
  - Implicações anestésicas
    - aPTT é prolongado, porém este é um artefato laboratorial
    - A menos que a pacientes esteja tomando anticoagulantes, a anestesia neuroaxial não é contraindicada
- Síndrome de Marfan
  - Distúrbio autossômico dominante do tecido conectivo
  - Complicações obstétricas incluem incompetência cervical, placentação anormal e hemorragia pós-parto
  - Riscos cardiovasculares são ampliados durante a gravidez
    - Necrose cística da túnica média da aorta → insuficiência e dissecção aórtica
    - Alterações hemodinâmicas do trabalho de parto podem aumentar o risco de ruptura da aorta
      - Obstetras podem aconselhar o término da gravidez
    - Se a gravidez continuar
      - Ecocardiogramas seriados e monitorização
      - Iniciar terapia com β-bloqueadores
      - Recomenda-se a realização de cesariana ou de parto vaginal instrumentado, a fim de evitar os estresses hemodinâmicos do parto
        - Cateter epidural colocado superiormente à anestesia raquidiana ou geral
        - Minimizar o uso de inotrópicos
- Distúrbios neurológicos
  - **Miastenia**
    - Doença neuromuscular autoimune
    - Consequências maternas
      - Pode piorar, ficar estável ou sofrer remissão durante a gravidez
      - Riscos incluem insuficiência respiratória e fadiga muscular durante o trabalho de parto
    - Consequências neonatais
      - Anticorpos IgG maternos podem atravessar a placenta → 10 a 20% dos recém-nascidos são afetados
      - Tratamento do infante com anticolinesterase pode ser necessário por 2 a 4 semanas, até que os anticorpos maternos sejam metabolizados
  - **Lesão medular**
    - Apesar da lesão medular, o útero é capaz de contração
    - Não haverá dor uterina nas lesões acima de T10, porém disreflexia autonômica é um risco, especialmente se a lesão for acima de T6
    - Cesarianas são geralmente realizadas, porém partos vaginais também são possíveis
  - **Esclerose múltipla**
    - Doença do sistema nervoso central que pode se manifestar com fraqueza muscular, descoordenação, espasticidade, alterações visuais, ausência de sensibilidade entre outras manifestações
      - Pode sofrer remissão durante a gravidez, porém piora no pós-parto
    - Gravidez pode ser mais difícil por causa da fraqueza neuromuscular e fadiga
    - Implicações anestésicas
      - Anestesias raquidianas e peridurais são utilizadas, mas existe um risco de piora da esclerose múltipla com as raquianestesias decorrentes dos efeitos dos anestésicos locais sobre a medula desmielinizada
  - **Hemorragia subaracnóidea**
    - Ocorre na gravidez por diferentes causas, está associada a 4% das mortes hospitalares relacionadas com a gravidez
    - Mais da metade ocorre pós-parto
- Distúrbios infecciosos
  - HIV
    - Medicamentos da terapia antirretroviral altamente ativa (HAART)
      - Alguns podem afetar o metabolismo dos fármacos secundário à modificação das enzimas hepáticas
      - Alguns podem causar supressão da medula óssea, incluindo trombocitopenia
    - Transmissão vertical ocorre em 15 a 40% das mães não tratadas

- ➤ HAART e cesariana reduzem o risco para 2%
  - ◆ Anestesia neuroaxial e tampões sanguíneos são seguros
    - ➤ A coluna vertebral é infectada na fase inicial da infecção pelo HIV

COMPLICAÇÕES DO PARTO

- ■ Distúrbios da adesão placentária
  - ● **Descolamento da placenta**
    - ◆ Pressão arterial materna reduzida e sinais de sofrimento fetal
    - ◆ Separação anormal da placenta do útero
    - ◆ Apresentação: sangramento vaginal doloroso
    - ◆ Implicações anestésicas
      - ➤ Possível necessidade de cesariana de emergência
      - ➤ Potencial de perda sanguínea significativa
      - ➤ Maior risco de atonia
      - ➤ Alto risco de sofrimento fetal
  - ● **Placenta prévia**
    - ◆ Pressão arterial materna reduzida e sinais de sofrimento fetal
    - ◆ Risco é elevado com o aumento da idade, e há um maior risco de recidiva nas futuras gestações
    - ◆ Placenta cobre parcialmente ou completamente o segmento uterino inferior
    - ◆ Apresentação: sangramento vaginal doloroso
    - ◆ Implicações anestésicas
      - ➤ Possível necessidade de cesariana de emergência
      - ➤ Potencial de perda sanguínea significativa
  - ● Vasa prévia
    - ◆ Vasos sanguíneos fetais percorrem próximo ao orifício uterino
    - ◆ Risco de ruptura do vaso e morte fetal
    - ◆ Requer cesariana de emergência
  - ● Distúrbios da adesão miometrial
    - ◆ Tipos
      - ➤ Acreta: placenta se adere ao miométrio
      - ➤ Increta: placenta invade o miométrio
      - ➤ Percreta: placenta invade outras estruturas pelo miométrio
    - ◆ Risco aumenta com prévia cesariana e vasa prévia
      - ➤ Potencial de perda sanguínea rápida e substancial
- ■ Ruptura uterina
  - ● Dor abdominal severa e hipotensão
  - ● Sinal mais comum é bradicardia fetal
    - ◆ Pode haver uma perda completa dos batimentos cardíacos fetais
  - ● Risco aumenta com prévia cesariana
    - ◆ Incidência é de 0,8 a 1,6% após uma cesariana transversa inferior
    - ◆ Incidência é de 0,01% sem um histórico de cesariana
  - ● Parto vaginal após cesárea (VBAC)/prova de trabalho de parto após cesariana (TOLAC)
    - ◆ Vantagens/desvantagens
      - ➤ Vantagens: parto vaginal apresenta risco reduzido de trombose venosa profunda (TVP) e invasão placentária
      - ➤ Desvantagens: parto vaginal apresenta maior risco de ruptura e infecção uterina
    - ◆ Seleção de pacientes
      - ➤ TOLAC deve ser oferecida a pacientes com uma cesariana
      - ➤ TOLAC deve ser considerada para pacientes com duas cesarianas
      - ➤ VBAC é menos provável de ser bem-sucedido durante a indução do trabalho de parto
- ■ Prolapso de cordão umbilical
  - ● Cordão umbilical sai pelo colo do útero, antes do feto
  - ● Emergência obstétrica decorrente da compressão do cordão
- ■ Distocia de ombro
  - ● Após a saída da cabeça do feto, o ombro não consegue passar pela sínfise púbica
  - ● Emergência obstétrica, pois o cordão umbilical é comprimido no canal vaginal
- ■ Mau posicionamento fetal

- Tipos
  - Apresentação pélvica: pés ou nádegas saem primeiro
  - Apresentação transversa: posição de lado
- Versão
  - Tentativa de corrigir o mau posicionamento ao redor da 37ª semana
  - Implicações anestésicas: preparar para anestesia geral por causa de possível descolamento da placenta ou compressão do cordão umbilical durante a versão
- Retenção placentária
  - Falha na expulsão de parte ou de toda a placenta
  - Sangramento uterino continua até que a placenta seja removida
- Corioamnionite
  - Infecção bacteriana das membranas fetais
    - Bactérias da vagina alcançam o útero
    - Risco aumenta com a maior frequência de exames vaginais
  - Apresenta-se com febre materna e sensibilidade uterina
  - Tratamento: antibióticos e parto
- Trabalho de parto prematuro
  - Contrações uterinas regulares com alterações cervicais antes da 37ª semana de gestação
  - Diagnóstico: exame vaginal, ultrassonografia transvaginal, fibronectina fetal
  - Tratamento
    - Corticosteroides (betametasona) antes da 34ª semana para maturidade pulmonar
    - Tocolíticos

CIRURGIA NÃO OBSTÉTRICA NA PARTURIENTE

- Tempo: segundo trimestre é o ideal
  - Primeiro trimestre é fundamental para a organogênese (2 a 8 semanas)
  - Terceiro trimestre apresenta risco de estimular um trabalho de parto prematuro
    - Monitorização da BCF pode ser aconselhável durante o procedimento
- **Técnicas**
  - Manter a hemodinâmica dentro dos limites normais
  - Alcançar uma $ETCO_2$ de 32 para manter o pH maternal normal
  - Prevenção de aspiração se > 13 semanas de gestação
  - Evitar pressões intra-abdominais altas na cirurgia laparoscópica
    - Alcançar pressões baixas de insuflação (12 a 15 mm Hg)
    - Técnica aberta com trocarte

REANIMAÇÃO OBSTÉTRICA

- Traumatismo
  - Investigação inicial identifica lesões maternas potencialmente fatais
    - Exame FAST permanece eficaz em parturientes
  - Investigação secundária inclui a saúde fetal
  - Risco hemorrágico
    - Hemorragia feto-materna
      - Teste de Kleihauer-Betke: testa o volume de sangue fetal na circulação materna
      - Risco de isoimunização Rh e doença hemolítica do recém-nascido
    - Potenciais sítios hemorrágicos
      - Ruptura uterina
      - Descolamento da placenta
      - Laceração esplênica
      - Lesões hepáticas
  - Trabalho de parto prematuro
    - Liberação de prostaglandina com lesão do miométrio → trabalho de parto prematuro
    - A maioria dos casos se resolve espontaneamente
- Variações do suporte cardiovascular avançado de vida (ACLS)
  - Inclinação de 30º (deslocamento uterino para a esquerda) para compressões torácicas
  - Intubação precoce é aconselhável

- Recomenda-se a realização de cesariana em até 4 minutos, com a saída do feto em até 5 minutos
    - O parto aumenta a capacidade de ressuscitar a mãe por causa da redução do desvio uteroplacentário, redução do consumo de oxigênio e alívio da cava
    - Tipicamente, o neonato é neurologicamente intacto se o parto for realizado em até 5 minutos, mas raramente intacto após 15 minutos
- Segurança dos medicamentos na gravidez (**ver Tabela 16.3**)

TABELA 16.3 Segurança dos medicamentos na gravidez

Classe	Segurança
A	Seguro
B	Seguro em animais OU estudos de animais com risco, mas seguro em humanos
C	Não há dados em humanos e estudos com animais
D	Existe risco
X	Risco evidente ao feto que supera o benefício à mãe

QUESTÕES

1. Qual dos seguintes NÃO é compatível com uma cefaleia pós-punção dural?
   A. Náusea
   B. Fotofobia
   C. Piora da cefaleia em até 15 minutos após sentar-se
   D. Início em até 1 hora após o procedimento neuroaxial
   E. Hiperacusia

2. Uma parturiente G2P1 de 30 anos de idade, na 39ª semana de gestação, com um histórico de estenose mitral severa, apresenta-se na área de parto. Ela nunca foi submetida a uma intervenção cirúrgica cardíaca. Quando questionada, ela informa que sente uma leve falta de ar e se cansa muito facilmente com tarefas muito básicas. Qual das seguintes anestesias é mais aconselhável para o parto vaginal?
   A. Raquianestesia
   B. Peridural
   C. Geral
   D. Raquianestesia ou peridural
   E. Peridural ou geral

3. Qual das seguintes alterações NÃO é compatível com uma gravidez a termo?
   A. Frequência respiratória elevada
   B. Capacidade residual funcional reduzida
   C. Volume corrente aumentado
   D. Frequência cardíaca elevada
   E. Resistência vascular sistêmica aumentada

4. Uma paciente G1P0 de 28 anos de idade, com um histórico de asma, diabetes gestacional e síndrome antifosfolípide, apresenta-se para o parto vaginal. Seus valores laboratoriais são: Hb 12,1, plaquetas 231, WBC 11K, PT 15, PTT 45. Ela solicita uma peridural. O que você deve fazer?
   A. Realizar a peridural sem exames adicionais
   B. Informar a paciente que ela não é uma candidata à anestesia neuroaxial decorrente do PTT elevado
   C. Recomendar vitamina K e, então, realizar a peridural quando o PTT estiver dentro dos limites normais
   D. Fazer uma transfusão de PFC e, então, realizar a peridural
   E. Solicitar um TEG

5. Qual dos seguintes é um anti-hipertensivo apropriado durante a gravidez?
   A. Losartana
   B. Lisinopril
   C. Nifedipina
   D. Hidroclorotiazida
   E. Clonidina

CAPÍTULO 17 Dor

DEFINIÇÕES

- Termos da dor
  - Alodinia: dor causada por estímulo; normalmente não doloroso
  - Hiperalgesia: resposta aumentada a estímulos normalmente dolorosos
  - Hipoalgesia: sensibilidade reduzida a estímulos normalmente dolorosos
  - Hiperpatia: síndrome dolorosa, em que não há resposta ao estímulo repetitivo até que um nível limiar seja alcançado → resposta explosiva à dor
  - Anestesia dolorosa: dor que ocorre em uma região insensível
- Termos sensoriais
  - Hipoestesia: sensibilidade reduzida aos estímulos
  - Hiperestesia: sensibilidade aumentada aos estímulos
  - Disestesia: sensação desagradável anormal
- Parestésicas
  - Meralgia parestésica: compressão do nervo cutâneo femoral lateral → dor na face lateral da coxa
  - Quiralgia parestésica: compressão do nervo radial → dor na face dorsal da mão
  - Notalgia parestésica (NP): compressão dos nervos espinais → dor entre a coluna torácica superior e a escápula

TIPOS DE DOR

- Dor nociceptiva: dor causada por estimulação dos nociceptores em estruturas viscerais ou somáticas
  - Dor visceral
    - Dor decorrente das terminações nervosas nas vísceras
    - Responde mais ao estiramento do que ao corte
  - Dor somática
    - Dor causada por nervos na pele e sistema musculoesquelético
    - Alívio completo com a raquianestesia
- Dor neuropática: dor causada por lesão ou disfunção do sistema nervoso
- Dor psicogênica: dor inconsistente com uma causa orgânica

FIBRAS SENSITIVAS

- Tipos de fibras sensitivas
  - Fibras A-α e A-γ
    - Fibras que inervam os músculos
  - Fibras A-β
    - Fibras que carregam informação sensorial
  - Fibras A-δ
    - Fibras que respondem à temperatura, pressão e dor
    - Finas e mielinizadas
  - Fibras B
    - Fibras que se comunicam com o sistema nervoso autônomo
    - Fibras pré-ganglionares mielinizadas
  - Fibras C
    - Respondem à dor
    - Não mielinizadas → transmissão lenta

- Ordem da resposta
  - Dor primária: breve, bem localizada, intensa/pontiaguda
    - Fibras A-δ carregam o sinal a 10 a 20 m/s
  - Dor secundária: mais longa, maçante/em queimação, não tão bem localizada
    - Fibras C carregam o sinal a 1 m/s

VIAS DA DOR

- **Transmissão da dor**
  - Estímulos dolorosos na periferia → impulso transmitido por um neurônio de primeira ordem através da raiz nervosa posterior → alcança o corpo celular do neurônio de primeira ordem no gânglio da raiz dorsal
  - Neurônios de primeira ordem ascendem ou descendem até três segmentos no trato de Lissauer → fazem sinapse com os neurônios de segunda ordem (neurônios de segunda ordem com corpo celular no corno dorsal) → sinal atravessa para a medula contralateral → percorre pelo trato espinotalâmico até o cérebro ou faz sinapse com uma ampla gama dinâmica de neurônios para causar sensibilização central da dor → sensibilização central pode aumentar de forma desproporcional a taxa de disparo para magnificar a transdução
  - Neurônios de segunda ordem alcançam o tálamo → fazem sinapse com os neurônios de terceira ordem no tálamo → transmitem sinais ao córtex cerebral
- **Sensibilização**
  - Sensibilização periférica ocorre por mediadores químicos (bradicinina, prostaglandina, substância P), calor e frequência dos estímulos → diminui o limiar de estimulação nociceptiva
  - Sensibilização central ocorre por causa do aumento da resposta (*Wind-up*) e sensibilização dos neurônios de segunda ordem, e uma ampla gama dinâmica de mediadores neuroquímicos (peptídeo relacionado com o gene da calcitonina, substância P), mecanismos N-metil-D-aspartato (NMDA) e expansão dos campos receptivos

ESCADA ANALGÉSICA DA ORGANIZAÇÃO MUNDIAL DA SAÚDE (OMS)

- Escada recomendada para o aumento gradual dos analgésicos (**Fig. 17.1**)
  - Inicialmente criada para a dor do câncer → atualmente aplicada mais extensamente
  - Recomenda medicamentos amplamente disponíveis e baratos
  - O nível inferior da escada é para dor leve e o nível mais alto da escada é para dor severa
- Níveis
  - Inferior: não opioides e adjuvantes
    - Acetaminofeno, drogas anti-inflamatórias não esteroides (AINEs), antidepressivos, antiepiléticos
  - Nível médio: opioides fracos e adjuvantes
    - Codeína, tramadol
    - O nível médio é controverso por causa dos riscos de que os efeitos colaterais desses medicamentos possam não justificar seus benefícios analgésicos leves
  - Nível superior: opioides fortes e adjuvantes
    - Morfina, hidromorfona, oxicodona e fentanil
- Recentemente, um novo nível foi proposto para procedimentos invasivos
  - Procedimentos invasivos representam o novo degrau superior da escada
    - Bloqueio nervoso, neurólise, estimuladores cerebrais e nervosos

OPIOIDES E OPÇÕES DE FORNECIMENTO

- Opioides orais e intravenosos
  - Opioides parenterais
    - Tão eficazes quanto os opioides intravenosos em doses apropriadas, porém sem a necessidade de acesso intravenoso
    - Recomendado no pós-operatório, desde que medicamentos orais sejam tolerados
  - Opioides intravenosos
    - Fornecimento em *bolus*
      - Opioides são administrados por enfermeiros em intervalos periódicos, com base na necessidade do paciente
      - Benefícios
        - Superior para pacientes incapazes de comunicar a dor ou seguir instruções

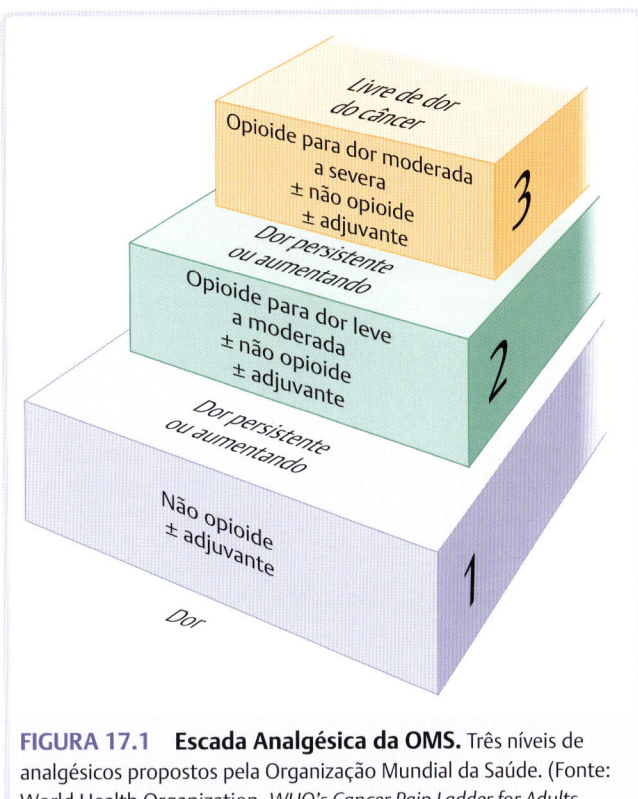

FIGURA 17.1 Escada Analgésica da OMS. Três níveis de analgésicos propostos pela Organização Mundial da Saúde. (Fonte: World Health Organization. *WHO's Cancer Pain Ladder for Adults.* Geneva: World Health Organization. http://www.who.int/cancer/palliative/painladder/en/).

* Requer verificações e monitorização frequente da equipe de enfermagem → maior conhecimento da dor do paciente
* Evita erros na administração e programação da bomba de infusão
- **Analgesia controlada pelo paciente (PCA)**
  - Permite a autoadministração de opioides pelo paciente em pequenas doses ao apertar um botão
  - A PCA tem a opção de taxa basal e taxa de demanda
    * Taxas basais estão associadas ao aumento de depressão respiratória
    * Taxas basais não estão associadas à melhora da dor ou sono
  - Benefícios
    * Fácil de usar e administração rápida de analgésicos
    * Capacidade de acomodar uma ampla gama de limiares de dor do paciente com base na programabilidade
    * Administração de doses pequenas e tituláveis com níveis de estado de equilíbrio mais consistentes
    * Menor risco de superdosagem por causa da ausência de demanda pelos pacientes confusos
- Analgesia neuroaxial para dor pós-operatória
  - Epidural *versus* espinal
    * Epidurais são comumente usados para dor pós-operatória em decorrência da capacidade de serem administrados por um cateter por tempo prolongado
      - Opioides epidurais são 10× mais potentes que os opioides intravenosos
    * Opioides espinais são raramente usados para dor pós-operatória por causa da curta duração da analgesia
      - Opioides intratecais são 100× mais potentes do que os opioides intravenosos
      - Uma única dose de morfina espinal pode proporcionar até 24 horas de efeitos analgésicos
  - Formulações medicamentosas
    - Anestesia neuroaxial para dor pós-operatória geralmente combina um anestésico local e um opioide para maximizar a sinergia

- Seleção do opioide é geralmente com base em sua lipofilicidade *versus* hidrofilicidade
  - Opioides lipofílicos
    - Rápido início de ação
    - Duração da ação mais curta por causa da maior absorção
    - Mais absorvido nos sítios de injeção e distribuição reduzida para outros níveis espinais
    - Efeitos sistêmicos aumentados em razão da rápida absorção
    - Exemplo: fentanil
  - Opioides hidrofílicos
    - Início de ação mais lento
    - Duração do efeito mais longa por causa da absorção reduzida
    - Maior distribuição para os outros níveis espinais
    - Pode resultar em depressão respiratória tardia
    - Exemplo: morfina
- Morfina espinal ou epidural em dose única
  - Uma única dose de morfina epidural de 1 a 4 mg ou de morfina intratecal a 0,1-0,4 mg pode fornecer até 24 horas de analgesia
  - Os riscos incluem prurido, depressão respiratória tardia e retenção urinária
  - A instituição deve ser capaz de monitorizar os pacientes no pós-operatório para avaliar a presença de depressão respiratória
- Efeitos colaterais que podem causar a interrupção do anestésico local ou opioide
  - Anestésico local: hipotensão
  - Opioide: prurido, sedação excessiva
- Mecanismos de fornecimento de analgesia epidural
  - Analgesia epidural contínua
    - Epidural é ajustada a uma taxa de infusão constante, controlada pela equipe médica
  - **Analgesia epidural controlada pelo paciente**
    - Epidural é ajustada a uma taxa de infusão constante, controlada pela equipe médica
    - Os pacientes são capazes de autoaplicar doses suplementares em *bolus* do medicamento epidural
- **Mecanismos de fornecimento de analgesia subaracnóidea**
  - Administração subaracnóidea prolongada de opioides é geralmente indicada para dor do câncer crônica necessitando de altas doses de opioides com efeitos colaterais intoleráveis
  - Fornecida por uma bomba implantada ou externa
  - Granuloma intratecal é uma complicação da cateterização intratecal prolongada
    - Manifesta-se com parestesia, déficits neurológicos ou perda do efeito do fármaco

ANALGÉSICOS NÃO OPIOIDES E ADJUVANTES

- Acetaminofeno
  - Mecanismo
    - Efeito antinociceptivo central
      - Inibidor central da ciclo-oxigenase (COX)-2 → inibe a prostaglandina H_2 sintase
    - Pode bloquear a ativação do receptor NMDA e a substância P na medula espinal
    - Atividade anti-inflamatória periférica fraca
  - Eficácia
    - Sinergético com os opioides
    - Tem um efeito teto
  - Metabolismo
    - 90% são conjugados com o glicuronídeo → metabólito é excretado na bile
    - 5 a 15% são oxidados via citocromo P-450 para NAPQI → detoxificado pela glutationa
      - NAPQI é tóxico ao fígado
  - Insuficiência hepática
    - Excesso de ingestão de acetaminofeno → glutationa consumida → aumento de NAPQI → toxicidade hepática
      - Aproximadamente 10 g são necessários para toxicidade
      - Álcool diminui o limiar da toxicidade
    - Toxicidade do acetaminofeno representa 51% de toda a insuficiência hepática (**Fig. 17.2**)
    - Estágios
      - Estágio I: assintomático

FIGURA 17.2 Mecanismo da Toxicidade do Acetaminofeno. O acetaminofeno é convertido para o NAPQI hepatotóxico.

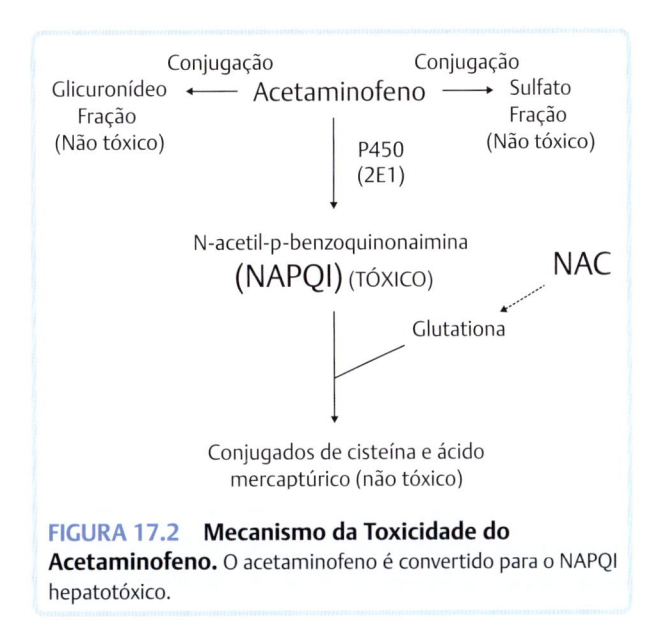

- ➤ Estágio II: achados similares aos da hepatite (transaminase elevada)
- ➤ Estágio III: pico da hepatotoxicidade em 72 a 96 horas
- ➤ Estágio IV: recuperação hepática
- ◆ Tratamento
    - ➤ N-acetilcisteína é um precursor da glutationa → aumento da glutationa diminui o NAPQI
    - ➤ Dose de carga de 140 mg/kg PO ou 150 mg/kg IV
        - ❖ Pode necessitar de frequentes readministrações
- ■ AINES
    - ● Mecanismo
        - ◆ Efeito nociceptivo periférico
        - ◆ Inibe a ciclo-oxigenase (COX) → diminui a síntese de prostaglandina
            - ➤ Nociceptores periféricos sensíveis às prostaglandinas → hiperalgesia
        - ◆ COX-1 versus COX-2
            - ➤ COX-1 é uma enzima produzida sob condições fisiológicas
                - ❖ Associada à proteção gástrica
            - ➤ COX-2 é uma enzima produzida sob condições inflamatórias
                - ❖ Inibidores seletivos da COX-2 têm menos efeitos colaterais gastrointestinais, porém podem apresentar um maior risco cardiovascular
    - ● Eficácia
        - ◆ Sinergético com os opioides
        - ◆ Cetorolaco, a uma dose de 30 mg IV, tem um efeito de até 10 mg de morfina
    - ● Efeitos colaterais
        - ◆ Úlceras e sangramento gastrointestinal
            - ➤ Prostaglandinas reduzidas → aumento da secreção gástrica ácida, redução da produção de muco
        - ◆ Insuficiência renal
            - ➤ Prostaglandinas reduzidas → vasoconstrição e fluxo renal reduzido
            - ➤ Disfunção renal associada aos AINEs é agravada com o aumento da idade, doença renal preexistente e hipovolemia
        - ◆ Hemostasia reduzida
            - ➤ Aumenta a disfunção plaquetária
            - ➤ Inibe o pró-coagulante tromboxano
            - ➤ Inibidores da COX-2 não estão associados à disfunção plaquetária
- ■ Gabapentina
    - ● Mecanismo
        - ◆ Liga-se e inibe os canais de cálcio dependentes de voltagem α2-δ no sistema nervoso central
        - ◆ Os canais de cálcio dependentes de voltagem α2-δ são positivamente regulados durante a lesão nervosa

- Indicações
  - Anticonvulsivante
  - Atividade analgésica
  - Agente de primeira linha para dor neuropática
    - Quando administrada no pré-operatório a uma dose de 300-1.200 mg → diminui os escores da dor pós-operatória e o consumo de opioides a curto prazo
    - Adjuvante que diminui o consumo de opioides no pós-operatório
- Efeitos colaterais
  - Excesso de sedação
  - Tontura
- Agonistas α_2
  - Clonidina
    - Mecanismo
      - Agonista α_2-adrenérgico
      - Estimula os receptores adrenérgicos centrais → diminui a resposta simpática
    - Indicações
      - Reduz a necessidade anestésica e de opioides
      - Diminui o tremor pós-operatório
      - Suplementação para anestesia neuroaxial
        - Contribui com a qualidade e duração do bloqueio neuroaxial
          - Reduz a área de maior sensibilidade à dor (hiperalgesia) no sítio ao redor da ferida
          - Taxas menores de dor pós-operatória
        - Aumento da sedação
      - Alterações hemodinâmicas são tipicamente mínimas, mas bradicardia e hipotensão podem ocorrer
  - Dexmedetomidina (ver Capítulo 3)
- Antiespasmódicos
  - Baclofeno
    - Agonista nos canais $GABA_B$
    - Pode ter propriedades analgésicas
    - Comumente usado para espasticidade associada a distúrbios neuromusculares, como esclerose múltipla, paralisia cerebral, lesão de medula espinal ou esclerose lateral amiotrófica
    - Pode ser administrado por via oral ou intratecal
    - Efeitos colaterais incluem torpor, fadiga e hipotensão ortostática
  - Ciclobenzaprina
    - Agente antiespasmódico que alivia os espasmos musculares dolorosos
    - Efeitos colaterais incluem sedação, boca seca e síncope
  - Tizanidina
    - Agonista α_2 que reduz a atividade do neurônio motor espinal
    - Diminui a dor simpaticamente mediada
    - Efeitos colaterais incluem sedação, fraqueza e tontura
- Antidepressivos
  - Antidepressivos tricíclicos (ADT)
    - Mecanismo para analgesia
      - Inibe a recaptação de norepinefrina e serotonina
      - Usado para depressão e dor crônica
    - Efeitos colaterais
      - Efeitos anticolinérgicos (boca seca, visão embaçada, retenção urinária)
      - Sedação e tontura
    - *Overdose* de ADT
      - Apresentação
        - Efeitos anticolinérgicos
        - Hipertensão e taquicardia
        - Alterações no ECG: prolongamento do QRS, QT
      - Tratamento: bicarbonato de sódio
        - Aumenta o gradiente de sódio nas membranas neuronais para remover o bloqueio dos canais de sódio pelo ADT
        - Elevação do pH mantém o ADT em forma neutra

- Inibidores da recaptação de serotonina e norepinefrina
  - Mecanismo para analgesia
    - Inibe a recaptação da norepinefrina e serotonina
    - Usado para depressão e dor crônica
  - Efeitos colaterais
    - Perda do apetite
    - Sedação
    - Disfunção sexual
- Agentes tópicos
  - Lidocaína
    - Mecanismo
      - Bloqueio dos canais de sódio dependentes de voltagem na membrana celular neuronal → inibe a despolarização neuronal
    - Formulações
      - Adesivos podem ser usados em áreas tópicas de pele dolorida
      - Géis e pomadas podem ser usados nas membranas mucosas
    - Efeitos colaterais sistêmicos mínimos
      - Doses devem ser monitorizadas para toxicidade sistêmica
  - Capsaicina
    - Mecanismo
      - Capsaicina é um agonista do receptor de potencial transitório do canal voltagem-dependente sensível à temperatura (TRPV1) → ativação de neurônios sensoriais → estado refratário mais prolongado com a dessensitização do canal
      - O canal TRPV1 é um alvo para o desenvolvimento de analgésicos
    - Formulação
      - Adesivo de capsaicina (8%) aprovado para neuralgia pós-herpética
    - Efeitos colaterais
      - Degeneração das fibras nervosas epidérmicas
      - Efeito colateral é principalmente na pele
- Ziconotida
  - Bloqueador tipo N dos canais de cálcio dependentes de voltagem com potente atividade analgésica
    - A ziconotida é um aminoácido encontrado no veneno do caracol marinho *Conus magus*
    - Não depende de opioides
    - Ausência de tolerância, abstinência ou vício
  - Vias
    - IV: hipotensão profunda (contraindicado)
    - Intratecal: aprovada para uso da dor refratária a analgésicos e opioides intratecais

DORSALGIA

- **Avaliando a dorsalgia**
  - Avaliando a gravidade
    - 90% das dorsalgias agudas se resolvem em 4 a 6 semanas com tratamento conservador
    - Fatores de risco que justificam avaliação adicional ou de emergência
      - Déficits neurológicos (dormência, déficits motores, perda do controle intestinal ou vesical)
      - Perda de peso não intencional
      - Febre
      - Histórico de câncer
  - Avaliando a localização
    - Dor axial é ao longo da coluna vertebral
      - Ocorre em razão da degeneração discal, artropatia facetária ou causa miofascial
    - Dor radicular se estende para as extremidades
      - Em razão do envolvimento da raiz nervosa
- **Tipos de dor**
  - Dor na faceta articular
    - Dor ao longo da coluna axial, agravada pela extensão e curvatura lateral
    - Causada por estresse sobre a faceta articular decorrente da discopatia degenerativa ou perda da altura vertebral

- Dor na articulação sacroilíaca
  - Dor ao longo da região superior das nádegas e região inferior das coxas, com sensibilidade ao toque na articulação sacroilíaca
  - Causa não é clara e o início é gradual
- Dor discogênica
  - Manifesta-se com dor axial mediana que não se estende para as extremidades distais
  - Causada por discopatia degenerativa
- Dor miofascial
  - Manifesta-se com dor muscular profunda que piora com a atividade
  - Causada por trauma ou lesão por movimento
- Cauda equina
  - Manifesta-se com dorsalgia severa, anestesia em sela e disfunções intestinal e vesical
  - Trauma ou compressão da cauda equina contendo as raízes nervosas lombares e sacrais
- Estenose espinal
  - Dor nas extremidades causada por calcificação do canal central
    - Agravada por atividades que estendem a coluna vertebral (p. ex., andar em descidas)
    - Melhorada por atividades que flexionam a coluna vertebral (p. ex., andar em subidas)
- Síndrome pós-laminectomia
  - Dor que não é aliviada ou continua após a cirurgia de coluna

- **Procedimentos para a dorsalgia**
  - Injeções de esteroides
    - Mecanismo
      - Anti-inflamatórios, pela redução de tromboplastinas, dos tromboxanos e leucotrienos
    - Tipos
      - **Injeção epidural de esteroides**
        - Indicada para dor radicular secundária à irritação da raiz nervosa e estenose espinal
          - Injeção nas artérias radiculares ou vertebrais pode causar lesão da medula espinal ou dano neurológico
          - Evidências recentes questionaram a eficácia das injeções cervicais de esteroides
      - **Bloqueio facetário do ramo medial:** indicado para a artropatia facetária degenerativa
      - **Bloqueio da articulação sacroilíaca:** indicado para dor sacral ou lombar
  - **Ablação por radiofrequência**
    - Mecanismo
      - Utiliza temperaturas elevadas para denervar os nervos periféricos que causam dor
    - Indicada para dor facetária
      - Associada a um aumento breve na dor antes da melhora clínica
  - Estimulação elétrica
    - **Estimulação elétrica nervosa transcutânea**
      - Estimulação elétrica nervosa transcutânea é um estímulo elétrico de baixa intensidade a 2-100 Hz que produz formigamento/sensação vibratória
      - Produz analgesia por meio da liberação de endorfinas endógenas → efeito inibitório na medula espinal
    - **Estimulador da medula espinal**
      - Procedimento
        - Agulha de grosso calibre é inserida no espaço epidural por uma abordagem paramediana
        - O eletrodo de estimulação é passado pela agulha e rosqueado em um nível vertebral apropriado, causando desconforto
        - Os eletrodos são conectados a um gerador de pulsos implantável, que é controlado por um programador
        - Estimulação é iniciada para causar uma parestesia → adicional estimulação e dor são ignoradas pelo paciente
      - Mecanismo
        - Estimulação da medula espinal resulta em inibição dos mediadores vasoconstritores
        - Inibe a transmissão corticospinal dos sinais nociceptivos
      - Indicações
        - Síndrome pós-laminectomia
          - Dor radicular responde melhor (comparada a dores mecânica e nociceptiva)
        - Doença vascular periférica dos membros inferiores

SÍNDROMES E CONDIÇÕES DOLOROSAS

- Síndrome dolorosa complexa regional (CRPS)
  - Tipos
    - Tipo I: distrofia simpático-reflexa
      - Tipo mais comum de CRPS
      - Ausência de evidências de lesões nervosas
    - Tipo II: causalgia
      - Secundária à lesão de grandes nervos
  - Sintomas
    - Dor, edema, espasmos e disfunção simpática
      - Pequeno subgrupo com alterações cutâneas (pele lisa, brilhante, edematosa ou escamosa)
      - Alterações do leito ungueal e queda de cabelos podem ocorrer
      - Dor pode desviar para outros locais ou saltar para a outra extremidade
      - 50% com tremor e 82% com falta de coordenação
    - A maioria se resolve com o tempo
  - Diagnóstico
    - Critérios de Budapest
      - Dor contínua desproporcional ao evento causador
      - Sintomas em três de quatro categorias: sensorial, vasomotor, edema ou motor
        - Sintomas são os problemas que os pacientes relatam
      - Sinais em duas das quatro categorias: sensorial, vasomotor, edema ou motor
        - Os sinais são visualmente observados ou sentidos
      - Não há outro diagnóstico que explique os sintomas de forma mais adequada
  - Tratamento
    - Fisioterapia para diminuir a lesão secundária
    - Bloqueio simpático
      - Exemplos: bloqueio do gânglio estrelado, bloqueio simpático cervical ou bloqueio simpático lombar
    - Estimulação da medula espinal
    - Bloqueio nervoso regional
- **Neuropatia periférica**
  - Mecanismo
    - Lesão de nervos periféricos causando dor e perda da sensação
    - Causas comuns incluem diabetes prolongada, doenças autoimunes, condições genéticas e efeitos colaterais a medicamentos
  - Apresentação
    - Dormência, formigamento, dor, sensação de alfinetadas e agulhadas
    - Fraqueza motora e perda da coordenação
  - Tratamento
    - Tratar a causa subjacente (p. ex., melhora do controle glicêmico, remoção dos medicamentos ofensores)
    - Medicamentos para dor neuropática, incluindo gabapentina, ADT, inibidores da recaptação de serotonina e norepinefrina e capsaicina
- **Herpes-zóster**
  - Mecanismo
    - Reativação do vírus varicela-zóster (cobreiro) que se manifesta com erupção cutânea dolorosa
    - O vírus varicela-zóster permanece latente no gânglio da raiz dorsal
      - A reativação ocorre com estresse, cirurgia, luz UV, trauma, malignidade, esteroides sistêmicos, HIV e imunossupressão
  - Apresentação
    - Erupção cutânea que segue um padrão de dermátomo → tipicamente se resolve dentro de um mês
      - Dermátomo torácico é a distribuição mais comum
      - Distribuição oftálmica do trigêmeo é a segunda distribuição mais comum
    - Neuralgia pós-herpética
      - Dor residual > 3 meses após o início da erupção cutânea
      - Dor pode estar presente anos após a resolução da erupção por herpes-zóster
      - Frequentemente com componente simpático
        - Simpatectomia pode tratar a dor

- Epidural pode prevenir recidiva
- Outros fármacos tratam a dor, mas não previnem
- Antivirais diminuem a duração, mas não são eficazes na prevenção
- Tratamento
  - Vacina contra herpes-zóster para prevenção
  - Fármacos antivirais
  - Analgésicos
    - ADTs, anticonvulsivantes, anestésicos locais tópicos, capsaicina tópica, estimulação elétrica nervosa transcutânea

Neuralgia do trigêmeo
- Mecanismo
  - Compressão do nervo trigêmeo → hiperatividade nervosa
  - Compressão crônica pode causar desmielinização no **gânglio de Gasser**
- Apresentação
  - Dor recorrente súbita, unilateral, severa, breve e em pontada em um ramo do quinto NC
    - Divisão maxilar é a mais comumente afetada
    - Exacerbada por pressão mecânica
  - Mais provável de ser unilateral
  - Mulheres > homens
  - Idade > 50 anos
- Tratamento
  - Carbamazepina (Tegretol)
    - Bloqueador dos canais de sódio e cálcio → suprime a liberação de glutamato e a ação do NMDA, potencializa o GABA
      - NNT: 8
    - Efeito colateral
      - Sedação, erupção cutânea
      - Efeitos graves incluem leucopenia e síndrome de Stevens-Johnsons
  - **Rizotomia trigeminal**
    - Antes da rizotomia, um bloqueio com anestésico local deve ser realizado para testar se o nervo trigêmeo é a fonte de nocicepção
    - Se o bloqueio com anestésico local for bem-sucedido no alívio da dor → rizotomia trigeminal por radiofrequência, **rizotomia com glicerol** ou compressão por balonete é provavelmente eficaz
    - Efeitos colaterais
      - 90% com dormência facial
      - 10% com disestesia
      - 2% com anestesia dolorosa
  - Descompressão microvascular da fossa posterior

Dor do membro fantasma (PLP)
- Mecanismo
  - Sensação dolorosa que ocorre após a amputação do membro, como se o membro ainda estivesse presente
  - Etiologia permanece incerta
    - É teorizado que ocorre por causa da reorganização cortical ou dos defeitos na sinalização proveniente do sistema nervoso periférico
- Apresentação
  - Os pacientes podem apresentar sensações fantasmas, PLP ou dor do coto
  - Incidência é de 60 a 85% na primeira semana da perda do membro, mas dor pode ocorrer anos após a amputação
    - Dor tipicamente diminui com o tempo, mas raramente desaparece
    - Sensações incluem dor em pontada, dor pontiaguda, dor excruciante e dor aguda
  - A incidência é a mesma para amputados traumáticos/não traumáticos
  - Incidência aumenta com amputação mais proximal
  - PLP pode ser reativada por anestésicos epidurais/espinais
- Tratamento
  - Bloqueios nervosos
  - Antiepilépticos
  - Antidepressivos

- ◆ Antagonistas do NMDA
- ◆ Clonidina
- ◆ Opioides
- ■ Fibromialgia
  - ● Mecanismo
    - ◆ Dor musculoesquelética disseminada com sensibilidade generalizada decorrente de uma causa central
    - ◆ Pacientes comumente apresentam níveis baixos de serotonina, elevados de substância P no líquido cefalorraquidiano, e baixos de androgênio
  - ● Apresentação
    - ◆ Comumente associada a distúrbios do sono, depressão, ansiedade, fadiga e outras condições debilitantes
    - ◆ Dados demográficos
      - ➤ Mais comum em mulheres do que homens
      - ➤ Incidência aumenta até 80 anos de idade e, então, diminui
    - ◆ Requisitos diagnósticos da American College of Rheumatology
      - ➤ Deve afetar os quatro quadrantes do corpo
      - ➤ > 3 meses de duração
      - ➤ Presença de pontos sensíveis (18 designados)
        - ❖ Dor em ≥ 11/18 sítios via pressão de 4 kg/cm^2
  - ● Tratamento
    - ◆ Antidepressivos
    - ◆ Medicamentos para dor neuropática
    - ◆ AINEs não são eficazes
    - ◆ Opioides apenas quando a dor é severa
- ■ **Síndrome dolorosa miofascial**
  - ● Mecanismo
    - ◆ Desconhecido
  - ● Apresentação
    - ◆ Dor profunda e pouco circunscrita
    - ◆ Dor muscular profunda causada por pontos-gatilho e constrições fasciais
    - ◆ Pode estar associada a eritema e rigidez
    - ◆ Pontos-gatilho exacerbados por espasmo vascular ou muscular
  - ● Tratamento
    - ◆ Acetaminofeno ou AINEs
    - ◆ Antidepressivos
    - ◆ Medicamentos para dor neuropática
    - ◆ Antiespasmódicos
    - ◆ Terapia por ultrassom
    - ◆ Injeções nos pontos-gatilho
    - ◆ Acupuntura

CEFALEIAS

- ■ Enxaquecas
  - ● Apresentação
    - ◆ Enxaquecas são tipicamente unilaterais, pulsáteis, agravadas por atividade física, associadas à fotofobia e fonofobia, e causam náusea e vômito
    - ◆ Uma enxaqueca com aura é definida como a adição de sintomas visuais e sensoriais anormais
  - ● Tratamento
    - ◆ Evitar desencadeadores que exacerbam as enxaquecas
    - ◆ AINEs, acetaminofeno e cafeína podem ser suficientes para enxaquecas leves
    - ◆ Triptanos podem reduzir a dor, mas podem aumentar o risco cardiovascular
- ■ Cefaleia tensional
  - ● Apresentação
    - ◆ Cefaleias tensionais são não pulsáteis e não agravadas por atividade física
    - ◆ Tipo mais comum de cefaleia

- Tratamento
  - AINEs e acetaminofeno são geralmente eficazes
  - ADTs podem ser considerados como agentes de segunda linha
- Cefaleia em salvas
  - Apresentação
    - Cefaleias em salvas são severas, orbitárias ou supraorbitárias unilaterais e geralmente acompanhadas por injeção conjuntival, congestão nasal ou rinorreia
    - Frequentes crises são chamadas de "salvas"
    - Mais comum em homens do que mulheres
  - Tratamento
    - Oxigenoterapia pode resultar em uma melhora rápida
    - Triptanos

MEDICINA ALTERNATIVA

- **Acupuntura**
  - Ansiólise
    - Acupuntura pré-operatória em pontos auriculares → ansiólise
  - Anestesia e analgesia
    - Acupuntura não reduz as necessidades de concentração alveolar mínima
    - Dor aguda
      - Aumenta a liberação de opioides endógenos e ativa estruturas na via antinociceptiva descendente → diminui a inflamação e a dor pós-operatória
    - Dor crônica
      - Pode ser eficaz para cefaleias, dor lombar, condições reumatoides e dor facial
  - Náusea e vômito pós-operatório (NVPO)
    - Estimulação do ponto de pressão P6 diminui a NVPO
- **Hipnose**
  - Estudos demonstraram que hipnose pode reduzir a dor pós-operatória e a reduzir a NVPO
  - Hipnose pode alterar o processamento da dor e influenciar a percepção da dor

QUESTÕES

1. Um homem de 50 anos de idade se queixa de prurido localizado e queimação leve e difusa do ombro esquerdo. Estes sintomas são mais compatíveis com um diagnóstico de:
   A. Meralgia parestésica
   B. Quiralgia parestésica
   C. Notalgia parestésica
   D. Analgia parestésica

2. Um bloqueio nervoso epidural cai na categoria de qual degrau da escada analgésica da Organização Mundial da Saúde (OMS)?
   A. Degrau 1
   B. Degrau 2
   C. Degrau 3
   D. Degrau 4
   E. Não aplicável

3. Qual dos seguintes é mais compatível com o mecanismo de ação da atividade analgésica da gabapentina?
   A. Bloqueio dos receptores NMDA
   B. Inibição dos canais de cálcio dependentes de voltagem $\alpha 2$-δ
   C. Inibição da recaptação de norepinefrina e serotonina
   D. Ativação (agonista) dos canais $GABA_B$
   E. Bloqueio dos canais de sódio dependentes de voltagem

4. Qual das seguintes afirmações relacionadas à PLP é a mais correta?
   A. Comumente desaparece após o primeiro ano
   B. O tempo de início é maior após a primeira semana de perda do membro
   C. Incidência é maior com amputações traumáticas (comparado às não traumáticas)
   D. Pode ser reativada por anestésicos espinais

5. Qual dos seguintes é mais compatível com o diagnóstico de CRPS?
   A. Distribuição da dor em padrão de dermátomo
   B. Dor que é proporcional ao evento causador
   C. Ausência de alodinia
   D. Presença de tremor

CAPÍTULO 18 Regional

ANESTÉSICOS LOCAIS

- Classificação
  - Anestésicos locais contêm uma amina substituída por um éster ou ligação amida
  - Aminoésteres
    - Nome contém um "i"
      - Exemplos: procaína, cloroprocaína
    - **Metabolizados pela colinesterase** → forma ácido para-aminobenzoico
    - Meia-vida curta na circulação
  - Aminoamidas
    - Nome contém duas ou mais letras "i"
      - Exemplos: lidocaína, bupivacaína, ropivacaína, mepivacaína
    - **Metabolizadas pelo fígado** por desalquilação
  - Meia-vida mais longa na circulação
- **Mecanismo** (Fig. 18.1)
  - Anestésicos locais sem carga devem-se difundir para a membrana de células nervosas → a forma protonada assume uma carga positiva quando dentro da membrana celular → inibe a subunidade α dos canais de sódio dependentes de voltagem → inibe o influxo de íons sódio → inibe a condução nervosa
  - Diferentes nervos são inibidos a diferentes concentrações de anestésicos locais
    - Suscetibilidade ao anestésico local é determinada pelo tamanho do nervo e mielinização
    - Mielina aumenta a capacidade de bloquear os nervos

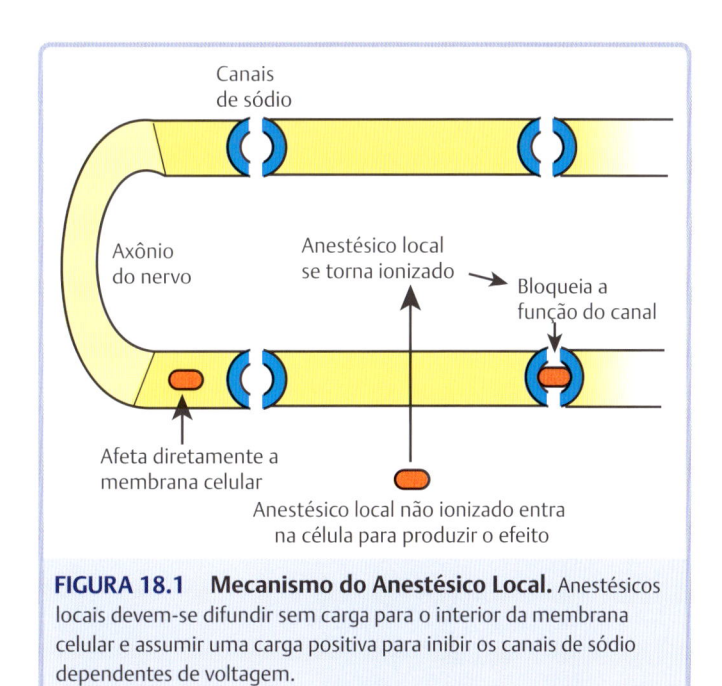

FIGURA 18.1 Mecanismo do Anestésico Local. Anestésicos locais devem-se difundir sem carga para o interior da membrana celular e assumir uma carga positiva para inibir os canais de sódio dependentes de voltagem.

- Ordem do bloqueio
  - Primeiro: pequenas fibras simpáticas amielinizadas
  - Segundo: fibras C amielinizadas
  - Terceiro: fibras mielinizadas para propriocepção, tato e pressão
  - Quarto: grandes fibras motoras mielinizadas
- Aplicação
  - A ordem de bloqueio pode ser usada para avaliar o início de uma anestesia regional e neuroaxial, bem como para prever se o bloqueio será eficaz

■ **Qualidades dos anestésicos locais**
- **Potência**
  - Lipofilicidade aumentada → maior difusão pela membrana celular → aumento da potência
- **pK_a**
  - pK_a menor → mais moléculas não são carregadas no pH fisiológico → maior difusão pela membrana celular → aumento da velocidade de início de ação
  - Com raras exceções, a maioria dos anestésicos locais são bases fracas
- **Ligação proteica**
  - Maior ligação proteica → aumento na duração da ação

■ **Absorção sistêmica**
- Classificação dos anestésicos locais
  - Aminoésteres são rapidamente eliminados quando alcançam a circulação → improvável de causar toxicidade sistêmica
  - Aminoamidas requerem metabolismo hepático → potencial de níveis séricos elevados
- Sítio de injeção
  - Absorção do anestésico local depende da vascularidade do sítio de injeção
  - Classificação da concentração plasmática mais alta para a mais baixa, com base no sítio de injeção
    - Intravenoso
    - Traqueal
    - Intercostal
    - Caudal
    - Paracervical
    - Peridural
    - Plexo braquial
    - Nervo periférico
    - Tecido subcutâneo

■ **Aditivos aos anestésicos locais**
- **Epinefrina**
  - Benefícios da epinefrina
    - Ajuda na detecção de injeções intravasculares
    - Prolonga a duração dos anestésicos locais
    - Minimiza a toxicidade sistêmica dos anestésicos locais
  - Desvantagens da adição de epinefrina
    - Diminuição do fluxo sanguíneo local → isquemia se o sítio de injeção for pouco vascularizado
    - Absorção sistêmica → hipertensão, taquicardia
  - Tempo de latência
    - Anestésicos locais pré-fabricados com epinefrina são formulados e um pH mais baixo para estabilizar a epinefrina → maior quantidade de anestésico local é carregada → absorção reduzida no tecido → menor tempo de latência
    - Adição de epinefrina a um anestésico local imediatamente antes da injeção → anestésico local mantém o pK_a natural → não afeta o tempo de latência
- **Bicarbonato de sódio**
  - Aumenta o pH → aumento de anestésico local não carregado → aumento da velocidade de início de ação

■ **Reações alérgicas**
- Aminoésteres são mais prováveis de causar reações alérgicas do que as aminoamidas por causa do metabólico ácido para-aminobenzoico
- O conservante metilparabeno pode causar reações alérgicas

■ **Toxicidade sistêmica**
- Causas de níveis intravasculares tóxicos
  - Injeção intravascular direta

- Rápida absorção a partir do tecido
- Altas doses de anestésicos locais administrados
- Metabolismo dos anestésicos locais comprometido
- **Sistema nervoso central**
  - Sintomas podem incluir gosto metálico, tontura, alterações visuais, zumbido, perda da consciência e convulsões
  - Tratamento
    - Tratamento de suporte
    - Oxigênio suplementar
    - Hiperventilação leve (pode necessitar de intubação)
      - Hiperventilação → diminui o fluxo sanguíneo cerebral, aumenta a alcalose → aumenta o limiar convulsivo
    - Benzodiazepínicos para atividade convulsiva
    - Emulsão lipídica
- **Sistema cardiovascular**
  - Manifesta-se com arritmias, hipotensão e colapso cardiovascular
  - Metabolismos moleculares da toxicidade cardiovascular sistêmica
    - Bloqueio dos canais de potássio → estende o potencial de ação cardíaco
    - Bloqueio dos canais de cálcio → deprime a contratilidade
    - Bloqueio de receptores β → diminui o inotropismo e prejudica a reanimação
    - Bloqueio dos canais de sódio → diminui a taxa de despolarização
  - Risco elevado com bupivacaína
    - Altamente lipofílica → entra no neurônio rapidamente e se difunde para fora do neurônio mais lentamente
    - Alta ligação proteica → duração mais prolongada
    - Ropivacaína pode ser menos cardiotóxica do que a bupivacaína
  - Tratamento
    - Tratamento de suporte
    - Oxigênio suplementar
    - Hiperventilação leve (pode necessitar de intubação)
      - Hiperventilação → corrige a acidose e hipercapnia, promovendo aprisionamento de íons do anestésico local
    - Cardioversão e antiarrítmico
    - Emulsão lipídica
- Emulsão lipídica
  - Vinte por cento do intralipídeo é usado para cardiotoxicidade associada aos anestésicos locais
  - Pode aumentar a depuração do anestésico local dos tecidos cardíacos atuando como um "aprisionamento lipídico" (lipid sink)
  - *Bolus* a 1,5 mL/kg (cerca de 100 mL), com infusão a 0,25 mL/kg/min × 10 minutos
    - *Boluses* adicionais podem ser necessários

PRINCÍPIOS DA ANESTESIA REGIONAL

- Seleção da injeção
  - Injeção única
    - Duração e qualidade do bloqueio regional dependem do anestésico local usado, do volume da injeção e da proximidade ao nervo-alvo
  - Cateteres
    - Usados para fornecer analgesia pós-operatória prolongada
    - Risco elevado de infecções
      - 20 a 40% dos cateteres com colonização bacteriana
      - Sítios axilar e femoral apresentam o maior risco de infecção
      - Uso do cateter por > 48 horas aumenta o risco
      - Tunelização pode reduzir o risco
      - Risco de infecção grave é baixo, mas relatos de casos de abscessos foram publicados
- Localização
  - Estimulador nervoso
    - Fornece uma corrente para gerar a estimulação nervosa → resposta motora

- $Q = I \times T$ (Carga = intensidade × duração)
- Contrações do músculo apropriado em uma corrente ≤ 0,5 mA indicam a localização desejada
- Ultrassonografia
    - Inserção de agulha e localização do nervo são realizadas sob orientação visual
    - Risco reduzido de lesão vascular ou nervosa direta

BLOQUEIOS DA CABEÇA E PESCOÇO

- **Gânglio estrelado**
    - **Técnica**
        - Injeção de anestésico local na direção do processo transverso de C6 para causar inibição simpática
    - Indicações
        - Trata a dor com um componente simpático
        - Síndrome dolorosa complexa regional, herpes-zóster agudo e neuralgia pós-herpética
    - Efeitos colaterais/complicações
        - Injeção intravascular na artéria vertebral → toxicidade do sistema nervoso central
        - Bloqueio dos nervos laríngeos recorrentes → rouquidão
        - Injeção peridural ou subaracnóidea → anestesia peridural ou raquidiana alta
- **Bloqueio do nervo trigêmeo**
    - Técnica
        - Bloqueios individuais são necessários para cada ramo do nervo trigêmeo
            - Nervo oftálmico é bloqueado na incisura supraorbital
            - Nervo maxilar é bloqueado na fossa pterigopalatina
            - Nervo mandibular é bloqueado imediatamente posterior à placa pterigóidea
    - Indicação
        - Bloqueadores são comumente utilizados para diagnosticar neuralgia trigeminal (ver Capítulo 8)
        - Podem ser usados para pequenos procedimentos faciais ou oculares

BLOQUEIOS E REFERÊNCIAS ANATÔMICAS DO PLEXO CERVICAL

- Anatomia
    - Plexo cervical é formado por C1-4
    - Localização do plexo
        - Abaixo do esternocleidomastóideo
        - Anterior ao escaleno médio
    - Inerva a região posterior da cabeça, região lateral do pescoço e regiões anterior e lateral do ombro
- Tipos de bloqueios
    - Plexo cervical superficial
        - Infeção do anestésico local ao longo da borda posterior do esternocleidomastóideo → abrange o tecido cutâneo
    - Plexo cervical profundo
        - Injeção do anestésico local no espaço paravertebral cervical em torno de C2-C4 → abrange o tecido mais profundo
- Efeitos colaterais/complicações
    - Injeção das estruturas próximas
        - Artérias vertebrais → toxicidade do sistema nervoso central
        - Espaço subaracnoide → raquidiana alta
        - Espaço peridural → anestesia cervical
    - Bloqueio de nervos próximos
        - Nervo frênico unilateral → desconforto respiratório naqueles com baixa reserva pulmonar
        - Nervo laríngeo recorrente → rouquidão
        - Bloqueio simpático → síndrome de Horner unilateral (miose, ptose, anidrose)

BLOQUEIOS E REFERÊNCIAS ANATÔMICAS DOS MEMBROS SUPERIORES

- Anatomia
    - Plexo braquial é formado por C5-T1 (**Fig. 18.2**)
    - **Localização do plexo**

- Raízes estão localizadas entre os músculos escalenos anterior e médio
- Troncos passam sobre a primeira costela, próximo da artéria subclávia
- Fascículos passam pela axila, próximo da artéria axilar
■ Tipos de bloqueio
  ● Interescaleno
    ◆ Técnica
      ➤ Injeção de anestésico local nas três raízes entre os músculos escalenos anterior e médio
    ◆ Ação
      ➤ Bloqueio dos plexos cervical e braquial → eficaz para cirurgia de ombro
      ➤ Poupa o tronco inferior em C8-T1 (nervo ulnar)
      ➤ Se o ombro anterior for poupado, realizar um bloqueio do plexo cervical superficial
    ◆ Efeitos colaterais/complicações
      ➤ Injeção intravascular → toxicidade do sistema nervoso central
      ➤ Nervo frênico é bloqueado em ~100% das vezes → desconforto respiratório naqueles com baixa reserva pulmonar
      ➤ Nervo laríngeo recorrente → rouquidão
      ➤ Bloqueio simpático → síndrome de Horner unilateral (miose, ptose, anidrose)
  ● Supraclavicular
    ◆ Técnica
      ➤ Injeção de anestésico local nos troncos laterais à artéria subclávia na fossa supraclavicular
    ◆ Ação
      ➤ Bloqueia o plexo braquial nos troncos → eficaz para cirurgia no cotovelo, antebraço e mão
    ◆ Efeitos colaterais/complicações
      ➤ Injeção é próxima da pleura, ao lado da primeira costela → pneumotórax
      ➤ Nervo frênico é bloqueado em 40 a 60% dos pacientes → desconforto respiratório naqueles com baixa reserva pulmonar

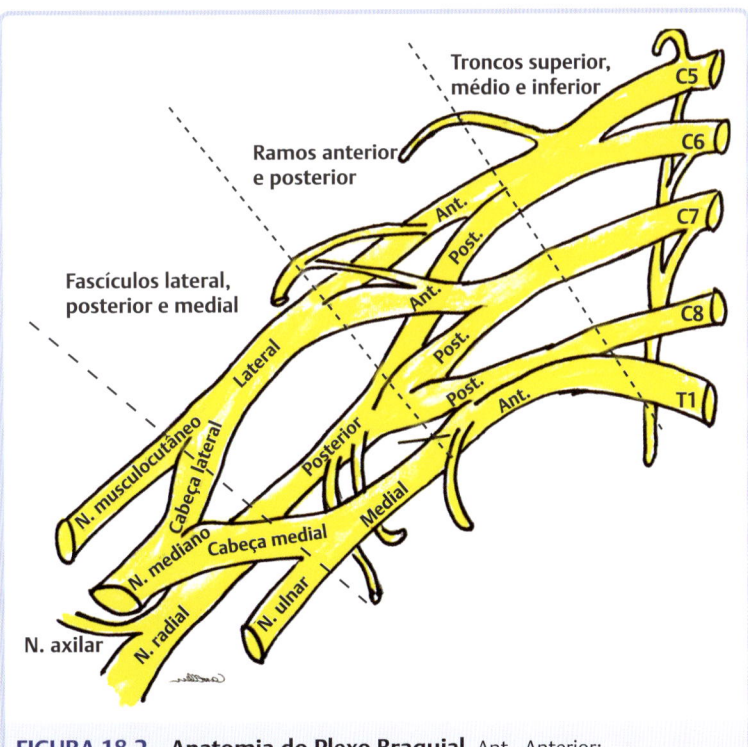

FIGURA 18.2 Anatomia do Plexo Braquial. Ant., Anterior; Post., posterior; n., nervo. (Reproduzido de Tsui BCH, Rosenquist RW. Peripheral nerve blockade. In: Barash PG, Cullen BF, Stoelting RK, et al., eds. *Clinical Anesthesia*. 7th ed. Philadelphia, PA: Wolters Kluwer; 2013:949.)

- Infraclavicular
  - Técnica
    - Injeção de anestesia local nos fascículos abaixo da clavícula média
  - Ação
    - Bloqueia o plexo braquial nos fascículos → eficaz para cirurgia do antebraço ou mão
  - Efeitos colaterais/complicações
    - Injeção intravascular → toxicidade do sistema nervoso central
    - Inserção da agulha muito medialmente → aumenta o risco de pneumotórax
    - Inserção da agulha muito lateralmente → risco de não afetar o nervo musculocutâneo, visto que o mesmo se ramifica para fora do plexo braquial
- Axilar
  - Técnica
    - Injeção de anestésico local nos nervos terminais do plexo braquial
    - Nervos radial, ulnar e mediano estão orientados ao redor da artéria axilar
      - Nervo radial situa-se posterior
      - Nervo ulnar situa-se inferior
      - Nervo mediano situa-se superior
    - Nervo musculocutâneo está situado no músculo coracobraquial
      - Bloqueado em duas possíveis localizações
        - Bloqueado na axila, imediatamente superior à artéria axilar
        - Bloqueado na linha intercondilar do braço, abaixo da margem lateral do tendão do bíceps
    - Nervo intercostobraquial está situado no intercostal externo e serrátil anterior
      - Bloqueado na fossa axilar
  - Ação
    - Bloqueia os nervos terminais → eficaz para cirurgia do antebraço e mão
    - Suplementação do nervo musculocutâneo pode ser necessária
      - Age na região radial do antebraço
    - Suplementação do nervo intercostobraquial pode ser necessária
      - Age na região posteromedial do braço
  - Efeitos colaterais/complicações
    - Injeção intravascular → toxicidade do sistema nervoso central
    - Lesão nervosa direta
- Bloqueio de Bier
  - Técnica
    - Inserir uma IV na mão a ser operada, o mais distalmente possível
    - Elevar o braço para exsanguinação
    - Insuflar um esfigmomanômetro proximal mais do que a pressão arterial
    - Injetar anestésico local → início de ação em ~5 minutos
    - Se o paciente se queixar de dor ocasionada pelo torniquete
      - Insuflar o torniquete distal
      - Liberar o torniquete proximal
    - Após 30 minutos, liberar o torniquete
  - Seleção do anestésico local
    - Anestésicos locais utilizados
      - Lidocaína a 1,5-3 mg/kg
      - Prilocaína a 3-4 mg/kg
      - Ropivacaína a 1,2-1,4 mg/kg
    - Anestésicos locais evitados
      - Bupivacaína → aumento da toxicidade cardíaca
      - Cloroprocaína → aumento de tromboflebite
  - Ação
    - Fornece analgesia à área distal ao manguito
    - Também pode ser usado para tratamento da síndrome dolorosa complexa regional com anestésico local ou outros agentes (guanetidina, reserpina, bretílio, fentolamina)
  - Efeitos colaterais/complicações
    - Dor ocasionada pelo torniquete
    - Lesão nervosa direta causada por compressão pelo torniquete
    - Toxicidade do anestésico local durante a desinsuflação do manguito

BLOQUEIOS E REFERÊNCIAS ANATÔMICAS DOS MEMBROS INFERIORES

- Anatomia
  - Nervos
    - Plexo lombar é formado por T12-L4 (**Fig. 18.3**)
    - Plexo sacral é formado por L4-S3
  - Localização
    - O plexo lombar passa entre os músculos psoas maior e quadrado lombar
      - Plexo lombar origina o nervo femoral → torna-se o nervo safeno distalmente
    - Plexo sacral atravessa o forame isquiático maior
      - O nervo ciático se forma a partir do plexo sacral e um ramo do plexo lombar
- Bloqueio do plexo lombar
  - Bloqueio do psoas
    - Técnica
      - Anestésico local é injetado entre os músculos psoas maior e quadrado lombar com uma abordagem posterior
    - Ação
      - Age sobre o quadril e a região anterolateral da coxa
    - Efeitos colaterais/complicações
      - Injeção em outros espaços
        - Subaracnoide
        - Epidural
        - Intravascular
      - Hematoma retroperitoneal
  - Femoral
    - Técnica
      - Anestésico local é injetado lateral à artéria femoral
      - Duas camadas fasciais cruzadas representam as fáscias lata e ilíaca
    - Ação
      - Coxa anterior e joelho
      - Indicada para artroplastia de joelho ou reparo de fraturas da diáfise femoral
    - Efeitos colaterais/complicações

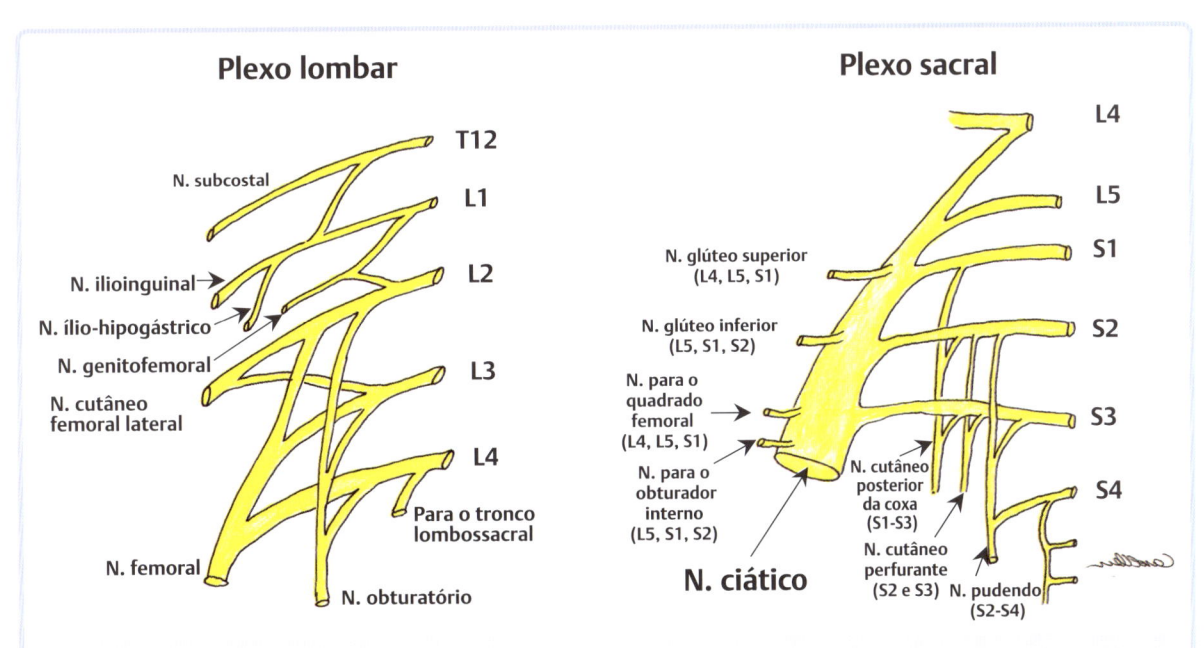

FIGURA 18.3 **Anatomia dos Plexos Lombar e Sacral.** n., Nervo. (Reproduzido de Tsui BCH, Rosenquist RW. Peripheral nerve blockade. In: Barash PG, Cullen BF, Stoelting RK, et al., eds. *Clinical Anesthesia*. 7th ed. Philadelphia, PA: Wolters Kluwer; 2013:952.)

- Injeção intravascular
- Lesão nervosa
  - Obturador
    - Técnica
      - Anestésico local é injetado no canal obturatório por uma inserção próxima do tubérculo púbico
    - Ação
      - Coxa medial
      - Raramente bloqueado para anestesia regional
    - Efeitos colaterais/complicações
      - Alta taxa de falha decorrente da profundidade do canal obturatório
  - Cutâneo femoral lateral
    - Técnica
      - Anestésico local injetado no espaço ilíaco anterossuperior após passagem pela fáscia lata
    - Ação
      - Coxa lateral
    - Efeitos colaterais/complicações
      - Lesão nervosa
- Bloqueio do plexo sacral
  - Bloqueio do nervo ciático
    - Técnica
      - Anestésico local é injetado à medida que o nervo ciático atravessa o forame sacro-isquiático na margem inferior do glúteo máximo
    - Ação
      - Bloqueia os nervos tibial posterior e fibular comum
      - Usado para qualquer procedimento abaixo do joelho quando suplementado com um bloqueio do nervo safeno
    - Efeitos colaterais/complicações
      - Lesão nervosa
      - Lesão vascular
  - Bloqueio poplíteo
    - Técnica
      - Anestésico local é injetado na fossa poplítea, entre o tendão do bíceps lateralmente e o tendão semimembranoso medialmente
        - Direcionado ao nervo ciático à medida que este se bifurca em nervos tibial posterior e fibular comum
      - Nervo tibial posterior é medial e maior
        - Responsável pela flexão plantar e inversão do pé
      - Nervo fibular comum é lateral e menor
        - Responsável pela dorsiflexão e eversão do pé
    - Ação
      - Age sobre o pé e tornozelo quando suplementado com um bloqueio do safeno
    - Efeitos colaterais/complicações
      - Lesão nervosa
      - Injeção intravascular
  - Bloqueio do tornozelo
    - Técnica
      - Anestésico local é injetado próximo dos cinco nervos do tornozelo
        - Geralmente a injeção é realizada pela técnica do anel para agir sobre todo o tornozelo
      - Nervos incluem o safeno, fibular superficial, fibular profundo, sural e tibial posterior
    - Ação
      - Safeno: ramo do nervo femoral que inerva o tornozelo medial e o pé
        - Bloqueado na região anterior ao maléolo medial
      - Tibial posterior: ramo do fibular comum que inerva a sola do pé
        - Bloqueado posterior ao maléolo medial
      - Sural: ramo do nervo fibular comum que inerva o maléolo lateral e a região lateral do pé
        - Bloqueado na região posterior ao maléolo lateral
      - Fibular superficial: ramo do nervo fibular comum que inerva o dorso do pé
        - Bloqueado na região anterior ao maléolo lateral

- ➤ Fibular profundo: ramo do fibular comum que inerva o espaço interdigital entre o primeiro e segundo dedos do pé
  - ❖ Bloqueado entre os tendões dos músculos tibial anterior e extensor longo dos dedos
- ◆ Efeitos colaterais/complicações
  - ➤ Lesão nervosa

BLOQUEIOS TORÁCICO, ABDOMINAL E PÉLVICO

- Bloqueios torácicos
  - Bloqueio paravertebral (**Fig. 18.4**)
    - ◆ Técnica
      - ➤ Anestésico local é injetado ou um cateter colocado, à medida que os nervos espinais saem dos forames vertebrais
      - ➤ Inserir a agulha 2 cm abaixo da superfície posterior do processo transverso em uma direção caudal até a perda da resistência ou a localização do espaço paravertebral com ultrassom
    - ◆ Ação
      - ➤ Embora seja comumente realizado no nível torácico, um bloqueio paravertebral pode ser feito ao longo de toda a coluna lombar e torácica
      - ➤ Ação unilateral nos procedimentos torácico, de mama ou abdominal
        - ❖ Agirá sobre diversos dermátomos acima e abaixo do sítio de entrada, pressupondo-se que um volume suficiente é injetado
        - ❖ Tendência de se difundir mais caudal do que cranialmente
    - ◆ Efeitos colaterais/complicações
      - ➤ Injeção próxima da pleura → pneumotórax
      - ➤ Injeção muito medial → risco de injeção peridural ou intratecal
      - ➤ Injeção muito lateral → risco de se tornar um bloqueio intercostal sem cobertura suficiente
  - Bloqueio intercostal
    - ◆ Técnica
      - ➤ Anestésico local é injetado na margem inferior da costela
        - ❖ Veia está superior, artéria está no meio, e nervo está inferior ao longo da margem inferior da costela
    - ◆ Ação
      - ➤ Bloqueia os nervos intercostais nos níveis injetados
    - ◆ Efeitos colaterais/complicações
      - ➤ Injeção intravascular
      - ➤ Aumento da absorção vascular e de níveis sistêmicos → risco de toxicidade aumentado
- Bloqueios abdominais
  - Bloqueios neurolíticos
    - ◆ Indicado para dor crônica pelo uso de agente neurolítico nos nervos
      - ➤ Álcool ou fenol são comumente usados para neurólise
    - ◆ Bloqueio diagnóstico com anestésico local é recomendado antes do bloqueio neurolítico para demonstrar que o nervo-alvo é a fonte de dor
  - Bloqueio do plexo celíaco
    - ◆ O plexo celíaco inerva os órgãos abdominais
      - ➤ Cólon ascendente, vesícula biliar e pâncreas
    - ◆ Indicações
      - ➤ Comumente usado para dor de câncer pancreático
    - ◆ Efeitos colaterais/complicações
      - ➤ Hipotensão pós-simpatectomia
      - ➤ Injeção subaracnóidea
      - ➤ Lesão aórtica
      - ➤ Lesão direta de órgãos
      - ➤ Diarreia
  - Bloqueio do plexo hipogástrico
    - ◆ O plexo hipogástrico inerva os órgãos pélvicos
      - ➤ Útero, bexiga urinária, reto, fundo vaginal, próstata, testículos e ovários
    - ◆ Indicações
      - ➤ Dor pélvica crônica de várias etiologias

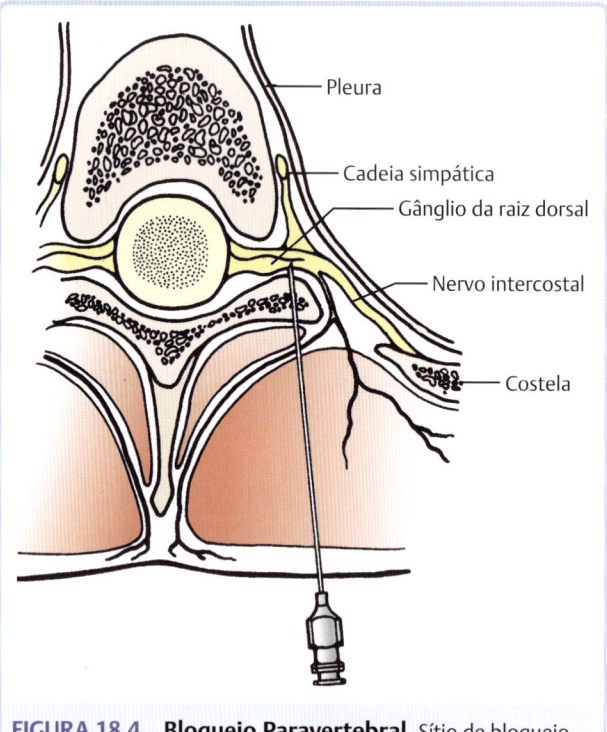

FIGURA 18.4 Bloqueio Paravertebral. Sítio de bloqueio para um bloqueio paravertebral. (Reproduzido de Bernards CM. Paravertebral block. In: Mulroy MF, Bernards CM, McDonald SB, et al., eds. *A Practical Approach to Regional Anesthesia*. 4th ed. Philadelphia, PA: Lippincott Williams & Wilkins; 2009:149)

- ◆ Efeitos colaterais/complicações
  - ➤ Impotência
  - ➤ Lesão direta de órgãos
- Bloqueios pélvicos
  - Ilioinguinal
    - ◆ Anestésico local injetado entre os músculos oblíquo interno e transverso, no nível da crista ilíaca
      - ➤ Age sobre a dor proveniente da parede abdominal, ao redor dos níveis da injeção
    - ◆ Indicado para cirurgia abdominal inferior, particularmente para cirurgia inguinal
  - Genitofemoral
    - ◆ Anestésico local é injetado no ramo genital do nervo genitofemoral no canal inguinal
    - ◆ Indicado para dor ao longo da virilha e região medial superior da coxa
  - Pudendo
    - ◆ Anestésico local é injetado na fossa isquioanal
      - ➤ Age sobre os órgãos genitais externos, períneo, dois terços distais da vagina e ânus
    - ◆ Indicado para cirurgia no assoalho pélvico ou no parto vaginal

LESÕES NERVOSAS COMUNS

- Plexo braquial
  - Lesionado por estiramento (cabeça do úmero) ou compressão (entre a clavícula e a primeira costela)
- Nervo radial
  - Queda do pulso e fraqueza na abdução do polegar
- Nervo mediano
  - Incapacidade de opor o polegar e o dedo mínimo
  - Sensação reduzida na superfície palmar do polegar, indicador, médio e metade do dedo anelar

- Nervo ulnar
  - Lesionado por compressão contra a face posterior do epicôndilo medial do úmero
  - Incapacidade de abduzir o dedo mínimo
  - Sensação reduzida nas superfícies dorsal e palmar do dedo mínimo e metade do dedo anelar
- Nervo ciático
  - Lesionado por estiramento
    - Posição de litotomia
  - Fraqueza abaixo do joelho
  - Sensação reduzida sobre grande parte do pé, exceto do arco interno (que é inervado pelo safeno)
- Nervo fibular comum
  - Ramo do nervo ciático
  - Nervo mais comumente lesionado da extremidade inferior
    - Lesionado na posição de litotomia, quando o nervo é comprimido contra a cabeça fibular
    - Resulta em pé caído, perda da dorsiflexão e incapacidade de everter o pé
- Nervo tibial anterior
  - Lesionado se o pé for fletido por um período de tempo prolongado
  - Resulta em pé caído
- Nervo femoral
  - Lesões ocorrem no nível da margem pélvica
  - Resulta em perda da flexão do quadril e extensão do joelho
  - Sensação reduzida sobre a superfície superior da coxa
- Nervo obturatório
  - Lesionado durante o parto de um bebê com fórceps ou com a flexão excessiva da coxa
  - Resulta em incapacidade de aduzir a perna
  - Sensação reduzida sobre a superfície medial da coxa

QUESTÕES

1. Um homem de 42 anos de idade é submetido a um reparo do manguito rotador esquerdo sob anestesia geral, com um cateter interescalênico para analgesia pós-operatória. O cateter é inserido com sucesso e, rotineiramente, sob orientação ultrassonográfica. Antes da alta hospitalar esperada, você é chamado na área de recuperação, pois o paciente está se queixando que sua pálpebra está caída. No exame, o paciente também apresenta miose da pupila direita. Qual dos seguintes é o diagnóstico correto?

    A. Reação de ansiedade atípica
    B. Inserção intravascular do cateter
    C. Síndrome de Horner
    D. Bloqueio do nervo frênico

2. Um homem saudável de 18 anos de idade apresenta-se após fraturar seu cotovelo esquiando. Você decide realizar um bloqueio de nervo axilar para alívio da dor. Qual das seguintes é a orientação correta dos nervos mediano, radial e ulnar em relação à artéria axilar?

    A. Posterior, inferior, superior
    B. Superior, posterior, inferior
    C. Inferior, posterior, superior
    D. Superior, inferior, posterior

3. Após realizar um bloqueio de nervo poplíteo, você percebe que calculou a dose com o peso do paciente em libras, em vez de quilogramas, e administrou mais de 9 mg/kg de lidocaína sem epinefrina. Qual dos seguintes sintomas representa alguns dos primeiros sinais de toxicidade anestésica local?

    A. Vômito e diarreia
    B. Tontura e zumbido
    C. Dormência perioral e nistagmo
    D. Sensação de desfalecimento e convulsões

4. Uma mulher de 55 anos de idade foi recentemente diagnosticada com câncer pancreático metastático. Por causa da extensão de sua doença, ela não é uma candidata à cirurgia. Ela relata que tem tomado doses crescentes de narcóticos, com pouco a nenhum efeito sobre sua dor abdominal. Ela agora é submetida a um bloqueio do plexo celíaco. Qual das seguintes é uma das complicações mais comuns?

    A. Pneumotórax
    B. Punção aórtica
    C. Hipotensão ortostática
    D. Toxicidade anestésica local

5. Um homem de 68 anos de idade com um histórico prolongado de diabetes é submetido à amputação do quarto e quinto metatarsos esquerdos. Qual dos seguintes nervos deve ser bloqueado para alcançar anestesia adequada para o procedimento?

    A. Fibular superficial, tibial, sural
    B. Fibular superficial, fibular profundo, tibial
    C. Fibular profundo, sural, safeno
    D. Safeno, sural, tibial

CAPÍTULO 19 Medicina intensiva

ESTADOS DE CHOQUE

- **Sepse**
  - **Definições**
    - Síndrome da resposta inflamatória sistêmica (SIRS; 2 ou mais)
      - Temperatura > 38,3°C ou < 36°C
      - Frequência cardíaca (FC) > 90
      - Frequência respiratória > 20
      - Leucócitos > 12 K ou < 4 K
    - Sepse (SIRS + fonte suspeita de infecção)
      - Fontes infecciosas podem ser pneumonia, infecção do trato urinário, bacteriemia e muitas outras
    - Sepse severa (sepse + disfunção orgânica)
      - Disfunção orgânica pode ser sinalizada por hipotensão, hipoperfusão, oligúria, aumento de creatinina, lesão pulmonar, coagulopatia ou hiperbilirrubinemia
    - Choque séptico (sepse severa + hipotensão apesar da ressuscitação volêmica)
  - **Fisiopatologia**
    - Desarranjos durante a sepse são causados pela interação entre o microrganismo infeccioso e a resposta inflamatória do hospedeiro
    - Mecanismo celular
      - Mediadores pró-inflamatórios
        - Citocinas incluem IL-1, IL-6 e TNF-α
        - Ativação de neutrófilos e linfócitos
        - Sistema complemento
      - Disfunção endotelial
        - Aumento no óxido nítrico (NO) → vasodilatação
          - A NO sintase induzível é estimulada por IL-6 e TNF-α, que leva a um aumento de NO
        - Extravasamento capilar → edema tecidual
        - As superfícies endoteliais normalmente têm propriedades anticoagulantes
          - Comprometida na sepse pelos indutores pró-coagulantes (proteína C reativa)
          - Resulta em trombose intravascular
    - **Disfunção dos sistemas orgânicos**
      - Cardíaco
        - Contratilidade do miocárdio reduzida
        - Suprimento de oxigênio comprometido
      - Pulmonar
        - Aumento do trabalho respiratório
        - Extravasamento capilar nos pulmões prejudica a oxigenação
          - Risco de síndrome da angústia respiratória aguda (SARA)
      - Renal
        - Hipoperfusão e hipotensão podem causar insuficiência renal aguda
          - Necrose tubular aguda
      - Hepático
        - Hipoperfusão e hipotensão podem provocar "choque" hepático
          - Possível aumento na bilirrubina, transaminases e índice de normatização internacional (RNI)
      - Endócrino
        - Insuficiência suprarrenal
          - Resposta ao estresse comprometida, visto que há um aumento inadequado nos níveis séricos de cortisol

- ❖ Deficiência insulínica
    - › Função comprometida das células beta-pancreáticas
    - › Subsequente hiperglicemia aumenta o risco de infecção, atraso na cicatrização de feridas e função granulocítica reduzida
- ❖ Deficiência de vasopressina
- **Tratamento**
    - ◆ **Suporte hemodinâmico**
        - ➤ Suporte da pressão arterial (PA) com fluidos intravenosos
        - ➤ Se a ressuscitação volêmica for insuficiente → iniciar tratamento com vasopressores para manter a pressão arterial média > 65 mm Hg
            - ❖ Norepinefrina e vasopressina são os vasopressores mais comumente selecionados
            - ❖ Dobutamina ou epinefrina podem ser adicionadas caso um suporte cardíaco seja necessário
            - ❖ Dopamina deve ser evitada no choque séptico
        - ➤ Considerar a inserção de um cateter venoso central para a administração de vasopressores, a monitorização da pressão venosa central e mensuração da saturação venosa central
            - ❖ Ensaio inicial da terapia guiada por metas incluiu o uso de um cateter venoso central para monitorizar a ressuscitação, mas estudos mais recentes desafiaram esta necessidade
    - ◆ Suporte respiratório
        - ➤ Sepse e ressuscitação volêmica podem levar à necessidade de suporte respiratório, incluindo intubação e ventilação mecânica
        - ➤ Evitar etomidato para intubação → aumento na taxa de mortalidade no choque séptico
        - ➤ Iniciar ventilação pulmonar protetora para minimizar o risco ou efeito da SARA
    - ◆ **Cobertura antimicrobiana**
        - ➤ Obter sangue, urina, escarro e outras culturas antes de iniciar a antibioticoterapia (se possível)
        - ➤ Direcionar para o controle da fonte (tratando a infecção, cirurgia ou drenagem)
        - ➤ Iniciar antibióticos de amplo espectro durante a primeira hora
- ■ **Hipovolêmico**
    - Definido como volume intravascular reduzido causando perfusão tecidual inadequada
        - ◆ Causas comuns incluem hemorragia e desidratação severa
    - Estágios do choque hipovolêmico
        - ◆ Estágio I: perda sanguínea < 15%
            - ➤ Choque compensado decorrente da capacidade de ajuste fisiológico
            - ➤ Associado a mínimas alterações hemodinâmicas
        - ◆ Estágio II: perda sanguínea de 15 a 30%
            - ➤ Choque leve
            - ➤ Associado a um aumento na FC e leve redução no débito urinário
        - ◆ Estágio III: perda sanguínea de 30 a 40%
            - ➤ Choque descompensado
            - ➤ Associado a uma PA sistólica < 100, redução no débito urinário e enchimento capilar reduzido
        - ◆ Estágio IV: perda sanguínea > 40%
            - ➤ Choque severo
            - ➤ Associado a uma FC > 140, PA sistólica < 100, insuficiência respiratória, mínimo débito urinário e pele fria mosqueada
    - Tríade da morte
        - ◆ Tríade: hipotermia, acidose e coagulopatia
        - ◆ Combinação dos três torna a ressuscitação incrivelmente difícil e a sobrevivência improvável
    - Tratamento
        - ◆ Acesso vascular com agulha de grosso calibre
            - ➤ Considerar a transfusão de uma relação igual de sangue: PFC: plaquetas
            - ➤ Minimizar produtos não sanguíneos durante o sangramento agudo
        - ◆ Na presença de sangramento, controle rápido da hemorragia
        - ◆ Ressuscitação volêmica rápida
- ■ **Cardiogênico**
    - Definido como hipoperfusão por causa da insuficiência cardíaca
        - ◆ Síndrome coronária aguda
        - ◆ Insuficiência ventricular direita ou esquerda
        - ◆ Cardiomiopatia
        - ◆ Tamponamento cardíaco

- Embolia pulmonar
- Marcadores de falência circulatória
  - Hipotensão
  - Baixo índice cardíaco (< 1,8 L/min/m²)
  - Pressão diastólica final do ventrículo esquerdo > 18 mm Hg
  - Pressão diastólica final do ventrículo direito > 10 mm Hg
- Tratamento
  - Tratar a causa subjacente (p. ex., reperfusão na síndrome coronária aguda)
  - Vasopressores e inotrópicos para manter a perfusão
  - Suporte mecânico (p. ex., dispositivo de assistência ventricular ou bomba de balonete)

CONTROLE DA INFECÇÃO

- **Classificação dos antibióticos**
  - **Agentes antibacterianos**
    - Antimicrobianos primários Gram-positivos
      - β-lactâmicos
      - Cefalosporinas de primeira e segunda gerações
      - Vancomicina
      - Linezolida
      - Daptomicina
    - Antimicrobianos primários Gram-negativos
      - Cefalosporinas de terceira e quarta gerações
      - Piperacilina/tazobactama
      - Aminoglicosídeos
      - Fluoroquinolonas
      - Carbapenema
      - Aztreonam
  - Anaeróbios
    - Metronidazol
    - Clindamicina
  - **Agentes antifúngicos**
    - Azóis
    - Equinocandinas
    - Anfotericina B
  - **Antivirais**
    - Oseltamivir
    - Aciclovir
  - **Antiparasitários**
    - Mebendazol
    - Albendazol
- **Resistência antimicrobiana**
  - Resistência antimicrobiana está aumentando
    - 50% de todas as infecções hospitalares têm cepas antimicrobianas
  - Fatores de risco para resistência do microrganismo a múltiplos fármacos
    - Hospitalização prolongada
    - Prévia exposição a antibióticos
    - Ventilação prolongada
    - Cateter urinário prolongado
    - Imunossupressão
    - Subnutrição
  - Exemplos de microrganismos resistentes a antibióticos
    - Enterococos resistentes à vancomicina
    - β-lactamases de espectro estendido
    - *Klebsiella pneumonia* carbapenemase
    - *Pseudomonas* resistentes a múltiplos fármacos
  - Estratégias para reduzir a resistência antibiótica
    - Considerar e tratar outras causas de apresentação além da infecção

- Obter culturas antes de iniciar a antibioticoterapia
- Direcionar a antibioticoterapia para prováveis microrganismos
- Iniciar com antibióticos de amplo espectro na população em tratamento intensivo → estreitar o espectro após a disponibilização dos dados de cultura
- Evitar tratamento contra microrganismos colonizadores
- Reduzir o tempo no ventilador, remover cateteres de Foley quando não forem necessários e avaliar diariamente a necessidade de acesso vascular invasivo
- Antibióticos perioperatórios devem ser limitados para 24 horas

- **Infecções relacionadas com cateteres venosos centrais**
  - Infecções da corrente sanguínea, associadas a cateteres venosos centrais, representam uma fonte significativa de morbidade e mortalidade
    - Aumentam o período de permanência hospitalar para até 21 dias
    - Uma das principais causas de morte (mortalidade de até 25%)
  - Fatores de risco
    - Paciente imunodeprimido
    - Paciente subnutrido
    - Permanência hospitalar prolongada
    - Cateter de múltiplas portas
    - Duração do cateter > 7 dias
    - Localização do cateter
      - Maior taxa de infecção com cateteres femorais, menor taxa com cateteres em veia subclávia
      - Alguns estudos sugeriram que o risco de infecção do cateter femoral não é superior quando o mesmo é colocado assepticamente
  - Prevenção
    - Técnica asséptica durante a colocação
    - Uso de lista de verificação para o cateter venoso central
    - Cuidado apropriado no sítio de inserção do cateter
    - Reavaliação diária da necessidade de cateter central
    - Esponjas impregnadas com clorexidina
    - Considerar o uso de cateteres impregnados com antibiótico se o risco for alto

- Controle da infecção
  - **Precauções universais**
    - Método de prevenção de exposição do pessoal médico a patógenos infecciosos
    - Deve ser aplicado a todos os pacientes
      - Presume que todos os fluidos corporais e sangue sejam potencialmente perigosos
      - Incluir luvas, máscaras e jaleco, conforme necessário, quando existe potencial para contato com fluidos corporais
      - Limitar o máximo possível a exposição a agentes infecciosos
  - Precauções especiais
    - Precauções de contato
      - Aplica-se a pacientes com bactérias resistentes a antibióticos (*Staphylococcus aureus* resistente à meticilina, enterococos resistentes à vancomicina)
      - Microrganismos são transmitidos por contato direto
      - Inclui luvas e jaleco
    - Precauções para aerossóis
      - Aplica-se a pacientes com doenças que podem ser transmitidas por gotículas ou pelo ar (*Mycobacterium tuberculosis*, múltiplas viroses)
      - Microrganismos são menores do que as gotículas e permanecem no ar por mais tempo
      - Inclui máscara-respirador N95 e pressão negativa na sala
    - Precauções para gotículas
      - Aplica-se a pacientes com viroses respiratórias (influenza, parainfluenza, adenovírus, vírus sincicial respiratório)
      - Microrganismos são maiores do que as partículas suspensas no ar e raramente transmitidas a > 90 cm
      - Inclui máscara cirúrgica

PESQUISAS DO TRAUMATISMO

- Finalidade
  - Pesquisas primárias e secundárias são realizadas de forma sistemática para avaliar, priorizar e tratar lesões potencialmente fatais
  - Pesquisa primária consiste em ABCDEs (ver a seguir) e deve ser feita primeiro
  - Pesquisa secundária é um exame completo de todas as partes corporais, radiografias necessárias e anamnese do paciente
    - Pesquisa secundária deve ser realizada somente após a conclusão da pesquisa primária
    - Pesquisa primária requer reavaliações frequentes durante a pesquisa secundária
- Pesquisa primária
  - Vias aéreas
    - Estabelece uma via aérea definitiva caso a integridade da via aérea seja questionável
      - Via aérea definitiva é realizada por uma sonda endotraqueal ou traqueostomia
    - Anteriorização da mandíbula, elevação do mento e vias aéreas orais são medidas de contemporização até que uma via aérea definitiva possa ser assegurada
  - Respiração
    - Avalia a ventilação, oxigenação e necessidade de assistência mecânica
    - Colocação de dreno torácico na suspeita de pneumotórax
  - Circulação
    - Acesso intravenoso para ressuscitação volêmica
    - Controle da hemorragia
    - Monitorização de arritmias
  - Incapacidade
    - Exame neurológico para o nível de consciência, reação pupilar, sinais de lateralização e lesão espinal
    - Avaliar a Escala de Coma de Glasgow (GCS)
  - Exposição
    - Paciente deve estar desnudo para um exame detalhado
- Pesquisa secundária
  - Anamnese
    - Coleta de informações sobre as alergias do paciente, medicamentos, prévio histórico médico, última refeição e detalhes do traumatismo
  - Exame físico
    - Cabeça
      - Exame do couro cabeludo e cabeça para laceração e contusões
      - Verificar a presença de lesões oculares
      - Palpar as estruturas ósseas da face
    - Pescoço
      - Presumir a presença de lesão cervical e tomar as precauções até que uma lesão seja excluída definitivamente
      - Inspecionar e palpar o pescoço
    - Tórax
      - Avaliar os ossos da parede torácica
      - Reavaliar a respiração e auscultar os pulmões
    - Abdome
      - Verificar a presença de lesões abdominais
    - Períneo
      - Verificar a presença de hematoma ou sangramento
      - Exame retal
    - Musculoesquelético
      - Verificar a presença de fratura pélvica
      - Examinar as extremidades para lesões ortopédicas
      - Torniquete pode ser usado para cessar hemorragia das extremidades
- Avaliação radiológica
  - Avaliação focalizada com ultrassonografia para trauma (FAST) (Fig. 19.1)
    - Quatro incidências ultrassonográficas para avaliar a presença de líquido no abdome e pericárdio
      - Possibilita uma avaliação rápida à beira do leito em 2 a 3 minutos
      - Alta sensibilidade e especificidade
    - Incidências

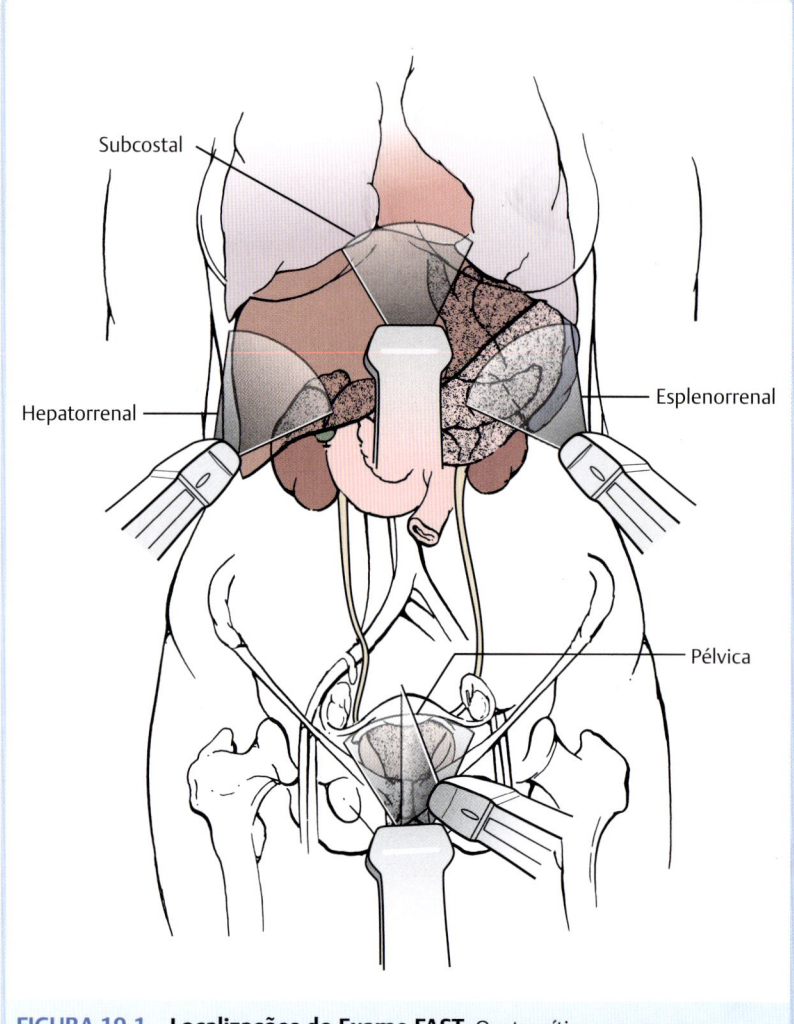

FIGURA 19.1 Localizações do Exame FAST. Quatro sítios para o exame de avaliação focalizada com ultrassonografia para trauma (FAST): subcostal, hepatorrenal, esplenorrenal e pélvica.

- ➤ Subcostal
    - ❖ Sonda no subxifoide e inclinada cranialmente
    - ❖ Avalia a presença de líquido no pericárdio
- ➤ Hepatorrenal
    - ❖ Sonda na linha maxilar média direita, próximo da 10ª costela
    - ❖ Avalia a presença de líquido na bolsa de Morrison
- ➤ Esplenorrenal
    - ❖ Sonda na linha axilar média esquerda, próximo da 9ª costela
    - ❖ Avalia a presença de líquido no espaço esplenorrenal
- ➤ Incidências pélvicas
    - ❖ Sonda na sínfise púbica, direcionada caudalmente
    - ❖ Avalia a presença de líquido na bolsa de Douglas e bolsa retovesical
- ● Coluna cervical
    - ◆ TC (tomografia computadorizada) é o exame de escolha para o diagnóstico agudo de lesões na coluna cervical
        - ➤ Pacientes com TC negativa e sinais positivos no exame → RM
    - ◆ **Radiografias da coluna cervical** não são sensíveis ou específicas o bastante para lesões na coluna cervical

- **TC**
  - Se os pacientes forem hemodinamicamente estáveis, uma TC das áreas lesionadas pode render informações valiosas sobre o grau da lesão, presença de sangramento ativo e necessidade de intervenção cirúrgica

LESÕES ESPECÍFICAS NO TRAUMA

- Lesão cerebral traumática
  - Exame físico deve consistir em um exame neurológico abrangente e da Escala de Coma de Glasgow (GCS)
    - TC é essencial para diagnosticar lesões e determinar a necessidade de intervenção cirúrgica
      - Lesões focais incluem hematomas epidurais, subdurais ou intracerebrais
    - O objetivo é a prevenção de lesão secundária
      - Prevenção de hipotensão, hipovolemia, hipóxia e elevação da pressão intracraniana (PIC)
      - Ver lesão cerebral traumática no Capítulo 8
- Lesões de coluna cervical
  - Tipos de lesões
    - Luxação atlantoccipital
      - Comumente decorrente de uma flexão traumática severa
      - A maioria morre no local
    - Fratura de C1
      - Comumente por causa da carga axial
      - Lesão instável, mas raramente com lesão da medula espinal
    - Fratura de C2
      - A maior vértebra cervical e suscetível a várias lesões
      - Geralmente envolve o processo odontoide
    - Fraturas em C3 e C4
      - Raramente lesionadas por causa da curvatura da coluna cervical
    - Fraturas em C5, C6 e C7
      - C5 é a vértebra cervical mais comumente fraturada
  - Manejo
    - Imobilização
      - Manejo das vias aéreas deve incluir estabilização alinhada
        - Braços do assistente sobre o tórax superior e clavículas, mãos/punhos sobre o pescoço e a cabeça
        - Assistente posiciona-se de frente ao intubador e usa as palmas das mãos para imobilizar o occipital
      - Colar pode ser removido para intubação se uma estabilização alinhada for realizada
        - Os colares impedem a abertura da boca e não reduzem o movimento cervical durante a laringoscopia
    - Imagens
      - TC é a modalidade imagiológica imediata de escolha para lesão de coluna cervical
      - RM pode ser realizada quando a TC for negativa e o colar não puder ser removido
      - Radiografias da coluna cervical não são sensíveis ou específicas
        - Radiografia da coluna cervical em 3 incidências não diagnostica 15% das lesões de coluna cervical
    - Consultar um cirurgião para avaliação adicional e necessidade de colar, halo ou intervenção cirúrgica
- Lesões torácicas
  - Pneumotórax de tensão
    - Desenvolve-se quando ar entra no espaço pleural, sem a capacidade de sair → colapso do pulmão afetado e deslocamento do mediastino → redução do retorno venoso → colapso circulatório
      - Funciona por um mecanismo de válvula unidirecional, permitindo o fluxo apenas para um lado
    - Apresenta-se com dor torácica, dificuldade respiratória, traqueia desviada e sons respiratórios ausentes
    - Tratamento
      - Descompressão por agulha imediata com agulha de grosso calibre (14 ou 16 G) na linha clavicular média, segundo espaço intercostal → converte o pneumotórax de tensão para um pneumotórax simples
      - Dreno torácico é o tratamento definitivo

- Hemotórax
  - Desenvolve-se com o acúmulo de sangue na cavidade torácica → compromete a ventilação
    - Hemotórax maciço é definido como > um terço do volume sanguíneo do paciente no tórax
  - Apresenta-se com dificuldade respiratória de choque hipovolêmico
  - Tratamento
    - Dreno torácico
    - Ressuscitação maciça
    - Potencial para toracotomia cirúrgica
- Tórax instável
  - Desenvolve-se com múltiplas fraturas de costelas, que são fraturas em ≥ 2 lugares
  - Apresenta-se com movimento paradoxal da parede torácica, dor e dificuldade respiratória
  - Tratamento
    - Analgesia
      - Considerar anestesia epidural para analgesia eficaz em longo prazo que não prejudica a ventilação
    - Possível necessidade de intubação quando em dificuldade respiratória
    - Possível fixação e arcos costais
- Contusão pulmonar
  - Desenvolve-se após lesão ao parênquima pulmonar
    - A maioria é secundária a colisões de veículos automotores
    - Maioria dos pacientes tem fratura costal subjacente
  - Apresenta-se com dificuldade respiratória, hipóxia e ventilação comprometida
    - Causa edema alveolar, hemorragia, complacência reduzida e difusão comprometida
  - Tratamento
    - Tratamento de suporte com ventilação mecânica e fisioterapia torácica

■ Traumas abdominal e pélvico
- Lesão penetrante *versus* fechada
  - Lesão fechada pode envolver lesões cortantes e de desaceleração → lacerações de órgãos
    - Órgãos comumente lesionados são o baço e fígado
  - Lesão penetrante envolve lesão direta
    - Órgãos comumente lesionados são o fígado e intestino
- Instabilidade pélvica
  - Fonte de maior perda sanguínea no trauma decorrente da fratura ou ruptura ligamentar
  - Pode necessitar de cinto pélvico, embolização ou fixação cirúrgica

■ Queimaduras
- Queimaduras podem ser de uma fonte térmica, elétrica ou química
- Queimaduras térmicas
  - Fogo ou calor excessivo pode causar lesão na pele e estruturas subjacentes
  - Extravasamento capilar extremo
    - Débito cardíaco reduzido, secundário à diminuição da pré-carga causada pela hipovolemia
  - Proteger as vias aéreas em casos de lesão inalatória
    - Intubação de emergência deve ser altamente considerada na presença de mucosa oral/nasal ou pelos nasais queimados
    - Avaliar a presença de intoxicação por monóxido de carbono
      - Os níveis de carboxiemoglobina podem alcançar 100% em vítimas de incêndio
    - Alto risco de SARA
  - Ressuscitação volêmica agressiva pela fórmula de Parkland ou protocolo institucional
    - 4 mL/kg/h para 0 a 10 kg, mais 2 mL/kg/h para 10 a 20 kg, mais 1 mL/kg/h para cada kg a mais que 20 kg
  - Tratamento da ferida, desbridamento cirúrgico e enxertia
- Queimaduras elétricas
  - Lesões de alta voltagem (> 1.000 V) podem lesionar o músculo, nervo e outros tecidos subjacentes → dano é geralmente mais significativo do que a aparência na pele
  - Alto risco de anormalidades de condução cardiovascular
  - Requer maior ressuscitação volêmica do que nas queimaduras térmicas
    - Mioglobinúria: causa frequente de insuficiência renal
  - Edema muscular pode rapidamente progredir para síndrome compartimental
    - Pode necessitar de escarotomia ou fasciotomia

- Queimaduras químicas
    - Causadas por produtos de limpeza ou industriais
        - Produtos alcalinos: amônia, água sanitária, soda cáustica, cimento, hidróxido de sódio e potássio
            - Resulta em necrose liquefativa e saponificação da gordura
        - Produtos ácidos: ácido sulfúrico, ácido clorídrico, ácido fluorídrico
            - Resulta em necrose coagulativa e formação de uma escara
                - Prevenir adicional penetração tecidual do químico/ácido
                - Queimaduras por ácido tendem a ser mais superficiais, quando comparadas às queimaduras por produtos alcalinos
            - Absorção de ácido fluorídrico causa hipocalcemia e arritmias cardíacas
    - Lesão tecidual é provocada por desnaturação proteica
    - Tratamento envolve irrigação abundante e remoção dos químicos
        - Evitar a neutralização do químico na pele → causa reação térmica
    - Pode necessitar de desbridamento e cuidados da ferida
- Afogamento
    - Fisiopatologia
        - Submersão em líquido → pausa respiratória voluntária → entrada de líquido na laringe → laringospasmo → hipóxia, hipercapnia → perda da consciência → entrada de líquido nos pulmões → parada cardíaca
    - Morbidade e mortalidade
        - Em 3 minutos → PaO_2 cai abaixo de 30 mm Hg → lesão cerebral anóxica
    - Tratamento
        - Suporte ventilatório primeiro
            - Hemodinâmica geralmente melhora com o aumento na ventilação e oxigenação
        - Abordar o sistema cardiovascular após manejo das vias aéreas

SÍNDROME DA DIFICULDADE RESPIRATÓRIA AGUDA

- Características
    - Início agudo
    - Infiltrados irregulares bilaterais na radiografia torácica
    - Ausência de evidência de hipertensão atrial esquerda
    - Relação PaO_2/FiO_2 (P:F) reduzida
        - Definição histórica
            - P:F ≤ 300 → lesão pulmonar aguda
            - P:F ≤ 200 → SARA
        - Definição de Berlin da SARA
            - 200 < P:F ≤ 300: SARA leve
            - 100 < P:F ≤ 200: SARA moderada
            - P:F ≤ 100: SARA grave
    - Fisiopatologia
        - Caracterizada por lesão inflamatória no pulmão
            - Causas comuns incluem pneumonia, aspiração, pancreatite e sepse
        - Fases da SARA
            - Lesão alveolar: fase inicial da lesão, caracterizada por lesão difusa dos alvéolos
            - Fase exsudativa: segunda fase da lesão, caracterizada por lesão do epitélio e aumento da permeabilidade alveolar → edemas intersticial e alveolar
            - Fase proliferativa: proliferação de pneumócitos tipo II → edema pulmonar se resolve, mas os pulmões são pouco complacentes
            - Fase fibrótica: fase crônica da lesão, caracterizada por deposição de colágeno de destruição das vias aéreas
        - Incapacidade
            - Dos sobreviventes, dois terços não retornam ao estilo de vida normal
            - Causa de morte é tipicamente falência de múltiplos órgãos
    - Tratamento
        - Ventilação pulmonar protetora → reduz barotraumas → melhora a taxa de mortalidade
            - Baixo volume corrente a ≤ 6 mL/kg, se possível
            - Minimizar as pressões de pico e platô

- ➤ Hipercapnia permissiva
- ◆ Manejo conservador de fluidos
- ◆ Bloqueio neuromuscular
  - ➤ Cisatracúrio por 48 horas pode reduzir a mortalidade
- ◆ Posição prona
  - ➤ Controversa, mas pode oferecer benefício na taxa de mortalidade em centros experientes
- ◆ Manobras de recrutamento, NO, oscilação de alta frequência, ventilação com relação invertida e oxigenação extracorpórea por membrana (ECMO) podem ser considerados em casos refratários a outros modos de tratamento, porém evidência de benefício na taxa de mortalidade é limitada

NUTRIÇÃO

- ■ Necessidades calóricas
  - ● Pacientes na unidade de tratamento intensivo frequentemente não recebem suas necessidades calóricas diárias
    - ◆ NPO para cirurgia ou procedimentos
    - ◆ Descanso intestinal após cirurgia
    - ◆ Complicações gastrointestinais que previnem a alimentação
    - ◆ Risco de aspiração
    - ◆ Estado de consciência comprometido
  - ● Necessidades nutricionais
    - ◆ Necessidades basais
      - ➤ Calculadas por equações convencionais
      - ➤ Cálculo por meio da avaliação do gasto de energia do paciente pela produção e dióxido de carbono
    - ◆ Fontes calóricas
      - ➤ Carboidratos: 4 kcal/g
      - ➤ Proteína: 4 kcal/g
      - ➤ Gordura: 9 kcal/g
  - ● Subnutrição
    - ◆ Muitos pacientes podem estar subnutridos antes da internação hospitalar, por causa da enfermidade subjacente, malignidade ou estado nutricional deficiente
      - ➤ Estado nutricional deficiente está correlacionado com o aumento na taxa de complicações e mortalidade
      - ➤ Pacientes obesos são subnutridos
    - ◆ Níveis de albumina podem ser um marcador do estado nutricional
  - ● Condições que requerem maior suporte nutricional
    - ◆ Doenças inflamatórias, queimaduras (aumento de até 200% na taxa metabólica!) e pancreatite apresentam aumento das demandas metabólicas → requerem maior suporte nutricional
- ■ Métodos de suporte nutricional
  - ● **Enteral**
    - ◆ Modo preferível de alimentação
      - ➤ Previne atrofia intestinal
      - ➤ Mínimos riscos infecciosos
      - ➤ Capacidade de fornecer um alto número de calorias
      - ➤ Formulações podem ser ajustadas para necessidades específicas (insuficiência renal, condição volêmica etc.)
    - ◆ Pacientes podem comer, ter uma sonda orogástrica/nasogástrica ou uma sonda gástrica/jejunal para auxiliar na alimentação
  - ● **Parenteral**
    - ◆ Solução altamente concentrada e hipertônica infundida por uma veia central
    - ◆ Utilizado em situações em que o intestino não pode ser usado por um tempo prolongado
    - ◆ Associado a um aumento dos riscos
      - ➤ Aumento de riscos infecciosos (fúngicos)
      - ➤ Requer acesso central
      - ➤ Aumento na taxa de atrofia intestinal e doença do fígado gordo
        - ❖ Colestase
        - ❖ Translocação bacteriana secundária à atrofia de mucosa intestinal
      - ➤ Acetato na solução pode causar alcalose metabólica

- ➤ Calorias podem ser limitadas com base no volume da solução
- ➤ Adição de insulina à TPN pode causar hiperglicemia ou hipoglicemia após cessação
- ◆ Um estudo sobre a nutrição parenteral precoce completando a nutrição enteral em pacientes adultos críticos (EPaNIC) constatou que o início tardio da nutrição parenteral estava associada a menos infecções, custos reduzidos e taxa de mortalidade inalterada
- Síndrome da realimentação
  - ◆ Um paciente cronicamente subnutrido é deficiente em eletrólitos e minerais, especialmente fosfato
  - ◆ Rápida realimentação → aumento na secreção de insulina → consumo de eletrólitos e minerais → depleção de fosfato → incapacidade de formar suficiente ATP → fornecimento inadequado de oxigênio aos órgãos vitais
    - ➤ As consequências incluem fraqueza neuromuscular, insuficiência respiratória, arritmias, insuficiência cardíaca, rabdomiólise, anemia hemolítica e morte
  - ◆ Tratamento
    - ➤ Fosfato, magnésio e reposição de eletrólitos
    - ➤ Ingestão calórica deve ser iniciada lentamente, com aumento contínuo após um período prolongado de jejum

CONTROLE DA GLICEMIA

- Hiperglicemia é um achado comum na unidade de tratamento intensivo
  - Diabetes preexistente
  - Resposta inflamatória à lesão
  - Aumento da resistência à insulina
  - Suplementação nutricional
- Hiperglicemia está associada à lesão mitocondrial, disfunção neutrofílica, disfunção endotelial, lesão oxidante e inibição do sistema complemento
- Manejo
  - Estudo NICE-SUGAR (Normoglycemia in the Intensive Care-Evaluation) recomendou uma glicemia-alvo de 140 a 180
  - Reduções adicionais na glicose aumentam o risco de hipoglicemia

MIOPATIA DO PACIENTE CRÍTICO

- Apresentação
  - Apresenta-se com fraqueza muscular e neuropatia após hospitalização prolongada na UTI
  - Fatores de risco
    - ◆ Esteroides, sepse, imobilidade, hiperglicemia e bloqueadores neuromusculares
- Diagnóstico
  - EMG (eletromiografia)
    - ◆ Específica, mas não muito sensível (< 50%)
    - ◆ Achados incluem latência prolongada e descargas motoras espontâneas
  - Aumento da creatinina fosfoquinase
    - ◆ Aumento de necrose muscular
- Complicações
  - Maior duração da ventilação mecânica
  - Elevação na taxa de complicações na UTI
    - ◆ Trombose venosa profunda, embolia pulmonar, pneumonia
  - Reabilitação comprometida

QUESTÕES

1. Um homem de 22 anos de idade é levado ao pronto-socorro após sofrer um ferimento por arma branca durante uma briga. Seu exame é notável para taquipneia e taquicardia, PA sistólica reduzida, oligúria e confusão. Com base nesses achados, sua perda sanguínea estimada é de pelo menos:

   A. 10%
   B. 20%
   C. 30%
   D. 50%

2. Um homem de 65 anos de idade é internado na UTI com insuficiência respiratória decorrente de pneumonia por *Haemophilus influenza* adquirida na comunidade. O nível mínimo de precauções de prevenção de infecção apropriadas para o tratamento deste paciente é

   A. Precauções padrão
   B. Precauções para gotículas
   C. Precauções para aerossóis
   D. Precauções de contato

3. Qual dos seguintes critérios corresponde corretamente à definição de Berlin da SARA?

   A. Lesão pulmonar aguda é definida como $PaO_2/FiO_2 < 200$
   B. Insuficiência cardíaca deve ser excluída
   C. PaO_2/FiO_2 é fundamentada em uma pressão positiva expiratória final de zero
   D. Lesão pulmonar em até 1 semana de um insulto clínico aparente

4. Um homem de 55 anos de idade, com um histórico de câncer colorretal, desenvolve uma pequena obstrução intestinal, necessitando de uma laparotomia exploratória e uma pequena ressecção intestinal. No pós-operatório, ele desenvolve um íleo, que previne a nutrição enteral por 1 semana. Quando a nutrição enteral é iniciada, qual das seguintes anormalidades eletrolíticas seria mais sugestiva de síndrome da realimentação?

   A. Hipercalcemia
   B. Hipofosfatemia
   C. Hipercalemia
   D. Hipomagnesemia

5. Uma mulher de 65 anos de idade é submetida a uma ressecção em cunha do lobo superior direito para um nódulo assintomático identificado na radiografia torácica de rotina. Seu histórico médico é notável para hipertensão. Na chegada à URPA, ela tem uma temperatura de 100,2, FC de 105, respirações de 24 e PA sistólica de 85. Sua contagem de leucócitos é 16. Qual dos seguintes diagnósticos é mais apropriado para estes pacientes?

   A. Síndrome da resposta inflamatória sistêmica (SIRS)
   B. Sepse
   C. Sepse severa
   D. Choque séptico

CAPÍTULO 20 Abuso de Toxinas e Drogas

ABUSO DE SUBSTÂNCIAS

- Definições
  - **Tolerância:** efeito reduzido de uma substância em uma determinada dose
  - Dependência: sintomas de **abstinência** durante a cessação da substância
  - **Vício:** comportamento compulsivo, apesar das consequências adversas do uso da substância
- **Mecanismos da tolerância, dependência e vício**
  - Metabolismo elevado das substâncias
    - Indução de enzimas hepáticas
  - Alterações nos receptores da droga
    - Dessensibilização do receptor nervoso após exposição prolongada
    - Aumento ou redução na quantidade de receptores, com base na substância usada
  - Alteração nos níveis de neurotransmissores
- Avaliação perioperatória
  - Anamnese e exame físico pré-operatório
    - Coletar o histórico das substâncias usadas e doses
      - Depressores
        - Álcool
        - Benzodiazepínicos
        - Opioides
      - Estimulantes
        - Cocaína
        - Anfetaminas
      - Substâncias psicotrópicas
        - *Cannabis*
    - Considerar e tratar os receios do paciente com relação à cirurgia
      - Opinião do médico
      - Dose inadequada de analgésicos
      - Risco de recidiva
    - Analisar a necessidade de exames pré-operatórios adicionais, com base no fato de as substâncias usadas terem ou não afetado outros sistemas orgânicos (p. ex., endocardite, cardiomiopatia)
  - **Planejamento pré-operatório**
    - Considerar o adiamento da cirurgia eletiva em casos de intoxicação aguda ou alto risco de abstinência
    - Considerar a desintoxicação pré-operatória ou manutenção de programas para pacientes que ativamente usam substâncias
    - Considerar a suspensão de medicamentos que podem inibir a capacidade de titular anestésicos e opioides
      - Exemplos: buprenorfina, naltrexona
  - **Planejamento anestésico**
    - Considerar opioides e modalidades poupadoras de anestésicos
      - Anestesias local, regional e neuroaxial
    - Considerar necessidades anestésicas
      - Intoxicação aguda com depressores reduz as necessidades anestésicas
      - Intoxicação crônica com depressores aumenta as necessidades anestésicas
      - Intoxicação com estimulantes aumenta as necessidades anestésicas
    - Considerar flutuações hemodinâmicas
      - Intoxicação com estimulantes pode necessitar de manejo intraoperatório para taquicardia e hipertensão

- **Agentes de abuso específicos**
  - Álcool
    - Usuários abusivos de álcool correm um maior risco de hepatopatia, cardiomiopatia, demência, síndrome de Wernicke-Korsakoff e anemia
    - Risco elevado de *delirium tremens* (DT) no pós-operatório
      - DT é causado pela regulação negativa de receptores $GABA_A$ e regulação positiva de glutamato
      - Apresentação
        - Febre, alterações visuais, alucinações, sentimento de morte iminente, hiperatividade autonômica
      - Período: tipicamente manifesta-se 2 a 4 dias após a cessação do consumo de álcool
      - Associado a um aumento significativo na taxa de mortalidade
    - DT pode ser tratado ou prevenido com benzodiazepínicos, clorodiazepóxido, barbitúricos
      - Propofol é útil como um agonista $GABA_A$ para aqueles intubados na UTI
  - Cocaína
    - Intoxicação apresenta-se com euforia, agitação, pupilas dilatadas, sudorese, taquicardia, hipertensão e convulsões
    - Cocaína evita a recaptação de catecolaminas → risco aumentado de hipertensão intraoperatória e taquicardia
      - Uso crônico de cocaína pode causar depleção das reservas de catecolaminas
    - Risco aumentado de vasoconstrição coronária e arritmias
      - Tratamento é realizado com benzodiazepínicos e nitroglicerina
      - Não realizar bloqueio β da intoxicação por cocaína antes do bloqueio α → risco de agonismo α não regulado e hipertensão severa
  - Cannabis
    - Intoxicação aguda atua como um depressor do sistema nervoso central (SNC) e reduz as necessidades anestésicas
    - Efeitos cardiovasculares incluem taquicardia, hipotensão e arritmias → risco aumentado de isquemia do miocárdio
    - Fumantes de *cannabis* correm um maior risco de irritação das vias aéreas, apresentam níveis aumentados de monóxido de carbono e podem ter valores reduzidos do volume expiratório forçado em 1 segundo (FEV_1) → risco elevado de eventos respiratórios adversos

ABUSO DE SUBSTÂNCIAS NA ANESTESIOLOGIA

- Taxas do abuso
  - Abuso de drogas entre os residentes de anestesia e anestesiologistas varia de 1 a 2%
    - Residentes são mais propensos a abusar de substâncias do que os anestesiologistas
  - Anestesiologistas contabilizam 4% da população médica, mas representam 12% dos médicos em programas de tratamento
- Fatores de risco para abuso de substâncias
  - Idade < 35 anos de idade
  - Histórico familiar de vício
  - Depressão comórbida e consumo de álcool
- Causas de aumento do abuso
  - Maior disponibilidade da droga
    - Aumento nas medidas de contabilização da droga não reduziu o abuso de drogas
  - Perfil altamente viciante das drogas usadas
    - Fentanil é a droga mais comumente usada
  - Estresse ocupacional
- Sinais de abuso
  - Abandono de atividades
  - Mudanças no comportamento
  - Aumento da agitação
  - Comprometimento no desempenho profissional é geralmente o último sinal
- Tratamento
  - Consiste em terapia em longo prazo e reabilitação
  - Envolvimento em grupos de pares
  - Taxas de recuperação são mais elevadas nos profissionais da área de saúde do que na população em geral

- Volta ao trabalho
  - A volta ao trabalho pode ser restrita com base nas políticas do Estado ou hospital
  - A volta ao trabalho geralmente requer uma quantidade substancial de tempo longe do trabalho
  - Taxa de morte de 14% decorrente do abuso de substâncias em residentes reentrando na anestesiologia após o abuso

VENENOS E ARMAS

- Agentes biológicos
  - Varíola
    - Causada por agente viral (varíola)
      - Transmitida por gotículas, fluidos corporais ou contato com itens contaminados
      - Altamente contagiosa
    - Apresentação
      - Após um período de incubação de 1 a 2 semanas, manifesta-se com erupção cutânea, cefaleia, febre, náusea, vômito e mal-estar
      - Erupção maculopapular com lesões no mesmo estágio → torna-se bolhas preenchidas por líquido → bolhas rompidas podem transmitir o vírus
    - Tratamento
      - Varíola foi erradicada, em 1979, por vacinações globais
      - Quando expostos, os pacientes devem ser vacinados em até 4 dias para reduzir os sintomas
      - Cidofovir é um antiviral com atividade contra a varíola
  - Antraz
    - Causado pelo *Bacillus anthrasis*
      - Transmitido por esporos
        - Esporos são altamente resistentes e conseguem sobreviver em condições extremas
    - Apresentação
      - A apresentação depende do sítio de infecção
        - Pulmonar: sintomas semelhantes aos da gripe, pneumonia e falência respiratória
        - Inalatório: hematêmese, diarreia
        - Gastrointestinal: diarreia sanguinolenta, dificuldade de deglutição
        - Cutâneo: lesões cutâneas necróticas indolores
      - Antraz pulmonar e inalatório estão associados a taxas de mortalidade mais elevadas do que o antraz cutâneo
      - Esporos infectando um humano podem alcançar os linfonodos e a circulação sanguínea → enfermidade sistêmica
    - Tratamento
      - Ciprofloxacina para o tratamento
      - Considerar a profilaxia com ciprofloxacina na suspeita de exposição
      - Vacina está disponível
        - Efeitos colaterais frequentes limitam o uso de rotina
      - Descontaminar material infectado
  - Peste
    - Causada pela *Yersinia pestis*
      - Transmitida por gotículas, contato físico, superfícies contaminadas ou fluidos corporais
    - Apresentação
      - Peste bubônica causa inchaço dos linfonodos, cianose e gangrena (morte negra)
      - Peste septicêmica causa febre, sangramento e choque
      - Peste pneumônica causa tosse, hemoptise e fraqueza generalizada
        - Mortalidade é próxima de 100%
    - Tratamento
      - Antibióticos incluem estreptomicina, gentamicina, tetraciclina, doxiciclina e cloranfenicol
  - Botulismo
    - Causado pelo *Clostridium botulinum*
      - Transmitido por esporos em óleo, água ou alimento contaminado
      - Esporos liberam neurotoxina → inibem a liberação de acetilcolina na junção neuromuscular

- Apresentação
  - Apresenta-se com fraqueza difusa, alterações na visão, colapso respiratório, íleo, retenção urinária e disfunção autonômica
  - Pode afetar infantes < 6 meses de idade por causa do sistema imune enfraquecido
    - Mel é frequentemente implicado em crianças
- Tratamento
  - Antitoxina botulínica trivalente
  - Eficaz contra toxina circulante, mas não contra toxina que tenha entrado no nervo
  - Alto risco de alergia, visto que é proveniente de equinos
    - Não fornecer profilaticamente sem sintomas
- Tétano
  - Causado pelo *Clostridium tetani*
    - Transmitido por feridas ou cortes
  - Apresentação
    - Após o período de incubação, apresenta-se com espasmo muscular
    - Tetania é uma contração prolongada e dolorosa de uma coleção de músculos
    - Tétano pode causar hiperatividade simpática
  - Tratamento
    - Imunoglobulina tetânica
    - Tratamento de suporte para prevenir espasmos e controlar hemodinâmica lábil
    - Ventilação mecânica pode ser necessária
- Ebola
  - Causado pelo vírus Ebola
    - Transmitido por fluidos corporais ou superfície contaminada
  - Apresentação
    - Após o período de incubação, manifesta-se com febre, dor de garganta, cefaleia, vômito e sangramento
  - Tratamento
    - Tratamento de suporte com ressuscitação volêmica, transfusões e monitorização hemodinâmica
    - Não há vacina ou tratamento disponível
- Agentes químicos
  - Organofosforados (p. ex., gás sarin)
    - Causa sintomas por meio da inibição da colinesterase
    - Manifesta-se com sintomas compatíveis com um excesso de acetilcolina nas junções muscarínicas e nicotínicas
      - Alteração do estado de consciência, bradicardia, miose, sialorreia, convulsões, fasciculações, sibilância, diarreia e paralisia
    - Tratamento
      - Atropina antagoniza a acetilcolina
        - Administração repetida em doses crescentes é geralmente necessária
        - Iniciar com 2 mg → dose total de até 20 mg pode ser necessária
      - Pralidoxima libera acetilcolinesterase do composto organofosforado
  - Cianeto
    - Causa sintomas pela ligação de ferro nas enzimas de citocromo oxidase → inibe a cadeia transportadora de elétrons → acidose láctica
    - Apresenta-se com hiperventilação, perda da consciência, convulsões
      - Casos graves causam parada respiratória
    - Tratamento
      - Tiossulfato de sódio converte o cianeto em tiocianato
      - Nitrato de sódio aumenta e metemoglobina para remover cianeto
      - Tratamento de suporte
  - Fosgênio
    - Causa sintomas por meio da inalação para os alvéolos → gás cloreto de carbonila é um irritante extremo das vias aéreas
      - Antigamente usado para guerra química
      - Agora usado na indústria para fazer plásticos e pesticidas
    - Apresenta-se com irritabilidade das vias aéreas, incluindo tosse, ânsia de vômito e engasgo
      - Broncospasmo e laringospasmo imediatos severos → hipóxia e morte

- ➤ Edema pulmonar gradual → paradas cardíaca e respiratória
  - ◆ Tratamento é de suporte
- ■ Radiação
  - ● Dose
    - ◆ Sievert (Sv) é a unidade usada para quantificar a radiação clínica de rotina (p. ex., radiologia intervencionista, radiografia torácica)
    - ◆ Gray (Gy) é a unidade usada para quantificar a absorção de radiação durante um evento com grande número de vítimas
      - ➤ > 0,1 Gy pode causar doença da radiação
      - ➤ > 0,25 Gy pode causar sintomas mais graves
      - ➤ > 2 Gy aumenta o risco de mortalidade
  - ● Sintomas
    - ◆ Baixa dose
      - ➤ Sintomas inespecíficos, incluindo cefaleia, náusea e vômito
    - ◆ Alta dose
      - ➤ Queimaduras térmicas
      - ➤ Tontura e alteração do estado de consciência
      - ➤ Supressão da medula espinal → anemia aplásica → infecções e sangramento
  - ● Prevenção
    - ◆ Minimizar o tempo de radiação
    - ◆ Aumentar a distância da fonte de radiação
    - ◆ Protetores apropriados
  - ● Tratamento
    - ◆ Tratamento de suporte

QUESTÕES

1. Um homem de 25 anos de idade é agendado para uma cirurgia da mão por causa de uma fratura causada durante uma luta. Ele tem um histórico de consumo diário de álcool, cocaína e maconha. O paciente anteriormente perdeu seu emprego e foi encarcerado por motivos relacionados com o abuso de múltiplas substâncias. Seu uso compulsivo de drogas, apesar das consequências prejudiciais, é mais bem descrito como:

   A. Vício
   B. Abstinência
   C. Tolerância
   D. Dependência

2. O sinal precoce mais compatível com um problema de abuso de substância entre anestesiologistas é:

   A. Falha em aparecer para o trabalho
   B. Perda de peso
   C. Isolamento social
   D. Desempenho clínico comprometido

3. Um homem de 55 anos de idade foi submetido a uma redução aberta e fixação interna (ORIF) de uma fratura tibial causada em uma queda. Ele tem um histórico de consumo pesado de bebidas alcoólicas. Qual dos seguintes sinais é mais compatível com o diagnóstico de DT?

   A. Alucinações visuais
   B. Tremor em todo o corpo
   C. Convulsões por abstinência
   D. Confusão global

4. *Overdose* aguda de cocaína é mais provável de prolongar a duração de ação de qual dos seguintes fármacos comumente usados:

   A. Succinilcolina
   B. Propofol
   C. Midazolam
   D. Rocurônio

5. Um microbiologista de 55 anos de idade é internado na UTI com insuficiência respiratória aguda e choque. Quatro dias antes da internação, ele desenvolveu sintomas inespecíficos semelhantes aos da gripe. A radiografia torácica revela um mediastino ampliado, e bacilos Gram-positivos podem ser observados na hemocultura após 2 a 3 dias. Qual dos seguintes é o agente causador mais provável?

   A. Antraz
   B. Botulismo
   C. Peste
   D. Varíola

CAPÍTULO 21 Estatística e Dados

ANÁLISE ESTATÍSTICA BINÁRIA

- **Sensibilidade e especificidade**
  - Sensibilidade
    - Proporção de positivos que são corretamente identificados
    - Sensibilidade = verdadeiros positivos/(verdadeiros positivos + falso-negativos)
  - Especificidade
    - Proporção de negativos que são corretamente identificados
    - Especificidade = verdadeiro negativo/(verdadeiros negativos + falso-positivos)
  - Aplicação
    - Usadas para avaliar a potência e precisão dos testes diagnósticos
    - Não influenciadas pela prevalência da condição
- Valor preditivo
  - Valor preditivo positivo (VPP)
    - Proporção de indivíduos com um teste positivo que são verdadeiramente positivos
    - VPP = verdadeiros positivos/(verdadeiros positivos + falso-negativos)
  - Valor preditivo negativo (NPV)
    - Proporção de indivíduos com um teste negativo que são verdadeiramente negativos
    - NPV = verdadeiros negativos/(verdadeiros negativos + falso-negativos)
  - Aplicação
    - Um NPV alto é desejado para testes de rastreio
      - Não necessariamente confirma, mas descarta a condição
    - Um VPP alto é bom para confirmar a doença
      - Não necessariamente descarta, mas confirma a condição
  - Os testes de valor preditivo são influenciados pela prevalência da condição.
- Razão de verossimilhança
  - Razão de verossimilhança positiva
    - Probabilidade de ter a doença com um teste positivo
    - Sensibilidade/(1 – especificidade)
  - Razão de verossimilhança negativa
    - Probabilidade de ter a doença com um teste negativo
    - (1 – sensibilidade)/especificidade

DELINEAMENTO DO ESTUDO

- Tipos de estudos
  - Estudos de caso-controle: compara pacientes que já possuem uma condição com pacientes sem a condição
    - Busca a identificação de fatores que podem estar associados à condição
    - Gera as razões de chances
  - Estudos transversais: avalia a relação entre uma condição e seus fatores em um determinado ponto no tempo
    - Usado para medir a prevalência de uma doença e de seus fatores associados
  - Estudos de coorte: identifica indivíduos com uma condição e os acompanha ao longo do tempo para avaliar o impacto de intervenções específicas
    - Pode ser prospectivo ou retrospectivo
    - Gera um risco relativo

- Ensaio controlado randomizado: estudo planejado, em que uma intervenção é introduzida em um braço e comparada ao outro braço do estudo
    - Método mais adequado para determinar causalidade
    - Randomização é realizada para prevenir variáveis de confusão
- Metanálise: um conjunto de ensaios é combinado para análise
    - Benéfico se uma série de pequenos estudos apresentar tendência, mas não alcançou significância estatística
- Tipos de variáveis
  - Contínuas
    - Variáveis que podem se enquadrar a um espectro inteiro de valores
    - Exemplo: altura dos pacientes sendo submetidos a uma cirurgia
  - Intervalares
    - Variáveis categóricas que são regularmente ordenadas
    - Exemplo: dor em uma escala de 1 a 10
  - Nominais
    - Duas ou mais categorias sem uma ordem distinta
    - Exemplo: especialidades em medicina como anestesiologia, cirurgia e medicina interna
  - Ordinais
    - Duas ou mais categorias com uma ordem distinta
    - Exemplo: pequeno, médio, grande
  - Dicotômicas
    - Apenas duas categorias de variáveis
    - Exemplo: sim ou não
- Hipótese nula
  - Hipótese de não associação
    - Refere-se a uma posição predefinida em que não existe diferença entre os braços de um ensaio
    - Ensaios experimentais buscam evidências suficientes para rejeitar a hipótese nula
  - Erro tipo I: hipótese nula é rejeitada, porém verdadeira
  - Erro tipo II: hipótese nula é aceita, porém falsa

RESULTADOS ESTATÍSTICOS

- Testes estatísticos
  - Variáveis contínuas
    - **Teste *t***
      - Usado para determinar se dois conjuntos de dados são estatisticamente diferentes
        - Requer uma distribuição normal
      - Teste não pareado
        - Compara dois conjuntos amostrais
        - Exemplo
          - 100 pessoas incluídas em um estudo
            - 50 recebem uma intervenção, e 50 não recebem uma intervenção
          - Teste *t* não pareado compara o resultado da intervenção *versus* o resultado sem a intervenção
      - Teste pareado
        - Comparação pareada de amostras, em que cada paciente atua como seu próprio controle
        - Exemplo
          - 100 pessoas incluídas em um estudo
            - Dados são registrados antes da intervenção, e dados são registrados após a intervenção
          - Teste *t* pareado compara os resultados da intervenção usando cada paciente como seus próprios controles
    - **Análise de variância (ANOVA)**
      - Teste estatístico para comparar se múltiplas médias são iguais
      - Usada para três ou mais variáveis (duas variáveis seria um teste *t*)
    - Regressão linear
      - Teste estatístico comparando múltiplos números normalmente distribuídos
  - Variáveis categóricas
    - **Qui-quadrado**

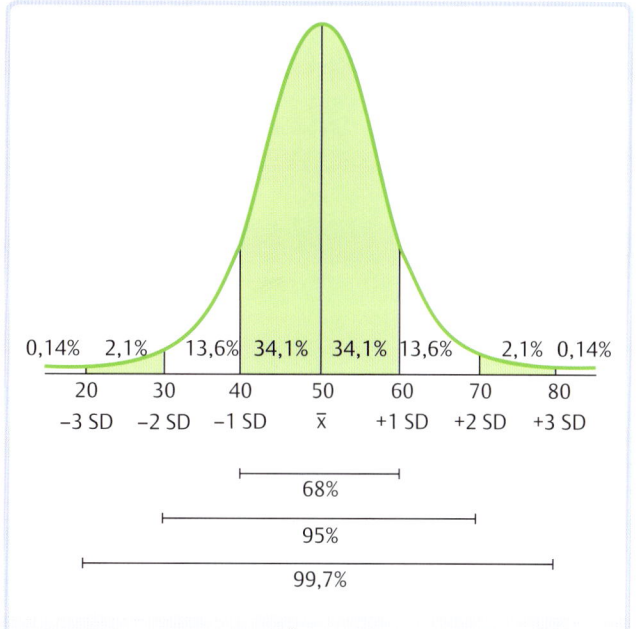

FIGURA 21.1 Desvio-padrão. Um desvio-padrão (DP) criado a partir de uma distribuição normal. (Reproduzido de Polit DF, Beck CT. *Nursing Research*. 9th ed. Philadelphia, PA: Wolters Kluwer; 2011.)

- > Teste estatístico usado para determinar se existe uma associação significativa entre duas ou mais variáveis categóricas
  - ◆ Teste de McNemar
    - > Teste estatístico usado para comparar dados nominais pareados com o uso de uma tabela 2 × 2 com pares correspondentes
- ■ Interpretação de dados
  - ● **Desvio-padrão** (Fig. 21.1)
    - ◆ Desvio-padrão (DP) representa a quantidade de variação da média, presumindo que os dados sejam normalmente distribuídos
      - > Aumento da dispersão de dados → DP aumentado
      - > Redução da dispersão de dados → DP reduzido
    - ◆ Interpretando o DP
      - > 1 DP de uma amostra normal inclui 68% da população
      - > 2 DPs de uma amostra normal inclui 95% da população
    - ◆ **Erro padrão da média (SEM)**
      - > SEM = DP/√tamanho amostral
      - > SEM diminui com um aumento no tamanho amostral
      - > Média é mais provável de ser precisa com um tamanho amostral maior
  - ● Avaliação de risco
    - ◆ **Risco relativo**
      - > Risco da doença no grupo exposto, dividido pelo risco da doença no grupo não exposto
      - > (Doença no exposto/total exposto)/(doença no não exposto/total não exposto)
    - ◆ **Razão de risco**
      - > Risco do evento no grupo exposto, dividido pelo risco do evento no grupo não exposto com relação ao tempo
        - ❖ Cálculo requer a representação gráfica do risco do evento contra o tempo
      - > A razão de risco é uma avaliação do risco ao longo de um intervalo de tempo estudado
        - ❖ Risco relativo é uma avaliação do risco em um determinado ponto no tempo
    - ◆ **Razão de chances**
      - > Probabilidade da doença no grupo exposto, dividido pela probabilidade da doença no grupo não exposto

- (Doença no exposto/ausência de doença no exposto)/(doença no não exposto/ausência de doença no não exposto)
  - Aplicação
    - Risco relativo e razão de chances são usados para comparar o efeito de um ambiente ou intervenção sobre uma doença
    - Razões de risco são usadas para comparar a taxa de eventos que ocorre durante um intervalo de tempo
- Redução do risco
  - Diferença de risco
    - Diferença no risco absoluto entre o grupo exposto e grupo não exposto
    - Diferença de risco = (doença no exposto/total exposto) − (doença no não exposto/total não exposto)
  - Número necessário para tratar/para haver efeitos prejudiciais
    - Medida do número de pacientes que precisa ser exposto a uma intervenção para prevenir ou causar um resultado
    - Número necessário para tratar = 1/diferença de risco
- Significância estatística
  - Determinada pelo teste de hipóteses
  - Significância estatística
    - Termo usado para indicar se os resultados do estudo forem significativos e não meramente em razão da probabilidade
    - Determinada pelo valor p
      - valor p é a probabilidade de obter um resultado se a hipótese nula for verdadeira
      - valores p são arbitrariamente definidos em 5% (ou $p = 0{,}05$) como o ponto de corte para significância estatística
    - Valores p reduzidos → erro Tipo I reduzido (falso-positivo)
  - **Intervalos de confiança** são geralmente usados para indicar significância
    - Reflete uma confiança de 95% de que o valor verdadeiro está situado dentro dos intervalos calculados
  - Curvas de característica de operação do receptor (ROC)
    - Diagramas dos sistemas binários
      - Representa em um gráfico a sensibilidade e (1- especificidade) em cada eixo
      - Utilizados para criar modelos preditivos para associação
    - Área sob a curva é refletida como um valor entre 0 e 1
      - ROC ≥ 0,8 indica uma forte associação
- **Análise de poder**
  - Poder estatístico é a probabilidade de que um teste rejeitará uma hipótese nula falsa
    - Um estudo com poder adequado detectará uma diferença entre dois grupos, caso exista uma diferença
    - Poder aumentado → erro Tipo II reduzido (falso-negativo)
  - Análise de poder é realizada antes de iniciar o ensaio, a fim de determinar o tamanho amostral necessário
    - Estimativa é realizada com base na diferença esperada de intervenção
    - Se a intervenção causar uma diferença significativa → uma amostra menor é necessária para um poder adequado
    - Se a intervenção causar uma pequena diferença → amostra maior é necessária para um poder adequado
  - Quando estudos individuais apresentarem um poder inadequado, uma **metanálise** pode ser usada para aumentar o poder, bem como a probabilidade de detectar significância estatística
- Validade
  - Validade interna
    - Validade interna é uma avaliação para quão bem um estudo foi realizado
      - Enfraquecida por variáveis de confusão e viés do estudo
    - Validade interna é alta, quando nenhuma outra causa para o resultado do ensaio além da intervenção parece razoável
  - Validade externa
    - Validade externa representa a probabilidade que o resultado de um estudo pode ser extrapolado para outras populações além do grupo estudado

QUESTÕES

1. Um pesquisador está interessado em determinar se o conhecimento sobre os cuidados pós-operatórios for elevado quando os pacientes assistem a um vídeo no pré-operatório. Um teste de conhecimento é dado aos pacientes durante o vídeo e, então, repetido após a visualização do vídeo. A probabilidade nas pontuações do teste (pré *versus* pós) é calculada para cada paciente. Qual dos seguintes testes estatísticos é mais apropriado para a análise desses dados?

   A. Análise de regressão
   B. Teste *t* para duas amostras
   C. ANOVA
   D. Teste *t* pareado

2. Em uma amostra dos tempos para alta hospitalar da unidade de recuperação pós-anestésica (URPA) em 100 pacientes, a média é de 63 minutos, e o DP de 100 minutos. Qual o erro padrão estimado para a distribuição dos tempos médios de alta hospitalar?

   A. 63 minutos
   B. 0,63 minutos
   C. 1 minuto
   D. 10 minutos

3. Um novo teste de rastreio é desenvolvido para detectar apneia obstrutiva do sono não diagnosticada entre pacientes agendados para serem submetidos a uma anestesia geral. A probabilidade de que um paciente com resultado positivo tenha apneia obstrutiva do sono é denominada

   A. Sensibilidade
   B. Especificidade
   C. Valor preditivo positivo
   D. Valor preditivo negativo

4. Um pesquisador está interessado em determinar se o tipo anestésico (regional *versus* geral) está associado à satisfação do paciente (satisfeito *versus* insatisfeito). Trinta pacientes são aleatoriamente designados para cada grupo. Os dados do estudo são fornecidos na tabela a seguir. Qual teste estatístico é o mais apropriado para analisar os dados?

	Satisfeito	Insatisfeito
Regional	18	12
Geral	25	5

   A. Qui-quadrado
   B. Teste Log-Rank
   C. Teste *t*
   D. ANOVA

5. Um ensaio controlado randomizado é desenvolvido para comparar um novo fármaco para a profilaxia de náusea e vômito pós-operatório (NVPO) com a ondansetrona. É determinado que 100 pacientes serão necessários em cada grupo para detectar uma diferença de 15% na NVPO, com poder de 90% e $\alpha = 0{,}01$. Qual das seguintes alterações necessitaria um aumento no tamanho amostral?

   A. Detecção de uma diferença de 10%
   B. Detecção de uma diferença de 20%
   C. Uso de um alfa (α) de 0,05
   D. Uso de um poder de 80%

CAPÍTULO 22 Gestão de Prática e Ética

PROFISSIONALISMO E LICENCIAMENTO

- **Certificação** para anestesiologistas
    - Certificação é obtida pela American Board of Anesthesiologists (ABA)
        - Requisitos de formação
            - Conclusão satisfatória de um programa de residência, reconhecido pelo Accreditation Council for Graduate Medical Education (ACGME)
            - Conclusão das Partes I e II do processo de certificação da prova de aptidão
        - Qualidades dos anestesiologistas certificados
            - Possuir o conhecimento, julgamento, adaptabilidade, habilidade e características pessoais necessários para um anestesiologista
            - Ser capaz de se comunicar de forma eficaz com colegas e pacientes
            - Capaz de liderar uma equipe de anestesiologia
    - **Certificação primária**
        - Disponível aos anestesiologistas que concluíram a residência médica, mas que ainda não foram certificados pela ABA
        - Composta do exame escrito Parte I e exame oral Parte II
    - **Manutenção da Certificação de Anestesiologista (MOCA)**
        - Para recertificação, é necessário realizar o teste a cada 10 anos após a certificação primária
        - Oferecido entre 7 e 10 anos após a última certificação
- **Competências essenciais do ACGME**
    - **Cuidado do paciente**
    - **Conhecimento médico**
    - **Profissionalismo**
    - **Aprendizado com base na prática e educação permanente**
    - **Prática com base na ordenação do sistema de saúde**
    - **Habilidades interpessoais e de comunicação**

QUESTÕES LEGAIS E ERRO MÉDICO

- **Erro médico**
    - Causas de processos judiciais por erro médico
        - Negligência: violação do padrão de cuidados, causando danos
        - Ausência de consentimento informado: fornecimento de informações inadequadas para uma pessoa sensata
        - Responsabilidade por atos de terceiros: obrigação de fornecer uma supervisão razoável daqueles trabalhando para os anestesiologistas
        - Agressão/abuso: toque ou tentativa de tocar outra pessoa sem consentimento expresso ou implícito
    - Negligência é ação judicial por erro médico mais comum para os médicos
        - **Requerimentos da negligência**
            - Existe um padrão de cuidados
            - Ocorreu uma violação daquele padrão de cuidados
            - Aquela violação foi a causa direta de lesão do paciente
        - Negligência pode ser processada como negligência médica criminosa quando violações graves e antiéticas tenham ocorrido
    - **Decurso do julgamento**
        - Requerente apresenta uma queixa
        - Réu deve responder

- Petições podem ocorrer
- Evidência com o testemunho e depoimentos de especialistas
- Acordos com resolução alternativa da disputa
- Conferência prévia ao julgamento
- Julgamento
- Anesthesia Closed Claims Project
  - Fundado pelo Anesthesia Quality Institute e localizado na University of Washington
  - Banco de dados e registro criado para identificar e abordar as questões de segurança na anestesia
    - Criado por resumos de casos coletados por anestesiologistas de arquivos de queixas judiciais de seguro contra erro médico
    - Informações consistem no procedimento cirúrgico, lesão constatada, eventos que resultam em lesão, resultado da ação judicial e ações na prevenção
  - Banco de dados é usado extensivamente para pesquisa e orientação das ações de segurança
- **National Practitioner Data Bank**
  - Banco de dados de médicos e de suas credenciais profissionais
  - Contém privilégios clínicos, informações sobre erros médicos e ações adversas tomadas contra médicos
- **Seguro de responsabilidade profissional**
  - As opções de apólice de seguro e a cobertura variam com o Estado, hospital e prática
    - Vários Estados limitam os processos judiciais por erro médico → menor cobertura é necessária
    - Vários Estados são propensos a um aumento no número de processos judiciais por erro médico → cobertura suplementar é necessária
  - As apólices geralmente especificam um limite do valor segurado por ocorrência e um limite do valor segurado por ano (p. ex., $1 milhão/$3 milhões)

MANEJO NA SALA DE OPERAÇÃO

- Interesses na sala de operação
  - Cirurgiões: desejam um acesso conveniente à sala de operação, capacidade de usar equipamentos de ponta
  - Anestesiologistas: desejam alta utilização durante as horas comerciais, que a intensidade dos casos corresponda à habilidade da equipe, rotatividade eficiente
  - Enfermeiros: desejam pessoal médico previsível, padronização do equipamento
- **Agendamento da sala de operação**
  - Sistemas de bloco aberto
    - Sistema de quem chega primeiro é atendido primeiro
    - Apropriado nos hospitais em que há baixa demanda para salas de operação
    - Cria imprevisibilidade de agendamento em ambientes de alta demanda
  - Bloco cirúrgico específico para um serviço ou cirurgião
    - Um bloco de tempo é concedido a um cirurgião ou serviço na sala de operação
    - Sistema usado na maioria dos hospitais
    - Maior capacidade de cirurgiões agendarem procedimentos com antecedência
    - Aumenta a previsibilidade para as necessidades da equipe de anestesia
    - Escalonamento para cirurgiões que utilizam o mesmo equipamento aumenta a utilização dos recursos
  - Ajustes no agendamento
    - Planejamento do bloco requer adaptações no agendamento à medida que a cirurgia se aproxima
      - Tempo não usado é liberado
      - Casos de emergência ou na lista de espera são adicionados
      - Determinadas salas de cirurgia podem estar abertas ou fechadas, dependendo do equipamento necessário
    - O tempo no bloco cirúrgico pode ser ajustado regularmente de acordo com a utilização do cirurgião
    - Salas abertas devem ser disponibilizadas para casos de emergência
  - Gestão do tempo
    - Início na hora agendada e eficácia na rotatividade dependem da colaboração entre os cirurgiões, anestesiologistas, enfermeiros e pacientes
      - Processamento paralelo pode minimizar atrasos de forma significativa
    - Estudos demonstraram que os cirurgiões são os principais responsáveis pelos atrasos

- **Custos da sala de operação**
  - Utilização da sala de operação
    - Uma meta de utilização da sala de operação de 70 a 85% é ideal para maximizar os ganhos e minimizar o estresse de empregados e pacientes
      - Utilização superior a 85% aumenta os atrasos e os custos ao longo do tempo
      - Utilização inferior a 75% diminui o faturamento
  - Tipos de custos
    - **Custos fixos**
      - Despesas gerais, suporte administrativo, empregados assalariados, manutenção da sala de operação
        - Grande parte dos custos da sala de operação é fixa
      - Ajustes no planejamento e melhora do fluxo na sala de operação têm pouco efeito sobre os custos fixos
    - **Custos variáveis**
      - Materiais cirúrgicos e descartáveis, horas extras de trabalho
      - Melhor planejamento, redução de cancelamento de casos e melhor utilização podem ter um efeito significativo sobre os custos variáveis
  - **Estratégias para aumentar o lucro das salas de cirurgia**
    - Aumento no volume de casos (estratégia mais lucrativa)
      - Redução do tempo cirúrgico
      - Redução do tempo de rotatividade
    - Aumento de utilização da sala de operação
    - Redução do custo de materiais

QUESTÕES ÉTICAS

- Princípios éticos
  - Autonomia: direito de tomar decisões próprias
  - Beneficência: obrigação de fornecer tratamento adequado ou evitar danos
  - Justiça: distribuição justa de recursos que fornece o maior benefício
  - Não maleficência: não infligir danos
- **Consentimento informado**
  - Com base no princípio de autonomia
  - Requisitos
    - Capacidade do paciente
      - Capacidade de entender as informações, interpretar as consequências e benefícios e formular e comunicar uma decisão
    - Divulgação do procedimento, riscos e benefícios
      - Compreensível para uma pessoa racional
        - Médico é obrigado a divulgar o que uma pessoa racional desejaria saber
      - Compreensão subjetiva
        - Médico é obrigado a divulgar informações adicionais que o paciente desejaria saber com base no seu histórico médico, necessidades ou crenças
  - Consentimento informado não protege contra a responsabilidade quando eventos adversos ocorrem
    - Os acordos são maiores quando ocorre um evento adverso, e um consentimento informado não foi feito de forma apropriada
- **Recusa informada**
  - Pacientes podem recusar formas específicas de tratamento com base em suas crenças religiosas ou pessoais
    - Exemplo: ordens de não reanimar/não intubar (DNR/DNI), testemunhas de Jeová e transfusões sanguíneas
  - Pacientes têm o direito de recusar tratamento sob o mesmo princípio que o consentimento informado
    - Pacientes devem ter capacidade
    - Médicos devem explicar os riscos da recusa
  - Os médicos não têm obrigação de fornecer tratamento a um paciente cujas exigências seriam consideradas como tratamento negligente

- **Diretivas antecipadas**
  - Documento criado pelos pacientes para guiar seus desejos, caso não sejam capazes de tomar decisões sozinhos
  - Um tomador de decisão substituto pode ser especificado, ou pode-se solicitar que membros familiares tomem decisões em nome do paciente
    - Hierarquia na tomada de decisões: procuração > esposo > filhos > pais > irmãos
    - Tomadores substitutos de decisão são solicitados para tomar decisões com base no que o paciente desejaria, e não em suas próprias preferências
  - Diretivas antecipadas, incluindo ordens de não ressuscitar, aplicam-se à sala de operação, a menos que anuladas
    - Ordens de DNR/DNI são frequentemente anuladas na sala de operação, por causa da capacidade de abolir a maioria dos casos necessitando de ressuscitação imediata na sala de operação
- Doação de órgãos
  - Doação após morte encefálica
    - Morte encefálica é uma perda irreversível da função de todo o cérebro e tronco cerebral
    - Por causa do possível conflito de interesses, a doação de órgãos não deve ser discutida pelo médico cuidando do paciente
  - Doação após morte cardíaca
    - Morte cardíaca deve ser iminente após a retirada da terapia mantenedora da vida
    - Tratamentos amnésico e analgésico do paciente superam o transplante de órgãos
- Confidencialidade
  - O **Health Insurance Portability and Accountability Act (HIPPA)** estabelece regras para proteger as informações de saúde identificáveis e prevenir perda do seguro médico ao mudar de emprego

SEGURANÇA DO PACIENTE

- Definições
  - **Erro:** um erro no tratamento do paciente
    - Um erro não requer a ocorrência de danos ao paciente
    - A maioria dos erros não resulta em danos, mas provavelmente resultaria se múltiplos erros ocorressem
      - Modelo do queijo suíço
  - **Evento adverso:** ação que causa dano ou potencial dano a um paciente
    - Eventos adversos não são necessariamente causados por um erro
    - Uma consequência conhecida ou efeito colateral do tratamento pode ser considerado um evento adverso
  - **Evento sentinela:** evento inesperado causando dano significativo ou morte
    - Justifica a investigação imediata da causa
- Abordagem **com base em sistemas** para a segurança do paciente
  - Lesão no paciente é primariamente causada por sistemas mal projetados
  - Erros humanos exercem um papel e são inevitáveis, mas um sistema bem projetado pode reduzir e prevenir muitos erros
- **Sistemas de relatórios**
  - Sistemas de relatórios para a segurança do paciente melhoraram enormemente a segurança e reduziram erros
    - O objetivo de um sistema de relatórios deve ser a correção de erros, e não a acusação
  - Características de um sistema de relatórios bem-sucedido
    - Acesso a todos os empregados
    - Não identificação
    - Revisão por pessoas que não sejam supervisores diretos daqueles envolvidos no relatório
    - Não punição dos relatores ou das pessoas envolvidas
    - Proteção legal
    - *Feedback* oportuno e implementação

QUESTÕES

1. Qual dos seguintes NÃO faz parte das competências essenciais do ACGME?
   A. Conhecimento médico
   B. Aprendizado com base na prática e educação permanente
   C. Conhecimento com base em sistemas
   D. Nenhuma das alternativas anteriores

2. Uma mulher de 76 anos de idade foi recentemente diagnosticada com câncer ovariano metastático. Ela se recuperou bem de seu primeiro procedimento; no entanto, ela agora necessita de um segundo procedimento cirúrgico. Seu prognóstico continua desfavorável. Ela recusa a cirurgia e informa sua equipe médica que gostaria de ir para casa e passar tempo com a família. Qual o seu próximo passo?
   A. Falar com a família e explicar que ela está recusando cuidados médicos adicionais e que você não concorda
   B. Sugerir uma reunião familiar com a paciente e seus médicos para ajudar a determinar o melhor plano de ação
   C. Explicar que ela está recusando tratamento médico e você não pode apoiar esta decisão
   D. Tentar convencê-la a fazer o segundo procedimento e, então, ela pode decidir se ainda gostaria de ir para casa

3. Uma mulher de 54 anos de idade sofreu um acidente com veículo automotor. Suas lesões incluem uma fratura pélvica, laceração hepática e ruptura esplênica. Ela está agendada para uma laparotomia exploratória de emergência. Antes de você anestesiá-la, ela declara ser testemunha de Jeová e recusa quaisquer produtos sanguíneos, mesmo se forem necessários para salvar sua vida. Durante o procedimento, sua Hb é 5,4 e sua hemorragia continua. Você já forneceu mais de 6 L de IVF. Qual o próximo passo?
   A. Chamar o marido dela, informar que ela continua sangrando e perguntar se você pode fornecer sangue a ela
   B. Começar a administrar produtos sanguíneos, visto que ela morrerá sem eles
   C. Não faz nada; continuar com a ressuscitação volêmica
   D. Administrar albumina e pedir ao perfusionista para preparar a recuperação celular

4. Qual dos seguintes engloba os três achados fundamentais para declarar um paciente em "morte encefálica"?
   A. Coma, ausência de reflexos do tronco encefálico e apneia
   B. Coma, temperatura central de 36° C, apneia
   C. Ausência de reflexos do tronco encefálico, temperatura central de 36° C e apneia
   D. Coma, ausência de reflexos do tronco encefálico e temperatura central de 36° C

5. Qual das seguintes é a causa mais comum de processos judiciais por erro médico ajuizados contra médicos?
   A. Negligência
   B. Ausência de consentimento informado
   C. Responsabilidade por atos de terceiros
   D. Agressão/abuso

Gabarito

CAPÍTULO 1

1. Resposta: C

Sensibilidade refere-se à capacidade do marca-passo em detectar atividade elétrica gerada pelo próprio coração do paciente, a fim de prevenir qualquer competição entre as atividades intrínsecas do coração. Quanto menor a configuração, mais sensível é o marca-passo aos sinais intracardíacos. A faixa geral de sensibilidade para um marca-passo normal é de 0,4 a 10 mV para os átrios, e de 0,8 a 20 mV para os ventrículos.

O limiar da sensibilidade pode ser determinado ajustando-se a sensibilidade para encontrar a mínima amplitude de onda R necessária ser detectada pelo gerador de pulsos. No entanto, o uso de configurações máximas de sensibilidade poderia fazer com que o marca-passo percebesse as várias flutuações aleatórias de atividade elétrica como atividade cardíaca. Isto poderia levar à ausência total de disparos (convencido de que o miocárdio está despolarizando normalmente) ou disparos constantes, confundindo a interferência elétrica por atividade atrial e colocando o paciente em risco para "R sobre T". Portanto, a sensibilidade deve ser configurada de forma inteligente.

2. Resposta: B

Um *quench* ocorre quando um magneto de RM se torna resistivo e catastroficamente libera toda a energia armazenada na forma de calor, provocando a saída dos criogênicos sob a forma de gás. A causa mais comum de *quench* é um desligamento intencional do magneto para uma emergência que implica risco de vida. *Quench* também pode ser a consequência de um desligamento não intencional. Se não ventilado de forma apropriada, um *quench* pode resultar na completa dissipação de oxigênio na zona IV, com risco de hipóxia ao paciente e funcionários de RM. Quando um *quench* ocorre, os membros da equipe devem realizar o protocolo de sua instituição em resposta a esta ocorrência. Se possível, o paciente deve imediatamente ser removido da Zona IV, e oxigênio deve ser administrado ao paciente. Campos magnéticos estáticos potentes podem persistir após um *quench*, portanto, as precauções usuais se aplicam ao entrar na zona IV. Os funcionários de resposta de emergência devem ser privados de entrar na Zona IV durante qualquer emergência ambiental, em razão do campo magnético persistente.

3. Resposta: C

Exames radiográficos representam a maior fonte de exposição à radiação na população dos EUA. O risco de efeitos adversos à saúde, como o câncer, é proporcional à quantidade da dose de radiação absorvida, e a quantidade da dose depende do tipo de exame radiográfico. Exames radiográficos padrão têm doses efetivas (e potencial detrimento) que variam amplamente por um fator superior a 1.000 (0,01 a 10 mSv). Uma radiografia torácica tem uma dose efetiva de 0,05 a 0,25 mSv, enquanto que o exame por TC tende a ficar em uma faixa de dose mais estreita, porém possui doses efetivas relativamente altas (aproximadamente de 2 a 20 mSv), e doses para procedimentos intervencionistas geralmente variam de 5 a 70 mSv. Para fins de comparação, a dose média efetiva em sobreviventes da bomba atômica era de 40 mSv, uma dose similar àquela incorrida de cinco a seis TCs de tórax padrão.

4. Resposta: B

Absorvedores de CO_2 contêm bases fortes (hidróxido de sódio e hidróxido de potássio) que podem extrair prótons lábeis das moléculas anestésicas, resultando na produção de CO. Absorvedores de CO_2 desidratados, como a cal sodada e cal baritada, podem degradar os anestésicos inalados e produzir concentrações de carboxiemoglobina em excesso de 30%. Produção de CO varia com o anestésico volátil administrado: (desflurano > enflurano > isoflurano) >> (halotano = sevoflurano). A produção de CO também aumenta com a cal baritada, quando comparada à cal sodada, e também em temperaturas mais elevadas. As reações que produzem CO não ocorrem enquanto o aparelho de anestesia está inativo; em vez, elas ocorrem apenas quando o vapor agente flui pelo absorvedor. Portanto, lavagem do circuito respiratório com gás fresco antes do uso (como durante uma verificação pré-uso) não prevenirá ou aliviará o problema.

Exposição do CO é improvável de ser detectada no intraoperatório; desse modo, é importante garantir que as condições sob as quais o CO pode ser produzido durante a anestesia inalatória não ocorram. Especificamente, é importante descontinuar o fluxo de gás médico sempre que um aparelho de anestesia não for imediatamente usado em outro paciente, mudar o absorvedor regularmente e usar baixos fluxos (que tendem a manter os grânulos úmidos).

5. Resposta: D

Os sistemas respiratórios de Mapleson são usados para fornecimento de oxigênio e agentes anestésicos, bem como para eliminar CO_2. Eles consistem em diferentes componentes: fluxo de gás fresco, bolsa-reservatório, tubos respiratórios, válvula expiratória e conexão ao paciente. Existem cinco tipos básicos do sistema de

Mapleson: A, B, C, D e E, dependendo dos diferentes arranjos destes componentes. Mapleson F foi adicionado posteriormente. Para adultos, o Mapleson A é o circuito de escolha para respiração espontânea, pois o gás do espaço morto é reutilizado na próxima inspiração, e o gás alveolar exalado passa pela válvula expiratória. Mapleson D (Opção B) é o melhor circuito para ventilação controlada.

CAPÍTULO 2

1. Resposta: B
Há dois tipos principais de sistemas de ecocardiografia Doppler em uso – onda contínua e onda pulsada. Cada uma tem vantagens e desvantagens importantes.

Doppler de onda contínua (CW) envolve a geração contínua de ondas ultrassônicas acopladas a uma recepção ultrassonográfica contínua. Um transdutor com dois cristais realiza esta dupla função, com um cristal dedicado para cada função. A principal vantagem do Doppler de CW é a sua capacidade de medir com precisão altas velocidades sanguíneas. A produção contínua de energia ultrassônica possibilita a medida de mudanças de frequência muito altas e, portanto, obtém informações sobre velocidades mais elevadas. A principal desvantagem do Doppler de CW é a sua falta de seletividade ou distinção de profundidade. Visto que o Doppler de CW está constantemente transmitindo e recebendo de duas cabeças diferentes (cristais) do transdutor, ele não possui a habilidade de localizar o tecido refletindo a energia perdida; em vez disso, uma média das velocidades ao longo do trajeto do feixe de ultrassom é adquirida.

Doppler de onda pulsada usa um cristal para a emissão e recepção da energia ultrassônica. O cristal emite ultrassom por um período de tempo específico e, então, espera o retorno da energia refletida. A vantagem é que a localização do tecido com a velocidade sendo medida é conhecida. Visto que o cristal não irá emitir outro ultrassom até que a energia ultrassônica refletida retorne, as velocidades medidas com esta técnica são necessariamente baixas. A principal desvantagem do Doppler de onda pulsada (PW) é a sua incapacidade de medir com precisão altas velocidades de fluxo sanguíneo, como as que podem ser encontradas em determinados tipos de doenças cardíacas valvular e congênita. Esta limitação é tecnicamente conhecida como "sobreposição espectral" e resulta em uma incapacidade do Doppler de PW em registrar fielmente velocidades acima de 1,5 a 2 m/s quando o volume amostrado está localizado nos limites padrão no coração.

A imagem do Doppler colorido é fundamentada nos princípios de ecocardiografia de Doppler de PW. Com o Doppler colorido, as velocidades são exibidas por meio do uso de uma escala colorida, com o fluxo em direção ao transdutor tipicamente exibido em laranja/vermelho e o fluxo para o lado oposto do transdutor exibido em azul. O Doppler colorido é tipicamente usado no rastreio e avaliação de fluxos regurgitantes, na avaliação de *shunts* intracardíacos, e para auxiliar no alinhamento do Doppler de onda contínua para determinação das velocidades de regurgitação.

2. Resposta: B
A saturação venosa mista de oxigênio ($S\bar{v}O_2$) é a porcentagem de oxigênio ligado à hemoglobina no sangue retornando para o lado direito do coração. $S\bar{v}O_2$ é uma representação global da oferta e consumo de oxigênio total (ou seja, reflete a quantidade de oxigênio "residual" após os tecidos terem removido o que precisam). Saturação venosa mista de oxigênio é medida a partir do sangue retirado da ponta do cateter arterial pulmonar. A $S\bar{v}O_2$ mede a "mistura" do sangue venoso retornando da cabeça e braços (pela veia cava superior), intestino e membros inferiores (pela veia cava inferior), e veias coronárias (pelo seio coronário). Reflete a quantidade média de oxigênio que permanece após todos os tecidos no corpo terem removido oxigênio da hemoglobina e antes de esta ser reoxigenada nos capilares pulmonares. A $S\bar{v}O_2$ normal é de, aproximadamente, 40 mm Hg, com uma saturação de 75%. Uma redução na $S\bar{v}O_2$ pode ser atribuída a uma redução no fornecimento de O_2 (secundário a uma redução no teor de O_2 por decilitro ou uma redução no débito cardíaco), ou a um aumento no consumo de O_2 (secundário a um aumento do estado metabólico).

3. Resposta: C
A pressão de oclusão da artéria pulmonar (PCWP) fornece uma estimativa indireta da pressão atrial esquerda (LAP). Na ausência de estenose mitral, esta pressão reflete a pressão diastólica ventricular esquerda (a pressão de enchimento do ventrículo esquerdo). A medida da pressão de oclusão da artéria pulmonar pode ser útil para diferenciar entre causas cardiogênicas e não cardiogênicas de edema pulmonar. Pressão oclusiva normal é aproximadamente de 8 a 12 mm Hg. Uma pressão oclusiva superior a 20 mm Hg pode causar o início de movimento de fluidos para os alvéolos, e uma pressão superior a 30 mm Hg indicar edema pulmonar clinicamente evidente.

4. Resposta: C
O formato de onda da PVC consiste em três ondas positivas, denominadas *a, c* e *v*, e de duas curvas negativas, chamadas de declínio *x* e *y*. A onda *a* representa o aumento da pressão atrial direita durante a fase de contração atrial. A onda *c* é causada pela protrusão da valva tricúspide fechada no átrio direito durante o início da sístole ventricular. Depois da onda *c* está o primeiro declínio principal no formato de onda da PVC, o declínio *x*. O declínio *x* é uma queda na pressão atrial durante a sístole ventricular, causada pelo

relaxamento atrial. No ponto inferior do declínio *x*, há um aumento na pressão atrial à medida que o átrio começa a encher durante a fase final da sístole. Isto é chamado de onda *v*. O aspecto final do formato de onda da PVC é o declínio *y*, que ocorre por causa de uma queda da pressão atrial à medida que o sangue entra no ventrículo durante a diástole.

FORMATO DE ONDA DA PVC
a = contração atrial
c = fechamento e protrusão da valva tricúspide
x = relaxamento atrial
v = enchimento passivo do átrio
y = abertura da valva tricúspide

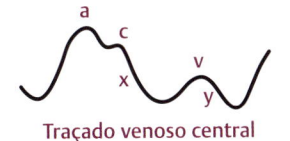

5. Resposta: C
O sítio de inserção do cateter arterial determina o formato de onda da pressão arterial sistêmica. À medida que a forma de onda da pressão é medida a distâncias sequencialmente mais afastadas do coração, os componentes de alta frequência, como a incisura dicrótica, começam a desaparecer. Há mais ressonância, de modo que o pico sistólico é mais alto, e a depressão diastólica é mais baixa à medida que a onda da pressão arterial se afasta do coração. A pressão arterial média permanece aproximadamente a mesma em todos os sítios de medida. Comparada à artéria radial, a artéria dorsal do pé exibe um atraso na transmissão de pulso, uma fase ascendente inicial mais aguda (portanto, uma pressão sistólica mais elevada) e perda da incisura dicrótica.

CAPÍTULO 3

1. Resposta: A
Etomidato é um agente anestésico intravenoso único que possui um imidazol carboxilado. O etomidato preserva a estabilidade hemodinâmica e, portanto, é um agente de indução popular para pacientes com reserva cardiopulmonar limitada.

O etomidato inibe a ação da 11β-hidroxilase no córtex suprarrenal, causando uma redução na síntese de cortisol e aldosterona e uma elevação do hormônio adrenocorticotrófico (ACTH). Este efeito é aparente mesmo após uma única dose de indução, porém é mais pronunciado com infusão contínua. Como resultado da inibição da 11β-hidroxilase pelo etomidato, os níveis dos precursores esteroides 11-desoxicorticosterona, 11-desoxicortisol, progesterona e 17-hidroxiprogesterona se tornam elevados.

Etomidato não causa liberação de histamina.

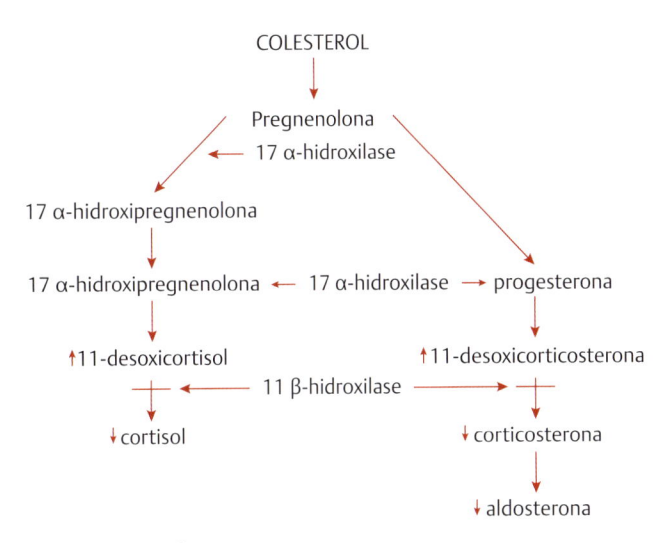

2. Resposta: A
A meia-vida contexto-dependente (CSHT) é o tempo necessário para que ocorra uma redução de 50% nas concentrações sanguíneas e plasmáticas de um fármaco após a descontinuação da administração do fármaco. É uma medida útil, pois descreve a duração de ação clínica de um fármaco no "contexto" de duração da infusão. A CSHT normalmente não pode ser prevista pela meia-vida de eliminação (o tempo necessário para o metabolismo e eliminação do fármaco), pois também depende da redistribuição do fármaco. Para fármacos como a fentanil, em que a redistribuição é o mecanismo primário responsável pelo declínio na concentração plasmática após uma infusão breve ou *bolus*, a CSHT será inicialmente curta. Conforme a duração da infusão continua, a redistribuição se torna progressivamente menos importante, e a CSHT aumenta, até que por fim se iguala à meia-vida de eliminação. Para um fármaco com um volume pequeno de distribuição, como o remifentanil, a redistribuição é muito limitada, e a CSHT muda muito pouco até mesmo com uma infusão prolongada.

3. Resposta: D
Deficiência de pseudocolinesterase (PChE) é uma alteração genética ou adquirida no metabolismo dos ésteres de colina, como a succinilcolina e os anestésicos locais com ligação éster. A manifestação clínica mais comum da deficiência de PChE é de uma paralisia prolongada após a administração de succinilcolina. Se um paciente não exibe resposta aos estímulos TOF 15 minutos após receber succinilcolina, deve-se suspeitar de deficiência de PChE.

Um número da dibucaína é útil para decifrar se a deficiência de PChE é de origem genética, e pode sugerir heterozigosidade ou homozigosidade. Dibucaína é um anestésico local que inibe a atividade da PChE quando mistura a uma amostra sanguínea. A porcentagem de PChE inibida irá render um número da dibucaína: 80 a 100 indica uma função normal da PChE, 40 a 70 indica heterozigosidade e menos de 30 indica homozigosidade para o genótipo atípico. Um paciente que é homozigótico para o genótipo atípico pode ter paralisia prolongada após receber succinilcolina por mais de 4 horas.

A atividade da PChE também pode ser prejudicada por doença renal ou hepática, subnutrição, grandes queimaduras, câncer ou determinados fármacos. Nestas situações, a enzima PChE funciona normalmente, porém os níveis estão reduzidos. A paciente da questão tem paralisia prolongada apesar de um número da dibucaína normal, sugerindo que seus níveis de PChE são baixos.

4. *Resposta:* C

Sugammadex é uma gama-ciclodextrina modificada construída para reverter seletivamente os efeitos dos bloqueadores neuromusculares rocurônio e vecurônio. Atua formando um complexo com estes fármacos, reduzindo a disponibilidade destes fármacos para se ligar aos receptores nicotínicos na junção neuromuscular. Sugammadex não reverte os efeitos dos agentes bloqueadores neuromusculares benzilisoquinolina, como o atracúrio e o cisatracúrio.

5. *Resposta:* C

Tramadol é um analgésico usado para o tratamento de dor leve a moderada. Seus pressupostos mecanismos de ação incluem aumento da neurotransmissão serotonérgica e noradrenérgica, e ação direta de seu principal metabólito, O-desmetiltramadol, que é um opioide. Diversos estudos sugerem a presença de uma interação medicamentosa entre o tramadol e a ondansetrona no período pós-operatório que potencialmente reduz a eficácia do tramadol.

CAPÍTULO 4

1. *Resposta:* B

Vários efeitos potencialmente adversos foram atribuídos à exposição ao óxido nitroso, incluindo anemia megaloblástica, toxicidade neurológica, imunodeficiência, comprometimento da cicatrização da ferida e possível aumento no risco de teratogenicidade. O mecanismo postulado para esses efeitos adversos é a inibição irreversível da vitamina B_{12}, que, por sua vez, inibe a metionina sintase, o metabolismo do folato e a síntese de ácido desoxirribonucleico. Além disso, inativação da metionina sintase está associada a concentrações plasmáticas elevadas de homocisteína, o que pode aumentar o risco de complicações cardiovasculares pós-operatórias. Adicionalmente, inativação da metionina sintase está associada a concentrações plasmáticas elevadas de homocisteína. Elevação prolongada na concentração plasmática de homocisteína é um fator de risco para doença cardiovascular, e um aumento agudo na homocisteína plasmática foi associado à disfunção endotelial e hipercoagulabilidade. Metemoglobina é uma toxicidade conhecida da terapia com óxido nítrico inalatório, não com óxido nitroso.

2. *Resposta:* D

Produtos da degradação metabólica de anestésicos voláteis podem lesionar os tecidos. O tipo de lesão depende da extensão do metabolismo e da natureza dos metabólitos. Desflurano, halotano e isoflurano são metabolizados para trifluoroacetato, que pode causar hepatoxicidade por um mecanismo imunológico envolvendo a formação do hapteno trifluoroacetil e uma resultante resposta autoimune. A incidência de lesão hepática depende da extensão do metabolismo, com as taxas mais elevadas sendo associadas ao halotano e taxas muito menores ao isoflurano e desflurano. Ao contrário de outros anestésicos halogenados, o sevoflurano não é metabolizado para proteínas trifluoroacetiladas hepatotóxicas; portanto, o potencial hepatotóxico do sevoflurano é considerado baixo.

3. *Resposta:* C

A rápida captação de altas concentrações de óxido nitroso na indução anestésica inalatória produz um aumento nas concentrações alveolares de oxigênio e do agente anestésico volátil associado. Este processo é conhecido como o efeito do segundo gás. O efeito é causado pelo efeito de concentração da captação do óxido nitroso sobre as pressões parciais dos outros gases na mistura alveolar. Durante a recuperação anestésica, o óxido nitroso entra nos alvéolos muito mais rapidamente do que o nitrogênio sai, causando diluição do oxigênio no interior dos alvéolos dos pacientes respirando ar, e isto pode causar "hipóxia por difusão."

Pacientes que receberam anestesia com óxido nitroso devem receber oxigênio suplementar na URPA, a fim de permitir a resolução dos efeitos da hipóxia por difusão. Hipoventilação é comum no período pós-operatório e pode contribuir com a hipoxemia. No entanto, a ventilação-minuto deste paciente permaneceu constante, sugerindo que hipoventilação não estava contribuindo com a hipoxemia do paciente.

4. *Resposta:* A

A CAM de um anestésico inalado é a concentração alveolar que irá produzir imobilidade a uma incisão cirúrgica padronizada em 50% dos pacientes. O desvio-padrão da CAM é ~10%, portanto, 95% dos pacientes não responderão a uma CAM de 1,2, e 99% não responderão a uma CAM de 1,3. Para o desflurano: CAM de 1,3 = 1,3 × 6 ≅ 8 vol%.

5. *Resposta:* C

Uma constante de tempo (τ) é definida como o volume dividido pelo fluxo. Equilíbrio completo com qualquer tecido leva a, aproximadamente, 3 constantes de tempo. A constante de tempo do isoflurano é de 3 a 4 minutos, enquanto que para o sevoflurano, desflurano ou óxido nitroso é de, aproximadamente, 2 minutos. Portanto, a quantidade de tempo necessária para completo equilíbrio com o cérebro é de, aproximadamente, 2 minutos × 3 = 6 minutos.

CAPÍTULO 5

1. Resposta: B
O Índice de Risco Cardíaco Revisado (RCRI) é uma ferramenta usada para estimar o risco de complicações cardíacas perioperatórias de um paciente. O RCRI consiste em uma escala de 6 pontos que inclui as seguintes variáveis e riscos:

- Cirurgia de alto risco (intratorácica, intra-abdominal ou vascular suprainguinal)
- Cardiopatia isquêmica (definida como um histórico de IAM, ondas Q patológicas no ECG, uso de nitratos, teste de esforço anormal ou dor torácica secundária a causas isquêmicas)
- Insuficiência cardíaca congestiva
- Histórico de doença cerebrovascular
- Diabetes necessitando de terapia insulínica
- Nível sérico pré-operatório de creatinina superior a 2 mg/dL

Um ponto é atribuído a cada um dos seis fatores de risco. Pacientes com nenhum, um ou dois fatores de risco são atribuídos às classes I, II e III do RCRI, respectivamente, e pacientes com três ou mais fatores de risco são considerados da classe IV. O risco associado a cada classe foi de 0,4, 1, 7 e 11% para pacientes nas classes I, II, III e IV, respectivamente. O paciente da questão receberia pontos para cirurgia de alto risco e cardiopatia isquêmica (total de 2 pontos).

2. Resposta: C
Baixa capacidade funcional está associada a um aumento na taxa de complicações cardíacas na cirurgia não cardíaca. A capacidade funcional de um paciente pode ser expressa em METs (1 MET é definido como consumo de O_2 de 3,5 mL/kg por minuto, que é o consumo de oxigênio em repouso, em uma posição sentada — o consumo de oxigênio de um homem de 70 kg de 40 anos de idade em repouso). Mais de 7 METs de tolerância a atividades são considerados excelentes, enquanto que menos de 4 METs é considerado de baixa tolerância a atividades. O Duke Activity Status Index sugere perguntas que se correlacionam com os níveis de MET; por exemplo, andar em nível térreo a cerca de 6 quilômetros por hora, ou carregar uma sacola de compras em um lance de escadas, gasta aproximadamente 4 METs de atividades. Pacientes com limitações em suas atividades decorrente de causas não cardíacas, como osteoartrite grave ou debilidade geral, são classificados como tendo baixa capacidade funcional, pois não é possível discernir se condições cardíacas significativas existem sem o benefício de um estudo funcional (teste não invasivo).

3. Resposta: C
Manejo cauteloso é importante para aumentar as taxas de sucesso de um transplante. Os pulmões podem ser lesionados nas horas antes e após a morte cerebral, em razão de um trauma direto, manobras de ressuscitação, edema neurogênico, aspiração de sangue ou conteúdo gástrico, trauma associado ao ventilador ou pneumonia. As primeiras diretrizes do doador recomendavam volumes correntes de 10 a 15 mL/kg de peso corporal. No entanto, a introdução de "ventilação protetora pulmonar" para o manejo ativo do doador (usando volumes correntes de 6 a 8 mL/kg, PEEP e medidas para prevenir desrecrutamento) foi associada a números elevados de pulmões transplantáveis. Evitar altas concentrações de oxigênio inspirado pode limitar a síndrome de bronquiolite obliterante nos receptores dos pulmões. Manobras de recrutamento são um componente importante de otimização do doador, especialmente quando a oxigenação é subnormal, e anormalidades pulmonares são visíveis na radiografia torácica. Recrutamento é particularmente importante após a aspiração traqueal ou após o teste de apneia. Água extravascular pulmonar pode ser minimizada pelo uso precoce de metilprednisolona e evitando-se um equilíbrio hídrico positivo.

4. Resposta: C
Disfunção cognitiva pós-operatória (POCD) é um novo comprometimento cognitivo que ocorre após um procedimento cirúrgico. Suas manifestações podem ser sutis, dependendo dos domínios cognitivos específicos que são afetados. Os problemas mais comumente observados são comprometimento da memória e comprometimento no desempenho de tarefas intelectuais. POCD pode afetar pacientes de qualquer idade, mas é mais comum no idoso. Fatores que elevam o risco de POCD incluem idade avançada, doença cerebral, cardíaca e vascular preexistentes, abuso de bebidas alcoólicas, baixo nível educacional e complicações intraoperatórias e pós-operatórias. O método de anestesia, ou seja, geral *versus* regional, não exerce um papel para o desenvolvimento de POCD.

5. Resposta: A
Antagonistas de receptores da neurocinina-1 representam uma nova classe promissora de antieméticos, que foi originalmente desenvolvida e aprovada para náusea e vômitos induzidos por quimioterapia. Antagonistas da neurocinina-1 competem com a substância P, um ligante endógeno com uma alta densidade de receptores na área postrema e no núcleo do trato solitário, supostamente envolvido nas vias eméticas terminais. Administrado oralmente antes da cirurgia, o aprepitanto, o primeiro antagonista da neurocinina-1 aprovado pela U.S. Food and Drug Administration, tem eficácia similar contra a náusea e maior eficácia contra vômitos, quando comparado a outros antieméticos comumente usados. O aprepitanto não está associado ao prolongamento do QTc ou a efeitos sedativos, mas seu alto custo limita seu uso em pacientes de alto risco.

CAPÍTULO 6

1. Resposta: C
A artéria coronária que abastece a PDA determina a "dominância" coronária. A maioria das pessoas (aproximadamente 70% da população) tem um sistema "direito dominante", o que significa que a coronária direita abastece estas artérias. 10% das pessoas têm um sistema "esquerdo dominante", o que significa que a circunflexa esquerda abastece estas artérias. Aproximadamente 20% da população têm um sistema "co-dominante", significando que tanto a artéria coronária direita como a artéria circunflexa esquerda abastecem a PDA.

2. Resposta: A
Os cinco termos que descrevem as propriedades fisiológicas fundamentais do coração são:

- Inotropismo: capacidade de contrair
- Cronotropismo: a capacidade de alterar a frequência cardíaca
- Dromotropismo: a capacidade de afetar a velocidade de condução de um impulso elétrico
- Batmotropismo: a capacidade de modificar o grau de excitabilidade (limiar de excitação)
- Lusitropismo: a capacidade do miocárdio em relaxar

3. Resposta: A
RVS refere-se à resistência ao fluxo sanguíneo por *toda* a vasculatura sistêmica, excluindo a vasculatura pulmonar. O mecanismo que causa vasoconstrição aumenta a RVS, e aqueles mecanismos que causam vasodilatação diminuem a RVS. Embora a RVS seja primariamente determinada por alterações no diâmetro do vaso sanguíneo, alterações na viscosidade sanguínea também afetam a RVS. A RVS normal é de 900 a 1.200 dina · s/cm^5.

Para esta questão, a PAM é calculada como a PAD + 1/3 (pressão de pulso) = 55 + 1/3 × 30 = 65 mm Hg. A RVS é calculada como:

$$RVS = 80 \times (PAM - PVC)/CO = 80 \times (65 - 5)/10 = 480 \text{ dina} \cdot s/cm^5$$

4. Resposta: B
Nitroprussiato de sódio, quando usado em altas doses ou ao longo de um período de dias, pode produzir concentrações sanguíneas tóxicas de cianeto. Na maioria dos pacientes, a liberação de cianeto pelo nitroprussiato de sódio é lenta o bastante para que os mecanismos inatos de desintoxicação do organismo possam eliminar o cianeto antes que o mesmo interfira com a respiração celular. No entanto, pacientes com comprometimento hepático, insuficiência renal, hipoalbuminemia, ou pacientes submetidos a procedimentos de circulação extracorpórea hipotérmica correm um maior risco de desenvolver sintomas, mesmo com doses terapêuticas.

Um dos primeiros *sinais* de acúmulo de cianeto é a taquifilaxia ao *nitroprussiato*. Toxicidade secundária ao acúmulo de íons cianeto deve ser suspeita em qualquer paciente que desenvolva resistência ao efeito hipotensivo do nitroprussiato, apesar do ajuste progressivo das taxas de infusão para níveis mais elevados, ou em um paciente previamente responsivo que se torna irresponsivo à ação hipotensiva apesar do aumento na dose.

Uma severa acidose metabólica com hiato aniônico, combinada com um gradiente arteriovenoso de oxigênio reduzido (inferior a 10 mm Hg decorrente de hiperoxia venosa), sugere o diagnóstico de toxicidade por cianeto. Vômito, bradicardia, hipotensão, respirações superficiais e convulsões são outros sinais da toxicidade por cianeto. O tratamento da intoxicação por cianeto é empírico, pois a confirmação laboratorial pode demorar horas ou dias. O tratamento inclui a administração de tiossulfato de sódio e hidroxicobalamina.

5. Resposta: D
pH-stat e alfa-stat referem-se a estratégias de controle acidobásico empregadas durante a CEC. **Com o controle acidobásico por meio da estratégia pH-stat, o pH do paciente é mantido em um nível constante por meio do controle do pH** na temperatura do paciente. Para manter o pH normal, o fluxo de gás é reduzido ou CO_2 é adicionado ao circuito de CEC, ou seja, o pH é corrigido para 7,4, e a $PaCO_2$ para 40 mm Hg de acordo com a temperatura corporal do paciente. Consequentemente, o pH-stat resulta em uma pCO_2 mais elevada (acidose respiratória) e a um aumento do fluxo sanguíneo cerebral.

Em contraste, o controle do pH por meio da estratégia alfa-stat *não* é corrigido pela temperatura – à medida que a temperatura do paciente diminui, a pressão parcial de CO_2 reduz (e a solubilidade aumenta); portanto, um paciente hipotérmico com um pH de 7,40 e uma pCO_2 de 40 (medida a 37° C) terá, na realidade, uma pCO_2 mais baixa (pois a pressão parcial de CO_2 é mais baixa), e isto irá se manifestar na forma de uma *alcalose respiratória* relativa, combinada a um *fluxo sanguíneo cerebral reduzido*.

Há evidência que sugere que a melhor estratégia de controle acidobásico para pacientes sendo submetidos a uma parada circulatória com hipotermia profunda durante a cirurgia cardíaca depende da idade do paciente, com melhores resultados sendo observados com o uso da estratégia pH-stat no paciente pediátrico e alfa-stat no paciente adulto.

CAPÍTULO 7

1. Resposta: D
O nervo laríngeo superior fornece inervação sensorial à epiglote posterior, aritenoide e pregas vocais.

2. Resposta: B
Lesão do nervo laríngeo recorrente explica o estridor e a obstrução da via aérea superior. Alguns cirurgiões fazem regularmente a monitorização do nervo laríngeo recorrente durante as tireoidectomias a fim de prevenir esta lesão. O nervo laríngeo recorrente inerva o músculo cricoaritenóideo posterior, que abre as pregas vocais. Como resultado, as pregas não estarão em uma posição aberta. No entanto, pelo fato de o músculo cricotireóideo ser inervado pelo nervo laríngeo superior, ainda há tensão nas pregas. Consequentemente, as pregas estarão em uma posição intermediária, ou parcialmente abertas.

3. Resposta: D
Durante a ventilação monopulmonar, a fração de *shunt* aumenta substancialmente. O organismo compensa pela vasoconstrição pulmonar hipóxica para reduzir o fluxo sanguíneo para o lado cirúrgico. Vasodilatadores, especialmente nitroglicerina e nitroprussiato, podem agravar a vasoconstrição pulmonar hipóxica.

4. Resposta: B
A equação para o teor de oxigênio é $1{,}34 \times Hb \times$ saturação $+ 0{,}003 \times PaO_2$. Com base nos sinais vitais e resultados laboratoriais dessa paciente:

$1{,}34 \times 10 \times 0{,}95 + 0{,}003 \times 70 = 13{,}2 + 0{,}2 = 13{,}4$ mL/dL

5. Resposta: B
Traqueomalácia é classificada como uma lesão extratorácica variável, razão pela qual B é a resposta. Com a traqueomalácia, as vias aéreas colapsam durante a inspiração por causa da pressão negativa. Expiração não é afetada. A é normal, C é uma lesão intratorácica e D é uma obstrução fixa grande.

CAPÍTULO 8

1. Resposta: C
Dióxido de carbono (CO_2) tem um efeito profundo e reversível sobre o fluxo sanguíneo cerebral, de forma que hipercapnia causa dilatação acentuada das artérias e arteríolas cerebrais e aumento do fluxo sanguíneo, enquanto que a hipocapnia causa constrição e fluxo sanguíneo reduzido. Embora vários mecanismos envolvidos na vasodilatação provocada pela hipercapnia tenham sido propostos, o principal mecanismo parece estar relacionado com um efeito direto do H^+ extracelular sobre o músculo liso vascular. Fluxo sanguíneo cerebral aumenta linearmente de 1 para 2 mL/100 g/min para cada aumento de 1 mm Hg na $PaCO_2$. O fluxo sanguíneo cerebral diminui de 1 para 2 mL/100 g/min para cada redução de 1 mm Hg na $PaCO_2$. Sob condições normais, o fluxo sanguíneo cerebral é de 50 mL/100 g/min, portanto, um aumento de 5 mm Hg na $PaCO_2$ elevaria o FSC para $50 + (5$ a $10)$ mL/100 g/min = 50 a 60 mL/100 g/min.

2. Resposta: A
Isquemia da medula espinal, resultando em paraplegia pós-operatória, é uma complicação devastadora do reparo de aneurisma da aorta toracoabdominal e foi atribuída a muitas causas. Para prevenir uma síndrome compartimental na medula espinal, drenagem do LCR tem sido utilizada como um adjuvante do reparo de aneurisma da aorta toracoabdominal, com complicações associadas ao procedimento geralmente ocorrendo apenas raramente. Hematoma subdural é uma complicação relatada do reparo toracoabdominal com drenagem de LCR, que pode resultar do estiramento e ruptura da veia-ponte entre a dura-máter e os hemisférios cerebrais em casos de drenagem excessiva de LCR. Para prevenir esta complicação, recomenda-se que a drenagem de LCR não exceda a produção por hora, ou seja, 0,3 a 0,4 mL/min.

3. Resposta: B
A Escala de Coma de Glasgow (GCS) é com base em uma escala de 15 pontos, que estima e classifica a gravidade inicial da lesão cerebral. A GCS é pontuada entre 3 e 15, 3 sendo o pior escore, e 15 o melhor. É composto por três parâmetros: melhor resposta ocular, melhor resposta verbal e melhor resposta motora, como demonstrado a seguir:

I. Resposta motora
6: obedece totalmente a comandos
5: localiza os estímulos nocivos
4: recuo dos estímulos nocivos
3: flexão anormal, ou seja, postura descorticada
2: resposta extensora, ou seja, postura descerebrada
1: ausência de resposta

II. Resposta verbal
5: alerta e orientado
4: fala confusa, porém coerente
3: palavras inapropriadas e frases misturadas consistindo em palavras
2: sons incompreensíveis
1: ausência de sons

III. Abertura ocular
4: abre os olhos espontaneamente

3: olhos abrem-se a um comando verbal
2: olhos abrem-se à dor
1: ausência de abertura ocular

A paciente na questão recebe 3 pontos por abrir os olhos em resposta a um estímulo verbal, 3 pontos para fala incoerente e 4 pontos para recuo de estímulos nocivos, com um escore total de 10 pontos.

4. Resposta: B

5. Resposta: A
Lógica para as questões 4 e 5
DI neurogênica central e SIADH são síndromes que afetam o balanço de água e sódio; no entanto, essas síndromes apresentam diferenças na fisiopatologia, diagnóstico e tratamento. A diferenciação entre a síndrome de hipernatremia (DI neurogênica central) e as duas síndromes de hiponatremia (síndrome de secreção inapropriada do hormônio antidiurético e síndrome da perda cerebral de sal) é crucial para prevenir piora dos desfechos neurológicos. DI é uma síndrome de desequilíbrio hídrico proveniente da secreção reduzida de ADH no lobo posterior da hipófise (DI central) ou a ausência de resposta renal (DI nefrogênica) à liberação de ADH. SIADH é causada pelo aumento de produção de ADH, resultando em intoxicação hídrica e um estado de expansão volêmica, e perda cerebral de sal é provocada pela perda renal de sódio, resultando em hiponatremia verdadeira e um estado de contração de volume, em que os rins não absorvem sódio. Avaliação do estado volêmico e medidas do sódio sérico e urinário, osmolaridade e gravidade específica são úteis na diferenciação dessas três síndromes.

	Diabetes *insipidus*	Síndrome da secreção inapropriada do hormônio antidiurético	Perda cerebral de sal
Nível de Na sérico	Na > 145	Na < 135	Na < 135
Osmolaridade sérica	> 295 (alta)	< 275 (baixa)	< 275 (baixa)
Osmolaridade urinária	Reduzida (< 200)	Elevada (> 100)	Elevada (> 100)
Nível urinário de Na	Dentro da faixa normal de referência ou reduzido	Dentro da faixa normal de referência ou elevado (> 25)	Elevado (> 25)
Débito urinário	Aumentado	Reduzido	Reduzido
Gravidade urinária específica	< 1,005 (diluída)	> 1,010 (concentrado)	> 1,010 (concentrado)
Estado volêmico	Reduzido	Aumentado	Reduzido
Tratamento	Reposição de fluidos (salina a 0,45%), acetato de desmopressina ou vasopressina aquosa	Restrição de líquidos (800-1.000 mL/24 h). Reposição lenta de sódio com soro fisiológico ou salina hipertônica	Reposição de líquidos e sódio. Reposição lenta de sódio com salina hipertônica (3%)

CAPÍTULO 9

1. Resposta: A
PIO pode ser influenciada por uma alteração no volume dos conteúdos da órbita ou por pressão externa. Piscamento dos olhos, fechamento forte dos olhos e compressão direta são fatores extrínsecos que aumentam a PIO. Hiperventilação, elevação da cabeça, administração de diuréticos e anestésicos diminuem a PIO por meio da redução do volume intraocular.

2. Resposta: B
O ROC é desencadeado por tração nos músculos extraoculares (especialmente o reto medial), pressão direta sobre o globo, manipulação ocular ou dor ocular. A pressão associada à infiltração local, que ocorre durante um bloqueio retrobulbar, por trauma ocular ou manipulação do tecido no ápice orbitário após enucleação do globo, também pode desencadear o ROC. O reflexo é mediado por conexões nervosas entre o ramo oftálmico do nervo craniano trigêmeo, via gânglio ciliar e o nervo vago. O reflexo pode ser prevenido com bloqueio peribulbar ou retrobulbar antes da estimulação, ou com a administração de atropina ou glicopirrolato. Na ocorrência de bradicardia provocada pelo ROC, remoção do estímulo é imediatamente indicada. O ROC sofre fadiga com a estimulação repetida.

3. Resposta: C
PIO é a pressão líquida dentro do globo ocular. Tonometria é o método usado para determinar esta pressão. PIO normal é entre 10 e 20 mm Hg. Hipertensão ocular é definida por PIO sendo superior à normal, na ausência de lesão do nervo óptico ou perda do campo visual. Hipotonia ocular é tipicamente definida como uma PIO igual ou inferior a 5 mm Hg. Esta PIO baixa pode indicar extravasamento de líquido e deflação do globo ocular.

4. *Resposta: B*

O manejo de queimaduras das vias aéreas inclui o reconhecimento precoce, interrupção do procedimento cirúrgico, extinção do fogo e fornecimento de tratamento pós-queimadura das vias aéreas ao paciente. Se uma queimadura da via aérea for identificada, o fluxo de todos os gases deve ser interrompido imediatamente, e a sonda endotraqueal, removida. Salina deve ser despejada na via aérea do paciente para extinguir qualquer brasa residual e resfriar os tecidos. Uma vez apagado o fogo das vias aéreas, a ventilação deve ser restabelecida por máscara, evitando o uso de oxigênio suplementar e óxido nitroso, se possível. Broncoscopia (de preferência rígida) pode ser benéfica para avaliar a lesão e remover *debris* residuais.

5. *Resposta: B*

Compreensão da inervação das vias aéreas é um manejo essencial das vias aéreas do paciente acordado. Inervação da via aérea pode ser dividida em três regiões, com base nos nervos cranianos envolvidos (figura). Se intubação nasal for necessária, os ramos maxilares do nervo trigêmeo devem ser anestesiados. Para o manejo das vias aéreas envolvendo a faringe e terço posterior da língua, bloqueio do nervo glossofaríngeo é necessário. Estruturas mais distais à epiglote necessitam de bloqueio dos ramos vagais.

A laringe recebe inervações sensorial e motora dos nervos laríngeos superior e recorrente, que são ramos do nervo vago. O nervo laríngeo superior se divide nos ramos interno e externo: o ramo interno fornece inervação sensorial à laringe acima do nível das pregas vocais, enquanto que o ramo externo fornece inervação motora somente aos músculos cricotireóideos. O nervo laríngeo recorrente fornece inervação motora a todos os músculos intrínsecos da laringe, exceto aos cricotireóideos. Fornece inervação sensorial à laringe abaixo do nível das pregas vocais, bem como uma pequena porção da traqueia superior.

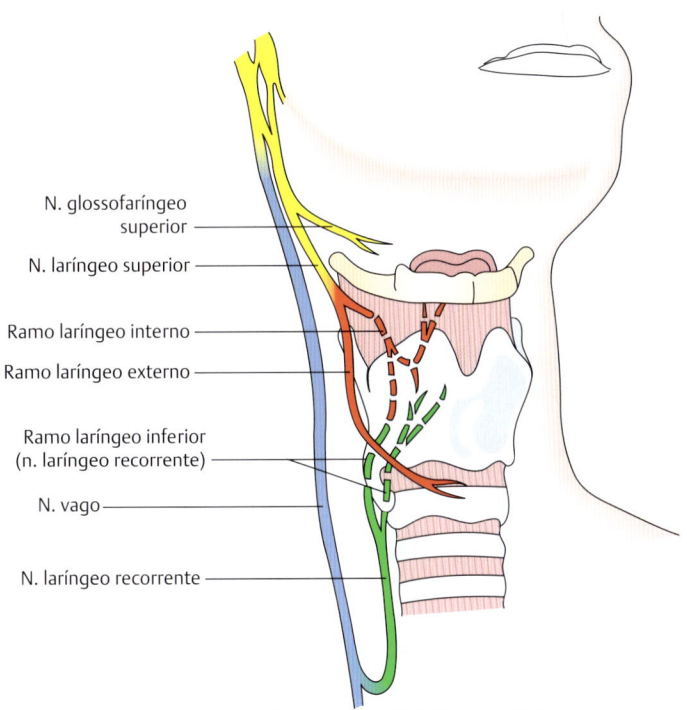

(Reproduzido de Rosenblatt WH, Sukhupragarn W. Airway management. In: Barash PG, Cullen BF, Stoelting RK, et al., eds. Clinical Anesthesia. 7th ed. Philadelphia, PA: Wolters Kluwer; 2013:790.)

CAPÍTULO 10

1. *Resposta: A*

Hemorragia pós-operatória é uma complicação bem conhecida após a cirurgia da tireoide, e pode rapidamente levar a uma obstrução aguda das vias aéreas potencialmente fatal. Hematomas podem ser superficiais (diretamente abaixo do platisma) ou profundos (inferior à fáscia cervical profunda), com os hematomas superficiais geralmente sendo mais notáveis em termos de inchaço cervical. Hematomas mais profundos são mais perigosos, visto que são menos facilmente detectados e requerem menor acúmulo sanguíneo para causar sintomas. Na presença de evidência de comprometimento respiratório, a ferida cervical deve ser imediatamente aberta, e o hematoma deve ser evacuado para aliviar a massa comprimindo a via aérea.

Intubação pode ser difícil e deve ser realizada por um anestesiologista experiente. Caso a intubação não seja possível, uma via aérea cirúrgica deve ser realizada precocemente.

2. Resposta: C

O questionário STOP-Bang é um método comumente usado para avaliar pacientes pré-cirúrgicos para a apneia do sono. Consistem em oito perguntas de respostas afirmativas ou negativas, que incluem a presença de ronco, cansaço/sonolência, apneias observadas, hipertensão, IMC > 35 kg/m², idade > 50 anos, circunferência do pescoço > 40 cm e gênero masculino. Um escore de 5-8, 3-4 e 0-2 indica risco alto, moderado e baixo de apneia do sono, respectivamente. Para a paciente na questão, o escore é 1 (ronco) + 1 (apneia observada) + 1 (hipertensão) = 3. Portanto, é possível excluir de forma segura pelo menos a possibilidade de uma OSA grave; no entanto, o teste é menos confiável na exclusão de apneia do sono leve.

3. Resposta: D

MELD é um sistema de pontuação para a avaliação da gravidade da hepatopatia crônica. Foi inicialmente desenvolvido para prever a mortalidade em um período de até 3 meses após a cirurgia em pacientes submetidos a uma anastomose portossistêmica intra-hepática transjugular (TIPS), e foi subsequentemente constatado ser útil na determinação do prognóstico, principalmente na recepção de um transplante de fígado.

Este sistema substituiu o mais antigo escore de Child-Pugh (ver tabela). MELD utiliza os valores do paciente de bilirrubina sérica, creatinina sérica e RNI para o tempo de protrombina para prever a sobrevida. É calculado de acordo com a seguinte fórmula

$$MELD = 3{,}78 \times \log[\text{bilirrubina sérica (mg/dL)}] + 11{,}2 \times \log[\text{RNI}] + 9{,}57 \times \log[\text{creatinina sérica (mg/dL)}] + 6{,}43 \times \text{etiologia (0: colestática ou alcoólica, 1: outra)}$$

Pacientes à espera de um transplante de fígado são submetidos a testes periódicos para atualização na lista de transplante de fígado, seus escores MELD e estado, visto que os escores podem aumentar ou diminuir de acordo com a gravidade da hepatopatia.

Uma comparação entre os escores de MELD e Child-Pugh é fornecida na tabela abaixo

Escore	MELD	Child-Pugh
Componentes	RNI, bilirrubina e creatinina	RNI, bilirrubina, albumina, ascite, encefalopatia hepática
Pontuação	Numérica	A até C (C é o pior)
Correlação com a mortalidade	Mortalidade em 3 meses	Mortalidade em 1 e 2 anos

4. Resposta: A

(PIA é a pressão em estado de equilíbrio na cavidade abdominal. Para a maioria dos pacientes, uma PIA de 5 a 7 mm Hg é geralmente considerada normal, mas isto não é aplicável a todos os pacientes. Por exemplo, indivíduos com obesidade mórbida e gestantes podem apresentar uma pressão intra-abdominal cronicamente elevada (tão alta quanto 10 a 15 mm Hg) sem sequelas adversas. A síndrome compartimental abdominal é definida como uma PIA sustentada > 20 mm Hg associada a uma disfunção orgânica. Sinais e sintomas da síndrome coronária aguda (ACS) são frequentemente sutis e incluem reduções no retorno venoso e débito cardíaco, pressões elevadas das vias aéreas e débito urinário reduzido.

O tratamento de pacientes com ACS é uma laparotomia descompressiva de emergência, que fornece rápido alívio da hipertensão intra-abdominal. Geralmente, a cavidade peritoneal é deixada aberta no pós-operatório, e o fechamento é realizado quando o inchaço diminui.

Embora a paciente nesta questão tema uma PIA elevada, não há evidência de disfunção orgânica associada. A baixa pressão arterial limítrofe, baixa pressão venosa central (PVC) e o débito urinário são compatíveis com hipovolemia, e um fluido em *bolus* deve ser administrado.

5. Resposta: C

A síndrome da RTUP é uma constelação clínica de sintomas e sinais associados a uma absorção excessiva de solução de irrigação na circulação. A RTUP compreende alterações agudas no volume intravascular, nas concentrações plasmáticas de soluto e na osmolalidade, bem como efeitos específicos ao tipo de solução de irrigação usado. Embora tenha sido inicialmente descrita com a ressecção prostática, outros tipos de cirurgia endoscópica que utilizam solução de irrigação, como, por exemplo, a histeroscopia, também podem provocar a síndrome da RTUP.

Se a síndrome da RTUP for suspeita, a cirurgia deve ser descontinuada o mais rápido possível, e a fluidoterapia IV, interrompida. A rápida absorção de um grande volume de solução de irrigação pode causar hipertensão com bradicardia reflexa e pode precipitar insuficiência cardíaca aguda e edema pulmonar. Correção da bradicardia e hipotensão devem ser realizadas com atropina, fármacos adrenérgicos e cálcio IV. Intubação e ventilação com pressão positiva podem ser necessárias, se houver o desenvolvimento de edema pulmonar. Terapia com diuréticos é eficaz para o tratamento de edema pulmonar agudo causado pela hipervolemia. No entanto, a furosemida pode piorar a hiponatremia por causa de seu efeito natriurético. Manitol causa uma menor perda de sódio do que os diuréticos de alça. Alterações agudas na concentração plasmática de sódio e na osmolalidade afetam predominantemente o sistema nervoso central (SNC). Hiponatremia aguda produzida pelo efeito de diluição do grande volume de solução de irrigação absorvido pode causar cefaleia, alteração do nível de consciência, náusea, vômito e convulsões. Salina hipertônica é indicada para corrigir hiponatremia grave (sódio sérico 120 mmol/L ou quando sintomas se desenvolverem). Elevação do sódio a uma taxa de 1 mmol/L/h é considerado seguro. Anticonvulsivantes (p. ex., lorazepam) devem ser usados para controlar as convulsões.

CAPÍTULO 11

1. Resposta: B
Lesão renal aguda (AKI), anteriormente denominada insuficiência renal aguda (IRA), foi historicamente definida como um declínio súbito na função renal, clinicamente manifestando um aumento na BUN e nos níveis séricos de Cr – ao longo de horas a semanas. A natureza imprecisa desta definição dificultou a comparação de populações de pacientes em estudos de prevenção ou tratamento da AKI. Em 2002, a Acute Dialyisis Quality Initiative (ADQI) foi criada com a finalidade de desenvolver diretrizes com base em evidências para o tratamento e prevenção da AKI. Os *critérios RIFLE*, propostos pelo grupo ADQI, ajudam na classificação de pacientes com AKI:

Risco: Aumento de 1,5× nos níveis de Cr, ou redução de 25% na taxa de filtração glomerular (TFG), ou débito urinário < 0,5 mL/kg por hora durante 6 horas

Lesão (em inglês **I**njury): Aumento de 2× nos níveis de Cr, ou redução de 50% na GRF, ou débito urinário < 0,5 mL/kg por hora durante 12 horas

Falha: Aumento de 3× nos níveis de Cr, ou redução de 75% na GRF, ou débito urinário < 0,3 mL/kg por hora durante 24 horas, ou anúria por 12 horas

Perda (em inglês **L**oss): Perda completa da função renal (p. ex., necessidade de terapia de substituição renal) por > 4 semanas

Doença Renal em **E**stágio Final: Perda completa da função renal (p. ex., necessidade de terapia de substituição renal) por > 3 meses

2. Resposta: A
A abordagem de Stewart é uma alternativa à abordagem de Hender-Hasselbalch na fisiologia dos distúrbios acidobásicos. Um componente importante da abordagem de Stewart é a diferença de íons fortes, que é a diferença entre os cátions fortes e os íons fortes:

$$[SID] = [Na^+] + [K^+] + [Ca^{2+}] + [Mg^{2+}] - [Cl^-] - [\text{outros ânions fortes}].$$

Com níveis proteicos normais, a SID é de aproximadamente 40 mEq/L. Processos que aumentam a diferença de íons fortes aumentam o pH sanguíneo, enquanto que processos que reduzem a SID diminuem o pH. À medida que a acidose da paciente melhora, a SID aumentará.

3. Resposta: D
Hipercalcemia pode produzir anormalidades na ECG relacionadas com alterações no potencial transmembrana que afetam o tempo de condução. Encurtamento do intervalo QT é comum e, em alguns casos, o intervalo PR está prolongado. Em níveis muito elevados, o intervalo QRS pode ampliar, ondas T podem aplainar ou inverter, e um grau variável de bloqueio cardíaco pode-se desenvolver. Hipercalcemia também é conhecida por causar ondas de Osborn, uma deflexão positiva que ocorre na junção entre o complexo QRS e o segmento ST (indicada pela seta na figura). Ondas de Osborn também estão associadas à hipotermia grave.

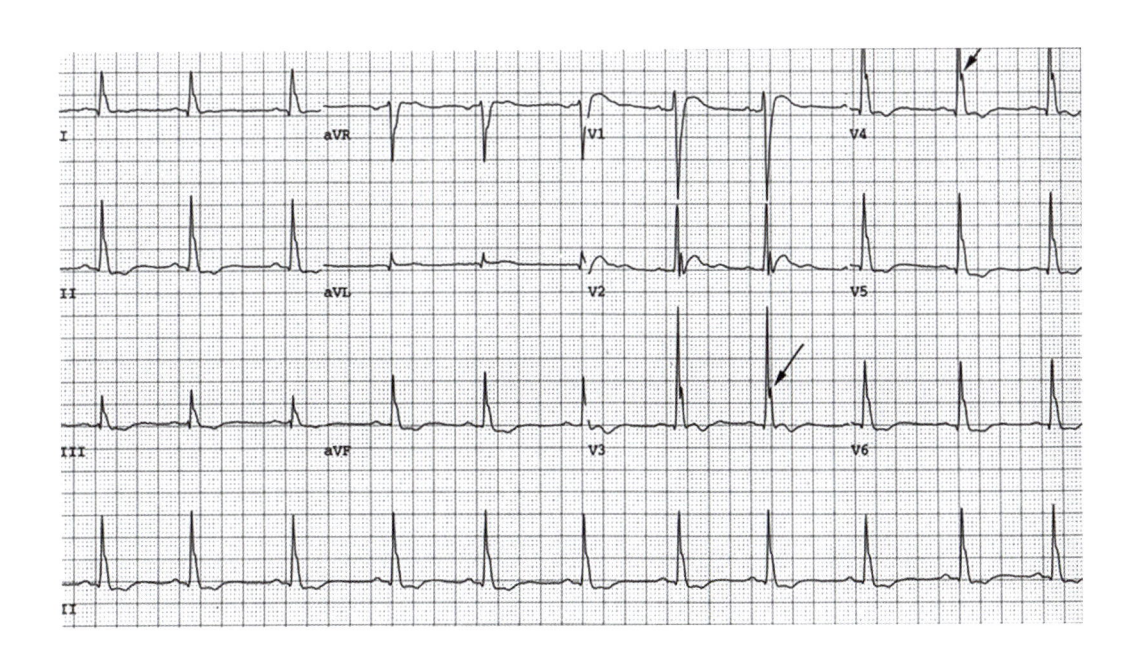

4. Resposta: A

Nefropatia induzida por contraste (CIN) é definida como um aumento do valor padrão de 25% na creatinina sérica ou um aumento de 0,5 mg/dL no valor absoluto dentro de um período de 48 a 72 horas da administração do contraste intravenoso. Terapia de hidratação é a base da prevenção de CIN. Expansão do volume intravascular mantém o fluxo sanguíneo renal, preserva a produção de óxido nítrico, previne hipoxemia medular e aumenta a eliminação de contraste. Várias outras terapias para CIN foram investigadas, sem um benefício evidente. Estas incluem o uso de estatinas, bicarbonato, *N*-acetilcisteína (NAC), ácido ascórbico, teofilina e aminofilina, vasodilatadores, diurese forçada e terapia de substituição renal.

5. Resposta: C

Necrose tubular aguda (ATN) é a causa mais comum de AKI na categoria renal. É importante excluir causas pré-renais e pós-renais de AKI, visto que estas são rapidamente reversíveis com uma terapia apropriada. Não há um único teste que possa sempre diferenciar azotemia pré-renal da ATN. Uma abordagem apropriada é se basear em todas as informações clínicas e testes laboratoriais disponíveis.

Urinálise e eletrólitos urinários podem ser úteis para diferenciar a ATN da azotemia pré-renal. A urinálise é tipicamente normal na azotemia pré-renal, com o único achado comum sendo a presença de cilindros hialinos. Na ATN, em comparação, a urina caracteristicamente contém muitos cilindros granulares de coloração marrom, com células epiteliais tubulares renais livres e cilindros de células epiteliais. Em pacientes com azotemia pré-renal, a FENa tende a ser menor que 1% e maior que 1% com a ATN. Uma osmolalidade urinária (Uosm) superior a 500 mOsm/kg é altamente sugestiva de azotemia pré-renal. Na ATN, ocorre lesão na alça de Henle, prejudicando a capacidade do rim em gerar uma alta osmolalidade intersticial. Tipicamente, a Uosm na ATN é de aproximadamente 300 a 350 mOsm/kg, um valor que é similar à osmolalidade plasmática (Posm).

CAPÍTULO 12

1. Resposta: E

Trombocitopenia induzida por heparina (HIT) é um evento adverso protrombótico ao medicamento causado pela heparina. O sistema de classificação clínica de "4Ts" é útil para estimar a probabilidade pré-teste de HIT, com base em seus aspectos característicos (**T**rombocitopenia, **T**empo, **T**rombose) e na ausência de outras explicações no paciente neste caso. Se houver uma forte suspeita de HIT, toda a heparina deve ser interrompida e futuro uso de heparina evitado. Bivalirudina, um inibidor parenteral direto da trombina e análogo da hirudina, tem sido utilizada com sucesso em pacientes com HIT. A dose deve ser reduzida e usada com segurança em pacientes com insuficiência renal, e em pacientes com insuficiência hepática e renal combinada, e seu efeito monitorizado pelo aPTT. Varfarina predispõe à trombose microvascular em pacientes com HIT aguda. Fondaparinux é recomendado para profilaxia em pacientes com HIT, mas não para tratamento.

2. Resposta: B

Tromboelastografia (TEG) é um método que testa a eficácia da coagulação sanguínea. Testes mais comuns de coagulação sanguínea incluem tempo de protrombina (PT/RNI) e tempo de tromboplastina parcial (aPTT), que medem a função do fator de coagulação, porém a TEG também pode analisar a função plaquetária, força do coágulo e fibrinólise, e os outros testes não. Quatro valores que representam a formação de coágulo são determinados por este teste: o tempo de reação (valor *R*), o valor *K*, o ângulo e a amplitude máxima (MA). O valor *R* representa o tempo até que a primeira evidência de um coágulo seja detectada. O valor *K* é o tempo desde o final de *R* até que o coágulo alcance 20 mm, e representa a velocidade da formação do coágulo. O ângulo é a tangente da curva formada à medida que *K* é alcançado, e oferece informações similares ao *K*. A MA é um reflexo da força do coágulo. TEG também mede a lise do coágulo, que é relatada como a porcentagem estimada de lise (EPL) e como a porcentagem do coágulo, que foi na verdade lisado após 30 minutos (LY 30, %). CIVD é sugerida pelo aumento na formação e lise de coágulos.

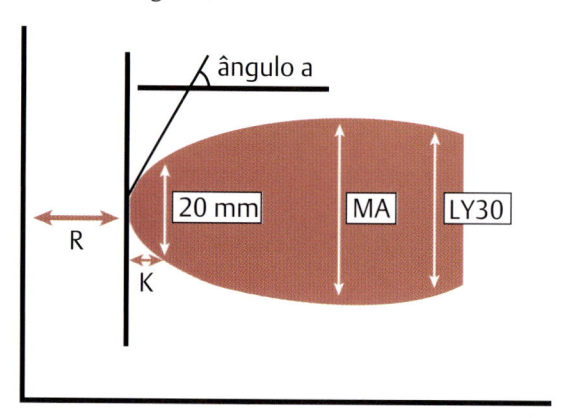

3. Resposta: D

Contaminação bacteriana dos produtos de transfusão é um problema que tem sido melhorado com as práticas modernas de flebotomia, refrigeração de hemácias, congelamento de plasma e melhoramento dos materiais para armazenamento de produtos transfusionais. Contaminação bacteriana de produtos plaquetários é o risco infeccioso mais frequente da transfusão, ocorrendo em aproximadamente 1 de cada 2.000 a 3.000 transfusões de plaquetas randômicas obtidas a partir de uma unidade de sangue total e de plaquetas de doador único obtidas por aférese.

4. Resposta: B

Edema pulmonar associado à transfusão é uma complicação pouco reconhecida e potencialmente grave que pode ser causada por reações imunes adversas e sobrecarga circulatória. TRALI resulta de uma lesão mediada por neutrófilos à microvasculatura pulmonar. O modelo atualmente proposto é a "hipótese de dois eventos", em que um estímulo primário (p. ex., cirurgia, hipóxia, infecção, trauma, malignidade) supostamente ativa o endotélio vascular, resultando, por fim, em uma pré-ativação de neutrófilos pulmonares. O segundo evento é a transfusão de produtos sanguíneos contendo lipídios, anticorpos ou citocinas que "ativam" os neutrófilos previamente pré-ativados. Estes neutrófilos ativados danificam a camada endotelial, de modo que fluidos e proteína extravasam no espaço alveolar.

Em contraste à TRALI está a TACO, que é o desenvolvimento de edema pulmonar hidrostático secundário à transfusão sanguínea. É difícil a diferenciação entre edema pulmonar hidrostático (TACO) e de permeabilidade (TRALI) após a transfusão, em parte porque as duas condições podem coexistir. Tanto a TRALI como a TACO são diagnósticos clínicos, e as características clínicas podem ocasionalmente diferenciá-las. Com ambas, os pacientes apresentam dificuldade respiratória por causa do edema pulmonar de início agudo. Com a TRALI, os pacientes geralmente também têm hipotensão e febre, e podem apresentar uma leucopenia transitória. Com a TACO, pode-se tipicamente esperar a presença de hipertensão e ausência de febre e leucopenia. Características ocasionalmente observadas na TACO que não seriam esperadas na TRALI incluem distensão venosa jugular, um som S3 na auscultação cardíaca e edema periférico.

5. Resposta: B
Doença falciforme (SCD) é um distúrbio hereditário da Hb associado a uma morbidade e mortalidade significativas. Origina-se a partir de uma mutação no cromossomo 11, em que a valina é substituída por ácido glutâmico, produzindo uma cadeia anormal da globina β. Sob condições adversas, estas cadeias sofrem polimerização, levando à deformação de hemácias, o que resulta em hemólise, vaso-oclusão e subsequente crise falciforme. Condições perioperatórias, incluindo hidratação subótima, oxigenação deficiente e acidemia podem levar a complicações relacionadas com a SCD como síndrome aguda do tórax, episódios vaso-oclusivos dolorosos e infecções. As alternativas de transfusão pré-operatória em um ensaio de SCD (TAPS) randomizaram 70 crianças e adultos com SCD para nenhuma transfusão pré-operatória ou transfusão pré-operatória com um nível-alvo de Hb de 10 g/dL. O nível médio de Hb na entrada era de 7,7 a 8 g/dL, e a maioria dos pacientes foi submetida a uma cirurgia de risco intermediário. O estudo foi interrompido antecipadamente decorrente de um aumento na incidência de eventos adversos graves no braço sem transfusão. Com base nestes achados, eritrocitaférese é geralmente recomendada antes de intervenções cirúrgicas maiores para minimizar a falcização e reduzir a concentração circulante de HbS para menos de 30%. O uso de eritropoietina pode ser considerado em pacientes com doença falciforme e insuficiência renal, porém seus efeitos no aumento no nível de hematócrito são graduais e imprevisíveis.

CAPÍTULO 13

1. Resposta: D
Corticosteroides e seus derivados sintéticos diferem em suas atividades metabólicas (glicocorticoides) e de regulação eletrolítica (mineralocorticoides). Estes agentes são empregados em doses fisiológicas para a terapia de reposição quando a produção endógena está prejudicada. É importante que os anestesiologistas estejam cientes da necessidade da reposição de corticosteroides, assim como das potências relativas dos agentes disponíveis.

Nome	Potência glico-corticoide	Potência mineralo-corticoide	Duração da ação ($t_{1/2}$ horas)
Cortisol (hidrocortisona)	1	1	8
Prednisona	3,5-5	0,8	16-36
Prednisolona	4	0,8	16-36
Metilprednisolona	5-7,5	0,5	18-40
Dexametasona	25-80	0	36-54
Fludrocortisona	15	200	24

2. Resposta: A
Feocromocitoma é um tumor secretor de catecolaminas raro que comumente se origina na medula suprarrenal. A presença de um feocromocitoma pode estar associada a um curso clínico imprevisível e flutuante durante a anestesia e intervenção cirúrgica. Crises hipertensivas associadas ao feocromocitoma podem ser tratadas com $MgSO_4$, que pode ser titulado para alcançar um controle hemodinâmico. O magnésio diminui a liberação de catecolaminas e também é um antagonista α-adrenérgico e antiarrítmico altamente eficaz. Além disso, o magnésio reduz a resistência vascular periférica, com mínimos efeitos sobre o retorno venoso. Fenoxibenzamina é um antagonista de receptores alfa-adrenérgicos de ação prolongada e irreversível comumente usado para bloqueio pré-operatório em pacientes com feocromocitoma. É geralmente administrado oralmente e não é facilmente titulável, o que limita seu uso para crises hipertensivas agudas. β-bloqueadores não devem ser considerados como primeira opção para o tratamento de um feocromocitoma mesmo na presença de taquicardia excessiva, visto que a estimulação alfa sem oposição poderia agravar a crise hipertensiva.

Cetamina deve ser evitada por causa de suas propriedades simpatomiméticas.

3. *Resposta: D*
Tumores carcinoides são tumores incomuns, neuroendócrinos de crescimento lento de células enterocromafins. Estes tumores secretam hormônios, incluindo serotonina, bradicinina, histamina e outros peptídeos vasoativos que são metabolizados rapidamente por fígado após serem liberados na circulação portal. Tumores do intestino delgado são mais prováveis de metastatizar para o fígado, permitindo que os hormônios escapem o metabolismo hepático e sejam liberados na circulação sistêmica. Crise carcinoide é um evento potencialmente fatal, envolvendo uma instabilidade cardíaca, que resulta da liberação de compostos biologicamente ativos do tumor, que pode ser desencadeada pela manipulação do tumor (biópsia ou cirurgia) ou pela anestesia.

Octreotida é um análogo da somatostatina que atua bloqueando a liberação de hormônios e estabilizando a pressão arterial diretamente. Para crise carcinoide, a octreotida é tipicamente administrada em *bolus* ou em taxas de infusão IV de hora em hora de 100 a 500 µg. Doses muito maiores são ocasionalmente usadas para pacientes com condições complicadas em situações de emergência.

A resposta aos agentes vasopressores é imprevisível e, em geral, fármacos, como norepinefrina e epinefrina, podem ser prejudiciais em pacientes carcinoides. Qualquer estimulação farmacológica do sistema nervoso autônomo tem o potencial de provocar problemas adicionais com a liberação de hormônio vasoativo. Foi demonstrado que a norepinefrina ativa a calicreína no tumor e pode levar à síntese e liberação de bradicinina, resultando paradoxicamente em vasodilatação adicional e piora da hipotensão, embora respostas hipertensivas exageradas possam ser observadas. Na prática, a administração cautelosa de pequenas doses de fenilefrina pode ser útil em alguns pacientes.

4. *Resposta: A*
Tempestade tireoidiana é um estado hipermetabólico agudo e potencialmente fatal induzido pela liberação excessiva de hormônios tireoidianos em indivíduos com tireotoxicose. A apresentação clínica inclui febre, taquicardia, hipertensão e anormalidades neurológicas e GI. Hipertensão pode ser seguida por insuficiência cardíaca congestiva, que está associada à hipotensão e choque. Tempestade tireoidiana é frequentemente provocada por enfermidade, geralmente uma infecção, ou por cirurgia. Crise tireotóxica associada à cirurgia pode-se manifestar no intraoperatório, mas é mais provável de ocorrer 6 a 12 horas após a cirurgia. O tratamento é de suporte com resfriamento e fluidos, além de medidas tomadas para reduzir a síntese do hormônio tireoidiano, prevenir liberação hormonal e inibir os efeitos periféricos do hormônio tireoidiano excessivo. Além disso, o tratamento da tempestade tireoidiana não deve ignorar a busca e o tratamento apropriado de quaisquer fatores precipitantes. Para o tratamento de tempestade tireoidiana, os "cinco **B**s" são um auxiliar de memória útil para lembrar do tratamento da tempestade tireoidiana: **B**loqueio da síntese (ou seja, fármacos antitireoidianos); **B**loqueio da liberação (ou seja, iodo); **B**loqueio da conversão de T_4 em T_3 (ou seja, altas doses de propiltiouracil [PTU], propranolol, corticosteroide e, raramente, amiodarona); β-bloqueador e **B**loqueio da circulação enterro-hepática (ou seja, colestiramina). Cirurgia (tireoidectomia parcial ou total) é tipicamente reservada para pacientes que não toleram medicamentos antitireoidianos ou iodo radioativo. Iodo radioativo é contraindicado durante a gravidez ou durante a fase de amamentação.

5. *Resposta: A*
Síndrome de Sheehan, ou necrose da hipófise, é uma complicação rara da hemorragia pós-parto. A hipófise está fisiologicamente aumentada na gravidez e é, portanto, muito sensível à redução do fluxo sanguíneo causada pela hemorragia maciça e choque hipovolêmico. Mulheres com a síndrome de Sheehan apresentam graus variados de hipopituitarismo, variando de pan-hipopituitarismo a deficiências hipofisárias somente seletivas. A hipófise anterior é mais suscetível a danos do que a hipófise posterior. O diagnóstico da síndrome de Sheehan é com base na evidência clínica de hipopituitarismo em uma mulher com um histórico de hemorragia pós-parto. Deficiências de hormônios específicos da hipófise anterior causarão sintomas variados. Deficiência de corticotropina pode causar fraqueza, fadiga, hipoglicemia ou tontura. Deficiência de gonadotrofina geralmente causará amenorreia, oligomenorreia, ondas de calor ou redução da libido. Deficiência do hormônio de crescimento causa muitos sintomas vagos, incluindo fadiga, menor qualidade de vida e redução da massa muscular. Pacientes com hipotireoidismo causado por hipopituitarismo têm níveis baixos de T_3 e T_4, com níveis normais ou inapropriadamente baixos de TSH. Diagnóstico de pan-hipopituitarismo é simples, porém deficiências parciais são geralmente difíceis de evocar. Uma mulher com pan-hipopituitarismo apresentará baixos níveis de hormônios hipofisários (hormônio luteinizante, corticotrofina e tireotrofina), assim como dos hormônios-alvo (cortisol e tiroxina). Testes de estimulação (hipoglicemia induzida por insulina ou teste de estimulação da metirapona) são geralmente necessários para o diagnóstico na fase aguda ou em situações em que uma deficiência parcial é suspeita.

Tratamento de mulheres jovens com hipopituitarismo inclui primeiro a reposição de hidrocortisona e, então, a reposição do hormônio tireoidiano e estrogênio, com ou sem progesterona, dependendo se ela tem ou não um útero. Hidrocortisona é reposta primeiro, pois a terapia com tiroxina pode exacerbar a deficiência de glicocorticoides e, teoricamente, induzir uma crise suprarrenal.

CAPÍTULO 14

1. Resposta: A
Paralisia periódica hipercalêmica é uma doença autossômica dominante, caracterizada por episódios de paralisia flácida. A paralisia está associada a concentrações séricas elevadas de potássio e é precipitada por frio, fome e estresse. Os músculos respiratórios são geralmente poupados. Arritmias podem ocorrer. Qualquer fármaco que cause liberação de potássio das células deve ser evitado, incluindo agentes bloqueadores neuromusculares despolarizantes, bem como fluidos contendo potássio. Cálcio deve estar disponível para tratamento de emergência de fraqueza hipercalêmica-induzida. Jejum deve ser minimizado, e fluidos contendo glicose infundidos durante os períodos de jejum. Hipotermia deve ser evitada. O uso de agentes voláteis e agentes bloqueadores neuromusculares não despolarizantes é supostamente seguro.

2. Resposta: A
Miastenia grave é uma doença autoimune, em que anticorpos são produzidos contra os receptores nicotínicos da acetilcolina na junção neuromuscular. Os autoanticorpos provocam a destruição dos receptores. Sintomas incluem a fraqueza fatigável, que pode ser localizada em grupos musculares específicos (ocular, bulbar e respiratório) ou se tornar generalizada. O timo está anormal em até 75% dos casos, e é considerado ser o sítio da produção anormal de anticorpos. Ao contrário da maioria dos outros distúrbios neuromusculares, os pacientes de miastenia grave exibem uma resistência relativa aos agentes bloqueadores neuromusculares despolarizantes, e a dose usada pode precisar ser aumentada. De modo contrário, pacientes exibem uma sensibilidade aumentada a agentes bloqueadores neuromusculares não despolarizantes, frequentemente necessitando apenas 10% da dose normal. Inibidores da colinesterase devem ser evitados, visto que podem prolongar a duração de um bloqueio por agentes bloqueadores neuromusculares despolarizantes e precipitar uma crise colinérgica. Fármacos que interferem com a transmissão neuromuscular devem ser evitados.

3. Resposta: D
A síndrome de Guillain-Barré é uma polineuropatia imunomediada que frequentemente ocorre em até 4 semanas após uma enfermidade viral ou bacteriana. A fraqueza tipicamente ascende das pernas e é simétrica. Disfunções sensorial e autonômica também podem ocorrer. Fraqueza ascendente pode levar ao comprometimento respiratório, com necessidade de suporte ventilatório prolongado. Pacientes com a síndrome de Guillain-Barré requerem monitorização constante de suas funções respiratórias com o uso de capacidade vital forçada (CVF; sem dúvida a abordagem mais comum) e/ou gasometria. Uma CVF inferior a 15 mL/kg (ou inferior a 30% da CVF prevista) ou um aumento da $PaCO_2$ são indicações para ventilação mecânica.

4. Resposta: C
EM é uma doença autoimune de inflamação, desmielinização e dano axonal do sistema nervoso central. Esta lesão pode resultar em uma ampla gama de sinais e sintomas neurológicos, incluindo problemas físicos, mentais e, ocasionalmente, psiquiátricos. A progressão da doença pode ser subaguda com recidivas e remissões, ou crônica e progressiva. Embora exacerbações possam ser desencadeadas por estresse físico e emocional, exacerbações e remissões geralmente ocorrem de forma imprevisível.

Avaliação pré-operatória do paciente com EM deve consistir em exames e uma anamnese neurológica detalhada. Pacientes recebendo terapia de corticosteroide devem continuar a terapia e podem necessitar de uma dose de estresse. Anestesia geral é frequentemente usada em pacientes com EM, embora a anestesia epidural e a raquianestesia tenham sido empregadas com sucesso em parturientes com EM. Em alguns estudos, a raquianestesia foi implicada em exacerbações pós-operatórias, enquanto que a anestesia epidural e os bloqueadores periféricos não.

Bloqueadores neuromusculares não despolarizantes são seguros para usar, embora pacientes com EM possam ter sensibilidade alterada a esses fármacos no contexto de fraqueza basal e "reserva fisiológica" reduzida (neurológica e respiratória), e serem menos capazes de tolerar estressores como um grau leve de relaxante muscular residual pós-operatório. Succinilcolina deve ser utilizada com cautela, visto que a desmielinização e a denervação podem aumentar o risco de hipercalemia induzida por succinilcolina nesses pacientes.

Em pacientes com EM, a temperatura deve ser monitorizada de perto, e esforços devem ser feitos para minimizar aumentos acima do valor basal, visto que mesmo mínimos aumentos na temperatura corporal podem precipitar um declínio na função neurológica no pós-operatório.

5. Resposta: C
Síndrome compartimental aguda é uma complicação que ocorre após fraturas, trauma de tecidos moles e lesões de reperfusão após obstrução arterial aguda. É causada por sangramento ou edema em um compartimento muscular fechado e inelástico circundado por fáscia e osso. O diagnóstico é fundamentado no exame clínico e na medida da pressão intracompartimental. Dor fora de proporção com a lesão e aumento das exigências analgésicas devem levantar a suspeita de uma síndrome compartimental em desenvolvimento. Além disso, parestesia pode ocorrer como um sintoma precoce na síndrome compartimental aguda, representando um estado potencialmente reversível, pois nervos periféricos são mais sensíveis à isquemia do que o músculo. Palidez, pulsos impalpáveis e poiqui-

lotermia são achados tardios e, quando observados, as alterações isquêmicas podem ser irreversíveis.

Perfusão em um compartimento está presente somente quando a pressão arterial diastólica excede a pressão intracompartimental. Durante a vasoconstrição ou hipertensão, a perfusão cessa mesmo em pressões mais baixas. Embora não seja claro em que pressão ocorre lesão tecidual, estudos clínicos sugerem uma diferença entre pressões diastólica e intracompartimental inferior a 30 mm Hg como uma indicação de fasciotomia.

Uma fasciotomia deve ser realizada quando a diferença entre a pressão compartimental e a pressão arterial diastólica é menor que 30 mm Hg, ou quando sintomas clínicos são evidentes. Assim que o diagnóstico é estabelecido, uma fasciotomia imediata de todos os compartimentos é necessária.

CAPÍTULO 15

1. Resposta: B
Comparado aos adultos, os infantes têm muito pouco desarranjo hemodinâmico com as raquianestesias. Isto é decorrente de um menor *pool* sanguíneo periférico, um sistema autônomo simpático imaturo e uma redução compensatória na atividade eferente vagal. Portanto, pré-carga antes da raquianestesia não é um ato rotineiro em crianças. A partir os 6 anos de idade, as crianças podem exibir sinais de simpatectomia similar àquela de adultos, com crianças mais velhas (adolescentes) apresentando respostas cardiovasculares quase idênticas àquelas de adultos. Crianças requerem uma maior dose de anestésico local (AL) por causa dos volumes mais elevados de LCR total (10 mL/kg em neonatos, 4 mL/kg em infantes e crianças até 3 anos, 2 mL/kg em adultos) e LCR espinal (50% em crianças *versus* 33% em adultos). Pia-máter altamente vascular e alto débito cardíaco levam a uma reabsorção rápida do AL e menor duração do bloqueio em crianças.

2. Resposta: B
Ressuscitação volêmica apropriada é um dos alicerces do tratamento moderno de queimaduras. Lesões por queimaduras inferiores a 15% estão associadas a mínimos deslocamentos de fluidos e, geralmente, podem ser ressuscitadas com hidratação oral, exceto em casos de queimaduras da face, mãos e genitália, bem como em casos de queimaduras em crianças e idosos.

Para pacientes com queimaduras de 15% ou menos da área total da superfície corporal (TBSA), os seguintes são indicados:

- Pacientes com queimaduras de 5 a 10% da TBSA capazes de ingerir fluidos por via oral – Somente fluidos orais
- Pacientes com queimaduras de 5 a 10% da TBSA incapazes de ingerir fluidos por via oral – Fluidoterapia de manutenção
- Pacientes com queimaduras de 10 a 15% da TBSA – 1,5× fluidoterapia de manutenção

Este paciente sofreu queimaduras em 12% da TBSA, e a fluidoterapia de manutenção seria de (4 mL/kg) 40 mL/h, com 1,5× manutenção, sendo de 60 mL/h.

Quando a TBSA envolvida na queimadura excede 15%, a síndrome da resposta inflamatória sistêmica é iniciada, e deslocamentos maciços de fluidos, que resultam em edema e choque por queimadura, podem ser esperados. As recomendações atuais são de iniciar a ressuscitação volêmica intravascular formal quando a área de superfície queimada for superior a 15%. Várias fórmulas de ressuscitação volêmica podem ser usadas no cuidado de queimadura pediátrica; entretanto, a fórmula de Parkland modificada é a mais comumente usada. Solução de Ringer Lactato é inicialmente usada em pacientes pediátricos a uma dose de 3 a 4 mL/kg para cada percentual da área de superfície corporal queimada durante as primeiras 24 horas. Metade da necessidade de fluidos calculada é administrada nas primeiras 8 horas após a queimadura, e a metade restante é administrada ao longo das 16 horas seguintes. As taxas de administração de fluidos devem ser alteradas com base na resposta do paciente, que pode ser avaliada por meio da medida do débito urinário, monitorização das sensações exteriores, circulação periférica e concentração de lactato.

3. Resposta: D
O desenvolvimento de apneia pós-operatória é uma grande preocupação com a cirurgia no neonato. Os fatores de risco da apneia pós-operatória incluem prematuridade (menos de 46 a 60 semanas), a presença de anomalias congênitas, um histórico de apneia e bradicardia e doença pulmonar crônica. A etiologia à apneia pós-operatória é provavelmente multifatorial. Agentes anestésicos podem potencializar o controle ventilatório reduzido e a hiporresposta à hipóxia e hipercapnia. Hipotermia, anemia e fadiga dos músculos respiratórios também podem exercer um papel. Foi determinado que a anemia (hematócrito < 30%) independe da idade pós-concepção para o risco de desenvolvimento de apneia pós-operatória. Infantes em alto risco para desenvolvimento de apneia pós-operatória podem-se beneficiar de um anestésico regional, ao contrário de um anestésico geral. Se sedação suplementar for usada, a vantagem é perdida.

Uma questão importante relacionada com a apneia pós-operatória em infantes é a de quem deve ser internado e monitorizado (e por quanto tempo) após a cirurgia ambulatorial. A incidência de apneia e bradicardia significativa é mais elevada nas primeiras 4 a 6 horas após a cirurgia, mas já foi relatada em até 12 horas após a cirurgia. **Uma diretriz amplamente aceita é a de monitorizar todos os infantes com idade pós--concepção inferior a 50 semanas por pelo menos 12 horas após a cirurgia.** Além disso, cirurgia ambulatorial ou eletiva/não urgente pode ser adiada em infantes com idade pós-concepção inferior a 50 semanas, quando possível. **Cafeína e teofilina são usadas como estimulantes respiratórios** para prevenir e/ou tratar episódios apneicos pós-operatórios. Transfusão sanguínea em infantes anêmicos não é claramente benéfica na prevenção de apneia pós-operatória. Em vez, recomenda-se que crianças anêmicas recebam suplementação de ferro e que a cirurgia seja adiada (se possível) até que a anemia se resolva.

4. *Resposta: D*
Síndrome da infusão do propofol (PRIS) é um efeito colateral raro e potencialmente fatal de pacientes recebendo infusões de propofol para sedação. A fisiopatologia do mecanismo da PRIS permanece incerta; no entanto, uma inibição direta da cadeia respiratória mitocondrial ou um comprometimento do metabolismo de ácidos graxos na mitocôndria pelo propofol foi implicado. As características clínicas consistem em arritmias, acidose metabólica, lipemia, rabdomiólise e mioglobinúria. A PRIS tem sido classicamente descrita em crianças e adultos sendo submetidos a uma infusão prolongada com propofol (mais de 48 horas) em doses superiores a 4 mg/kg/h. Entretanto, a PRIS pode ser observada com doses inferiores e após uma duração mais curta de sedação. Fatores predisponentes incluem idade jovem, enfermidade crítica severa do sistema nervoso central ou de origem respiratória, administração de esteroides, vasopressores e baixa ingestão de carboidratos.

5. *Resposta: A*
Tetralogia de Fallot consiste em obstrução do fluxo de saída do ventrículo direito, hipertrofia ventricular direita e de um VSD com cavalgamento da aorta. Obstrução do fluxo de saída do ventrículo direito é geralmente secundária à hipertrofia do músculo subpulmonar. Até 25% dos pacientes também têm estenose pulmonar. A obstrução infundibular é dinâmica e pode aumentar secundária ao tônus simpático; esta obstrução é responsável pelas "crises de hipóxia" ou crises hipercianóticas observadas em pacientes jovens. O objetivo fisiológico primário ao tratar uma crise de hipóxia (cianose após um aumento súbito da RVP) é a redução do *shunt* direita-esquerda (pelo VSD), ou seja, redirecionando o sangue pelos pulmões. O tratamento farmacológico das crises de hipóxia inclui alfa-agonismo (aumento da RVP e RVS; entretanto, se a RVP já estiver elevada, isto não terá um efeito adicional), β-bloqueadores (podem ajudar a aliviar o espasmo infundibular), bicarbonato (acidose pode aumentar a RVP) e morfina. FENILEFRINA é a resposta correta aqui, pois foi especificado que a cianose ocorreu após a indução de anestesia geral. Oxigênio e morfina são tratamentos de primeira linha, seguidos pelos beta-bloqueadores e, então, alfa-agonismo, se a questão não se referisse ao tratamento pós-indução.

CAPÍTULO 16

1. *Resposta: D*
Cefaleia pós-punção dural raramente começa em menos de 1 dia após um procedimento neuroaxial. Uma cefaleia severa 1 hora após uma anestesia neuroaxial é mais provável de ser um pneumoencéfalo.

2. *Resposta: B*
Uma peridural lentamente administrada apresenta a menor probabilidade de flutuações hemodinâmicas. Peridurais também têm a opção de usar um anestésico composto apenas por opioides, evitando-se o anestésico local.

3. *Resposta: E*
Gravidez está associada a uma redução na resistência vascular sistêmica.

4. *Resposta: A*
Um PTT elevado é um artefato laboratorial da síndrome antifosfolípide. Pacientes com a síndrome antifosfolípide são pró-coagulantes.

5. *Resposta: C*
Fármacos anti-hipertensivos aceitáveis durante a gravidez incluem: metildopa, labetalol, nifedipina e hidralazina.

CAPÍTULO 17

1. *Resposta: C*
Notalgia parestésica (NP) é uma síndrome de neuropatia sensorial na pele da região média da coluna, com a localização clássica sendo a área infraescapular unilateral. A etiologia é uma neuropatia secundária à discopatia cervicotorácica degenerativa ou compressão nervosa direta. Pacientes com NP classicamente apresentam o sintoma característico de prurido localizado na região infraescapular unilateral. No entanto, há muitas apresentações atípicas da NP, incluindo prurido localizado da região dorsal superior, pescoço, couro cabeludo e ombro. *Quiralgia parestésica* é uma neuropatia da mão, geralmente causada por compressão ou trauma ao ramo superficial do nervo radial. *Meralgia parestésica* é uma condição neurológica, causada por compressão do nervo cutâneo lateral da coxa.

Analgia parestésica não é uma entidade diagnóstica.

2. *Resposta: D*
Em 1986, a Organização Mundial da Saúde (OMS) criou uma escada analgésica prática para ajudar a guiar clínicos do mundo inteiro tratando dor do câncer. A escada analgésica foi intencionalmente projetada para ser extremamente simples: há três degraus na escada: (1) agentes anti-inflamatórios, (2) opioides fracos e (3) opioides fortes, que correspondem à intensidade

crescente da dor. O clínico prescreve medicamentos à medida que a dor piora, indo de um degrau para o próximo. Recentemente, um quarto degrau foi adicionado à escada analgésica para representar os bloqueios nervosos (p. ex., epidural), a neurólise e os estimuladores cerebrais e nervosos.

3. *Resposta:* B
Gabapentina se liga e inibe os canais de cálcio dependentes de voltagem α2-δ no sistema nervoso central. Baclofeno é um agonista nos canais $GABA_B$ comumente usado para tratar espasticidade. Antidepressivos tricíclicos agem por inibição da recaptação de norepinefrina e serotonina. Cetamina é um antagonista do receptor de NMDA, porém também atua em diversos outros sítios (incluindo receptores de opioides e transportadores de monoamina). Lidocaína atua por bloqueio dos canais de sódio dependentes de voltagem, resultando em inibição da despolarização neuronal.

4. *Resposta:* D
A PLP é uma sensação dolorosa que ocorre após a amputação do membro, como se o membro ausente ainda estivesse presente. Em 60 a 85% dos casos, o tempo de início é na primeira semana da perda do membro, mas dor pode ocorrer anos mais tarde. A dor tipicamente diminui com o tempo, mas raramente desaparece. A PLP pode ser reativada por anestésicos epidurais/espinais.

5. *Resposta:* D
A síndrome dolorosa complexa regional (CRPS) é uma condição dolorosa crônica que geralmente afeta um dos membros (braços, pernas, mãos ou pés), normalmente após uma lesão ou trauma àquele membro. Acredita-se que a CRPS seja causada por dano, ou disfunção, dos sistemas nervosos periférico e central. Há duas formas similares: indivíduos sem lesão nervosa confirmada são classificados como tendo CRPS-1 (previamente chamada de síndrome da distrofia simpático-reflexa), e CRPS-II (previamente chamada de causalgia) é o termo usado para pacientes com lesões nervosas confirmadas. CRPS é caracterizada por dor prolongada ou excessiva, e alterações leves ou dramáticas na cor e temperatura da pele, e/ou inchaço na área afetada. A síndrome dolorosa complexa regional está associada a padrões de dor não dermatomais, alodinia (dor proveniente de um estímulo que geralmente não provoca dor) e distúrbios do movimento incomuns, como tremores. Os sintomas da CRPS podem variar em gravidade e duração. Estudos da incidência e prevalência da doença mostram que a maioria dos casos é leve, e os indivíduos se recuperam gradualmente com o tempo. Em casos mais graves, os indivíduos podem não se recuperar e podem ter deficiência prolongada.

CAPÍTULO 18

1. *Resposta:* C
Bloqueios e cateteres interescalênicos são usados para controle da dor intraoperatória e pós-operatória em pacientes sendo submetidos à cirurgia de ombro, cotovelo e braço superior. A tríade "ptose, miose e anidrose" caracteriza a síndrome de Horner. É uma complicação comum dos bloqueios/cateteres interescalênicos que ocorre secundária à difusão proximal do anestésico local, provocando, portanto, o bloqueio das fibras simpáticas do gânglio cervicotorácico. Esta complicação é geralmente benigna, e o paciente não deve esperar por consequências em longo prazo como resultado. O nervo frênico ipsilateral é quase sempre bloqueado, resultando em um hemidiafragma elevado e função pulmonar reduzida. Este procedimento deve possivelmente ser evitado em pacientes com reserva pulmonar limitada por causa de uma doença respiratória subjacente. O nervo laríngeo recorrente também pode ser bloqueado, sendo, portanto, contraindicado em pacientes com paralisia das pregas vocais preexistente. Inserção de um cateter ou injeção vascular inadvertida de anestésico local pode resultar em toxicidade sistêmica por anestésico local.

2. *Resposta:* B
Bloqueios do nervo axilar fornecem anestesia para procedimentos cirúrgicos envolvendo o cotovelo, antebraço e mão. Este bloqueio abrange os nervos terminais do plexo braquial. O nervo mediano se origina dos fascículos medial e lateral, o nervo radial é o ramo terminal do fascículo posterior, e o nervo ulnar é o ramo terminal do fascículo medial. Estes três nervos circundam a artéria axilar da seguinte maneira: o nervo mediano se situa superior, o nervo radial se situa posterior, e o nervo ulnar está inferior. A injeção de anestésico local ao redor da artéria axilar deve anestesiar os três nervos, visto que estão localizados na bainha neurovascular. Ressalta-se que o nervo musculocutâneo necessitará de um bloqueio separado ao realizar este procedimento.

3. *Resposta:* B
Alguns dos primeiros sinais de toxicidade por anestésicos locais são secundários ao bloqueio das vias inibitórias normais do córtex cerebral. Em geral (com bupivacaína sendo a possível exceção), a toxicidade sistêmica por anestésicos locais é mais provável de afetar o sistema nervoso central, quando comparado ao sistema cardiovascular. Sintomas precoces que sugerem toxicidade por anestésicos locais incluem tontura, sensação de desfalecimento, zumbido, dormência perioral, tremores e convulsões. Os sintomas tardios são de depressão do sistema nervoso central. Complicações cardiovasculares incluem arritmias, contratilidade reduzida do miocárdio e redução do débito cardíaco. Vasodilatação significativa também pode ocorrer. A dose

máxima de lidocaína que deve ser administrada em pacientes é de 7 mg/kg (máximo: 500 mg) com epinefrina e 4,5 mg/kg (máximo: 300 mg) sem epinefrina.

4. Resposta: C

Bloqueios do plexo celíaco são úteis no tratamento de dor de câncer pancreático, assim como de dor abdominal secundária a problemas envolvendo o estômago, fígado, vesícula biliar, baço e pâncreas. O plexo celíaco consiste em fibras nervosas simpáticas provenientes dos nervos esplênicos maior e menor. A inervação parassimpática dos órgãos abdominais provém dos troncos vagais anterior e posterior. Hipotensão ortostática é uma das complicações mais comuns após a estase venosa; isto pode ser evitado, ou pelo menos atenuado, por uma hidratação pré-procedimento adequada com fluidos IV. Diarreia também é uma complicação comum secundária ao bloqueio das fibras nervosas simpáticas. Complicações ainda menos comuns incluem hemorragia (decorrente da perfuração da aorta ou veia cava inferior com agulha), lesão de vísceras/órgãos abdominais (proveniente da perfuração com agulha), injeção intravascular/toxicidade por anestésico local, paraplegia (por causa da injeção de fenol ou álcool nas artérias espinais/artéria de Adamkiewicz) e pneumotórax (pode ocorrer se a agulha for angulada muito cranialmente). Ressalta-se que este bloqueio deve ser realizado quando o paciente em um tempo de vida limitado, visto que os nervos irão regenerar, o que pode causar aumento da dor. Álcool e fenol possuem eficácias similares com relação à destruição de tecidos nervosos.

5. Resposta: A

Um bloqueio do tornozelo fornecerá anestesia para cirurgia ou procedimentos envolvendo os pés, e/ou dedos do pé, por meio do bloqueio dos cinco nervos que abastecem o pé, ou seja, fibular superficial, fibular profundo, tibial posterior, sural e safeno. Os três nervos "superficiais" são os nervos fibular superficial, sural e safeno, que fornecem apenas inervação sensorial; os nervos "profundos" são os nervos fibular profundo e tibial posterior, que fornecem inervações sensorial e motora. Os nervos fibular superficial, fibular profundo, tibial posterior e sural são os quatro ramos terminais do nervo ciático, enquanto que o nervo safeno é um ramo cutâneo do nervo femoral.

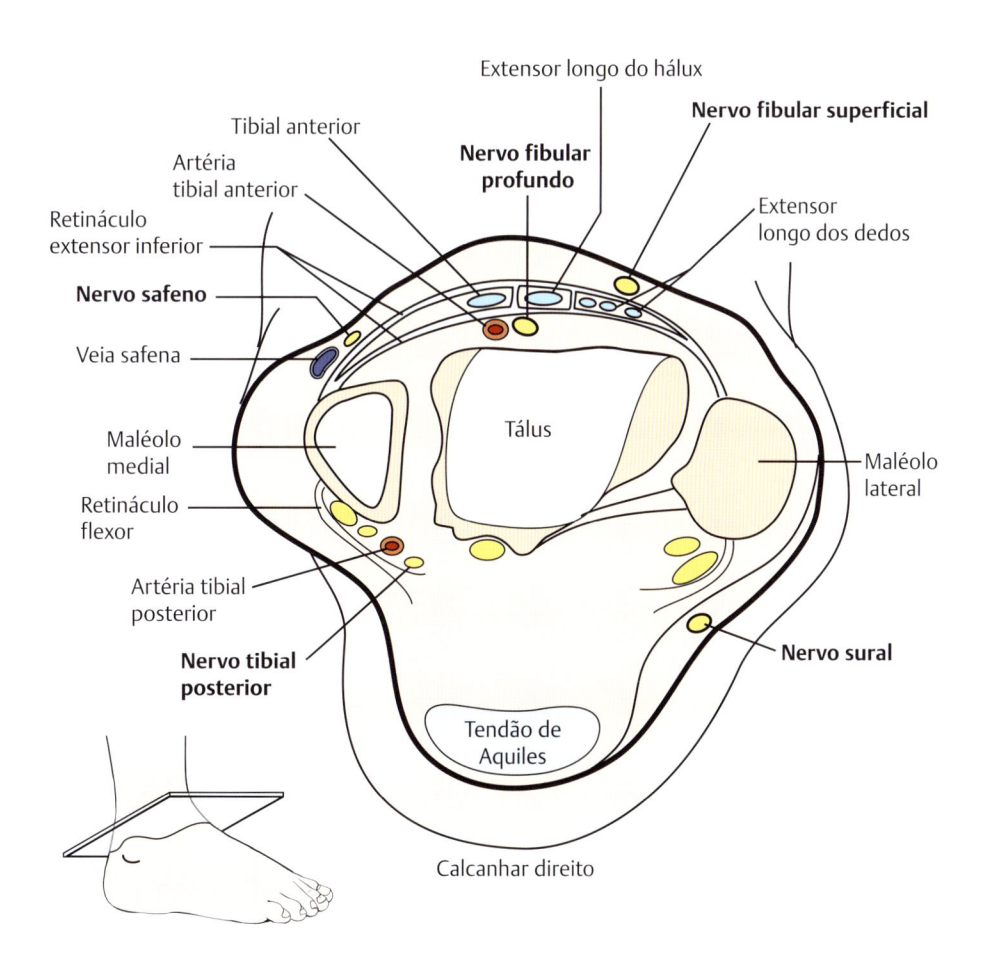

CAPÍTULO 19

1. Resposta: C
Classes de hemorragia foram definidas com base na porcentagem de volume sanguíneo. O tratamento deve ser agressivo e direcionado pela classificação inicial e resposta à terapia. Em pacientes em outras lesões ou perdas de líquidos, 30 a 40% é a menor quantidade de perda sanguínea que consistentemente causa uma redução na PA sistólica (hemorragia classe III).

- Hemorragia classe I (perda de 0 a 15%): geralmente, não ocorrem alterações na PA, pressão de pulso ou frequência respiratória. Um atraso no enchimento capilar de mais de 3 segundos corresponde a uma perda de volume de ~10%.
- Hemorragia classe II (perda de 15 a 30%): sintomas clínicos incluem taquicardia, taquipneia, pressão de pulso reduzida, pele úmida e fria, atraso no enchimento capilar e leve ansiedade.
- Hemorragia classe III (perda de 30 a 40%): pacientes geralmente têm taquipneia e taquicardia acentuada, PA sistólica reduzida, oligúria e alterações significativas no estado de consciência, como confusão ou agitação.
- Hemorragia classe IV (perda > 40%): sintomas incluem taquicardia acentuada, PA sistólica reduzida, pressão de pulso estreita (ou pressão diastólica imensurável), redução acentuada ou ausência de débito urinário, estado mental deprimido (ou perda da consciência) e peles fria e pálida.

2. Resposta: A
Precauções-padrão incluem práticas mínimas de prevenção de infecção que se aplicam aos cuidados de todos os pacientes, independente da suspeita ou confirmação do estado infeccioso do paciente, em qualquer contexto em que cuidados à saúde são fornecidos. Essas práticas são usadas para proteger os profissionais da área de saúde e para evitar com que os mesmos disseminem infecções entre os pacientes. As precauções-padrão incluem: (1) higiene das mãos, (2) uso de equipamento de proteção individual (p. ex., luvas, jalecos, máscaras), (3) práticas seguras de injeção, (4) manuseio seguro de equipamento ou superfícies potencialmente contaminadas no ambiente do paciente e (5) higiene respiratória/etiqueta da tosse. Há três tipos de precauções com base na transmissão: precauções de contato (para doenças disseminadas por contato direto ou indireto), precauções para gotículas (para doenças disseminadas por partículas grandes suspensas no ar) e precauções para aerossóis (para doenças disseminadas por partículas pequenas suspensas no ar). Cada tipo de precaução possui etapas únicas de prevenção a serem tomadas, mas **todos** têm precauções-padrão como base.

3. Resposta: D
Em 1994, a American-European Consensus Conference criou as bases para a definição de SARA, incluindo os seguintes critérios clínicos: o início recente de sintomas após um fator de risco conhecido, hipoxemia severa definida como uma relação PaO_2/FiO_2 inferior a 200 mm Hg, infiltrados bilaterais na radiografia torácica e ausência de edema pulmonar cardiogênico. Embora comumente usada na prática, esta definição apresenta diversas limitações, incluindo: a natureza aguda dos sintomas não foi especificada, o nível de pressão positiva expiratória final não foi levada em consideração nos critérios de oxigenação, e o edema pulmonar cardiogênico foi definido como um aumento na pressão arterial pulmonar em cunha, enquanto que estudos mais recentes constataram que altas pressões poderiam coexistir com a SARA. A definição de Berlin de SARA foi desenvolvida para abordar essas limitações.

A nova definição de Berlin classifica a SARA como sendo leve, moderada ou grave com base no grau de hipoxemia: leve (200 mm Hg < PaO_2/FiO_2 ≤ 300 mm Hg), moderada (100 mm Hg < PaO_2/FiO_2 ≤ 200 mm Hg), grave (PaO_2/FiO_2 ≤ 100 mm Hg) e quatro variáveis suplementares para SARA grave: gravidade radiográfica, complacência do sistema respiratório (≤ 40 mL/cm H_2O), pressão positiva expiratória final (≥ 10 cm H_2O) e volume expiratório corrigido por minuto (≥ 10 L/min). Com base na definição de Berlin, a entidade de "lesão pulmonar aguda" não existe mais, visto que pacientes com uma relação PaO_2/FiO_2 de 200 a 300 são classificados como tendo "SARA leve". Início da SARA (diagnóstico) deve ser agudo, definido como início em até 7 dias de algum evento definido, que pode ser sepse, pneumonia ou, simplesmente, um reconhecimento de piora dos sintomas respiratórios de um paciente. Opacidades bilaterais compatíveis com edema pulmonar devem estar presentes, mas podem ser detectadas na TC ou radiografia torácica. Com a definição de Berlin, não há necessidade de excluir insuficiência cardíaca; pacientes com alta pressão capilar pulmonar em cunha, ou insuficiência cardíaca congestiva conhecida com hipertensão atrial esquerda, também podem ter SARA. O novo critério é que a insuficiência respiratória simplesmente "não é totalmente explicada por insuficiência cardíaca ou sobrecarga de fluido" na melhor estimativa dos médicos usando informações disponíveis.

4. Resposta: B
A síndrome da realimentação é uma síndrome potencialmente fatal, consistindo em distúrbios metabólicos que ocorrem como resultado da reinstituição da nutrição em pacientes gravemente subnutridos. É caracterizada por hipofosfatemia associada a deslocamentos de fluidos e eletrólitos, e complicações metabólicas e clínicas.

Pacientes de alto risco incluem pacientes cronicamente subnutridos e aqueles com pouca ou nenhuma ingestão nutricional por mais de 1 semana. Para pacientes em alto risco de desenvolver a síndrome da realimentação, a reposição nutricional de calorias deve ser iniciada lentamente, eletrólitos plasmáticos (especialmente fosfato, sódio, potássio e magnésio) e glicose devem ser mensurados na linha de base antes da alimentação, e todas as deficiências devem ser corrigidas durante a alimentação com monitorização constante. Suplementação vitamínica também deve ser iniciada imediatamente, e o volume circulatório também deve ser restaurado.

5. *Resposta: A*
A síndrome da resposta inflamatória sistêmica (SIRS) é definida como a presença de duas ou mais das seguintes variáveis:

- Febre maior que 38°C ou menor que 36°C
- FC > 90 batimentos/minuto
- Frequência respiratória > 20 respirações/minuto ou $PaCO_2$ < 32 mm Hg
- Contagem de leucócitos > 12.000/μL ou < 4.000/μL ou > 10% de formas imaturas (bandas)

Sepse é definida como uma resposta inflamatória sistêmica à infecção. O termo "sepse severa" é usado para descrever casos em que a sepse é complicada por uma disfunção orgânica aguda, e "choque séptico" significa sepse complicada por hipotensão refratária à ressuscitação volêmica ou por hiperlactatemia. Sinais de uma resposta inflamatória sistêmica, como taquicardia ou uma contagem elevada de leucócitos, também podem ocorrer em condições não infecciosas (ou seja, após cirurgia) e, portanto, não são específicos para a presença de infecção.

CAPÍTULO 20

1. *Resposta: A*
O uso compulsivo de uma droga apesar das consequências prejudiciais é chamado de vício. Vício é caracterizado por uma incapacidade de parar com o uso de uma droga, falha em atender as obrigações profissionais, sociais ou familiares e, algumas vezes (dependendo da droga), tolerância e abstinência. Dependência física ocorre quando o corpo se adapta à droga, necessitando de maior quantidade da mesma para alcançar um determinado efeito (tolerância) e evocando sintomas físicos ou mentais droga-específicos, se o uso da droga for interrompido subitamente (abstinência). Dependência física por si só não constitui vício, mas geralmente acompanha o vício.

2. *Resposta: C*
Abuso de substâncias é um problema grave de saúde pública, e médicos estão suscetíveis. Foi dada especial atenção aos anestesiologistas, em razão de seu fácil acesso a drogas, como opioides intravenosos; no entanto, existe apenas evidência indireta de que o abuso de substâncias é mais comum em anestesiologistas do que em outras especialidades médicas. O sinal precoce mais compatível de problemas de abuso de substância em médicos é o isolamento crescente, manifestado por mudanças nas relações pessoais e não participação de atividades na comunidade. O anestesiologista viciado geralmente se torna extraordinariamente solícito no trabalho, visto que manter a proximidade da fonte de drogas se torna mais importante do que outros aspectos da vida pessoal do médico. Ficar mais tempo no hospital, mesmo quando fora do horário de trabalho, recusando folgas e registrando a saída de quantidades crescentes de narcóticos, ou quantidades inapropriadas para o caso em questão são outros sinais que deveriam levantar suspeita para um problema de abuso de substâncias. Mudanças no comportamento são comuns, com períodos de irritabilidade, raiva, depressão e euforia. Negligência da aparência física, com perda de peso e pele pálida, podem ser outros indicadores. Desempenho profissional comprometido é geralmente o último sinal de um problema de abuso de substância. Identificação precoce do indivíduo afetado é essencial, visto que geralmente pode prevenir danos, tanto ao médico debilitado quanto aos seus pacientes.

3. *Resposta: D*
Abstinência alcoólica é a síndrome clínica que ocorre quando pessoas que são fisicamente dependentes de álcool cessam ou reduzem o consumo de bebidas alcoólicas. Sintomas menores de abstinência, como tremor, ansiedade, náusea, vômito e insônia, tipicamente ocorrem 6 a 24 horas após a última dose do paciente. Sintomas maiores de abstinência geralmente ocorrem 10 a 72 horas após a última dose de bebida e são manifestados por alucinações visuais e táteis, tremor do corpo inteiro, diaforese e hipertensão. Convulsões por abstinência alcoólica ocorrem 6 a 48 horas após a cessação do consumo de álcool; são convulsões motoras maiores que ocorrem durante a abstinência em pacientes que normalmente não têm um histórico de convulsões. Geralmente ocorrem apenas uma vez ou recorrem uma ou duas vezes, resolvendo-se espontaneamente. DT é a forma mais grave de abstinência de etanol. Ocorre 3 a 10 dias após a última dose de álcool. As manifestações clínicas incluem confusão global, alucinações, febre, hipertensão, diaforese e hiperatividade autonômica. Se não tratado, o DT pode evoluir para colapso cardiovascular.

4. *Resposta: A*
Pseudocolinesterase é a principal enzima para desintoxicação de cocaína, sendo importante para a metabolização de succinilcolina. Com a succinilcolina e cocaína atuando como substratos da pseudocolinesterase, um bloqueio neuromuscular prolongado pode ocorrer em um paciente usuário de cocaína. Embora o bloqueio prolongado seja um risco potencial, a succinilcolina em doses-padrão têm sido utilizada quando

parturientes usuárias de cocaína necessitam de uma indução em sequência rápida.

5. *Resposta: A*
Antraz é causado pelo *Bacillus anthracis*, um bacilo formador de esporos Gram-positivo. A doença pode ser manifestada de três maneiras: pulmonar, cutânea e gastrointestinal. O antraz pulmonar começa com sintomas inespecíficos semelhantes aos da gripe. Radiografias torácicas revelam um mediastino ampliado, e bacilos Gram-positivos podem ser observados na hemocultura após 2 a 3 dias. Dois a quatro dias depois, ocorre um início súbito de insuficiência respiratória e choque. Morte geralmente ocorre 24 a 48 horas após o desenvolvimento de choque.

Botulismo é uma enfermidade paralítica potencialmente fatal, provocada por uma neurotoxina produzida pelo *Clostridium botulinum*. Embora seja principalmente uma intoxicação alimentar, o botulismo também pode ser causado por infecção intestinal em infantes, infecções de feridas e por inalação. Os sintomas iniciais incluem fadiga, fraqueza e vertigem, geralmente seguidos por visão embaçada e dificuldade na deglutição e fala. A doença pode, então, evoluir para fraqueza dos músculos respiratórios, o que pode resultar em insuficiência respiratória. Não há febre ou perda da consciência. O tratamento consiste na administração de antitoxina e tratamento respiratório intensivo.

Varíola é uma doença contagiosa e, frequentemente, fatal, causada pelo vírus da varíola. Foi uma das doenças mais devastadoras do mundo, porém foi erradicada em 1980, após uma campanha global de imunização. A varíola era transmitida de pessoa para pessoa, por gotículas infecciosas, durante o contato próximo com pessoas sintomáticas infectadas. A vacina administrada até 4 dias após exposição fornecia imunidade e era eficaz na prevenção da infecção.

Peste bubônica é um dos três tipos de infecção causada pela bactéria *Yersinia pestis*. Os outros dois tipos de peste são peste septicêmica e peste pneumônica. Com a peste bubônica, sintomas semelhantes ao da gripe se desenvolvem 3 a 7 dias após exposição à bactéria. Linfonodos inchados e dolorosos (bubões) ocorrem na área mais próxima do sítio de penetração cutânea da bactéria. Quando não tratada, as bactérias da peste bubônica podem-se multiplicar rapidamente na corrente sanguínea, causando peste septicêmica, ou então progredir para os pulmões, causando peste pneumônica. Antibióticos são eficazes (estreptomicina, gentamicina ou doxiciclina) para o tratamento. Sem tratamento, a peste bubônica resulta na morte de 30 a 90% daqueles infectados.

CAPÍTULO 21

1. *Resposta: D*
O teste *t* pareado compara um conjunto de medidas a um segundo conjunto da mesma amostra de sujeitos. É frequentemente usado para comparar escores "antes" e "depois" em experimentos, a fim de determinar se houve a ocorrência de uma mudança significativa. Hipótese nula significa que a diferença média entre observações *pareadas* é zero. Quando a diferença média é zero, as médias dos dois grupos também devem ser iguais. O teste *t* não pareado é usado para comparar as médias de dados, que são coletadas de dois grupos diferentes e independentes de sujeitos ou pacientes. O tamanho entre as duas amostras pode ou não ser igual. *Análise de regressão* é um método estatístico para a modelagem e análise da relação entre uma variável dependente e uma ou mais variáveis independentes. Análise de variância (ANOVA) fornece um teste estatístico que mostra se as médias de vários grupos (≥ 2) são ou não iguais e, portanto, generaliza o teste *t* para mais de dois grupos.

2. *Resposta: D*
O erro padrão da média (SEM) é o desvio-padrão (DP) da estimativa da média amostral da média de uma população. SEM é estimado pela estimativa amostral do DP populacional (DP amostral), dividido pela raiz quadrada do tamanho amostral:

$$\text{SEM} = \text{DP}/\sqrt{n} = 100 \text{ minutos}/10 = 10 \text{ minutos}$$

3. *Resposta: C*
Valor preditivo positivo (VPP) representa a probabilidade de que uma pessoa com um resultado positivo tenha uma doença ou condição. Ou seja, é a proporção de indivíduos com resultados positivos que é corretamente identificada ou diagnosticada. É importante, pois reflete a precisão com o qual um teste é capaz de identificar uma doença ou condição. Em uma população, VPP pode ser definido como o número de verdadeiros positivos dividido pela *soma* de verdadeiros positivos e falso-positivos. A sensibilidade refere-se à taxa de verdadeiros positivos para a pessoa com uma doença ou condição, tendo um resultado positivo, e a especificidade refere-se à taxa de verdadeiros negativos para pessoas saudáveis tendo um teste negativo. Valor preditivo negativo é a probabilidade de que um indivíduo não esteja afetado com a condição, quando um resultado negativo é observado.

4. *Resposta: A*
O qui-quadrado é usado para determinar se existe uma relação significativa entre duas variáveis categóricas. A frequência de uma variável categórica é comparada a diferentes valores da segunda variável categórica. Os dados podem ser exibidos em uma tabela de contingência R × C, em que R é a linha e C é a coluna. A hipótese nula significa que não há relação entre o tipo anestésico e a satisfação do paciente. Se a hipótese nula é rejeitada, então pode-se concluir que existe uma relação entre o tipo anestésico e a satisfação do paciente.

5. Resposta: A

Embora os cálculos do tamanho amostral possam ser extremamente complicados, existem apenas alguns fatores que influenciam os cálculos:

- O tamanho de efeito, ou seja, o quão grande uma diferença que você deseja é capaz de ser detectada
- A variabilidade na variável de interesse
- O nível alfa (α)
- O poder estatístico

Aumentando o tamanho de efeito ou o nível alfa reduz o tamanho amostral, enquanto que, aumentando a variabilidade ou o poder estatístico, aumenta o tamanho amostral.

CAPÍTULO 22

1. Resposta: D

As competências essenciais do ACGME são constituídas de:

- Cuidado do paciente
- Conhecimento médico
- Aprendizado com base na prática e educação permanente
- Prática com base em sistemas
- Habilidades interpessoais e de comunicação

Esses seis indicadores servem para ajudar a avaliar a evolução dos residentes e colegas e a melhora nessas áreas.

2. Resposta: B

A paciente está expressando o princípio ético de "autonomia"; ou seja, o direito de tomar suas próprias decisões médicas. Ela tem câncer metastático e deseja passar tempo com a família. Se você concorda ou não com a decisão de sua paciente, é o direito dela de expressar seus desejos, e a equipe médica deve sempre se esforçar ao máximo para respeitar os desejos da paciente. Uma reunião familiar, incluindo a paciente, sua família, médicos, assistentes sociais, etc., é sempre no melhor interesse da paciente, e ajuda a fornecer o melhor cuidado possível a eles, mesmo que o "cuidado" não seja mais "médico ou curativo", e o objetivo agora seja "conforto". Ocasionalmente, um psiquiatra ou consultor ético pode ser apropriado se o paciente não for competente, ou se procedimentos específicos não atuem no melhor interesse do paciente.

3. Resposta: C

A paciente foi clara com relação aos seus desejos antes da cirurgia, afirmando que não queria nenhum produto sanguíneo. Isto é compatível com "recusa informada" e ela tem o direito de recusar tratamento se tiver capacidade e se o médico a tratando tenha explicado as possíveis consequências da recusa de terapias e/ou tratamentos específicos. O médico deve perguntar em detalhes sobre a aceitação de outros produtos além de glóbulos vermelhos; ou seja, albumina, recuperação celular, etc., visto que há alguns pacientes que podem ter aceitação seletiva com relação a produtos específicos.

4. Resposta: A

Morte encefálica é definida como "a perda irreversível de todas as funções clinicas do cérebro, incluindo o tronco cerebral." Coma, ausência de reflexos do tronco encefálico e apneia são os três componentes essenciais que devem estar presentes antes que um paciente seja declarado em "morte encefálica". Além disso, outras possíveis variáveis devem ser descartadas, incluindo hipotermia (temperatura central deve ser superior a 36,5°C), perfil metabólico normal/ausência de desarranjo metabólico e distúrbios eletrolíticos, ausência de bloqueio neuromuscular residual e ausência de intoxicação por drogas ou outros agentes intoxicantes. O diagnóstico de "morte encefálica" é primariamente clínico; entretanto, existem testes auxiliares que podem sustentar, ou possivelmente abandonar, a conclusão clínica. Estes incluem eletroencefalografia, angiografia e Doppler transcraniano.

5. Resposta: A

Há muitos motivos pelos quais os pacientes dão entrada em um processo judicial de erro médico contra médicos; entretanto, a causa mais comum é "negligência", ou seja, que o médico não forneceu o que é conhecido como "padrão de cuidados" e houve danos consequentes ao paciente. "Erros médicos", como diagnóstico tardio ou errôneo, administração incorreta de fármacos, etc., devem ser revelados ao paciente se houve danos provocados por esse erro (o médico pode consultar o advogado do hospital ou sua empresa de seguro contra negligência, caso tenha perguntas sobre esta questão). Quando o médico divulga um erro ao paciente, de forma gentil e empática, isto pode reduzir o risco de um processo judicial contra ele; é fundamental manter a comunicação paciente-médico, mesmo em tempos difíceis. Ausência de consentimento informado pode ser alegada quando o paciente considera que não recebeu informações adequadas com relação aos riscos e complicações, e/ou não foram fornecidos com informações corretas. O paciente terá que provar que uma lesão ocorreu secundária à ausência de consentimento informado; agressão/abuso pode estar dentro desta categoria; entretanto, danos físicos não necessariamente ocorrem nesta situação, a "intenção" de fornecer tratamento ou realizar um procedimento sem um consentimento apropriado constitui o dano. Responsabilidade por atos de terceiros impõe responsabilidade da falha de uma pessoa em outra. É possível dar entrada em uma ação judicial sob responsabilidade por atos de terceiros, se o dano tenha sido infligido como resultado de supervisão inadequada pelo responsável do prontuário.

Índice Remissivo

Entradas acompanhadas por um *f* ou *t* em *itálico* indicam figuras e tabelas, respectivamente.

2,6-di-isopropilfenol, 30
2-cloroprocaína, 243

A

AAA (Aneurisma de Aorta Abdominal), 111
    classificação, 112
        de DeBakey, 112, 113*f*
        de Stanford, 112, 113*f*
    paralisia, 112
ABA (*American Board of Anesthesiologists*), 307
Abciximabe, 244*t*
Ablação
    por cateter, 100
        nas arritmias, 100
    por radiofrequência, 264
        na dorsalgia, 264
Aborto
    espontâneo, 247
Abrasão (ões)
    da córnea, 67
Abscesso
    peritonsilar, 229
Absorção
    no infravermelho, 24
        profundidade anestésica e, 24
Abuso
    de álcool, 296
    de cannabis, 296
    de cocaína, 296
    de substâncias, 295
        causas de aumento do, 296
        fatores de risco, 296
        na anestesiologia, 296
        sinais de, 296
        taxa do, 296
        tratamento, 296
        venenos e armas, 297
ACC/AHA (*American College of Cardiology/American Heart Association*)
    algoritmo, 55*f*
    recomendações de exames
        cardiovasculares, 55
        para cirurgia não cardíaca, 55
Acetaminofeno, 260
    para cefaleias, 267
        tensionais, 268
    para dor, 258
Acetazolamida
    e cirurgia oftálmica, 151
Acetilcolina
    e cirurgia oftálmica, 151
ACGME (*Accreditation Council for Graduate Medical Education*), 307
Aciclovir, 285
Ácido
    aminocaproico, 188
    para-aminobenzoico, 272
        metabólico, 272
    tranexâmico, 188
Acidose
    láctica, 175, 176
    metabólica, 175, 176
    respiratória, 175, 176
ACLS (Suporte Cardiovascular Avançado de Vida)
    variações do, 254

Acondroplasia, 230
Acreta, 252
Acromegalia, 200
ACTH (Hormônio Adrenocorticotrófico), 199
Acupuntura, 267
    na NVPO, 76
AD (Átrio Direito), 79
Adenoidectomia, 231
Adenosina, 246
    na arritmia, 99
    na disfunção hepática, 159
Adesão
    placentária, 252
        distúrbios da, 252
ADH (Hormônio Antidiurético), 169, 199
    defeitos na secreção de, 200
ADT (Antidepressivos Ttricíclicos), 262
    na cefaleia tensional, 268
    na neuropatia periférica, 265
    no herpes-zóster, 266
Adulto (s)
    analgesia, 57
    anatomia da via aérea, 216*f*
        diferenças entre recém-nascidos e, 221
        versus pediátrica, 216*f*
    ansiólise, 57
        cirurgia não cardíaca e, 226
    doença crônica no, 226
Afogamento, 291
Agente (s)
    antifúngicos, 285
        no controle da infecção, 285
Agonista (s)
    α primários, 84
    α$_2$, 262
    β primários, 84
    mistos, 84
Água Livre
    no perioperatório, 65
Agulha
    lesão por picada de, 196
AHA (*American Heart Association*)
    recomendações de 2007 da, 94
        para profilaxia da endocardite, 94
AHI (Índice de Apneia-Hipopneia), 158
AIDS, 194
AIMS (Sistema de Informação e Gerenciamento em Anestesiologia), 14
AINEs (Anti-inflamatórios Não Esteroides), 261
    na dor, 258
    na síndrome dolorosa miofascial, 267
    nas enxaquecas, 267
    no trabalho de parto, 242
Albendazol, 285
Albumina, 65, 186
Albuterol
    na hipercalemia, 178
Alcalose
    metabólica, 175
    respiratória, 176
Aldosterona
    antagonistas da, 172
Alfentanil, 37
Alodinia
    definição, 257

Alteração (ões)
    coronarianas, 88
        com a idade, 88
    hepáticas, 239
        no trabalho de parto, 239
Amilorida
    para Conn, 204
Aminoglicosídeo (s), 41, 285
Amiodarona
    na arritmia, 99
    na taquicardia ventricular, 98
Amniocentese, 240
Amortecimento
    do traçado da pressão arterial, 19*f*
Anaeróbio (s)
    no controle da infecção, 285
Anafilactoide, 71
Anafilaxia
    anti-histamínicos para, 70
Analgesia
    epidural, 260
        mecanismos de fornecimento de, 260
    neuroaxial, 259
        para dor pós-operatória, 259
    subaracnóidea, 260
Analgésico (s)
    não opioides, 260
    e adjuvantes, 260
Análise
    de poder, 304
    estatística, 301
        binária, 301
Anatomia
    do olho, 149*f*
Anemia, 181
    megaloblástica, 51
Anestesia
    Closed Claims Project, 308
    definições de, 54
    dolorosa, 257
        definição, 257
    e analgesia, 268
    epidural, 62, 290
        no tórax instável, 290
    estágios da, 218
    geral, 26
        avaliação das vias aéreas, 58
            complicações, 218
        efeitos da, 26
        GALA, 110
        N_2O para, 51
        na cesariana, 245
        na cirurgia oftálmica, 151
        na cirurgia vascular, 110
        na pediatria, 217
    mudanças com a, 26
    na cesariana, 242
        peridural, 242
            lombar, 242
        raquidiana, 242
        regulação de temperatura, 243
    neuroaxial, 61, 219
        analgesia para dor pós-operatória, 259
        caudal, 220

epidural, 220
    raquianestesia, 219
    uso de, 61
  no trabalho de parto, 242
    peridural, 242
    raquidiana, 242
    regulação de temperatura, 243
  oftálmica, 151
    tópica, 153
  para craniotomias, 144
  para ECT, 146
  para procedimentos neurológicos, 146
    específicos, 146
  para relaxamento cerebral, 145
  pediátrica, 215-235
  regional, 63
    na CEA, 110
    na EM, 209
    princípios da, 273
  remota, 233
Anestésico (s)
  considerações anestésicas, 73, 174
    na insuficiência renal, 174
    únicas, 73
  FSC e, 130, 132
  implicações anestésicas, 143
    distúrbios neurológicos e, 143
  inalatórios, 45-51, 132
    CAM, 45
    e FSC, 132
    efeitos órgãos-específicos, 48
    mecanismo, 45
    N_2O, 51
  locais, 272
    reações alérgicas, 272
  planejamento, 133
  problemas, 230
    de cirurgias específicas, 230
  tipos de, 57-64
    anestesia, 58
      epidural, 62
      geral, 58
      regional, 63
    neuroaxial, 61
    raquianestesia, 61
  voláteis, 25, 46
    BCF e, 239
    captação de, 46
      fatores associados, 46
    concentração de fluoreto dos, 50f
    efeitos da hipercapnia, 122
    eliminação dos, 48
    na hemorragia subaracnóidea, 141
    no PEM, 25
    no PESS, 25
    propriedades únicas, 49
Anestesiologista (s)
  certificação para, 307
    primária, 307
Anesthesia Closed Claims Project, 308
Aneurisma (s)
  intracranianos, 146
Anfotericina B, 285
Anidrase
  carbônica, 172
    inibidor da, 172
ANOVA (Análise de Variância), 302
Ansiólise
  e analgesia, 57
  na dor, 268
Antagonista (s)
  da aldosterona, 172
Antibiótico (s)
  e reações alérgicas, 71
  no controle da infecção, 285
    classificação dos, 285
Anticoagulação, 244
  na cardiomiopatia de Takotsubo, 90
  e CEC, 104
Anticoagulante (s), 192
  no pré-operatório, 56

Anticolinérgico (s)
  para broncospasmo, 72
  para ECT, 147
Anticonvulsivante (s)
  para herpes-zóster, 266
Antiepilético (s)
  na dor, 258
  para convulsões, 144
Antiespasmódico (s), 262
Anti-hipertensivo (s)
  no pré-operatório, 56
  para ECT, 147
Anti-histamínico (s)
  para anafilaxia, 70
Antimicrobiano (s)
  no controle da infecção, 285
Antiparasitário (s)
  no controle da infecção, 285
Antiplaqueta (s), 193
Antiplaquetário (s)
  no pré-operatório, 56
Antitoxina Botulínica
  trivalente, 298
    no botulismo, 298
Antiviral (is)
  no controle da infecção, 285
Antraz, 297
Aorta
  coarctação da, 226
  dissecções da, 113
Aparelho de Anestesia
  eliminação de CO_2, 5
  esterilização do, 8
  fornecimento de gás fresco, 3
    analisadores de gás, 4
    bolsa-reservatório, 5
    cilindros de gás, 3
    fluxômetros, 4
    foles, 4
    fonte de alimentação, 4
    fonte de tubulação, 3
    ramos, 3
      expiratórios, 3
      inspiratórios, 3
    reguladores de pressão, 3
    válvula(s), 3, 4
      de alívio de pressão, 3
      limitadora de pressão, 4
  permutadores, 5
    de calor, 5
    de umidade, 5
  sistemas de segurança do, 8
  tubulação do, 4f
APGAR
  índice de, 240, 241t
  pós-parto, 240
Apneia
  da prematuridade, 218
Aprotinina
  bovina, 188
    na medicina transfusional, 188
Ar
  cilindro de, 7
ARB (Bloqueador do Receptor da Aldosterona), 87
Argatrobana, 244t
Arritmia (s), 39, 249
  classificação das, 95
  e distúrbios elétricos, 95
  implicações das, 95
  opções terapêuticas, 98
Artéria (s)
  coronárias, 81
Articulação
  sacroilíaca, 264
    bloqueio da, 264
    dor na, 264
Artrite
  reumatoide, 213, 230
  juvenil, 230
ASA (*American Society of Anesthesiologist*)
  classificação de risco da, 53

  indicações da, 189
    para transfusão de PFC, 189
  monitores padrão da, 17
  recomendações da, 54
    de exames pré-operatórios, 54
Asma, 124
Aspiração, 72, 247
  precauções contra a, 157
Aspirina, 56, 193
  intoxicação por, 177
  para IM, 89
Atonia Uterina
  tratamento de, 242
Atracúrio, 40, 41
Atresia
  esofágica, 227
  tricúspide, 225
Atrofia
  muscular espinobulbar, 210
Atropina, 246
  na avaliação oftálmica, 151
    pré-operatória, 151
  na monitorização do BCF, 239
  no aumento da FC, 97
  para arritmia, 99
Auscultação, 17
Autorregulação
  cerebral, 130
Autotransfusão
  intraoperatória, 187
Avaliação
  de risco, 303
AVE, 143
AVR (Substituição da Válvula Aórtica), 92
Azol (is), 285
Aztreonam, 285

B

Baclofeno, 262
BAG-RECALL (BIS ou Gás Anestésico para Reduzir a Memória Explícita)
  ensaio, 46
Balanço
  de cálcio, 178
  de potássio, 178
  de sódio, 177
Barbitúrico (s)
  cinética, 33
  e CMR, 132
  e FSC, 132
  efeitos, 33, 122
    colaterais, 33
    na hipercapnia, 122
    nos sistemas orgânicos, 33
  farmacodinâmica, 33
  mecanismo, 33
  metabolismo/excreção, 33
  na monitorização do BCF, 239
  nas porfirias, 183
  PESS e, 25
  usos, 33
Barorreceptor (es), 83
  sistemas nervosos e, 136
Batmotropismo, 82
BCF (Batimento Cardíaco Fetal)
  monitorização do, 239
Becker
  distrofia muscular de, 210
Beckwith-Wiedemann
  síndrome de, 229
Benzodiazepínico (s), 86, 246, 273
  cinética, 34
  e CMR, 132
  e FSC, 132
  efeitos, 34, 122
    colaterais, 34
    da hipercapnia, 122
    nos sistemas orgânicos, 34
  farmacodinâmica, 34
  hipercapnia e, 122
  mecanismo, 33

metabolismo/excreção, 34
  na ECT, 147
  na hepatopatia, 161
  na monitorização do BCF, 239
  nas cesarianas, 245
  nas convulsões, 144
  usos, 33
Betametasona, 223, 253
β-agonista (s)
  para broncospasmo, 72
β-bloqueador (es), 56, 85
  na avaliação oftálmica, 151
    pré-operatória, 151
  nas arritmias, 98
  no aumento da FC, 98
  para feocromocitoma, 205
  para IM, 89
β-Lactâmico (s), 285
Bezold-Jarish
  reflexo de, 246
Bicarbonato, 174
  de sódio, 262, 272
  para hipercalemia, 178
Bier
  bloqueio de, 276
Bifosfonato (s)
  para hipercalcemia, 179
Bivalirudina, 244t
Bloqueador (es)
  brônquicos, 125
  dos canais de cálcio, 85
    no trabalho de parto, 242
    para arritmia, 98
  H2, 57, 76
    NVPO e, 76
  neuromusculares, 25
    PESS e, 25
Bloqueio (s)
  abdominais, 279
    do plexo, 279
      celíaco, 279
      hipogástrico, 279
      neurolíticos, 279
  axilar, 276
  bifascicular, 96
  cardíaco, 96
  da articulação sacroilíaca, 264
  da cabeça, 274
  de Bier, 276
  do nervo, 274, 278
    ciático, 278
    trigêmeo, 274
  do obturador, 278
  do pescoço, 274
  do plexo, 110, 274, 275, 277, 278
    braquial, 275
    celíaco, 278
    cervical, 110, 274
      profundo, 110, 274
      superficial, 110, 274
    lombar, 277
      do psoas, 277
    sacral, 278
  do tornozelo, 278
  facetário, 264
    do ramo medial, 264
  femoral, 277, 278
    cutâneo lateral, 278
  infraclavicular, 276
  interescaleno, 275
  neuromuscular, 41
    monitorização do, 41
    sequência, 41
  paracervical, 246
    na obstetrícia, 246
  paravertebral, 279, 280f
  pélvico, 279, 280
    genitofemoral, 280
    ilioinguinal, 280
  peribulbar, 152
  poplíteo, 278

  pudendo, 246, 280
    na obstetrícia, 246
  retrobulbar, 151, 152f
  simpático lombar, 246
    no trabalho de parto, 246
  subtentoniano, 153
  supraclavicular, 275
  torácico, 279
    intercostal, 279
    paravertebral, 279
  unifascicular, 96
Bohr
  efeito de, 120
Bolsa-Válvula-Máscara, 2
Bomba
  de prótons, 76
    inibidores da, 76
      na NVPO, 76
Bosentana
  na hipertensão pulmonar, 102
Botulismo, 297
  antitoxina botulínica trivalente no, 298
Boyle
  lei de, 45
Bradicardia, 35
Broncodilatador (es)
  para Broncospasmo, 72
Broncospasmo
  β-agonistas para, 72
Bronquiectasia, 124
Brônquio (s)
  principais, 117
    direito e esquerdo, 117
Brown-Séquard
  síndrome de, 142
Brugada
  síndrome de, 97
BUN (Nitrogênio Ureico no Sangue), 172
Bupivacaína, 243, 246, 273
Buprenorfina, 37
Butirilcolinesterase, 39

C

Cabeça
  bloqueios da, 274
CABG
  complicações e considerações, 106
  sem CEC, 106
Cafeína, 245
  na apneia da prematuridade, 219
  nas enxaquecas, 267
  para ECT, 147
Cálcio
  balanço de, 178
    renal, 178
  bloqueadores dos canais de, 85
    no trabalho de parto, 242
    para arritmia, 98
  no trabalho de parto, 242
  nos distúrbios da paratireoide, 202
CAM (Concentração Alveolar Mínima), 217
  aplicação, 46
  definição, 45
  fatores que afetam a, 45
  na pediatria, 218f
  valores para anestésicos comuns da, 46
CAM (Cuidados Anestésicos Monitorizados), 57
Canal (is) de Cálcio
  bloqueadores dos, 85
    no trabalho de parto, 242
    para arritmia, 98
Canalopatia (s), 211
Cannabis
  abuso de, 296
Canulação
  CEC e, 105
Capnografia, 20, 21f
Capsaicina, 263, 265
Cápsula
  interna, 130

Captação
  de anestésicos voláteis, 46
    alveolar, 46
    aumento da, 46
    efeito da concentração, 47, 48f
Carbamazepina, 41
  para convulsões, 144
  para neuralgia do trigêmeo, 266
Carbapenema, 285
Carbono
  dióxido de, 7
    cilindro de, 7
Carboprost
  trometamina, 242
    Hemabate, 242
Carboxiemoglobina, 124
Carboxiemoglobinemia, 196
Cardiomiócito (s)
  estiramento dos, 82
Cardiomiopatia
  de Takotsubo, 90
    inibidores da ECA na, 90
  hipertrófica, 94
  periparto, 250
Cardiopatia
  congênita, 224
    atresia tricúspide, 225
    cirurgia cardíaca, 226
      pediátrica, 226
    classificações, 224
    coarctação da aorta, 226
    coração esquerdo hipoplásico, 226
    tetralogia de Fallot, 225
    transposição dos grandes vasos, 225
    tronco arterial comum, 225
Cateter (es)
  ablação por, 100
    nas arritmias, 100
  de fibra óptica, 26
  venosos centrais, 286
    infecções associadas a, 286
      da corrente sanguínea, 286
Cateterismo
  venoso central, 21
Cauda Equina, 264
CEA (Endarterectomia Carotídea)
  anestésicos, 110
  considerações cirúrgicas, 110
  fisiopatologia, 109
  indicações para cirurgia, 110
  procedimento, 110
CEC (Circulação Extracorpórea)
  aparelho de, 104f
  cirurgias únicas, 106
  componentes, 103
  eventos anestésicos, 104
  finalidade, 103
  início da, 105
  monitorização durante a, 106
  preparação para o desmame, 105
Cefaleia (s)
  em salvas, 268
  pós-punção da dura-máter, 244
  tensionais, 267
    acetaminofeno para, 268
Cefalosporina (s), 285
Cerebelo, 129
Certificação
  para anestesiologistas, 307
    primária, 307
Cesárea
  risco do parto por, 246
Cesariana
  anestesia na, 242
    geral, 245
    peridural, 242
    raquidiana, 242
    técnicas regionais, 246
Cessação
  do tabagismo, 124
    benefícios da, 124

Cetamina, 217
  cinética, 31
  complicações, 218
  e CMR, 132
  e FSC, 132
  efeitos, 31, 32
    colaterais, 32
    nos sistemas orgânicos, 31
  farmacodinâmica, 31
  mecanismo, 31
  metabolismo, 31
  na cesariana, 245
  na cirurgia não cardíaca, 227
  na doença crônica, 227
  na hepatopatia, 161
  na PIO, 150
  na porfiria, 183
  PESS e, 25
  uso, 31
CH (Concentrado de Hemácias)
  armazenamento, 185
Charcot-Marie-Tooth
  doença de, 209
Charles
  lei de, 45
Child-Pugh
  escore de, 164
Choque
  cardiogênico, 284
  hipovolêmico, 284
  séptico, 283
  severo, 284
Cianeto
  abuso de, 298
Ciclo
  cardíaco, 81
Ciclobenzaprina, 262
Ciclosporina
  no transplante de rim, 166
Cidofovir
  para varíola, 297
Cilindro (s) de Gás
  ar, 7
  dióxido de carbono, 7
  hélio, 7
  N_2O, 7
  nitrogênio, 8
  oxigênio, 7
  vaporizadores de, 6
Cíngulo
  dos membros, 210
    distrofia muscular dos, 210
Ciprofloxacina
  para antraz, 297
Circuito (s) Respiratório (s)
  anestésicos, 1
    bolsa-válvula-máscara, 2
    classificação, 1
    de Mapleson, 1, 2f
    definição, 1
    sistema circular, 1, 3f
Circuito (s) Respiratório (s)
  de Mapleson, 1, 2f, 215
Circulação
  coronária, 80f
Circuncisão, 232
Cirurgia (s)
  bariátrica, 162
    considerações farmacológicas, 163
    fatores de risco, 162
      pré-operatórios, 162
    manejo anestésico, 163
  cardíaca, 106, 226
    pediátrica, 226
    robô-assistida, 106
  estereotáxica, 146
  nasal, 155
    considerações anestésicas, 155
  ortopédica, 232
    problemas anestésicos na, 232
  otológica, 154
    considerações anestésicas, 154

para queimaduras, 232
problemas anestésicos nas, 232
torácica, 125
  lobectomia/pneumonectomia, 125
  problemas anestésicos na, 231
vascular, 109
  CEA, 109
  reconstrução das aortas, 111
    abdominal, 111
    torácica, 111
Cisatracúrio, 41
Citrato
  de sódio, 57, 76
    na NVPO, 76
  toxicidade por, 191
CIVD (Coagulação Intravascular
  Disseminada), 184, 247
Classificação
  de Mallampati, 58f
Clindamicina, 285
Clonidina, 56, 262
  para delírio do despertar, 219
Clopidogrel, 56, 244t
  para IM, 89
Cloranfenicol
  para peste, 297
Cloroprocaína, 246
CMR (Taxa Metabólica Cerebral), 130
  barbitúricos e, 132
  benzodiazepínicos e, 132
CO (Monóxido de Carbono), 5, 125
Coagulação
  cascata da, 189f
  distúrbios da, 183
    CIVD, 184
    hemofilia, 184
    vWD, 183
  trabalho de parto e, 238
Coarctação
  da aorta, 226
Cocaína
  abuso de, 296
Codeína, 37
  para dor, 258
Código (s)
  neonatais/pediátricos, 234
Coloide
  no manejo perioperatório, 65
Coluna
  cervical, 288, 289
    lesões na, 288, 289
    manejo, 289
    tipos, 289
  vertebral, 132
    anatomia, 132
Coma
  mixedematoso, 201
Compressão
  aortocava, 246
  do nervo ulnar, 68f
Conn, 204
Consentimento
  informado, 309
Contração
  teste de tensão de, 240
Contraste
  nefropatia por, 173
  definição, 173
Contusão
  pulmonar, 290
Convulsão (ões), 143
Coração
  bloqueio cardíaco, 96
  cardiopatia, 90
    fatores de risco, 90
    e estratificação, 90
    intervenções, 90
    tratamento médico, 91
  do recém-nascido, 221
  esquerdo, 226
    hipoplásico, 226

FC, 221
  função cardíaca, 81
    definição da, 81
  insuficiência cardíaca, 89
    causas, 89, 90
    classificação, 89
    definição, 89
  posição, 79
  transplante de, 109
Corante
  diluição de, 24
  no DC, 24
Cordão Umbilical
  prolapso de, 252
Coreia
  de Huntington, 43
Corioamnionite, 253
Córnea
  abrasões da, 67
Coronariopatia, 88
Córtex
  cerebral, 129
Corticosteroide (s)
  no trabalho de parto, 253
    prematuro, 253
  para TBI, 138
COX-1 (Ciclo-Oxigenase 1), 261
COX-2 (Ciclo-Oxigenase 2), 260
CPDA-1, 185
Craniossinostose, 231
Craniotomia (s), 231
  anestesia para, 144
  em posição sentada, 145
Creatinina, 172
CRH (Hormônio Liberador de Corticotrofina), 199
Cricotireoidostomia, 61
Crioprecipitado, 190
Crise
  aplásica, 182
    com doença falciforme, 182
Cronotropismo, 82
Crouzon
  síndrome de, 229
Crupe
  laringotraqueobronquite, 229
CSE (Raquidiana-Peridural Combinada), 243
CSHT (Meia-Vida Contexto-Dependente), 29
Cumarínico (s), 56
Curva de Dissociação
  da oxiemoglobina, 120, 121f
Cushing
  doença de, 204

D

Dabigatrana, 244t
Dantrolene
  para hipertermia maligna, 66
Daptomicina, 285
DC (Cardioversão Elétrica)
  na arritmia, 100
  na taquicardia atrial, 96
    multifocal, 96
DC (Débito Cardíaco), 237
  avaliação do, 24
  cálculo do, 24
  e captação de anestésicos, 46
DDAVP (Vasopressina e Desmopressina)
  na hipernatremia isovolêmica, 177
  na vWD, 184
DEAs (Desfibriladores Externos
  Automáticos), 11, 114
DECREASE (*Dutch Echocardiographic
  Cardiac Risk Evaluation Applying Stress
  Echocardiography*)
  ensaio, 56
Deficiência
  de pseudocolinesterase, 39
Delírio, 75
  ao despertar, 219
    na pediatria, 219

Demeclociclina
    na hiponatremia isovolêmica, 178
Dependência
    definição, 295
Depressão
    respiratória, 35
Dermátomo (s)
    níveis dos, 243
Desaceleração (ões)
    na monitorização do BCF, 239
Descolamento
    da placenta, 252
Desconforto Respiratório
    do recém-nascido, 223
        síndrome do, 223
Desencadeador (es)
    do ROC, 150
Desenvolvimento
    distúrbios pediátricos do, 230
Desfibrilação
    na arritmia, 100
Desfibrilador (es)
    cardioversão, 12
    função, 11
    tipos, 11
Desflurano, 46
    e FSC, 132
    metabolismo, 48
    propriedades únicas, 49
Desidratação
    sinais de, 222
Desmopressina
    melhora a função plaquetária, 188
Detectolr
    esofágico, 21
Dexametasona, 200
    na NVPO, 76
    no hipertireoidismo, 201
    no relaxamento cerebral, 145
Dexmedetomidina, 262
    cinética, 35
    efeitos, 35
        colaterais, 35
        nos sistemas orgânicos, 35
    excreção, 35
    farmacodinâmica, 35
    mecanismo, 35
    metabolismo, 35
    no delírio do despertar, 219
    usos, 34
Dextrano, 65, 111, 190
DG (Intervalo Delta), 176
DI (*Diabetes Insipidus*), 140
    central, 200
Diabete (s)
    classificação, 202
    condições de emergência, 202
    considerações anestésicas, 203
    gestacional, 250
Diabético (s)
    tipo 1, 203
    tipo 2, 203
Diálise
    hemofiltração e, 173
    peritoneal, 173
Diazepam, 34
Digoxina
    na arritmia, 99
Di-hidropiridina (s), 86
Diluição
    de corante, 24
    no DC, 24
Dióxido
    de carbono, 7
        cilindro de, 7
Dipiridamol, 193
Diretiva (s)
    antecipadas, 310
Disestesia
    definição, 257

Disfunção
    cognitiva, 75
        pós-operatória, 75
    diastólica, 89
    hepática, 159, 283
        anatomia, 159
        estrutura, 159*f*
        função, 159
        sepse e, 283
    sistólica, 89
Dispersão Raman
    na profundidade anestésica, 24
Displasia
    broncopulmonar, 223
    congênita, 232
    do quadril, 232
Dissecção (ões)
    da aorta, 113
Distocia
    de ombro, 252
Distrofia (s)
    miotônica, 43
    muscular, 43, 210, 211
        congênita, 210
        de Becker, 210
        de Duchernne, 43, 210
        definição, 210
        do cíngulo dos membros, 210
        implicações perioperatórias, 211
        miotônica, 211
        tipos de, 210
Distúrbio (s)
    acidobásico(s), 174
        renal, 174
            acidose, 175
            alcalose, 175
            estrutura para compreender os, 174
            sistemas tampões, 174
    da adesão placentária, 252
    da coagulação, 183
        CIVD, 184
        hemofilia, 184
        vWD, 183
    da prematuridade, 223
    do desenvolvimento pediátricos, 230
    elétricos, 95
        arritmias e, 95
    eletrolíticos, 177
    hematológicos, 182
        e implicações anestésicas, 182
    infecciosos, 251
        gestação e, 251
    musculoesqueléticos, 230
        na pediatria, 230
    na gestação, 250
        autoimunes, 250
    neurológicos, 143
        e implicações anestésicas, 143
            AVE, 143
            convulsões, 143
            doença de Parkinson, 144
            edema angioneurótico hereditário, 143
            espinha bífida oculta, 143
            hipertensão intracraniana idiopática, 144
            poliomielite, 144
            pseudotumor cerebral, 144
        na gestação, 251
    obstrutivos, 100
        asma, 124
        bronquiectasia, 124
        DPOC, 124
        efusão pericárdica, 100
        EP, 101
        fibrose cística, 124
        manejo anestésico, 123
        massas mediastinais, 124
        OSA, 123
        pericardite constritiva, 101
        tamponamento cardíaco, 100
    pancreáticos, 202
        renal, 177
            hipercalcemia, 179

            hipercalemia, 178
            hipernatremia, 177
            hipocalcemia, 178
            hiponatremia, 177
            hipocalemia, 178
            osmolalidade, 178
    sanguíneos, 181
        anemia, 181
        policitemias, 182
Diurético (s), 170
    de alça, 171
        na hiponatremia, 178
            hipervolêmica, 178
            isovolêmica, 178
    na cardiomiopatia de Takotsubo, 90
    no transplante de rim, 166
    osmótico, 172
    para edema pulmonar, 72
        por pressão negativa, 72
    sítios de ação, 171*f*
DKA (Cetoacidose Diabética), 202
DLT (Sonda de Duplo Lúmen), 125
Doação de Órgão (s)
    após morte, 77, 310
        cardíaca, 77, 310
        cerebral, 77, 310
    autóloga, 187
Doador
    liberação do sangue do, 187
Dobutamina, 84
    sepse e, 284
Doença (s)
    antifosfolípide, 251
    de Charcot-Marie-Tooth, 209
    de Cushing, 204
    de Parkinson, 144
        levodopa na, 144
    do refluxo gastroesofágico, 157
    falciforme, 182
        crise aplásica com, 182
    neuropáticas, 209
        atrofia muscular espinobulbar, 210
        Charcot–Marie–Tooth, 209
        ELA, 210
        EM, 209
        paraplegia espástica hereditária, 210
        síndrome de Guillain-Barré, 209
    valvar, 91
        cardiomiopatia hipertrófica, 94
        estenose, 91, 92
            aórtica, 91
            mitral, 92
            tricúspide, 93
        insuficiência, 92, 93
            aórtica, 92
            mitral, 93
        regurgitação tricúspide, 94
Dopamina, 85, 200
    sepse e, 284
Dopexamina, 84
Doppler, 9, 18
    transcraniano, 26
Dor
    analgésicos não opioides, 260
        e adjuvantes, 260
    cefaleias, 267
    condições dolorosas, 265
    definições, 257
    discogênica, 264
    dorsalgia, 263
    escala analgésica, 258
        da OMS, 258
    fibras sensitivas, 257
    miofascial, 264
    na articulação sacroilíaca, 264
    na faceta articular, 263
    opioides, 258
        opções de fornecimento, 258
    síndromes dolorosas, 265
    tipos de, 257
        neuropática, 257

nociceptiva, 257
psicogênica, 257
vias da, 258
Dorsalgia
avaliando a, 263
procedimentos, 264
tipos de, 263
Down
síndrome de, 230
Doxiciclina
para peste, 297
DPOC (Doença Pulmonar Obstrutiva Crônica), 54, 124
Dromotropismo, 82
Droperidol
na NVPO, 76
DT (*Delirium tremens*), 296
Duchenne
distrofia muscular de, 43, 210

E

Eaton-Lambert
síndrome de, 43
Ebola, 298
ECA (Enzima Conversora da Angiotensina), 169
inibidores da, 56, 87, 90
na cardiomiopatia de Takotsubo, 90
ECG (Eletrocardiograma), 237
colocação de derivações de, 18f
de 12 derivações, 90
na coronariopatia, 90
na insuficiência cardíaca, 90
monitores de, 17
nos exames pré-operatórios, 54
Ecocardiograma
transesofágico, 10
transtorácico, 9
Ecotiofato, 39
na avaliação oftálmica, 151
pré-operatória, 151
ECT (Terapia Eletroconvulsiva)
anestesia para, 146
anticolinérgicos para, 147
anti-hipertensivos para, 147
Edema Pulmonar
por pressão negativa, 72
diuréticos, 72
Edema
angioneurótico hereditário, 143
Edetato
dissódico, 30
Edrofônio, 42
EEG (Eletroencefalografia)
na cirurgia vascular, 110
na monitorização, 24, 25
da profundidade anestésica, 24
do sistema nervoso, 25
Efedrina, 84
e FC, 97
hipotensão e, 247
Efeito (s)
da hipercapnia, 122
de Bohr, 120
de Haldane, 120
hemodinâmicos, 174
sobre o rim, 174
nos sistemas orgânicos, 30
da cetamina, 31
da dexmedetomidina, 34
do etomidato, 32
do propofol, 30
dos barbitúricos, 33
dos benzodiazepínicos, 33
órgãos-específicos, 48
do N_2O, 51
cardiovascular, 51
cerebral, 51
pulmonar, 51
dos anestésicos inalatórios, 48
cardiovascular, 48
hepático, 49

pulmonar, 49
renal, 49
sistema neuromuscular, 49
SNC, 49
Efusão
pericárdica, 100
ELA (Esclerose Lateral Amiotrófica), 210
Eletricidade
desfibriladores, 11
marca-passos, 10
na sala de operação, 12
Eletrocautério
na sala de operação, 12
EM (Esclerose Múltipla), 43, 209, 251
Embolia
aérea, 145, 247
venosa, 145
gordurosa, 213
EMG (Eletromiografia)
na monitorização, 26
do sistema nervoso, 26
Endocardite
profilaxia da, 94
Enfisema
lobar, 228
neonatal, 228
Enflurano, 46
metabolismo, 48
propriedades únicas, 50
Enoxaparina, 244t
Ensaio
BAG-RECALL, 46
controlado, 302
randomizado, 302
DECREASE, 56
Enxaqueca (s), 267
EP (Embolia Pulmonar), 101
Epiglotite, 229
Epinefrina, 84, 200
e anestésicos locais, 275
e FC, 97, 109
na anafilaxia, 70
na cardiomiopatia de Takotsubo, 90
na lipoaspiração, 164
protamina e, 193
sepse e, 284
Epoprostenol
na hipertensão pulmonar, 102
Eptifibatide, 244t
Equinocandina (s), 285
Eritropoietina, 187
Erro
definição, 310
médico, 307
Escala
analgésica, 258
da OMS, 258
de coma, 137
de Glasgow, 137
Escalpo
fetal, 240
gasometria de, 240
Escoliose, 232
Escopolamina, 151
na NVPO, 76
Escore
de Child-Pugh, 164
Esfigmomanômetro (s)
invasivo, 18
não invasivo, 17
ESLD (Doença Hepática em Estágio Terminal), 164
Esmolol, 246
Espaço
subaracnóideo, 135
Espectrometria
de massa, 24
na profundidade anestésica, 24
Espinha
bífida oculta, 143
Espironolactona
no Conn, 204

Espondilite
anquilosante, 212
Estenose
aórtica, 91
espinal, 142, 264
mitral, 92
pilórica, 228
tricúspide, 94
Esteroide (s)
injeção epidural de, 264
na anafilaxia, 70
na hemorragia subaracnóidea, 142
na hipertensão intracraniana, 140
no broncospasmo, 72
Estilete
luminoso, 60
Estimulação
cerebral, 146
profunda, 146
elétrica, 264
na dorsalgia, 264
nervosa transcutânea, 264
Estrabismo, 153
Estreptomicina
na peste, 297
Estresse
teste de, 91
na insuficiência cardíaca, 91
Estrogênio, 200
Estudo (s)
de caso-controle, 301
de coorte, 301
NICE-SUGAR, 293
transversais, 301
$ETCO_2$, 20
Etomidato
cinética, 32
e CMR, 132
e FSC, 132
efeitos, 32
colaterais, 33
nos sistemas orgânicos, 32
excreção, 32
farmacodinâmica, 32
mecanismo, 32
metabolismo, 32
para ECT, 146
para porfirias, 183
PESS e, 25
usos, 32
Evento
adverso, 310
definição, 310
sentinela, 310
definições, 310
Exame (s)
anteparto, 240
bem-estar fetal e, 240

F

Faceta
articular, 263
dor na, 263
Fármaco (s)
de indução, 29-43
farmacocinética, 29
farmacodinâmica, 29
hipnóticos, 29
opiáceos/opioides, 35
relaxantes musculares, 38
hemodinâmicos, 84, 246
na cesariana, 246
FAST (Avaliação Focalizada com Ultrassonografia para Trauma), 287, 288f
FC (Frequência cardíaca), 221
Fenda
labial/palatina, 231
Fenilalquilamina, 85
Fenilefrina, 84
na avaliação oftálmica, 151
na hipotensão, 247

Fenitoína, 41
　na arritmia, 99
　nas convulsões, 144
Fenoldopam, 87
Fenotiazinas
　na NVPO, 76
Fenoxibenzamina
　no feocromocitoma, 205
Fentanil, 36, 243
　na miringotomia, 230
　para dor, 258, 260
Fentolamina
　na hiper-reflexia autonômica, 143
　no feocromocitoma, 205
Feocromocitoma, 205
Fibra Óptica
　cateter de, 26
　intubação com, 60
Fibrilação
　atrial, 95
　ventricular, 98
Fibromialgia, 266
Fibrose
　cística, 124
Filtro (s) Sanguíneo (s)
　na transfusão, 186
Fístula
　broncopleural, 126
　traqueoesofágica, 227
Fitoterápico (s)
　no pré-operatório, 57
Fluido Intravenoso
　seleção do, 64
　　no manejo perioperatório, 64
Flumazenil, 34
　na hipoventilação, 74
Fluoroquinolona (s), 285
Flutter
　atrial, 96
Fluxo Sanguíneo
　autorregulação do, 84
Fondaparinux, 244t
Fosfato
　nos distúrbios da paratireoide, 202
Fosgênio
　abuso de, 298
Fospropofol, 30
Frank-Starling
　relação de, 82
FSC (Fluxo Sanguíneo Cerebral)
　anestésicos e, 132
　barbitúricos e, 132
　benzodiazepínicos e, 132
　fatores que alteram o, 130
　　anestésicos, 130
　　ou desacoplam, 130
　níveis críticos do, 131
FSH (Hormônio Folículo Estimulante), 199
Função Pulmonar
　teste de, 120
Furosemida, 191
　na hipercalcemia, 179
　na hipertensão intracraniana, 139
　no relaxamento cerebral, 145

G

G6PD (Deficiência de Glicose-6-Fosfato), 197
Gabapentina, 261, 265
GALA (Anestesia Geral *versus* Anestesia Local), 110
Gânglio (s)
　basais, 129
　estrelado, 274
Gás (es)
　anestésico, 7, 8
　　calculando a saída de, 7
　　poluição por, 8
　　pressões de vapor dos, 7
　leis dos, 45
Gasometria
　de escalpo fetal, 240

Gastrosquise, 228
Gay-Lussac
　lei de, 45
Gentamicina
　para peste, 297
Gestação
　complicadas, 247
　de alto risco, 247
GH (Hormônio de Crescimento), 199
GHRH (Hormônio de Liberação do Hormônio de Crescimento), 199
GI (Gastrointestinal)
　alterações no trabalho de parto, 238
　sangramento, 261
　trato, 35
　úlceras, 261
Glasgow
　escala de coma de, 137
Glicocorticoide, 200
Glicopirrolato
　nas arritmias, 97
Glicoproteína IIb/IIIa
　inibidores da, 193
Glicose
　controle da glicemia, 293
　　na medicina intensiva, 293
　na pediatria, 222
　necessidade de, 65
　　no manejo perioperatório, 65
　tratamento pré-operatório com, 203
　　na diabetes, 203
Glóbulo (s)
　brancos, 238
　　gravidez e, 238
　vermelhos, 186, 238
　　no trabalho de parto, 238
　　transfusão de, 186
Glucagon, 200
　e FC, 109
Goldenhar
　síndrome de, 229
Grande (s) Artéria (s)
　transposição das, 226
Gravidez
　anormal, 247
　　ectópica, 247
　　molar, 247
　complicações do parto, 252
　miastenia grave e, 212
　perda fetal, 247
　　aborto espontâneo, 247
　segurança dos medicamentos na, 254t
GRH (Hormônio Liberador de Gonadotrofina), 199
Guillain-Barré
　síndrome de, 209

H

HAART (Terapia Antirretroviral Altamente Ativa), 251
Haldane
　efeito de, 120
Halo
　colocação de, 231
Haloperidol
　na NVPO, 76
Halotano, 46, 49
　metabolismo, 48
　propriedades únicas, 50
Hb (Hemoglobina), 174
　na pediatria, 222
HEENT
　sistema, 149-155
　　anatomia oftálmica, 149
　　anestesia oftálmica, 151
　　avaliação oftálmica pré-operatória, 151
　　cirurgia otorrinolaringológica, 154
　　fisiologia oftálmica, 149
　　situações oftálmicas específicas, 153
Hélio
　cilindro de, 7

Hematoma
　epidural, 138
　subaracnoide, 138
　subdural, 138
Hemodiálise, 173
Hemodiluição
　normovolêmica aguda, 196
Hemofilia
　A, 184
　B, 184
Hemofiltração
　e diálise, 173
Hemorragia
　extra-axial, 138
　intra-axial, 138
　intrapulmonar, 126
　intraventricular, 223
　subaracnóidea, 141, 251
Hemotórax, 290
Heparina, 192, 244t
　na CEC, 105
Hepatite
　B, 195
　C, 196
Hepatoxicidade, 49
Hérnia
　diafragmática, 227
　　congênita, 227
　hiatal, 158
Herpes-zóster, 265
　vacina contra, 266
Hetamido, 65
HHS (Síndrome Hiperglicêmica Hiperosmolar), 203
Hidralazina, 87
　na hipertensão, 249
Hidrocefalia, 231
Hidrocortisona, 200
Hidromorfona, 36
　na dor, 258
Hiperalgesia
　definições, 257
Hipercalcemia, 98, 179
Hipercalemia, 40, 98, 178, 192
Hipercapnia
　efeitos da, 122
Hiperestesia
　definições, 257
Hiperglicemia, 206, 293
Hipernatremia
　hipervolêmica, 177
　hipovolêmica, 177
　isovolêmica, 177
Hiperóxia, 122
Hiperparatireoidismo, 202
Hiperpatia
　definições, 257
Hiper-reflexia
　autonômica, 142
Hipertensão
　avaliação pré-operatória, 87
　considerações anestésicas, 88
　intracraniana, 137, 138, 144
　　idiopática, 144
　　monitorização da PIC, 139
　　PIC elevada, 139
　　　sinais clínicos da, 139
　　tratamento, 139
　morbidade da, 87
　na gravidez, 248
　　crônica, 249
　　gestacional, 249
　portopulmonar, 161
　pulmonar, 102, 124
　tipos de, 87
　　essencial, 87
　　secundária, 87
Hipertermia
　maligna, 66
Hipertireoidismo, 201, 250
Hipertrigliceridemia, 31

Hiperventilação
    na hipertensão intracraniana, 139
    no relaxamento cerebral, 145
    no sistema cardiovascular, 273
Hipnose, 268
Hipnótico (s)
    na indução anestésica, 29
Hipoalgesia
    definições, 257
Hipocalcemia, 178, 222
Hipocalemia, 98, 178
Hipocampo, 129
Hipoestesia
    definições, 257
Hipófise
    anatomia, 199
    distúrbios hipofisários, 200
    função, 199
Hipofosfatemia, 202
Hipoglicemia, 293
Hiponatremia
    hipervolêmica, 178
    hipovolêmica, 177
    isovolêmica, 177
Hipoparatireoidismo, 202
Hipotálamo
    anatomia, 199
    função, 199
Hipotensão, 35, 74, 246
    controlada, 73
Hipotermia, 75, 192
    controlada, 73
    consequências da, 65
Hipótese
    de Monro-Kellie, 138
    nula, 302
Hipoventilação, 74
Hipovolemia, 74
    resposta à, 169
Hipoxemia, 73
Hipóxia, 121
    por difusão, 51
HIPPA (*Health Insurance Portability and Accountability Act*), 310
Histamina, 36
HIT (Trombocitopenia induzida por Heparina), 185
HIV, 194
    e produtos sanguíneos, 191
    gravidez e, 252
Horner
    síndrome de, 245
Humanato
    de potássio, 184
Huntington
    coreia de, 43
Hurler
    síndrome de, 229

I

IABP (Bomba de Balonete Intra-Aórtica), 89, 93, 107
IAo (Insuficiência Aórtica), 92
IgA, 191
Iloprost
    na hipertensão pulmonar, 102
IM (Infarto do Miocárdio)
    artéria coronária e, 89
    aspirina para, 89
    β-bloqueadores para, 89
    complicações, 89
    diagnóstico, 88
    tratamento antianginal, 89
Impedância
    e DC, 24
Incêndio (s)
    na sala de operação, 12
Incompetência
    cervical, 248
Increta, 252
Índice
    bispectral, 24

Indometacina, 242
Indução, 59
    anestésica, 217
        inalatória, 217
        intravenosa, 217
Infecção
    controle da, 285
        na medicina intensiva, 285
            anaeróbios, 285
            antibióticos, 285
            precauções universais, 286
            relacionadas com cateteres venosos centrais, 285
            resistência antimicrobiana, 285
    da corrente sanguínea, 286
        associada a cateteres venosos centrais, 286
    do trato respiratório superior, 229
        pediátrico, 229
Informática Médica, 14
Infravermelho
    absorção no, 24
        profundidade anestésica e, 24
Infusão
    do propofol, 31
    síndrome da, 31
Inibidor (es)
    da anidrase carbônica, 172
    da bomba de prótons, 76
    na NVPO, 76
    da glicoproteína IIb/IIIa, 193
    da receptação, 262, 265
        de capsaicina, 265
        de norepinefrina, 262, 265
        de serotonina, 262, 265
    diretos da trombina, 192
Injeção
    epidural, 264
    de esteroides, 264
Inotropismo, 82
Instabilidade
    pélvica, 290
Insuficiência
    mitral, 93
    renal, 174
        considerações anestésicas na, 174
Insulina, 200
Insulinoma, 204
Intervalo
    QT$_C$, 97
        prolongamento do, 97
Intubação
    acordada, 155
    com fibra óptica, 60
    endobrônquica, 125
    retrógrada, 60
Intussuscepção, 232
Iodeto
    de sódio, 201
    no hipertireoidismo, 201
Isoflurano, 46
    metabolismo, 48
    propriedades únicas, 49
    e FSC, 132
Isoproterenol, 84
    e FC, 97, 109

J

Jervell
    síndrome de, 97
Jugular
    saturação venosa no bulbo da, 26
    de oxigênio, 26
Junção
    neuromuscular, 38, 137*f*

K

Kleihauer-Betke
    teste de, 253
Klippel-Feil
    síndrome de, 229
Korotkoff, 18

L

LA (Anestésico Local), 217
    absorção sistêmica, 272
    aditivos aos, 272
    bloqueios, 274, 275, 277, 279, 280
        abdominais, 279
        da cabeça e pescoço, 274
        do plexo cervical, 274
        dos membros, 275, 277
            inferiores, 277
            superiores, 275
        pélvicos, 280
        torácicos, 279
    classificação, 271
    e reações alérgicas, 71
    mecanismo, 271
    na cesariana, 246
    no herpes-zóster, 265
    no trabalho de parto, 243
    qualidades dos, 272
    reações alérgicas, 272
    referências anatômicas, 274, 275, 277
        do plexo cervical, 274
        dos membros, 275, 277
            inferiores, 277
            superiores, 275
    lesões nervosas e, 280
    toxicidade sistêmica, 282
LA (Átrio Esquerdo), 79
Labetalol, 246
    na hipertensão, 249
Lambert-Eaton
    síndrome de, 212
Lange-Nielsen
    síndrome de, 97
Laringoscopia
    assistida por vídeo, 60
    direta, 60
Laringospasmo, 72, 218
Lasers
    na sala de operação, 12
Laudanosina, 41
LBBB (Bloqueio do Ramo Esquerdo do Feixe de His), 96
LCR (Líquido Cefalorraquidiano), 131
    fluxo do, 131*f*
Lei (s)
    dos gases, 45
        de Boyle, 45
        de Charles, 45
        de Gay-Lussac, 45
Lepirudina, 244*t*
Lesão (ões)
    dos nervos, 68, 69, 247, 280, 281
        ciático, 69, 281
        femoral, 69, 247, 281
        fibular, 68, 69*f*, 247
            comum, 68, 69*f*, 247
        mediano, 280
        obturador, 69
        obturatório, 281
        radial, 280
        supraescapular, 68
        torácico longo, 68
        ulnar, 281
    inalatória, 233
    nervosas, 68
        nos membros inferiores, 68
    ocular aberta, 153
    penetrante, 290
    por picada de agulha, 196
    torácicas, 289
    traqueal, 72
    visuais, 67
Levodopa
    na doença de Parkinson, 144
LH (Hormônio Luteinizante), 199
Lidocaína, 217
    lipoaspiração e, 164
    na arritmia, 99
    na cesariana, 243, 246

ÍNDICE REMISSIVO   345

no bloqueio de Bier, 276
no trabalho de parto, 243
Lincosamidas, 41
Linezolida, 285
Lipoaspiração, 164
Líquido Amniótico
   e bem-estar fetal, 240
   embolia amniótica, 247
Litotripsia, 167
LMA (Máscara Laríngea), 59
Lobectomia
   dos pulmões, 125
Lorazepam, 34
Lúpus, 213, 250
Lusitropismo, 82
Luxação
   atlantoccipital, 289
LVAD (Dispositivo de Assistência Ventricular Esquerda), 108

M

Magnésio
   na eclâmpsia, 249
   na taquicardia ventricular, 98
   no trabalho de parto, 241
Malformação (ões)
   vasculares, 231
Mallampati
   classe de, 58
   classificação de, 58f
Manitol
   na hemorragia subaracnóidea, 142
   na hipertensão intracraniana, 139
   no relaxamento cerebral, 145
Mapleson
   circuitos respiratórios de, 1, 2f, 215
Marca-Passo (s)
   considerações, 11
      intraoperatória, 11
      pós-operatória, 11
      pré-operatória, 11
   interrogatório, 10
   nomenclatura, 10
   riscos, 11
   tipos, 10
      epicárdico, 10
      permanente, 10
      transcutâneo, 10
      transvenoso, 10
Marfan
   síndrome de, 230, 251
Massa (s)
   mediastinais, 124, 232
Mau Posicionamento
   fetal, 252
MAZE
   procedimento de, 100
ME (Medula Espinal)
   anatomia da, 132
   estimulador da, 264
   estrutura da, 133
   lesões na, 142
Mebendazol, 285
Mecânica
   respiratória, 118
Mecônio, 240
Mediastinoscopia
   pulmões e, 126
Medicamento(s)
   pré-operatórios, 56
      manejo dos, 56
         crônicos, 56
         fitoterápicos, 57
         para refluxo gástrico, 56
Medula
   espinal, 132, 133, 134
      anatomia da, 132
         estrutura da, 133, 134f
   oblonga, 130
   presa, 231
MELD (Modelo para a Doença Hepática em Estágio Terminal), 164

Membro (s) Inferior (es)
   lesões nervosas nos, 68
   bloqueios dos, 277
   referências anatômicas dos, 277
Membro (s) Superior (es)
   bloqueios dos, 274
   lesões de, 68
   referências anatômicas dos, 274
Mendelson
   síndrome de, 157
Meninge (s), 134
   bacteriana, 245
Meningomielocele, 143
Meperidina, 37, 243
Meralgia
   parestésica, 257
      definições, 257
MET (Equivalente Metabólico da Tarefa), 54, 83
Metabólico
   ácido para-aminobenzoico, 272
Metabolismo
   acetaminofeno, 260
   cetamina e, 31
   e excreção, 32
      barbitúricos, 33
      benzodiazepínicos, 34
      dexmedetomidina, 35
      etomidato, 32
      propofol e, 30
Metacrilato
   de metila, 213
Metadona, 37
Metaemoglobina, 196
Metanálise, 302
Metemoglobinemia, 86, 196
Metformina
   para diabéticos tipo 2, 203
Metila
   metacrilato de, 213
Metildopa
   na hipertensão, 249
Metilergometrina, 242, 245
Metilparabeno, 272
Metoclopramida, 57
   na NVPO, 76
Metoexital, 33, 217
   na ECT, 147
   na sedação, 64
Metronidazol, 285
Mialgia, 40
Miastenia, 43, 251
   grave, 212
Midazolam, 34, 217
   no delírio do despertar, 219
   PESS e, 25
Mielomeningocele, 228
Milrinona, 85
   na hipertensão pulmonar, 102
Mineralocorticoide (s), 200
Miopatia (s)
   canalopatias, 211
   do paciente crítico, 293
   miastenia grave, 212
   mitocondriais, 211
   síndrome de Lambert-Eaton, 212
Miotonia
   congênita, 211
Miringotomia, 230
Misoprostol, 242
   no trabalho de parto, 241
Modelo
   de Stewart, 174
Monitor
   de isolamento de linha, 12
      na sala de operação, 12
Monitor (es)
   de ECG, 17, 18f
Monitorização
   da profundidade anestésica, 24
      análise do gás expirado, 24
      índice biespectral, 24

Monro-Kellie
   hipótese de, 138
Morfina, 36, 243
   na cesariana, 245
   na dor, 258, 260
Morte
   doação após, 77, 310
      cardíaca, 77, 310
      cerebral, 77, 310
Músculo (s)
   inspiratórios, 117
   expiratórios, 118
MVR (Substituição da Válvula Mitral), 93

N

N_2O (Óxido Nitroso), 46, 51, 151
   cilindro de, 7
   e CMR, 132
   e FSC, 132
   e PIC, 132
   efeito, 51
      cardiovascular, 51
      cerebral, 51
      pulmonar, 51
N-acetilcisteína, 173, 261
Naloxona
   na hipoventilação, 74
   na reversão, 38
Naltrexona
   na reversão, 38
National Practitioner Data Bank, 308
NC (Nervos Cranianos), 136
NEC (Enterocolite Necrosante), 224
Nefropatia
   por contraste, 173
      definição, 173
Negligência
   requerimento da, 307
Neonatal
   anatomia, 221
   condições, 223, 229
      pediátricas, 229
   desenvolvimento, 221
      dos sistemas do organismo, 221
         cardiovascular, 221
         fígado, 222
         pulmonar, 221
         renal, 221
         intrauterino, 221
   distribuição corpórea, 222
   doenças pediátricas, 229
   fisiologia, 221
   planejamento anestésico, 233
   regulação da temperatura, 222
   sinais vitais, 222
   valores laboratoriais, 222
Neostigmina, 42
Nervo (s)
   bloqueio de, 274, 278
      ciático, 278
      trigêmeo, 274
   cutâneo femoral, 69
   glossofaríngeo, 118
      lateral, 69
   lesão do, 68, 69, 247, 280, 281
      ciático, 69, 281
      femoral, 69, 247, 281
      fibular, 68, 69f, 247
         comum, 68, 69f, 247
      mediano, 280
      obturador, 69
      obturatório, 281
      radial, 280
      supraescapular, 68
      tibial, 281
         anterior, 281
      torácico longo, 68
      ulnar, 281
   ulnar, 68f
      compressão do, 68f
   vago, 118

Nesiritida, 87
Neuralgia
　do trigêmeo, 266
Neuroblastoma (s), 232
Neurocirurgia
　problemas anestésicos de, 231
Neuromiotonia, 211
Neuropatia (s)
　do plexo braquial, 68
　óptica, 67
　　isquêmica, 67
　periférica, 265
　ulnar, 68
NFPA (*National Fire Protection Association*), 12
Nicardipina, 86
NICE-SUGAR (*Normoglycemia in the Intensive Care-Evaluation*)
　estudo, 293
Nifedipina, 86, 242, 249
Nimodipina, 86, 141
Nitrogênio
　cilindro de, 8
Nitroglicerina, 87, 89
Norepinefrina, 84, 200
　e FC, 109
　receptação de, 265
　　inibidores da, 265
　sepse e, 284
NP (Notalgia Parestésica)
　definições, 257
Nutrição
　métodos de suporte nutricional, 292
　necessidades calóricas, 292
　síndrome da realimentação, 293
NVPO (Náusea e Vômito Pós-Operatório), 268
　dexametasona na, 76
　droperidol, 76
　escopolamina, 76
　fenotiazinas, 76
　haloperidol, 76
　metoclopramida, 76
　ondansetrona, 76
NYHA (*New York Heart Association*)
　classificação da, 90

O

Obesidade, 158
　na gestação,
　　complicadas/de alto risco, 250
　síndrome de hipoventilação por, 158
Obstetrícia, 237-254
　bem-estar fetal, 239
　cesariana, 242, 245
　　anestesia na, 242, 245
　　　geral, 245
　　　peridural, 242
　　　raquidiana, 242
　cirurgia não obstétrica, 253
　complicações do parto, 252
　gestações complicadas/de alto risco, 247
　parto por cesária, 246
　　risco do, 246
　reanimação obstétrica, 253
　técnicas regionais, 246
　trabalho de parto, 237, 241, 242
　　anestesia no, 242
　　　peridural, 242
　　　raquidiana, 242
　　fisiologia do, 237
Obstrução
　intestinal, 163
Ocitocina, 199
Oclusão
　de vasos retinianos, 68
Octreotida
　no tumor carcinoide, 206
Olho
　anatomia do, 149*f*
Oligo-hidrâmnio, 240
Ombro
　distocia de, 252

OMS (Organização Mundial da Saúde)
　escada analgésica da, 258
Onda
　de pulso, 24
　　análise da, 24
　　no DC, 24
Ondansetrona
　na NVPO, 76
Onfalocele, 228
Opiáceo (s)/Opioide (s)
　na indução, 35
　　efeitos não analgésicos, 35
　　modo de fornecimento, 35
　　propriedades dos, 36
Opioide (s)
　e CMR, 132
　e FSC, 132
　equivalentes de, 36*t*
　hipercapnia e, 122
　na cesariana, 245
　na cirurgia bariátrica, 163
　na dor, 258
　na hepatopatia, 161
　na OSZA, 158
　na paralisia cerebral, 230
　no BCF, 239
　no delírio do despertar, 219
　no IM, 89
　no trabalho de parto, 243
　PESS e, 25
　receptores de, 35
　　funções, 35
　reversão de, 38
Organofosforado (s)
　abuso de, 298
Órgão (s)
　reprodutivos, 200
　　anatomia, 200
　　função, 200
OSA (Apneia Obstrutiva do Sono), 123
　obesidade e, 158
Oscilometria, 18
Oseltamivir, 285
Osler-Weber-Rendu
　síndrome de, 183
Osmolalidade, 178
Osteogênese
　imperfeita, 230
Otorrinolaringologia
　problemas anestésicos na, 230
Oxicodona
　na dor, 258
Óxido Nítrico
　na hipertensão pulmonar, 102
Oxiemoglobina
　curva de dissociação da, 120, 121*f*
Oxigênio
　analisador de, 19
　　inspirado, 19
　　oximetria de pulso, 20
　cilindro de, 7
　hiperbárico, 73
Oximetria
　cerebral, 26
　de pulso, 20, 240
　fetal, 240
Oxitocina
　no trabalho de parto, 242
　na cesariana, 246

P

PA (Artéria Pulmonar)
　cateterismo, 22
　pressão da, 23
　de oclusão, 23
PA (Pressão Arterial)
　modulação da, 83
　traçado da, 19*f*
　　amortecimento do, 19*f*

Paciente (s) Pediátrico (s)
　anestesia, 215
　　planejamento, 215
　　　preparação da sala de operação, 215
　　tipo de, 215
　ansiólise e analgesia, 57
　doenças, 229
　　e condições pediátricas, 229
　sedação, 233
Pâncreas
　anatomia, 200
　distúrbios pancreáticos, 202
　função, 200
　transplante de, 166
Pancreatite, 31
Parada Cardíaca
　neonatal/pediátricos, 234
Paralisia
　AAA e, 112
　cerebral, 230
　do RLN, 155
　do SLN, 155
　periódica, 211, 212
　　hipercalêmica, 211
　　hipocalêmica, 212
Paraplegia
　espástica, 210
　hereditária, 210
Paratireoide
　anatomia, 199
　distúrbios da, 202
　função, 199
Parestésica (s)
　definições, 257
Parkinson
　doença de, 144
　　levodopa na, 144
Parto
　por cesárea, 246
　risco do, 246
PCA (Analgesia Controlada pelo Paciente), 259
PCC (Concentrado de Complexo Protrombínico), 190
PEM (Potenciais Evocados Motores), 25
Percreta, 252
Perfil Biofísico
　no exame anteparto, 240
Perfusão (ões)
　coronarianas, 88
Pericardite
　constritiva, 101
Pescoço
　bloqueios do, 274
PESS (Potenciais Evocados Somatossensoriais)
　barbitúricos e, 25
　e etomidato, 25
Peste, 297
PFC (Plasma Fresco Congelado), 186
　transfusão de, 189
PIC (Pressão Intracraniana), 130
　elevada, 139
　　sinais clínicos da, 139
　　monitorização da, 139
Picada
　de agulha, 196
　lesão por, 196
Pickwick
　síndrome de, 158
Pierre Robin
　síndrome de, 229
Pilocarpina
　na avaliação oftálmica, 151
PIO (Pressão Intraocular), 150
Piperacilina/Tazobactam, 285
Piridostigmina, 42
Placenta
　descolamento da, 252
　prévia, 252
　retenção placentária, 253
Plaqueta (s)
　armazenamento, 186

ÍNDICE REMISSIVO **347**

distúrbios plaquetários, 184
    HIT, 185
    PTI, 185
    trombocitopenia, 184
    TTP, 185
na obstetrícia, 238
transfusão de, 189
Plexo
    braquial, 68, 274, 275, 280
        anatomia do, 274, 275*f*
        bloqueio do, 275
        lesão no, 280
        neuropatias do, 68
    celíaco, 278
        bloqueio do, 278
    cervical, 110, 274
        anatomia do, 111*f*
            superficial, 111*f*
        bloqueio do, 110, 274
            profundo, 110, 274
            superficial, 110, 274
        referências anatômicas do, 274
    hipogástrico, 279
        bloqueio do, 279
    lombar, 277
        anatomia do, 277
        bloqueio do, 277
    sacral, 277, 278
        anatomia do, 277
        bloqueio do, 278
PLP (Dor do Membro Fantasma), 266
Pneumonectomia, 125
Pneumotórax
    de tensão, 289
Policitemia (s), 182
Poliestireno
    sulfonato, 178
        de sódio, 178
            na hipercalemia, 178
Poli-hidrâmnio, 240
Poliomielite, 144
Porfiria (s), 183
Potássio
    balanço de, 178
    diuréticos espoliadores de, 178
        na hipercalcemia, 178
    humanato de, 184
Potencial (is) Evocado (s)
    auditivos, 25
        do tronco encefálico, 25
    visuais, 25
PPC (Pressão de Perfusão Cerebral), 130
Prednisona, 200
Pré-Eclâmpsia/Eclâmpsia
    diagnóstico, 248
    fatores de risco, 248
    fisiopatologia, 248
    implicações anestésicas, 249
    manejo, 249
    morbidade, 248
    mortalidade, 248
    tratamento, 249
Prematuridade
    distúrbios da, 223
Pré-oxigenação, 59
Pressão
    atrial esquerda, 23
    crítica, 45
    diastólica final, 23
        do VE, 23
    negativa, 72
        edema pulmonar por, 72
    transdutor de, 18
Prilocaína, 217, 276
Princípio de Fick
    e DC, 24
PRIS (Síndrome da Infusão do Propofol), 219
Procainamida, 41
    na arritmia, 99
Procedimento
    de MAZE, 100

Produto (s) Sanguíneo (s)
    complicações, 190
    reações aos, 190
        alérgica, 190
        febril, 190
            não hemolítica, 190
        hemolítica, 190
Progesterona, 200
Prolapso
    de cordão umbilical, 252
Prolongamento
    do intervalo QT_C, 97
Propiltiouracil
    no hipertireoidismo, 201
Propofol, 217, 227
    cinética, 30
    e reações alérgicas, 71
    efeitos, 30
        colaterais, 30
        nos sistemas orgânicos, 30
    farmacodinâmica, 30
    genérico, 71
    mecanismo, 29
    metabolismo, 30
    na cesariana, 245
    na cirurgia bariátrica, 163
    na CMR, 132
    na ECT, 147
    na hepatopatia, 161
    na sedação, 64
    nas convulsões, 144
    nas porfirias, 183
    no delírio do despertar, 219
    no FSC, 132
    síndrome da infusão do, 31
    usos, 29
Propranolol
    no hipertireoidismo, 201
Prostaglandina E_1, 218
Protamina, 106, 193
Prótons
    inibidores da bomba de, 76
        na NVPO, 76
Prurido, 35
Pseudocolinesterase
    deficiência de, 39
Pseudotumor
    cerebral, 144
Psoas
    bloqueio do, 277
PTI (Púrpura Trombocitopênica Idiopática), 184, 185
Pulmão (ões)
    cirurgia torácica, 125
    curvas de fluxo-volume, 122, 123*f*
    distúrbios, 123, 124
        obstrutivos, 123
        restritivos, 124
    funções não respiratórias dos, 120
    hipertensão pulmonar, 124
    tabagismo, 124
        benefícios da cessação, 124
    transplante de, 109, 126
    ventilação monopulmonar, 125
    volumes pulmonares, 118
    zonas pulmonares, 118, 119*f*
Pulso
    análise da onda de, 24
        no DC, 24
    oximetria de, 20, 240
    fetal, 240
Purkinje
    sistema de, 81
PVC (Pressão Venosa Central), 22

Q

QT longo
    síndrome congênita do, 97
Quadril
    displasia congênita do, 232

Queimadura (s)
    cirurgia para, 232
        problemas anestésicos na, 232
    cutâneas, 232
    elétricas, 290
    químicas, 290
    térmicas, 290
Quimiorreceptor (es)
    centrais, 122
    para sistemas nervosos, 136
    periféricos, 122
Quinidina, 41
Quiralgia
    parestésica, 257
        definição, 257

R

RAA (Renina-Angiotensina-Aldosterona)
    eixo, 170*f*
    sistema, 83, 169
Radiação, 299
    em locais anestésicos, 13
Radiofrequência
    ablação por, 264
        na dorsalgia, 264
Ramo
    medial, 264
        bloqueio facetário do, 264
Raquianestesia, 61
    na cesariana, 243
    na EM, 209
    no trabalho de parto, 243
RBBB (Bloqueio do Ramo Direito do Feixe de His), 96
RCP (Reanimação Cardiopulmonar), 114
RCRI (Índice de Risco Cardíaco Revisado), 53
Reação (ões) Alérgica (s)
    anafilactoide, 71
    anafilaxia, 70
    aos anestésicos locais, 272
    fármacos, 71
Realimentação
    síndrome da, 293
Recém-Nascido
    coração do, 221
    desconforto respiratório do, 223
        síndrome do, 223
    diferenças das vias aéreas do, 221
        e adultos, 221
    sofrimento, 234
    taquipneia transitória do, 223
Reconstrução
    das aortas, 111
        abdominal, 111
        torácica, 111
Recusa
    informada, 309
Reflexo
    de Bezold-Jarish, 246
    gástrico, 56
        medicamento pré-operatório para, 56
    gastroesofágico, 157
        doença do, 157
Regurgitação
    tricúspide, 94
Reinalação, 1
    sistema circular com, 215
Relação
    de Frank-Starling, 82
Relaxamento
    cerebral, 145
        anestesia para, 145
Relaxante (s) Muscular (es)
    antagonistas dos efeitos dos, 41
    despolarizante, 39
        efeitos colaterais, 39
        farmacocinética, 39
        farmacodinâmica, 39
        metabolismo, 39
    duração do, 41
        condições que alteram a, 41
        fármacos que alteram a, 41

interferência dos, 38
junção neuromuscular, 38
mecanismo de ação, 38
monitorização do bloqueio neuromuscular, 41
na indução, 38
não despolarizante, 40
    cinética, 240
    classes, 40
    duração do, 41
        condições que alteram a, 41
        fármacos que alteram a, 41
    farmacodinâmica, 40
    metabolismo, 40
    na cirurgia bariátrica, 163
    nomenclatura, 40
potencializadores de, 41
reações alérgicas, 71
Remifentanil, 37
Resistência
    vascular, 83
Ressecção
    transesfenoidal, 146
Retenção
    placentária, 253
Revascularização
    miocárdica, 106
        complicações e considerações da, 106
Rigidez
    muscular, 35
Rim (ns)
    anatomia, 199
    disfunção hepática, 159
    efeitos hemodinâmicos nos, 174
    estrutura renal, 171f
    função hepática, 159, 199
    hepatopatia, 160, 161
        manejo anestésico na, 161
        marcadores de, 160
    insuficiência hepática, 260
        acetaminofeno na, 160
    neonatal, 222
        desenvolvimento, 222
    transplante de, 165
Risco
    avaliação de, 303
Ritmo (s)
    de escape, 96
    juncional, 96
Rizotomia
    trigeminal, 266
RL (Ringer Lactato), 64
RLN (Nervo Laríngeo Recorrente)
    paralisia do, 155
RM (Imagem por Ressonância Magnética), 13
    nas lesões de coluna cervical, 289
Robin Hood
    síndrome de, 138
ROC (Reflexo Oculocardíaco)
    desencadeadores, 150
Rocurônio
    metabolismo do, 40
Romano-Ward
    síndrome de, 97
ROP (Retinopatia da Prematuridade), 223
Ropivacaína, 271, 273, 276
RTUP (Ressecção Transuretral da Próstata), 166
Ruptura
    septal, 89
        IM e, 89
    uterina, 252
RVP (Resistência Vascular Pulmonar), 84
RVS (Resistência Vascular Sistêmica), 83
RX (Radiografia)
    torácica, 54
        no pré-operatório, 54

S

SAAG (Gradiente Albumina Sérica e Albumina do Líquido Ascítico), 160
Sala de Operação
    agendamento da, 308
    custos da, 309
    e incêndio nas vias aéreas, 12
    interesses na, 308
    preparação da, 215
Salina Hipertônica
    na hemorragia subaracnóidea, 142
    na hipertensão intracraniana, 139
    no relaxamento cerebral, 145
Sangue
    do doador, 187
        liberação do, 187
SARA (Síndrome da Dificuldade Respiratória Aguda)
    características, 291
    fisiopatologia, 291
    tratamento, 291
Saturação
    venosa, 23, 26
        de oxigênio, 26
            no bulbo da jugular, 26
        mista, 23
Sedação
    definições de, 54
    para não anestesiologistas, 63
    pediátrica, 233
Sedativo (s), 85
Segurança do Paciente, 310
Seguro
    de responsabilidade profissional, 308
Seio (s)
    aórticos, 80
    valva, 80
Sepse
    definição, 283
    e disfunção dos sistemas orgânicos, 283
        cardíaco, 283
        endócrino, 283
        hepático, 283
        pulmonar, 283
        renal, 283
    fisiopatologia, 283
    severa, 283
    tratamento, 284
Serotonina
    recaptação de, 262, 265
        inibidores da, 262, 265
Sevoflurano, 46
    e FSC, 132
    metabolismo, 48
    propriedades únicas, 49
SIADH (Síndrome de Secreção Inapropriada do ADH), 140, 200
Sildenafil
    na hipertensão pulmonar, 102
Sinal (is)
    de desidratação, 222
Sinapse (s) Neuromuscular (es)
    comunicação e, 136
    estrutura, 136
    potencial de ação, 136
Síndrome (s)
    aguda do tórax, 182
    e doença falciforme, 182
    anticolinérgica central, 75
    carcinoide, 206
    compartimental, 161, 162f, 213
        abdominal, 161, 162f
    congênita, 97
        do QT longo, 97
    da infusão do propofol, 31
    da realimentação, 293
    de Beckwith-Wiedemann, 229
    de Brown-Séquard, 142
    de Brugada, 97
    de Crouzon, 229
    de Down, 230
    de Goldenhar, 229
    de Guillain-Barré, 209
    de hipoventilação, 158
        por obesidade, 158
    de Horner, 245
    de Hurler, 229
    de Jervell, 97
    de Klippel-Feil, 229
    de Lambert-Eaton, 212
    de Lange-Nielsen, 97
    de Marfan, 230, 251
    de Mendelson, 157
    de Pickwick, 158
    de Pierre Robin, 229
    de Robin Hood, 138
    de Romano-Ward, 97
    de Treacher Collins, 229
    de Wolf-Parkinson-White, 95, 97
    do coração partido, 90
    do desconforto respiratório, 223
        do recém-nascido, 223
    dolorosa miofascial, 267
    Eaton-Lambert, 43
    hepatopulmonar, 160
    hepatorrenal, 161
    medulares, 142
        anterior, 142
        central, 142
        posterior, 142
    metabólica, 158
    miastênica, 43
    Osler-Weber-Rendu, 183
    pós-laminectomia, 264
SIRS (Síndrome da Resposta Inflamatória Sistêmica), 283
Sistema
    ativador reticular, 130
    de Purkinje, 81
    límbico, 129
    RAA, 83, 169
    ventilatório, 174
Sistema Cardíaco
    disfunção do, 283
    por sepse, 283
Sistema Cardiovascular
    alterações no trabalho de parto, 237
    anestésicos no, 48, 273
        inalatórios, 46
        locais, 273
    barbitúricos no, 33
    benzodiazepínicos no, 33
    cetamina no, 31
    coronariopatia, 88
    desenvolvimento neonatal, 221
    dexmedetomidina no, 34
    estrutura, 79
    etomidato no, 32
    fármacos hemodinâmicos, 84
    fisiologia cardíaca, 81
    fluxo sanguíneo, 83
    insuficiência cardíaca, 88
    mecanismos, 79
    N_2O no, 51
    pressão sanguínea, 83
    problemas pós-operatórios no, 74
    propofol no, 30
    suporte cardíaco, 107
        mecânico, 107
Sistema Cerebral
    anatomia e fisiologia, 129
        FSC, 130
        LCR, 131
        organização cerebral, 129
    barbitúricos no, 33
    benzodiazepínicos no, 33
    cetamina no, 31
    dexmedetomidina no, 34
    etomidato no, 32
    propofol no, 30
Sistema Endócrino, 199-206
    anatomia, 199
    distúrbios, 200, 250
        da paratireoide, 201
        da suprarrenal, 204
        da tireoide, 201
        hipofisários, 200

na gravidez, 250
    pancreáticos, 202
função, 199
sepse e, 283
tumores neuroendócrinos, 205
Sistema Geniturinário
    cirurgia(s), 157
        considerações gerais da, 157
            disfunção hepática, 159
            obesidade, 158
            precauções contra a aspiração, 157
        gerais específicas, 162
            bariátrica, 162
            lipoaspiração, 164
            obstrução intestinal, 163
        laparoscopia, 157
        litotripsia, 167
        RTUP, 166
        transplante de órgãos abdominais, 164
Sistema HEENT (Cabeça, Olho, Orelha, Nariz e Garganta), 149-155
    anatomia oftálmica, 149
    anestesia oftálmica, 151
    avaliação oftálmica pré-operatória, 151
    cirurgia otorrinolaringológica, 154
    fisiologia oftálmica, 149
    situações oftálmicas específicas, 153
Sistema Hematológico
    alterações no trabalho de parto, 238
    anticoagulantes, 192
    antiplaquetas, 193
    distúrbios, 181-185, 194
        da coagulação, 183
        infecciosos, 194
        plaquetários, 184
        sanguíneos, 181
    medicina transfusional, 185
    produtos sanguíneos, 190
        complicações, 190
        reações, 190
    transfusão não glóbulos vermelhos, 188
Sistema Neurológico, 129-
    anatomia, 129, 132
        cerebral, 129
        da medula espinal, 132
    anestésico e FSC, 132
    distúrbios neurológicos, 143
        e implicações anestésicas, 143
    fisiologia cerebral, 129
    hemorragia subaracnóidea, 141
    patologia, 138, 142
        espinal, 142
        intracraniana, 138
            distúrbios associados à, 138
    problemas pós-operatórios, 75
    sinapses neuromusculares, 136
        comunicação e, 136
    sistemas nervosos, 135
    TBI, 137
Sistema Neuromuscular
    anestésicos voláteis e, 49
    e musculoesquelético, 209-213
        condições, 212, 213
            ortopédicas, 213
            reumatoides, 212
        distrofias musculares, 210
        doenças neuropáticas, 209
        miopatias, 211
Sistema Pulmonar
    anestésicos inalatórios no, 49
    desenvolvimento neonatal do, 221
    N₂O e, 51
    sepse e, 283
Sistema Renal
    alterações no trabalho de parto, 238
    anatomia, 169
    anestésicos inalatórios no, 49
    desenvolvimento neonatal, 221
    disfunção renal, 74, 283
        sepse e, 283

distúrbios, 172, 174, 177
    acidobásicos, 174
    eletrolíticos, 177
fisiologia, 169
insuficiência renal, 112, 174, 261
    AAA e, 112
    AINES e, 261
    considerações anestésicas, 174
Sistema Respiratório
    alterações respiratórias, 237
        no trabalho de parto, 237
    anatomia, 117
    barbitúricos e, 33
    benzodiazepínicos e, 34
    cetamina e, 32
    circular, 1, 3f
    controle da ventilação, 122
    dexmedetomidina e, 35
    etomidato e, 33
    fisiologia respiratória, 120
    inervação, 117
    infecções respiratórias, 229
        na pediatria, 229
    mecânica respiratória, 118
    problemas pós-operatórios no, 73
    propofol e, 30
    troca de oxigênio, 120
Sistema (s) Nervoso (s)
    autônomo, 135
    barorreceptores, 136
    comunicação neuromuscular, 136
    monitorização do, 25
        EEG, 25
        EMG, 26
        fluxo sanguíneo, 26
        oxigenação cerebral, 26
        PIC, 26
        potenciais evocados, 25
    NC, 136
    quimiorreceptores, 136
    sinapses neuromusculares, 136
SLN (Nervo Laríngeo Superior)
    paralisia do, 155
SNC (Sistema Nervoso Central)
    alterações no trabalho de parto, 237
    anestésicos locais e, 273
    doença desmielinizante do, 43
    efeitos no, 49
        dos anestésicos inalatórios, 49
SNP (Nitroprussiato de Sódio), 86
SNP (Sistema Nervoso Parassimpático), 135
SNS (Sistema Nervoso Simpático), 83, 135
Sódio
    bicarbonato de, 262, 272
    citrato de, 57
    iodeto de, 201
        no hipertireoidismo, 201
    poliestireno sulfonato de, 178
        na hipercalemia, 178
Somatostatina
    no tumor carcinoide, 206
Sonda (s)
    endotraqueais, 59
        colocação de, 60
        dispositivos de troca, 60
        tipos de, 59
SP (Soro fisiológico), 64, 145
SSS (Raquianestesia com Injeção Única), 243
Stewart
    modelo de, 174
Subnutrição, 292
Substância
    branca, 129
    cinzenta, 129
Substituição
    renal, 173
        terapia contínua de, 173
Succinilcolina, 39, 150, 217
    na cirurgia bariátrica, 163
    na ECT, 147
    na paralisia cerebral, 230

Sufentanil, 36
Sulfito (s)
    e reações alérgicas, 71
Sulfonilureia (s)
    na diabetes tipo 2, 203
Sumatriptano, 245
Suprarrenal (is)
    anatomia, 199
    distúrbios da, 204
    função, 199
Surto Simpático, 140

T

TACO (Sobrecarga Circulatória Associada à Transfusão), 192
Takotsubo
    cardiomiopatia de, 90
        inibidores da ECA na, 90
Tálamo, 129
Talassemia (s), 183
Tamponamento
    cardíaco, 100
Taquicardia
    atrial multifocal, 96
Taquicardia (s)
    supraventriculares, 249
    ventricular, 97, 249
Taquipneia
    transitória, 223
        do recém-nascido, 223
TBI (Lesão Cerebral Traumática), 137, 289
    corticosteroides para, 138
TC (Tomografia Computadorizada)
    da coluna cervical, 288
TCA (Tempo de Coagulação Ativada), 188
    na CEC, 107
Tegretol
    para convulsões, 144
    para neuralgia do trigêmeo, 266
Telangiectasia
    hemorrágica hereditária, 183
Temperatura
    crítica, 45
    monitorização da, 21
    regulação da, 65
        no manejo perioperatório, 65
Tensão
    de contração, 240
    teste de, 240
Terapia
    de substituição renal, 173
        contínua, 173
Terbutalina
    no trabalho de parto, 241
Termodiluição
    no DC, 24
Teste (s)
    de estresse, 91
        na insuficiência cardíaca, 91
    de função pulmonar, 120
    de tensão de contração, 240
    de Kleihauer-Betke, 253
    Qui-quadrado, 302
    t, 302
Testemunhas de Jeová, 187
Testosterona, 200
Tétano, 298
Tetraciclina
    na peste, 297
Tetralogia de Fallot, 225
TFG (Taxa de Filtração Glomerular), 172
Tiazida, 170
    na hipertensão, 249
Ticlopidina, 244t
Tienopiridina, 193
Tiopental, 33
Tireoide
    anatomia, 199
    distúrbios da, 201, 250
    função, 199
    tempestade tireoidiana, 201

Tireoidectomia, 164
    complicações pós-operatórias, 202
Tirofibana, 244*t*
TIVA (Anestesia IV Total), 25
Tizanidina, 262
Tocólise, 241
TOF (Monitorização da Sequência de Quatro Estímulos), 41
TOLAC (Prova de Trabalho de Parto após Cesariana), 252
Tolerância
    definições, 295
Tonsilectomia, 154, 231
Toradol
    no delírio do despertar, 219
Tórax
    instável, 290
        anestesia epidural no, 290
Torniquete
    na doença falciforme, 182
Toxicidade
    por citrato, 191
Trabalho de Parto
    anestersia no, 242
        epidural, 242
        raquidiana, 242
    estágios, 241
    evolução do, 244
    fármacos, 241
    fisiologia do, 237
    prematuro, 253
    riscos por cesária, 246
Trabalho
    cardíaco, 83
TRALI (Lesão Pulmonar Aguda Relacionada com a Transfusão), 192
Tramadol, 37
    na dor, 258
Transdutor
    de pressão, 18
Transfusão
    de glóbulos vermelhos, 186
Transplante
    de coração, 109
    de órgãos abdominais, 164
        de fígado, 164
        de pâncreas, 166
        de rim, 165
    de pulmão, 109, 126
Transposição
    das grandes artérias, 226
Traqueostomia, 60
    com paciente acordado, 155
Trato Respiratório
    superior, 229
        pediátrico, 229
        infecção do, 229
Trauma (s)
    abdominal, 290
    lesões específicas no, 289
        na medicina intensiva, 289
    pélvico, 290
Traumatismo
    na medicina intensiva, 287
        avaliação radiológica, 287
        pesquisas do, 287
            finalidade, 287
            primária, 287
            secundária, 287
    reanimação obstétrica e, 253

Treacher Collins
    síndrome de, 229
Tremor
    pós-operatório, 75
TRH (Hormônio Liberador de Tireotrofina), 199
Triantereno
    na Conn, 204
Trigêmeo
    bloqueio do nervo, 274
    neuralgia do, 266
Trimetafano
    na hiper-reflexia autonômica, 143
Triptano (s)
    na cefaleia em salvas, 268
    nas enxaquecas, 267
Trissomia 21, 230
Trombina
    inibidores diretos da, 192
Trombocitopenia, 184
Tromboelastografia, 193
    medidas por, 194*f*
    padrões da, 195*f*
Tronco
    arterial, 225
    lombossacral, 247
TSH (Hormônio Estimulante da Tireoide), 199
TTP (Púrpura Trombocitopênica Trombótica), 184, 185
Tumor (es)
    carcinoide, 205
    craniotomias de, 231
    de Wilms, 232
    espinais, 142
    infratentorial, 231
    neuroendócrinos, 205
TVP (Trombose Venosa Profunda)
    profilaxia de, 57

U

UBF (Fluxo Sanguíneo Uterino), 239
Ulceração (ões)
    faciais, 71
Ultrassonografia
    aplicação, 9
    frequência, 8
    no cateterismo venoso central, 22
    imagem, 8, 9
        aquisição da, 9
        qualidade da, 8
Ultrassonografia
    materna, 240
    anteparto, 240
Umidade, 45
Unidade Central
    de processamento, 14
URPA (Unidade de Recuperação Pós-Anestésica), 123
    alta da, 76

V

Vacina
    para herpes-zóster, 266
Valva (s)
    aórtica, 80
    mitral, 80
    pulmonar, 80
    tricúspide, 80
Vancomicina, 285
Vaporizador (es)
    de cilindros de gás, 6
    de desvio variável, 6*f*
Varíola, 297
Vasa Prévia, 252
Vaso (s)
    coronários, 80
    retinianos, 68
        oclusão de, 68
Vasoconstrição
    pulmonar, 121
    hipóxica, 121
Vasodilatador (es)
    na hiper-reflexia autonômica, 143
Vasopressina, 83, 85
    na DI, 140
    na hipernatremia isovolêmica, 177
    na sepse, 284
Vasopressor (es)
    na ECT, 147
    no transplante de rim, 166
VBAC (Parto Vaginal após Cesárea), 252
VD (Ventrículo Direito), 79
VE (Ventrículo Esquerdo), 80
    pressão diastólica final do, 23
Vecurônio
    metabolismo, 40
Ventilação
    monopulmonar, 125
Ventriculostomia, 146
Verapamil, 85
Via (s) Aérea (s)
    anatomia da, 117, 216*f*
        pediátrica, 216*f*
            versus do adulto, 216*f*
    anestesia geral e, 58
        avaliação, 58
        cirúrgicas, 60
        indução, 59
        manejo, 59, 60
            sondas endotraqueais, 59
            supraglóticas, 59
        pré-oxigenação, 59
    complicações das, 71
        intraoperatórias, 72
        lesão, 72
    diferenças das, 221
        entre recém-nascido, 221
        e adulto, 216
    do infante, 216
    e cirurgia otorrinolaringológica, 154
    edema das, 73
    inervação das, 118
    infecções das, 229
    lesões nervosas das, 118
    músculos das, 117
    obstrução da, 229
Vício
    definição, 295
Vídeo
    laringoscopia assistida por, 60
vWD (Doença de von Willebrand), 183

W

Wilms
    tumor de, 232
Wolf-Parkinson-White
    síndrome de, 95, 97

Z

Ziconotida, 263